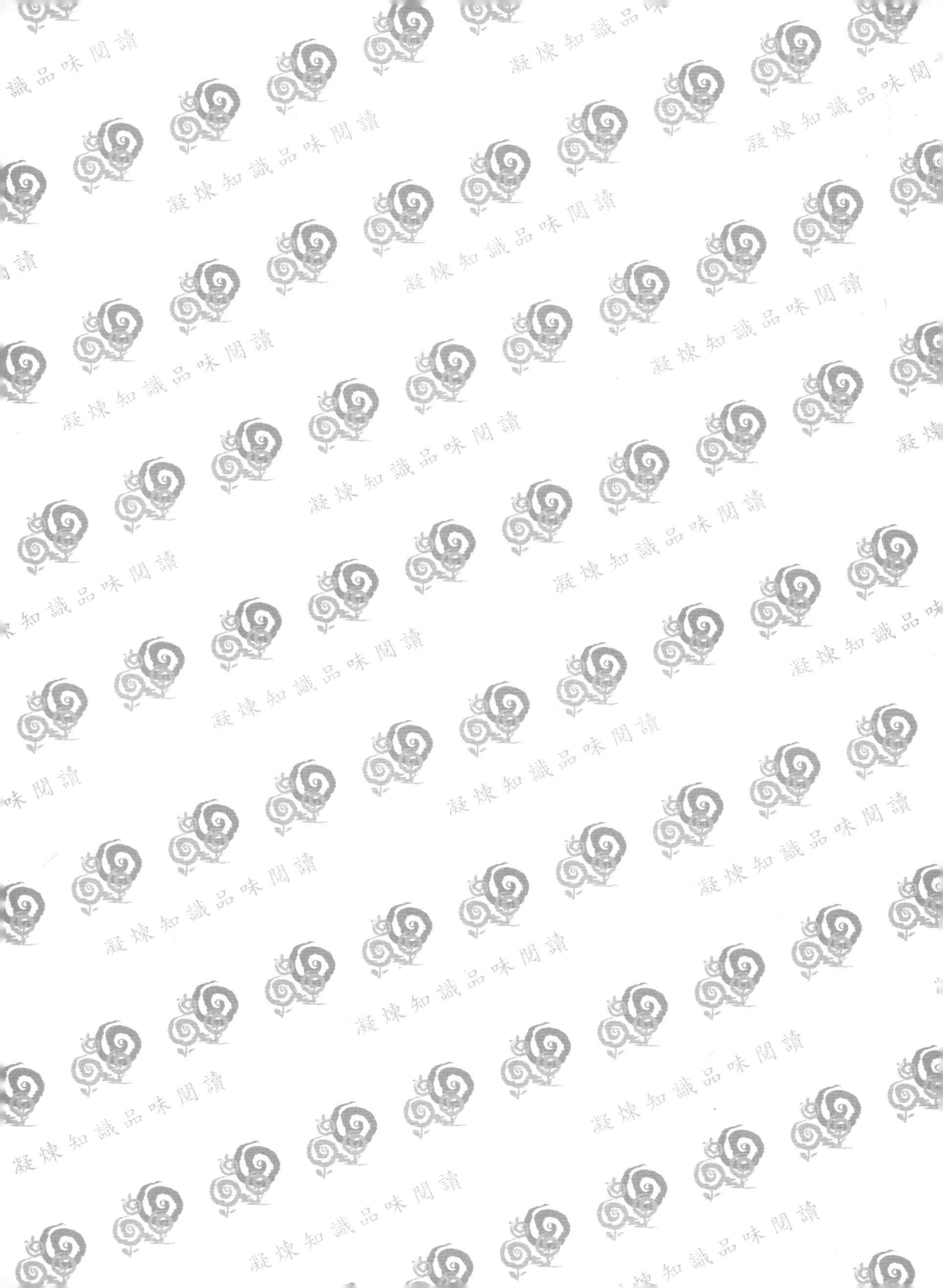

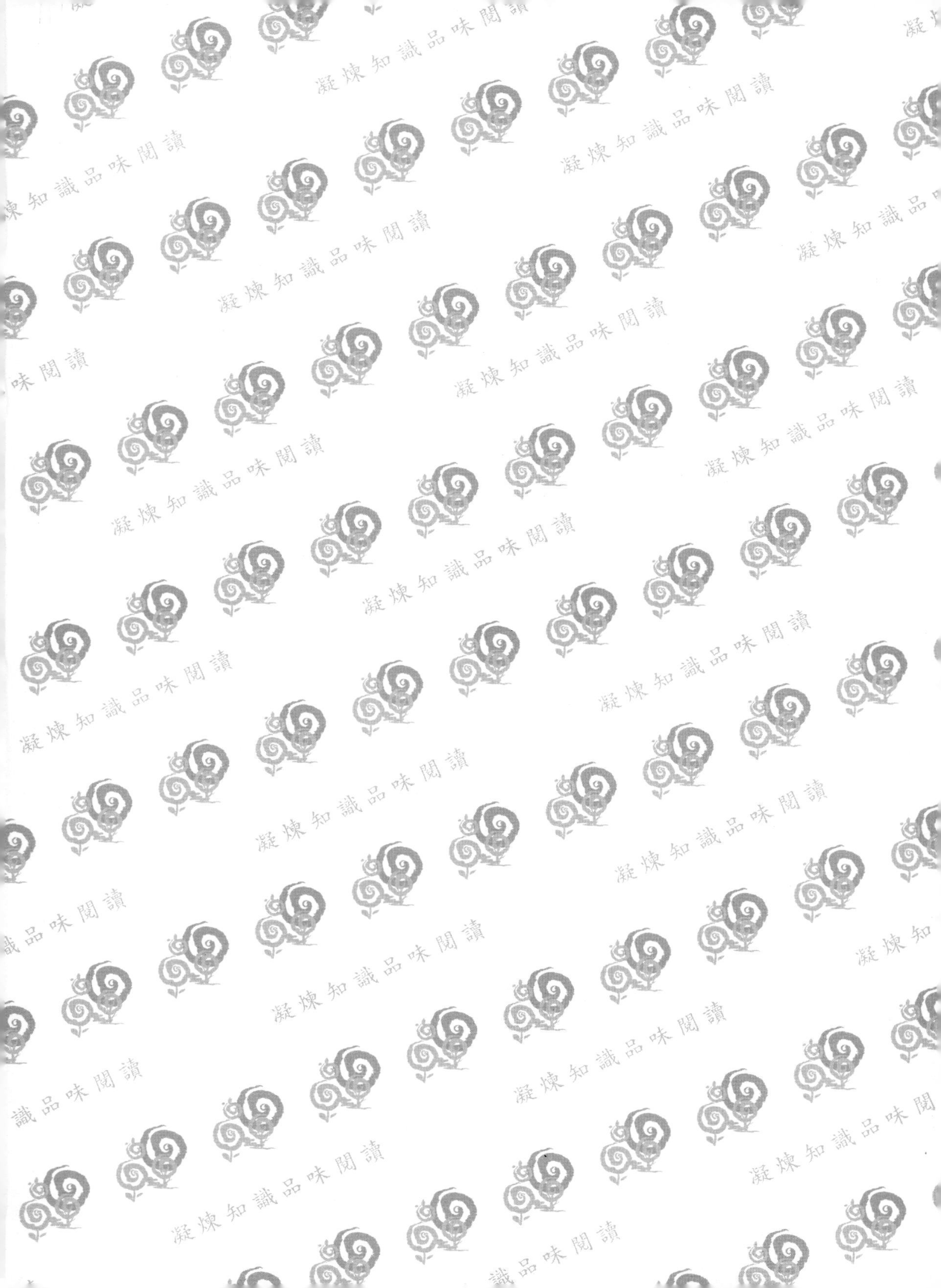

醫學統計方法及技術應用

鄭宗琳　羅綸謙　蔣依吾　著

五南出版

鄭序

中醫是我從小就著迷的東西，除了它是讓我最舒服的治療方式之外，武俠小說也賦予它一種新的地位——再難的病都能治的萬靈丹。可惜我的中學生涯中，生物課一向都令我感到難懂與乏味，所以大學填選志願時，就無法填入中醫系了。大約五年前，我特意去掛門診，認識了彰化中醫部的羅綸謙主任，其實看診不是主要目的，一起合作研究中醫才是重點。我們相談甚歡，於是就在彰化師大統計資訊研究所開了一門全世界獨一無二的課「中醫統計」，並且計畫五年內要寫一本中文書。如今，這個任務達成了，而且遠超過當初所要做的。

本書的讀者群應該不只侷限於傳統醫學的研究者；其實，只要是醫學相關的研究，本書都可提供「雜貨店」式的服務。我們盡可能的在這本書中交代使用的統計方法的基本原理、使用場合、以及實際的限制。我們爲了讓這本書更平民化，捨棄使用昂貴的統計軟體，改用免費的R程式，每個原理、例子都會附帶一個R程式來分析資料，並且也會解釋程式分析後的結果。前面幾章中醫的學理的部分對於那些沒有醫學背景，或沒接觸過中醫的人而言，應該可以提供一個大略的輪廓。我們帶著邊寫邊學的精神完成這本書，將它獻給上帝以及所有關心中醫發展的人。我要感謝彰化基督教中醫部的醫師團隊長期的協助，彰化師範大學統資所給我的一切行政協助；當然，內人蔡珍瑩全心照顧這個家，是最功不可沒的。

鄭宗琳 謹誌

羅序

醫者，意也！醫學，是不確定的科學，也是或然率的藝術！

從事中醫已二三十年，從年少的懵懂無知，到現在略窺中醫之一二，常讚嘆中醫之博大精深，絢妙瑰麗！然因時空背景的限制，致中醫經典呈現質樸古奧，非中醫人不易領略其廟堂之富，宗室之美。

時至今日，隨著全世界整合醫學的蓬勃發展，中醫的重要性亦水漲船高，將中醫以現代語言與模式介紹給西醫界、科技界及一般民眾，遂成當務之急！現在已非個人英雄時代，無論如何藝高膽大，個人成就總是有限。團隊合作，尤其是跨領域的模式遂應運而生，中醫現代化必須要有至少三類人才參與：中醫專業，資訊科技與統計資訊三部份，把中醫的精華與特色，透過現代電腦科技具體呈現，並以馭繁爲簡的統計方法明確表達。彰基中醫部非常榮幸能與中山大學資訊工程學系蔣依吾教授團隊，以及彰化師範大學統計資訊所鄭宗琳教授團隊，密切合作中醫現代化工作多年，產生許多豐碩而寶貴的成果，而本書正是其結晶之一。

本書的成形除了上述中山及彰師大團隊之外，感謝彰基中醫部全體同仁的參與，尤其是鄧麗君小姐、賴宏美小姐、劉冠伶小姐及李靖雯小姐等的鼎力襄助；陳文娟醫師、陳嘉允醫師、李嘉穎醫師、以及董懿容醫師等的長期投入；特別是陳運泰醫師投注極大心力，貢獻卓著。有這麼多伙伴的參與，讓中醫現代化這條路，走起來熱鬧而不寂寞，在此衷心致上最深的謝忱！本書內容雖經長期反覆討論，然智者千慮，必有一失，不週之處，在所難免，尚祈同道不吝指教！也期待透過這本書拋磚引玉，讓更多中醫同道投入中醫現代化的行列，讓中醫更加發揚光大，是所至望！

羅綸謙　謹誌

於台灣彰化

蔣序

現代中醫研究需結合中醫理論、數理統計及工程技術專長人員，跨領域長時間共同努力，而將中醫視爲終身職志者，除傳統中醫理論外，若能對統計方法及技術應用有所涉獵、了解，將有助於科學化診斷之進行，本書由三位各具專長學者，透過多年從事現代中醫研究之經驗，將最關鍵之中醫理論、數理統計及工程技術知識融合於單一本書中，與坊間多成一家言之出版品不同，期待讀者於閱讀後，能掌握現代中醫研究所需之全盤視野及基礎技能，進而共同爲傳統中醫之科學化努力。

影像處理及機器視覺是我的研究專長，此一領域之應用範疇涵蓋很廣，包括影像壓縮、影像資料庫檢索、影像識別、三維即時場景建立及醫療影像處理，其中，醫療影像之處理主體多屬西醫領域，諸如電腦斷層、超音波、X光影像之雜訊去除、特徵強化及重建，較少有將現代工程技術與傳統中醫結合，做爲研究主題，即或有之，亦多爲切診之脈象偵測及判讀，鮮有針對望診中之舌診進行研究者；我何其有幸，能有機會接觸此一舌診領域，獲得中醫先進及統計專家於專業知識之指點、研究方向之提示及政府資源之支持，藉由影像處理及機器視覺之技術，對舌診進行科學化之研究，期能改進習知透過眼睛觀察舌頭各部位特徵時，易囿於知識、經驗、思維模式、診斷技巧、對顏色感知及詮釋等主觀判定影響，不同醫生對同一舌象可能做出互異判斷，重複性不佳之缺失，輔助醫生進行診斷，循標準化判別程序，獲得可靠斷症結果，以提高中醫舌診臨床應用之價值。傳統中醫與現代科技結合，提供一非侵入式、安全且低成本之診療方法，舌診研究實爲一極佳切入點！

中醫常被批評不科學，斷症淪於主觀，傳統中醫相較於西醫長期資源分配屈於弱勢，而中醫之研究資源又多集中於中藥，輕忽中醫診斷輔助儀器之發展，導致中醫診斷無法與時俱進，常受外界質疑，於此重重阻礙之大環境下，自動化舌診系統之成功發展爲一成功範例，歷經技術開發、驗證與應用三個階段，兼具臨床診斷、教育學習功能，此一自動分析系統之取像品質、環境光源亮度、顏色校正之強韌性、擷取舌頭特徵之種類及特徵定量分析之詳細程度，居中國、日本、韓國、臺灣及海外所發展舌診系統之前茅，除於國際另類療法一流期刊發表外，並已於中國醫藥大學舌診教學與評量、中醫大附設醫院及彰化基督教醫院中醫部舌診臨床診斷中使用，理論研究與實務應用之創新性俱佳。

自動化舌診系統之初旨雖爲彌補人眼判定主觀，一致性不佳之弱點，惟於其系統發展日趨穩定、特徵擷取種類愈多樣及定量分析結果更詳細後，已由被動傳承轉化爲積極創新，透過大規模對各類舌頭證型進行影像擷取、分析、統計及歸納，提出針對特定疾病之中醫嶄新理論，進而使傳統舌診斷症更爲完善，亦期結合中醫四診，令辨證結果兼顧各病徵，提供四診合一之整體診斷結論。

未來針對中醫四診現代化暨加值應用提出整合發展及延伸應用，聯合工程學者與中醫專業人員發展望、聞、問、切四診診斷儀器，經信度、效度之驗證後，將四診儀器採集並分析後之表徵症狀和異質資料加以融合，進行四診合參之綜合判斷，剋服過往易因醫師個人學識、經驗及主觀判斷所造成之斷證差異，提供客觀之數據分析結果，更植基於現代化之中醫四診儀器，建構一中醫醫療雲，提供中醫健檢、中醫老年照護、線上教學與動態評量、特定疾病診治、中西醫整合及中醫數位化古籍等加值服務。其中，中醫健檢乃經臨床儀器收集受測者之體態、表徵與四診分析資料，經由醫師綜合斷定，評估受檢者健康概況；老年照護以中醫講究氣之盛衰為原則，依據四診分析結果、醫師斷診，給予兩者養生、保健、膳食等諮詢；而針對乳癌、糖尿病、肝炎等特定疾病患者進行取樣，經長時期大量統計分析冀歸納統一病機、病徵，進而建立疾病判定、診斷準則。各服務皆藉雲端系統將四診診斷儀器之資訊與醫師辨證結果儲存於資料庫並以資訊互通有無，後續並透過雲端提供數位化傳統中醫典籍、線上教學與動態評量，革新中醫臨床教學模式，訓練及培育現代化專業中醫師進行科學化診斷，同時將中醫與西醫臨床檢查或治療資訊加以整合，以供研究分析。

蔣依吾 **謹誌**

目錄

第一章　整合醫學緒論

若想了解上帝在想什麼，我們就必須學統計，因爲統計學就是在量測祂的旨意。

「To understand God's thoughts we must study statistics, for these are the measure of His purpose」

——南丁格爾（Florence Nightingale，1820-1910）

護士和統計學家

1.1 什麼是整合醫學？

醫學是依人類需求而發展出來的，原無中西之分，但因東西文化之差異，慢慢發展出中醫與西醫這兩種狀似不同的醫學模式。然而，「天下大勢，分久必合，合久必分」。二十世紀末，西方世界包括美國及歐盟等開始對傳統醫學產生興趣，遂興起「替代與另類醫學（Complementary and Alternative Medicine, CAM）」，如中醫、印度醫學、順勢療法、自然療法等，中醫是其最重要的部份之一；隨後，更發展成「整合醫學（Integrative Medicine, IM）」，將西醫及身心靈觀照之全人醫療納入其中，大家對整合醫學的追求，遂蔚爲風潮，且方興未艾！

有人說，二十一世紀是生物科技的世紀，中醫發展數千年，崇尚自然，且歷久不衰，現又與世界潮流接軌，認識中醫遂成爲熱門的議題！中醫源遠流長，內容極爲浩瀚，欲在短時間內將所有內容吸收，實屬不易，本書遂將相關內容擇要分爲數章節介紹：首章爲中醫學概論，介紹中醫發展模式，基礎理論如陰陽、五行等；生理學如臟腑、經絡等；病理學如病因、病機等；讓大家對中醫有初步而全面的概念。次章則爲中醫診斷學，診斷介於基礎理論與臨床實務之橋梁，在中醫具有相當重要的地位，介紹中醫診斷的意義、原理、特色與內容，以樸素而無創傷性的安全模式蒐集臨床訊息，思外揣內的特色進分析，各診斷方法的詳細介紹，讓大家體會「望而知之謂之神，聞而知之謂之聖，問而知之謂之工，切而知之謂之巧」的境界。其次是了解中醫個性化醫療的辨證分類模式。其後章節則是透過中醫與現代資訊科技的結合，將中醫診斷現代化的成果，透過中醫舌診儀系統，爲大家呈現。隨後則是中醫治療學，介紹中醫治療的特色、原則及模式，讓大家了解中藥的四氣、五味及歸經等；方劑君臣佐使的組成特色及各種類別的方劑功能等；針與灸的治療原理，經絡與穴位的臨床應用，與施術時的相關注意事項等；推拿與按摩的相關介紹亦在其中。綜上所述，希望各位讀者可以對中醫有整體的認識。

1.2 自動化舌診系統

「維醫之爲道，闡微窮奧，首重於診。」中醫診斷爲中醫基礎理論與臨床應用之重要連結，正確診斷實爲有效治療之重要依據。中醫診斷精髓在於「辨證論治」，有效治療之前提爲正確診斷病症，而辨證係基於四診程序，綜合望、聞、問、切所獲得資訊加以辯證，臨床上醫師透過眼睛、耳朵、嗅覺、詢問、觸覺等感官觀察病人特徵表現與整體形態而推斷病患身體主要病症，其結果易囿於知識、經驗、思維模式、診斷技巧、對顏色、味道、觸覺感知及詮釋等主觀判定影響，沒有精確、定量標準，不同醫生對同一病人可能做出互異判斷，重複性不佳，因此獲得可靠斷症結果，爲一重要課題。

隨著資訊科技與網際網路發展，透過電子感測、電腦分析等現代科技儀器輔助診斷已成爲必然趨勢，而現有開發之儀器爲各自獨立系統，未經信度、效度等驗證，不僅功效令人質疑，亦無法將科學化中醫四診儀器辯證結果融合運用，其診斷易失之偏頗，片段而非全面，背離中醫四診合參之基本理念，更遑論運用現代技術將傳統中醫延伸至網路、雲端，提供加值應用，諸如中醫健檢、老年照護、線上教育與評量、中醫數位古籍資料庫、建立特定疾病之中醫辨證指標或中西醫整合等，相較於中國大陸、日本漢醫、韓國韓醫投入大量資源，積極擴展海外市場之來勢洶洶，僅能死守祖宗千年智慧，故步自封，江河日下，而徒嘆負負；以台灣資訊、電子產業之發達，中醫現代化之發展與整合不僅可行而且迫切。

中醫師藉由觀察舌頭以進行辨證，爲非侵入式診療方法，舌面主要觀察重點爲舌形、舌質和舌苔所構成之舌象，舌形病計有中、胖、瘦及歪斜等；舌質病中，舌色包括淡白、偏淡、淡紅、偏紅、紅、絳、黯及瘀斑、裂紋、齒痕及朱點等特徵；舌苔病可區分爲白、黃、黑、膩、厚、薄、剝或無等。觀察舌象通常由顯之異常特徵著手，以做爲辨證之依據。觀察舌下脈絡之變化，亦爲中醫舌診重要組成部分。由於舌下脈絡清晰，沒有皮膚覆蓋，故容易了解人體血氧飽和度、血液粘稠度、血液充盈度等相關狀態，並由此初步判斷身體患病情況。

現有各地所發展之舌診系統，爲維持取像環境恆定，多配置一暗房，設備體積龐大，移動性差，價格高昂，且需於特定光線環境下操作，取像結果往往不盡人意，本系統希望改善上述缺點，開發一符合臨床醫師看診習慣及需求之自動化舌診系統。舌診系統開發過程區分爲技術開發、驗證與應用三個階段，目前已進入技術應用階段，配合醫師於臨床診治上使用此自動化舌診系統輔助診斷，俾利後續透過科學化舌診，對特定疾病進行斷症。

自動化舌診系統審視焦點在於舌頭部位，自患者臉部擷取舌部影像。分析影像資訊，自動判別舌頭、嘴唇及皮膚部位之區域。藉由移除皮膚區域、舌形檢測、控制點偵測、平滑修正曲線及主動性輪廓以自動化辨別舌部影像。由自動化辨別之舌部影像作爲後置處理舌面特徵之依據，如裂紋、瘀點、齒痕、朱點、舌苔、舌質及舌形等，並量化特徵之數目、面積或長度，將其結果提供中醫師作爲臨床上斷症之參考。

自動化舌診系統可降低傳統舌診因環境及人爲因素影響所導致之判斷誤差，俾利對舌象進行大規模定性及定量分析，提供客觀之診斷標準。自動化舌診系統一致性對中醫舌診理論，於特定疾病之研究具重大突破與意義，研究方向由自動化舌診儀器之發展，進程至利用舌診儀器就特定疾病進行大規模、不同病情階段之取樣分析，此爲中醫望診之一大突破，推廣自動化舌診系統至國際，期能使中華傳統醫學於西方醫學中注入一股新思維。

1.3 為什麼需要統計？

中醫之所以可以在東方人的世界佔一席之地，是因爲它經過數千年的測試。無論是它的診斷方法或治療方法，都不是某一個人的貢獻，而是千萬先人累積的智慧。這種累積的經驗與智慧，正好像統計方法中我們常會用到的「蒐集資料」與「檢定」，只是沒有嚴格統計學理作其靠山，西方人往往以爲它不夠客觀或缺乏科學證據。我們學習了西方人自阿里斯多德以來的論證法，許多偉大的哲學家、數學家、科學家、統計學家，都貢獻了許多偉大的方法，讓我們可以更明白這個世界。我們好像更明白這個世界，卻又好像有更多不明白的現象天天呈現在我們的面前。

華人太過倚靠經驗，倚靠傳統，不敢質疑也不敢改革。五行的理論好像貫穿了整個中醫的學理，卻沒有人好好用科學方法來重新解釋它，這就是我們爲什麼要寫這本書的原因。太多人將中醫看得很玄妙，也有許多人將它看做江湖郎中的維生之道，不能登大雅之堂。前者太過吹捧，後者又太過輕視，而不論哪一方，都沒能好好看看或想想，爲什麼中醫可以治病，又爲什麼中醫不是萬能？

作爲一個統計學家（也曾經是一個數學家），我所能做的，僅僅是在巨大的冰山中慢慢敲出一塊又一塊的冰塊來，然後看看這部分是怎麼一回事。當然，統計也不是萬能的，它能處理的問題也相當的有限，我們不應將它看作可以融解整座冰山的工具；它每次能敲出來的冰塊可能很小，但一旦攻入了冰山的裂縫，就可以有一些想像不到的收穫。我並不是懂得所有統計方法的人，我所知道的只是那一小部分，不能應付所有中醫相關的研究問題，我想本書只是一個拋磚引玉的作用，我使用了免費的電腦程式R

（請看第六章，以及各章所附程式），主要目的是不想讓昂貴的統計軟體欄阻了你想要進一步研究的心。這個程式的好處是，它常常作更新，並且幾乎配備了你想要的所有套裝。我希望這樣做之後，大家可以去享受作統計分析的樂趣，不需要受限於電腦軟體。

對於多數醫學從業人員而言，做醫學研究的最大罩門是統計的術語：什麼是統計獨立？什麼是隨機抽樣？什麼是統計顯著？什麼是統計分布？什麼是信賴區間？什麼是檢定？什麼是迴歸？什麼是ANOVA？什麼是Kruskal-Wallis檢定？什麼是Pearson相關係數？這些東西，我們在很多坊間的統計書上都可以看到，但是，這些書可能只談學理，很少涉及應用的部分，或者全部都是應用，也不管原理，所以讓你每次都用得很心虛，昂貴的軟體也讓你每次都用得很心痛。如果你眞的想了解醫學，想知道如何作醫學研究，那麼統計方法絕對是必要的，特別是讓你用起來感到安心的統計方法。

醫學從業人員至少有一個優點：他們對於如何用藥非常小心謹愼。但是，我們想問一個問題，爲什麼在作醫學研究的時候，從「實驗設計」、「抽樣」、「統計分析」到「做出結論」的每一個過程都那麼輕忽呢？因爲，大家已經習慣使用昂貴的軟體，只要能將大量資料放進去跑，跑出一個p值來，就算大功告成了。請問，這樣的研究結果，誰敢引用呢？醫學的實驗設計本身就是一門學問，它牽涉了太多道德的議題，所以「抽樣」的過程一點也不容易，因爲你的樣本通常是還活著的病人。而統計分析反而是這些過程中比較容易解決的部分，但是，我們的研究生態將這部分放大了，以爲用那些昂貴的軟體跑出來的結果才是最重要的。沒錯，結果很重要；然而，正確的程序才能得到正確的結論。

我們在許多章節中都會討論：當一些基本假設（如常態性、變異數相等）被破壞時，我們可以如何校正？需要注意哪些問題？哪幾種統計方法可以同時驗證你的結論？以及你需要多大的樣本？等。

本書是一個跨領域合作的成果，有許多引用的資料與文獻都與我們目前正在從事的研究或已經發表的研究有關。第二、三、五章講到中醫的基本學理、診斷方式與治療方法，這部分由彰化基督教醫院中醫部羅綸謙主任主筆；第四章講到中山大學蔣依吾教授團隊開發的舌診儀影像分析工具，這部分在中醫現代化扮演很重要的角色；第六章到第十六章由彰化師範大學鄭宗琳教授主筆，主要在介紹醫學上常用到，或者你聽過但不知道怎麼用的醫學統計方法。由於中醫的資料大多爲類別資料，所以這本書的重點也會放在類別資料的分析上。這本書有許多內容來自於我們開授的，天下獨一無二的「中醫統計」這門課的講義，甚願諸位醫學或統計的先進不吝指證或給予建議。

中醫的現代化，除了與現代科技結合外，尙需與統計合作，有人說，統計是科學的文法，亦可量測上帝的旨意，中醫與統計的結合，可讓中醫現代化的成果有更好的呈現方式，而這些都將在往後的章節介紹給各位讀者，請拭目以待！

第二章　中醫學導論

仁愛存於熱愛醫學之地。

「Wherever the art of medicine is loved, there is also a love of humanity」

——希波克拉底（Hippocrates 460BC-370BC）

西方醫學之父

2.0 前言

任何一樁事物要留存千年都是不易的！

「天下大勢，分久必合，合久必分」、「大江東去，浪淘盡，千古風流人物」、「曾日月之幾何，而江山不可復識矣」，古人為文，總要詠嘆朝代的興替、英雄的易逝，以及景物的滄海桑田。有些古蹟和文物雖被保存下來，但失去了相應的文化後，若非形如蒼白的軀殼，就是早已難在現實中繼續作用，僅留下見證歷史的功能。而在人事時空的變遷中，又有多少無形的文化，諸如思想、風俗、語言、手藝等，每每跟著流失。

作為一項思想和技藝，中醫學卻綿延二千多年的時光，至今依舊被傳承和應用，相較於早已消逝的一些古醫學（如巴比倫、埃及等），或因現代醫學的興起而萎縮的其他傳統醫學，中醫學的碩果僅存，及其所保有的影響力，算得上是醫學的奇葩。中醫學歷久彌新的理由，很值得我們一同來深思。

首先是文化。醫療知識需要在文化的場域裡發生有機的組合，並與整個文化產生聯結，方能成為眞正有生命的醫學。醫學與文化，好比樹與環境的關係。古人講「橘逾淮而為枳」，環境對一棵樹的成長有決定性的影響。生活經驗與醫療實踐是種子，需扎根到文化裡吸收養分，才能孕育出醫學的系統與特色。

中醫學，是以古代漢民族的醫療實踐爲源，吸收東亞古典文化的養分而發展出的醫學。二千多年來，中醫學對東亞各民族的健康和繁衍都有重大的貢獻，更啓發、乃至直接衍生出如越南的東醫、韓國的韓醫、以及日本的漢方醫等傳統醫學。對東亞的文明和歷史影響深遠。因爲早已深深根植在文化中，中醫藥早已成爲這些民族生活中的一部分。

此外，中醫學理論體系的獨特性與完整性，以及診療技術的有效性，也是其生生不息的重要原因。若獨特性與完整性不夠，中醫學就很容易被其他醫學消融；若沒有實效，則直接被民衆給淘汰。

更重要的，是中醫學用宏觀、動態的眼光來理解生命現象，在以現代西方醫學爲主流的今天，中醫學濃厚的人文色彩，以及崇尚自然和諧的精神追求，更是吸引民衆回歸的重要理由。

也正因爲古老，中醫學無論在想法或用語上，對受現代教育的民衆而言，顯得頗有隔閡，有人稱它深奧、有人則說是玄談，有人因不了解而否定，有人則因崇古而迷信，假中醫學之名以己意曲解的亦有之。中醫學的博大精深，重視體會，讓它的普及有了難度，我們希望透過現代的語言和淺顯的例證，一步步帶領讀者認識這門既古典又前衛的醫學。

本章將先從醫學的概念談起，界定中醫學的意涵，接著鳥瞰中醫學形成與發展的歷程，再論述中醫學的價值取向以及特徵思維，最後則會就中醫學裡重要的思想理論，包括陰陽、五行、氣血、臟腑、病因病機等內容，作重點式介紹。

2.1 何謂中醫學

中醫學，顧名思義是一種醫學，只是讀者曾否細想，究竟該唸作「中醫．學」抑或「中．醫學」？二者可有不同？我們耳熟能詳的「中醫」一詞，究竟有什麼意涵，它是一個古老的詞彙嗎，或是一個較新的概念呢？

本節要從先醫學的概念談起，並幫讀者界定中醫和中醫學的意涵。

2.1.1 醫學

相傳在希波剋拉底（西方醫學之父）的年代，醫學、科學都屬於藝術的一種，而希氏不只一次主張「醫學是最特別的藝術」，這裡的藝術，更接近技藝和技術的概念。

2.1.2 「中醫・學」「中・醫學」

多數人都將「中醫」當作是中國醫學或者是中醫師的意思，其實「中醫」的「中」在古代指的是「尚中」和「中和」。

在過往，並沒有今天「中醫」的概念的，古人稱爲「醫」或「醫學」。

但「中醫」一詞卻出現的很早，《漢書・藝文志》裡曾引用過當時的一句諺語：「有病不治，常得中醫」。

「中」是東方古典哲學裡的一個重要概念。《老子》說：「致虛，恆也；守中，篤也。」這裡的「中」是指心境。而《管子・內業》又提到：「定心在中」以及「正心在中」等，這裡的「中」均是用來形容心境達到了定、正、靜的狀態。莊子在《人間世》中還提出了「養中」學說：「且夫乘物以游心，托不得已以養中，至矣。」《禮記・中庸》也說：「喜怒哀樂之未發謂之中，發而皆中節謂之和。」

「中醫」的「中」字正是源於這些思想。古代的醫學理論認爲，人體的陰陽保持中和才會取得平衡，不會生病。若陰陽失衡，則疾病必將發生。中醫有「持中守一而醫百病」的說法，身體若能處在陰陽和諧的狀態，保持中和之氣，自然百病全無。

所以說中醫學的「中」字，並不應局限於地理或國族的意涵，在當代更該被視爲彰顯一種精神境界的嚮往與追求。

2.2 中醫學的形成與發展

中醫學不是憑空而生的，儘管對中醫學的起源或《黃帝內經》的成書，總有各種大膽的臆測，但這些的說法，佐談資可，不必信以爲眞。中醫學的形成，是起於原始醫療經驗的點滴累積，期間也走過巫醫鬼神論的過渡期，才慢慢有系統理論的出現，歷經的是相當長時間的蘊釀，之後又持續有歷代醫家的補充發明，更逐步趨於完整，甚至在與現代西方醫學相遇後所產生的衝擊與調整，都不斷令中醫學更加成熟。中醫學是一個有機體，是不斷發展中的。而認識這段漫長的歷程，對中醫的學習有重大意義。本節將把中醫學發展的歷程，分作上古、初、中、現代等四個階段來介紹。

2.2.1 上古期

醫學除了處理健康與疾病的問題，以及認識人的身體之外，更需嚴肅地去探索生命的規律，思考人與自然之間的關係，建立一套「身體與生命的模型」。在嚴格意義上的醫者出現前，這樣的歸納與建構，是由「巫」所主導的。

「巫」活躍於遠古到歷史的初期，他們以能交通鬼神、祝禱卜算，替人祛病祈福的能力著稱，同時也是知識與醫療的權威。

巫和醫的角色是很模糊的，巫掌握了一定的醫療知識，負責病因的解釋，提供醫療，判定預後。從巫的角度來看人的生命現象亦由神所賦予和掌控，疾病多是鬼神作祟所致。

在人類文化與醫學發展的漫長歲月裡，巫對醫學雛形的確立及醫療知識的傳承，仍有相當程度的貢獻，相較於對巫的否定，或者過度的推崇，我們採取一個中立的態度。

早期的「醫」字，同時有「毉」的寫法，即爲這段歷史所留下的痕跡。西方醫學至今仍多以蛇杖作爲醫學的標誌，也與巫的傳統有深遠的關聯。

2.2.2 初期

春秋戰國時代，三代禮樂制度的崩壞，爲百家爭鳴提供了契機，那時出現了一批思想家，他們不再接受世界是由一個有形象的神所創造與掌控，進而提出了中性的「道」的觀念取代了神。相信天地萬物都是由「道」所創生，而道創生萬物後，復內蘊於萬物而成爲其本性，人與自然的關係是合一的，是故透過自身內心的覺醒，即能達到與天地相通，洞悟自然的眞理。

思想家爲文化開創了前所未有的新格局，醫者也在該時期逐漸站上歷史舞台。當時的醫者，以新的哲學思想爲基礎，總結了以往診療的經驗與知識，創建了嶄新的醫學體系。憑藉新醫學體系的優勢，醫者從此自巫的系統脫離，逐漸與其分庭抗禮，最終更成爲醫療的主力。

此時最重要的醫學典籍是《黃帝內經》，此書是由《素問》與《靈樞》兩部所組成，對人體解剖、生理、病理、診斷、治療等作了有系統的闡述，奠定了以後的中醫理論的基礎。《黃帝內經》的成書，是長時間的集體創作，並非一人一時所完成。

該時期其他著名的醫家如扁鵲，對脈學的發展貢獻良多。

到了**秦漢時期**的發展，主要是將《內經》的基本理論和臨床實踐結合起來，確立「辨證論治」的架構。東漢時有兩位偉大的醫家，一位是華佗，他在外科學上有重大成就，據載他有開腸、剖腹、換心、開腦的外科技術，只可惜未流傳下來。另外一位是張仲景，著有《傷寒雜病論》一書，該書對外感病邪提出有系統的理論，並記述多種實用方劑，時至今日，仍爲臨床上最重要、常用的典籍之一。

2.2.3 中期

晉、唐朝主要是延續早期理論，而加以發揚，藥物的增加、方劑的發明，構成此期特色。但是此時，受到道家、道教、佛教的影響，發展出煉丹、求長生不老藥的逆流，經過以後醫學家的實地臨床、著作努力，終於擺脫方術之學，但是醫家和道士被歸爲一類的概念，卻隔了好久才被糾正過來。

宋、元時期，由於有儒醫的出現，對中醫造成利害參半的影響，好的方面，是提昇了醫家的水準，當時儒生皆有「不爲良相，便爲良醫」的觀念，但壞的方面則是有些儒家過於迂腐的觀念，導入中醫，使中醫玄學化，且較不易發展。但在此時期，也有學術爭鳴的現象，有各學派，對中醫發展貢獻頗大。

明、清時期重在實踐，將宋元時期所發展出的理論，加以綜合整理、融會貫通，使其逐步統一，建立了一個更符合實際需要的理論。著名的醫家如李時珍、傅書主、葉天士等，其中李時珍的巨著《本草綱目》更是享譽國際，記載了1892種的藥物。

2.2.4 後期

時至當代，隨著東西文化、新舊文明頻繁的碰撞、融合，產業活動與生活型態精神思維的變化，醫學的概念與內容亦不斷被形塑。如今人們對醫學的期待，早已超越了醫療的範疇，其探索的深度也不可同日而語，未來醫學的藍圖，其內容除了包括臨床實踐所累積的經驗與知識外，更應有對生命現象進行整體性的學理探究，並以促進人類身、心、靈，乃至社會與自然的健康爲旨。

這樣的認識和中醫學卻是不謀而合的。

2.3 中醫學的價值取向與特徵思維

在日常生活中，我們常會說某人的目光遠大，某人則較爲短視，說的都是關於視野的問題，一個人的視野取決於他的價值觀和思維模式，這樣的概念完全適用在醫學，有句俗語說「如果你只有一把鎚，所有的問題看來都會像釘子。」

這裡必須強調，既稱之爲特徵，並非絕對或唯一，而是以此爲特色，

2.3.1 中醫學的價值取向

價值取向，即是價值觀，又可稱作核心理念、或中心精神等，乃是一種深藏於內心的準繩，在面臨抉擇時的一項依據。中醫學的價值觀，可概括爲**整體觀**（holistic）、**恆動觀**（dynamic）**及和諧觀**（harmony）。

2.3.2 中醫學的特徵思維

若說現代醫學的特徵思維是「唯物實證」，重視量化研究；則中醫學的特徵思維，可稱作「唯象辨證」，重在質性的辨析。

2.3.2.1 象思維

象思維，指一種在「象」的層次上認知與思考的模式。根據觀注視角的不同，又有「意象思維」、「形象思維」、「法象思維」或「唯象理論」等名稱。

「象」，主要代表「現象」、「意象」與「圖象」等三大範疇，三大範疇相通而非相離，合則爲一，分則爲三，相互補充，相互滋長，透過「象思維」，能在這三大範疇中出入自如。

象思維提煉自長久的觀察與實踐經驗，前人用象思維建構出獨特而完

整的宇宙觀、身體觀與審美觀，深深影響古典文化的各個領域，舉凡哲學、天文、兵法、武術、文學、詩歌、繪畫、工藝到醫學等，都有深刻的象思維的痕跡，各個領域也因象思維而聯成有機的一體。

中醫學裡，基礎理論的陰陽五行與藏象學說、診斷學重點如脈象、舌象與病象，以及治療學的藥象等，莫不是典型象思維的範疇。另外，諸如精氣神以及經絡等中醫生理學的核心，亦是在象思維下的發明。

「象思維」具體運用的方式，是「觀物取象，取象比類」。最大的特色是主客一體，觀察者與被觀察的對象是一體的，絕對的客觀並非象思維的追求，因此象思維有宏觀、整體、相應、互動、動態等性質。

在象思維裡，古人總結出事物盈虛消長的特性，並以「中和」爲最高的原則。

2.3.2.2 辨證思維

「中醫的特色在『辨證論治』」，稍有涉獵中醫學的讀者，對這句話不會陌生。了解「辨證」的意涵，對理解中醫學是相當緊要的。

「辨證」的含義，有廣義與狹義之分，狹義的辨證，是專門的中醫術語，在東漢的《傷寒雜病論》一書裡，即有「平脈辨證」一詞，詳細的內容，我們將留待後續再談。廣義的「辨證」，則屬於哲學界的術語。

2.4 中醫學的基礎學說：陰陽

提到陰陽，人多以玄學視之，這是因不了解而產生的誤會。正好相反，陰陽應當是最質樸的思維。

陰陽概念的本質，基本上，就是人類心智最根本的預設：二元思維，主要涉及了對主客、正反與有無等狀態的感知。

人剛出世時，對於自身與周遭環境的感受是交融的，我即宇宙，宇宙即我，主體與客體並無隔閡，需過了特定時間，才有將二者區隔的能力。

人對世界的認識，也就從此刻開始蓬勃累積。我、非我；有、沒有；好、不好等等，交錯堆疊，因爲有二元，因此我們會比較、會取捨，價值、倫理、文化無不從此產生，人的思維無論再複雜，仍是以二元思維爲基礎。

而陰陽學，就是古人對二元思維的一種特化與總結。

2.4.1 象思維與陰陽觀念

人類一方面用二元思維探索世界，創造文化，打造文明，一方面也對二元思維感到好奇甚或不滿足。在很早的時候，中西的一些哲人已開始意識到，二元思維爲人類帶來進步，也帶來了侷限。

對自身二元思維的覺察與思索，由來已久，散見於中西各種古老的典籍中，然而因爲諸多主客觀因素，中西哲人對二元思維採取了不同的研究方式，形成了文化學者稱爲內向超越與外向超越的研究取向，最終在結論也有了根本上的歧異。

東方經典如《老子》與《易經》等書，直接論及陰陽處並不多，但二者對於二元思維都進行過很深刻的辨證，乃至應用，成爲後世誕生陰陽學說的母體。

舉例來說，《老子・第五十八章》提到：「禍兮福之所倚，福兮禍之所伏」，即成語「福禍相因」之由來。首先福與禍是一組相對立的概念；但本質上福禍又是相依的，因爲福的概念沒有禍就無法成立，反之亦然。

2.4.2 陰陽的起源與演進

「陰陽」最早是各自獨立的兩個字，且並無深遠的意涵。「陰」與「陽」在甲骨文共有兩組寫法，大體是有無「阜」字旁的差別。按形象與用法來看，「侌」字指烏雲蔽日的陰天；「昜」字則指陽光普照的晴天。此外，兩字也有用來表示下雨或不下雨的記載，都是以天空的現象（即天象）爲表述的主體；另一組「陰」與「陽」，較前一組多了阜字旁，同今日的寫法更近似，並改爲代表地面的現象，如背陰、向陽（山南水北），低處、高處等。甲骨文後的金文，則有把陰陽用來代表白天和黑夜的記錄。

總之，早期的陰與陽，是用來代表天地間同一條件或背景中，兩種具有對立特性的狀態或現象。

隨著時間的演進，人對世界的認識越發深入，發現了一些異同，也察覺出了一些規則。例如男女、日月、雌雄、水火、寒熱、明暗、動靜、上下、內外、強弱等，無論是物體、功能或現象等層面，都是一組相互對立的存在。

春秋戰國時，禮樂崩壞，百家爭鳴，亦即是在當時，人們對陰陽的觀念越來越能理解與接受（開放），並開始以陰陽來分類萬事萬物，分類的過程中，亦不斷歸納與總結陰陽的規律，陰陽觀念滲透到文化的各個領域，尤以醫學、兵法等領域爲最，各領域對陰陽的應用與整理，又回頭豐富與深化了陰陽的內涵。

陰陽的內涵被提煉，融入東方古典哲學體系，且凝固下來，重新以一種嶄新的樣貌呈現在世人面前，陰陽已成爲一完整而獨立的學說。

2.4.3 陰陽的基本關係與特性

相傳宋朝的陳摶繪製了知名的太極兩儀圖，一黑一白，組合成圓，黑白間形成一個弧形曲線，黑中有白，白中有黑，是公認最能表現陰陽意涵的圖象。

現代人將陰陽的基本關係與特性，作出如下四項歸納：對立制約、互根互用、消長平衡、相互轉化。

1. 對立制約

陰與陽，最顯著的特質，在於提示了事物的相對性，在特定的背景或條件下，每件事物都能找到與其相對立的一方。例如寒與熱、下與上、靜與動、暗與明等。

2. 互根互用

陰陽是一體的兩面，二方各自以對方為己身存在之前提，互相依存，相互聯繫，處於一個整體當中。沒有陰，就無所謂陽；沒有陽，也不可能有陰。學理上，將這樣的關係又稱為陰陽互根，即陰根於陽，陽根於陰。

3. 消長平衡

陰陽二者並非處於靜止不變的狀態，而是在不斷的運動中維持著動態平衡。陰陽是動態的，這點常易被人忽略，消長是為了平衡。

4. 相互轉化

陰陽在一定條件下，可以互相轉換。例如在自然界，地面上的水（陰），經過蒸發可以變成氣體（陽）；天上的水蒸氣（陽），遇到冷凝結成水（陰），又下降到地面上來，這就是陰陽的互相轉化。

2.4.4 陰陽學說在中醫學的應用

陰陽學說應用於人體生理方面，主要用於表示身體各部組織和器官，由於內、外、前、後、上、下等部位有屬性的不同，而用陰陽來說明。如身體的背部屬陽，腹部屬陰；外部屬陽，內部屬陰；上部屬陽，下部屬陰；人體內臟中的心、肝、脾、肺、腎五臟屬陰；膽、胃、大腸、小腸、膀胱、三焦六腑屬陽。五臟雖都屬陰，五臟之中卻又可再分陰陽，如心肺的部位在上，所以屬陽臟，而肝腎在下，故屬陰臟。在每一臟腑之中，又可再分陰陽，如心有心陰、心陽；腎有腎陰、腎陽等。可見陰陽是一個機動的代名詞，它的含義可以隨著不同的對立面而改變。

人體的各種功能活動（陽）都必須由物質（陰）供給營養；而功能活動（陽）又是產生營養物質（陰）的動力，沒有臟腑的功能活動（陽），飲食就不能變成人體可以利用的營養物質（陰）。

陰陽在說明人體病理變化上的應用：中醫學認爲人體抗病機能——正氣，與致病因素——邪氣兩個方面，都可用陰陽來分析，病邪可分爲陰邪與陽邪，陰邪致病，必致陰偏勝，出現寒盛症；陽邪致病，必致陽偏勝，出現熱實症。正氣可分爲陽氣與陰液二方面，陽氣虛出現虛寒症，陰液虛出現虛熱症。因此，多種多樣的病理變化，都可用「陰陽失調」、「陽勝則熱，陰勝則寒」、「陽虛則外寒，陰虛則內熱」來概括說明。

此外，機體的陰陽任何一方虛損到一定程度，常可導致對方的不足，即所謂「陽損及陰」、「陰損及陽」，以致最後出現「陰陽兩虛」。例如有些慢性病，在它的發展過程中，由於陽氣虛弱而影響到陰液的生化不足；或由於陰液的虧損而影響到陽氣的生化無源，都是臨床常見的病理變化。

2.4.5 陰陽在疾病診斷上的應用

陰陽失調是疾病生成的根本原因，因此，任何病證，無論臨床現象千變萬化，總可用陰證和陽證兩大證候來進行概括和分析它的基本性質。中醫臨床上常用的八綱辨證，就以陰陽爲總綱：表證、熱證、實證屬陽；裡證、寒證、虛證屬陰。故《內經》說：「善診者，察色按脈，先別陰陽」。可見辨別陰陽在診斷上的重要性。

人體的生理活動如氣、血、津液的生成和代謝，都是在不斷的「陰消陽長」和「陽消陰長」的過程中保持相對平衡狀態，以維持人體的健康。如一方面有所偏盛或偏衰，則影響另一方面必然衰退或亢進，這就叫陰陽互爲消長。例如：陽盛則陰衰，陽虛則陰盛，陰盛則陽衰，陰虛則陽亢。中醫就利用這樣的理論來解釋許多臨床現象。例如一般高熱病人（陽盛），多有體液消耗（陰虛）；機體功能衰退（陽虛）的病人，多有怕冷表現（陰盛）等。

具體的臨床案例，如有些肺炎的病人剛開始是高熱、煩躁、面紅、口乾，脈搏快而有力，這是一派陽證的表現，如果病邪毒力過強，身體的抵抗力不能適應，病人就從陽證向陰證轉化，出現手足冰冷，面色蒼白，冷汗淋漓，脈搏沉細而弱，血壓下降等。反之，如原來是一個陰證病人，用了溫熱藥過多，也會出現陽盛表現，轉化爲陽證。

2.4.6 陰陽在疾病治療方面的應用

由於陰陽的偏盛或偏衰，是各種病理現象的基本表現，因此中醫在診斷出了疾病陰陽屬性以後，就要調整陰陽，糾正其偏勝，使陰陽恢復到相對的平衡狀態，這就是治療的基本原則。如《內經》說：「謹察陰陽所在而調之，以平爲期。」

治療的原則是「熱者寒之」、「寒者熱之」，對陽證用陰藥，即熱性病用寒涼藥；對陰證用陽藥，即寒性病用溫熱藥。此外還有：「調其陰陽，不足則補，有餘則瀉。」

對於中藥的性味和功能，也可以用陰陽來進行概括。如以寒涼、滋潤的藥物屬陰，溫熱、燥烈的藥物屬陽；藥味酸苦鹹的屬陰，辛甘淡味的屬陽。藥物具有收斂、下降作用的屬陰，具有上升、發散作用的屬陽。一般陰藥都具有鎮靜退熱作用，能消除發熱和亢奮之症狀；陽藥一般都具有興奮刺激作用，能促進功能，消除衰退之症狀。由於藥物的作用，糾正了人體陰陽的偏盛或偏衰情況，使它恢復陰陽平衡，從而達到治療目的。

2.5 中醫學的基礎學說：五行

五行學說是戰國至兩漢時期頗具影響的哲學思想。它認爲木、火、土、金、水五種基本狀態構成了整個世界，五種狀態的不同配比，組成了萬物，因此，世界萬物都可以歸入這五大類之中。五行學說源於先民的生活和生產實踐。《尚書．洪範》曰：「水火者，百姓之所飲食也；金木者，百姓之所興作也；土者，萬物之所資生，是爲人用。」到了戰國晚期，先哲們還根據五行的特點，將自然界的許多事物或現象，最終歸納爲五大類別。並認爲五者之間有著內在的次序和聯繫，遂建構起一整體關聯的世界圖景。這一學說滲透進入中醫學，成爲中醫學家認識生命的一大方法。

2.5.1 五行的基本概念

「五」是指木、火、土、金、水五種基本狀態；「行」，有兩層涵義：一是指行列、次序；二是指運動變化。因此，可將「五行」定義爲：木、火、土、金、水五種狀態以及與之相關的不同事物之間的聯繫和變化。就性質而言，五行學說也是古賢用以解釋世界和探求自然規律的一種自然觀和方法論。

2.5.2 五行的特性

古人在日常生活實踐中，通過長期觀察，抽象出五行的特性，並以此歸納各類事物的特點，並作出演繹分析。現結合《尚書・洪範》的記載，將五行特性分述如下：

木的特性：「木曰曲直」。所謂「曲直」，是以樹幹曲曲直直地向上、向外伸長舒展的生發姿態，來形容具有生長、升發、條達、舒暢等特性的事物及現象。凡具有這類特性的事物或現象，都可歸屬於「木」。

火的特性：「火曰炎上」。所謂「炎上」，是指火具有溫熱、升騰、向上的特徵。因此，凡具有溫熱、升騰等特性的事物或現象，均可歸屬於「火」。

土的特性：「土爰稼穡」。「稼」指播種，「穡」指收穫。所謂「稼穡」，指土地可供人們播種和收穫農作物。引申而言，凡具有生化、承載、受納特性的事物或現象，均可歸屬於「土」。由於農耕生產方式影響，古人對「土」特別重視，故有「土載四行」、「萬物土中生，萬物土中滅」及「土為萬物之母」等說法。

金的特性：「金曰從革」。「從革」本意頗值探討，今人認為有「變革」之意。引申為肅殺、潛降、收斂等。凡具有這類特性的事物或現象，皆可歸屬於「金」。

水的特性：「水曰潤下」。所謂「潤下」，是指水具有滋潤和向下的特性。凡具有寒涼、滋潤、向下、靜藏等特性和作用的事物或現象，均可歸屬於「水」。

五行的特性，雖然來源於對木火土金水五者的具體觀察，但卻是古人抽象概括的結果，超脫了它們本身的具體性質，而具有更為廣泛，更為抽象的涵義。

2.5.3 五行的生剋關係

五行學說不僅用於歸類推衍自然界萬物，更重要的是以相生、相剋等關係，來探索和闡釋複雜系統內部各部分之間的互相聯繫和自我調控機制，這部分內容是五行學說的精華所在。

2.5.3.1 五行相生

古人認為：事物之間存在著兩種最基本的關係，其中之一，便是相生關係。所謂「相生」，指五行中某一行事物對於另一行事物具有促進、助長和資生作用。古人認識到自然界存在著一種普遍現象：即一事物往往緊接著另一事物而出現，一事物常常受到另一事物的促進等。於是，將其歸納昇華為五行相生的概念。漢．董仲舒《春秋繁露．五行對》說：「天（自然界）有五行，木、火、土、金、水是也，木生火、火生土、土生金、金生水。」一年之中，對應於五行的春、夏、長夏、秋、冬依次出現；生物在一年中的生、長、化、收、藏等的變化，都體現著相生關係。生命活動中同樣存在著這類現象。這屬於自然界的正常現象，正是由於相生的積極促進作用，自然界才有繁茂的景象，生命過程才會生機旺盛。

五行相生的規律和次序是：木生火、火生土、土生金、金生水、水生木。

2.5.3.2 五行相剋

事物之間的另一種基本關係就是相剋，所謂「相剋」，指五行中某一行事物對於另一行事物具有抑制、約束、削弱等作用。又稱「相勝」。

古人在注意到相生關係的同時發現，一事物往往受著另一事物抑制和約束，於是，將其歸納提煉爲五行相剋。《素問，寶命全形論》指出：「木得金而伐，火得水而滅，土得木而達，金得火而缺，水得土而絕，萬物盡然。」正是由於這類機制的存在，自然界才得以既生機蓬勃，又不至於亢而爲害。

五行相剋的規律和次序是：木剋土、土剋水、水剋火、火剋金、金剋木。

董仲舒曾將五行相生、相剋的次序概括爲：「比相生而間相勝也」（《春秋繁露，五行相生》）。所謂「比」就是順接；所謂「間」就是隔開一位。意即順著木、火、土、金、水次序的爲相生，間隔一位的是相剋。

2.5.3.3 相生相剋的關係

五行相生和相剋是同時存在、相互聯繫的。這種聯繫體現爲「生中有剋」和「剋中有生」。只有這樣，自然界才能維持協調有序，人也能維護其生理穩態，這被稱作「生剋制化」。如張介賓《類經圖翼》說：「造化之機，不可無生，亦不可無制。無生則發育無由，無制則亢而爲害。」

根據生剋次序，對五行中的任何一行來說，都存在著「生我」、「我生」和「剋我」、「我剋」四個方面的聯繫。就木而言：木之「生我」者爲水，「我生」者爲火，「剋我」者爲金，「我剋」者爲土。而「生我」

和「我生」在《難經》中被喻爲「母」和「子」。「生我」者爲「母」，「我生」者爲「子」。「剋我」和「我剋」在《內經》中又稱作「所不勝」和「所勝」。「剋我」者即我「所不勝」者，「我剋」者即我「所勝」者。可見五行中任何一行都受著其他四行的不同影響，任何一行又可以不同方式影響其他四行。

進一步而言，「生我」和「我生」是五行中的相生，但生中有制。如木生火、火生土、土生金、金剋木；而土又生金，金透過水促使水生木。這樣，依次相生，間有相剋；依次相剋，間有相生，生剋有序，就能生化不息，維持事物的協調與平衡。

2.5.3.4 五行生剋無常勝

古人對五行生剋機制的認識，存在著「常勝」和「無常勝」兩派。「無常勝」派主張五行的相剋關係是相對的、辨證的。如《孫子兵法・虛實》中提出了「五行無常勝，四時無常勝」的重要觀點。意即相剋不僅和性質有關，還取決於雙方力量對比的多寡、強弱。「火煉金，火多也；金靡炭，金多也」（《墨子・經說下》）。這傳達了古人對自然界制約關係複雜性的認識。稍後，《內經》提出了相乘相侮的概念，也正是受這一觀念的啓迪。明・趙獻可在《醫貫》中探討了五行（五臟）相生關係的相對性，認爲金能生水，水亦有助於金；土既生金，金亦能助土……。這樣，就更符合事物之間錯綜的協調制約關係。

2.5.4 五行學說在中醫學中的應用

五行學說在中醫理論體系建構過程中，具有三個作用；一是利用五行來分析歸納臟腑等組織器官的特點或屬性；二是借助五行生剋制化來分析和研究各臟腑系統生理功能之間的相互關係；三是運用五行生剋的異常，來闡釋在病理情況下各臟腑系統的相互影響。因此，五行學說不僅用於理論闡釋，並可用於指導臨床診治。

2.5.4.1 解釋生理現象

五行學說廣泛滲透於中醫學對生理現象的解釋。集中體現在以下兩個方面：

說明五臟的生理特性　五行學說將臟腑分別歸屬於五行，並以五行來說明各臟的生理特性。例如，木性曲直，枝葉條達，具有向上、向外、生長、舒展的特性；肝屬於木，其稟性也喜條達舒暢，惡抑鬱遏制，所以說肝主疏泄。火性溫熱，其勢炎上，具有蒸騰、熱烈的氣勢；心屬於火，所以說心「稟陽氣」。五行學說不僅將人的組織結構分屬於五行，而且還把自然界的五方、五時、五氣、五味、五色等與人的生理系統聯繫起來，認為同一行的事物之間有著「同氣相求」的關係，體現了人與自然的聯繫性和統一性。

闡釋五臟的相互關係　五臟的功能不是孤立的，而是互相聯繫的。中醫學借助五行以探索五臟生理功能之間的內在聯繫，即相互資生和制約關係。五臟相互資生的關係是：肝生心，肝藏血可以濟心；心生脾，心陽可以助脾運；脾生肺，脾的健運可以益肺；肺生腎，肺氣清肅下行有助於腎的納氣；腎生肝，腎所藏之精能滋養肝血等等。

五臟相互制約關係是：腎制約心，腎陰承制著心陽，使其不致過於亢盛；心制約肺，心陽可以制肺，使肺不致於過寒；肺制約肝，肺的肅降抑制著肝的升發，防其太過；肝制約脾，肝之疏泄可以疏達脾氣，令其不致於壅塞；脾制約腎，脾之健運可以調控腎的主水功能，使水濕不致於泛溢等等。

2.5.4.2 解釋病理傳變

五行學說可用於解釋一些病理情況，特別是用以說明在病理情況下臟腑間的某些相互影響。這種相互影響，中醫學習慣稱為「傳變」。

相生關係的傳變　是指病變順著或逆著五行相生次序的傳變。它可歸納成「母病及子」和「子病犯母」兩種類型：

(1) 母病及子：指病變由母臟累及到子臟。例如：腎屬水，肝屬木，水能生木，故腎爲母臟，肝爲子臟；腎病及肝，就是母病及子。臨床上常見的「肝腎精血不足」和「肝腎陰虛」等病證，有一部分就是母病及子所致，又稱作「水不涵木」。

(2) 子病犯母：又稱「子盜母氣」，即病變由子臟波及到母臟。上述的肝腎精血不足中的另一種病理類型則可能是由於肝先虛而下及腎精，最終導致肝腎精血不足的。其他如肝屬木，心屬火，火病及肝，就是子病犯母。臨床上常見到的心肝血虛和心肝火旺，有些即屬此類。如先有心血不足，再累及肝臟，而使肝血不足，以致形成心肝血虛。

相剋關係的傳變　是指病變順著或逆著五行相剋次序的傳變，包括「相乘」與「相侮」。臨床上，這類情況也十分常見。

(1) 相乘：指相剋太過爲病。其原因不外乎一行過強，一行過弱。以肝和脾爲例，正常情況下，肝木本應制約脾土，但若肝的功能過強，肝氣橫逆犯脾胃，可出現一系列病變，這叫肝木乘脾土；也可以脾虛肝乘，這又多表現爲肝脾不和等。

(2) 相侮：意即反剋爲病。指逆著原先相剋順序的病理傳變，其原因亦不外乎一行太盛，一行太虛。以肺肝關係爲例，在正常情況下，肺可制約肝；但在某些病理情況下，如肺虛肝旺，反倒出現肝來侮肺，表現爲肝火犯肺的病理傳變。

2.5.4.3 指導疾病診斷

依據整體觀念，當內臟有病變，其功能紊亂和相互關係失調時，可以通過眾多途徑反映到體表的相應組織器官，表現出色澤、聲音、形態、脈象諸方面的異常變化。因此，可透過綜合望、聞、問、切等收集來的資料，根據五行學說來推斷病情。如：面見色青，喜食酸味，脈見弦象，可能與肝病有關；面見赤色，口中苦味，脈見洪象，多被診斷爲心火亢盛。

脾虛病人，如面色兼見青色，提示木旺乘土；心病患者，如面色偏黑，可能是水來剋火之兆等等。

2.6 中醫生理學：氣血

2.6.1 氣

氣，是古代人們對自然現象的一種樸素認識。古人認爲氣是形成自然最基本的單元，宇宙間的一切事物，都是氣運動變化的結果。氣的運動，稱爲「氣機」，具體形式稱爲「升降出入」。

整本《黃帝內經》，提及氣字三千餘，有人說，黃帝內經，就是一本氣的醫學，並不爲過。

這樣的哲學認識，運用到醫學領域，即認爲氣亦是構成人體和維持人體生命的最基本單元。氣不斷運動著，具有很強的活力，對人體生命活動有推動和溫煦等作用。人的生命活動，可以氣的運動變化來說明。

中醫學裡，氣的含義有二：一是指構成人體和維持人體生命活動的精微物質，如水穀之氣、呼吸之氣等；二是指臟腑組織的各種不同的功能活動，如臟腑之氣、經絡之氣等。兩者間又相互聯繫，呼吸之氣、水穀之氣是臟腑與經絡之氣的物質基礎，而呼吸之氣、水穀之氣的攝入化生等又賴臟腑與經絡之氣功能的正常。

2.6.1.1 氣的分類與生成

人體的氣，從整體上說，是由腎中精氣、脾胃運化來的水穀精氣和肺吸入的清氣所組成，在腎、脾胃、肺等生理功能的綜合作用下所生成，並充盈於全身而無處不到。但人體的氣，具體地說，又是多種多樣的，由於其來源、功能、分布部位的不同，而有不同名稱，主要有元氣、宗氣、營氣和衛氣，分述如下：

1. 元氣

元氣又稱「原氣」、「眞氣」，是人體最基本、最重要的氣，爲人體生命活動的原動力。其主要是由腎所藏之精氣所化生，又需水穀精氣的滋養和補充。原氣根於腎，並通過三焦敷布全身，以推動人體的生長和發育，溫煦和激發各個臟腑、經絡等組織器官的生理活動。所以，元氣充沛，臟腑經絡等組織器官的功能健旺，身體便強健少病；反之，若因先天稟賦不足，或因後天失調，或因久病損傷，以致元氣的生成不足或耗損太過，即出現元氣虛衰，產生種種病變。

2. 宗氣

宗氣是由肺吸入的清氣和脾胃運化而來的水穀精氣結合而成。宗氣積於胸中，貫注心肺之脈，主要功能有二：一是促進肺司呼吸的功能，凡語言、聲音、呼吸的強弱，均與宗氣的盛衰有關；二是促進心主血脈的功能，凡氣血的運行、肢體的寒溫和活動能力、視聽的感覺能力、心搏的強弱及其節律等，均與宗氣的盛衰有關。

3. 營氣

營氣是與血共行於脈中的氣，由脾胃運化的水穀精氣所化生，主要功能是化生血液，發揮營養作用，故又稱「榮氣」。營與血關係極爲密切，可分而不可離，故常「營血」並稱。營氣與衛氣相對而言，屬陰，故又稱「營陰」。

4. 衛氣

衛氣是運行於脈外之氣，也是由水穀精氣所化生，其特性是「剽疾滑利」，說明它的活動力特強，流動迅速，不受脈管約束，運行於皮膚、分肉之間，熏於肓膜，散於胸腹。其主要功能有三：一是護衛肌表，防禦外邪入侵；二是溫養臟腑、肌肉、皮毛等；三是調節控制腠理的開闔、汗液的排泄，以維持體溫的相對恆定等。因其主要作用是衛外，防禦外邪，故叫衛氣。衛氣與營氣相對，屬陽，故又稱「衛陽」。

2.6.1.2 氣的功能

作爲構成人體和維持人體生命活動最基本單元的氣，對人體有多種十分重要的生理功能，主要有五方面：

1. 推動作用

氣是不斷運動著具有很強活動力的精微單元。它對於人體各臟腑、經絡等組織器官的生理活動，血液的生成和運行，津液的生成、運輸和排泄等，均有推動並激發其運動的作用。

2. 溫煦作用

氣是人體熱能的來源，正如《難經・二十二難》裡所說：「氣主煦之」。人體的溫度之所以能保持正常，是因爲有氣的溫煦作用來維持恆定。在氣的溫煦之下，各臟腑、經絡等組織器官才能得以進行正常的生理活動，血液和津液等液態物質才能得以進行正常的循環運動。

3. 防禦作用

機體的防禦作用，包括了氣、血、津液和臟腑、經絡等組織器官的綜合作用。其中，氣有相當關鍵的作用。氣的防禦作用，主要是護衛全身的肌表，防禦外邪入侵。

4. 固攝作用

氣的固攝作用，主要是對血液、津液等液態物質，具有防止其無故流失的作用。體現在

a. 固攝血液在經脈中之運行，防止逸出脈外。

b. 固攝汗液、尿液、唾液、胃液、腸液和精液等，控制它們的分泌與排泄，防止無故流失。

5. 氣化作用

氣化，是指通過氣的運動而產生的各種變化，即精、氣、血、津液各自的新陳代謝及互相轉化。氣化作用過程，具體來說，就是體內物質代謝的過程，是物質轉化和能量轉化的過程。

氣的五項生理功能，雖各不相同，但都是人體生命活動中缺一不可的，它們密切配合，相互爲用。如氣的固攝作用與推動作用是相反相成的。一方面，氣推動血液的運行和津液的運輸、排泄；另一方面，氣又可固攝體內的血液、津液等液態物質，防止其無故流失。這兩方面作用的相互協調，調節和控制著體內液態物質的正常運行、分泌和排泄，是維持人體正常的血液循環和水液代謝的重要環節。

2.6.2 血

血是循行於脈中具有營養作用的紅色液態樣物質，是構成人體和維持人體生命活動的基本物質之一。血必須在脈中運行才能發揮它的生理效應，若因某些原因而血逸出脈外，則爲出血，稱爲離經之血。脈有阻遏血液逸出的作用，故有血府之稱。

2.6.2.1 血的生成與運行

血主要由營氣和津液所組成，都來自所攝入的飲食，經脾和胃的消化吸收而生成的水穀之精氣，故脾胃是氣血生化之源。正如《靈樞・決氣》所說的「中焦受氣取汁變化而赤是謂血。」

血液的生成過程，則又要透過營氣和肺的作用。《靈樞・邪客》指出：「營氣者，泌其津液，注之於脈，化以爲血，以榮四末，內注五臟六腑……」；《靈樞・營衛生會》強調說：「中焦亦並胃中，出上焦之後，此所受氣者，泌糟粕，蒸津液，化其精微，上注於肺脈，乃化而爲血。」

此外，精血之間可以互相資生和轉化。精藏於腎，血藏於肝。腎中精氣充盈，則肝有所養，血有所充；肝的藏血量充盈，則腎有所藏，精有所資，所以有精血同源之說。可見，血液的生成是以水穀之精和腎精作爲物質基礎，透過脾、胃、心、肺、肝、腎等臟腑的功能活動而完成的。

血液生成後，主要在心肝脾等臟的共同作用下，使之正常行於脈管中，流布和營養周身。具體來說，心主血脈，心氣的推動是血液循環的基本動力；脾主統血，有統攝血液使之不溢於脈外的作用；肝藏血主疏泄，有貯藏和調節血量的作用。三者互相配合，使血液在脈管中周流不息，循環不止。若其中任何一臟功能失調，都可能引起血行失常。如心氣虛血行無力的心血瘀阻；脾虛而失統血，可產生便血、嘔血、崩漏、鼻衄及發斑等症；肝不藏血，可導致女子月經量多，甚則崩漏等症。

2.6.2.2 血的功能

血具有營養和滋潤全身的生理功能。血在脈中循行，運行於全身內至五臟六腑，外達皮肉筋骨，如環無端，運行不息，不斷地對全身各臟腑組織器官起著充分的營養和滋潤的作用，以維持正常的生理功能。《難經·二十二難》把這種作用概括爲血主濡之。血的營養和滋潤作用尤其表現在眼睛和四肢的運動方面。素問五臟生成篇指出：「肝受血而能視，足受血而能步，掌受血而能握，指受血而能攝」。此外，還表現在面色紅潤，肌肉的豐滿和壯實，皮膚和毛髮的潤澤光華等方面。如果血虛，失去了營養和滋潤作用，就會出現頭昏眼花、視力減退、眼睛乾澀、面色無華、毛髮乾枯、肌膚乾燥、關節活動不利、四肢痲木等症。

血是機體神志活動的物質基礎，血氣充盈，血脈調和，才能神志清晰，精神充沛，感覺靈敏，活動自如。所以《素問·八正神明論》說：「血氣者，人之神，不可不謹養。」

不論何種原因造成血虛，血熱或運行失常，均可出現神志方面的病變，如精神衰退、健忘多夢、失眠煩躁、甚至神智恍惚、驚悸不安、譫狂昏迷等病證。

2.7 中醫生理學：臟腑：藏象

一般認爲，現代醫學的構築，很大部分是建立在解剖學所打下的基礎上。現代醫學以解剖得到關於器官與組織的知識，做爲生理的物質基礎，組合出人的生命模式。當現代醫學診斷疾病時，也多需要在器官的層次上發現病變或找到病原，方能確診。這樣的醫療概念，一般人都不陌生，也視爲是西醫的特長。

相較之下，中醫動輒言「臟腑」，乃至於「藏象」，就顯得不好理解。

「臟腑」及「藏象」，是中醫重要的理論，是中醫在論述生理與病理時的基礎架構。

史料顯示，先人在生活的過程中，便不斷累積各種解剖的實踐與觀察，飲食、祭祀的牲畜，戰場的傷患、俘虜，刑場的囚犯等等，都是了解人體內構造的途徑。這類的資料不勝枚舉：

甲骨文的「心」字，顯然是心臟直觀的形構；《靈樞・經水》提到：「若夫八尺之士，……其死可解剖而視之。」《靈樞・腸胃》對腸胃之形態、度量及容量有明確的記載，如：「胃紆曲屈，伸之，長二尺六寸，大一尺五寸，徑五寸，大容三斗五升。」《靈樞》的其他篇章，尙有對膀胱形象的描述；稍晚的《難經》，則對肝心脾肺腎的重量，有確實的記錄，先人對人體的認識始於古代的解剖技術是無疑的。

不過令多數人好奇的，是古代的解剖技術與知識，何以未發展成爲現代意義的解剖學，以及中醫最終也未沿著解剖技術所啓示的思路發展，是值得我們探索的。

概略來說，中醫的「臟腑」和現代解剖學的「器官」大致相符，指的都是實體，而「藏象」卻不是實體，而是在陰陽五行的理論基礎上，對機體生理功能的一種系統性分類，類似現代醫學的心血管系統、呼吸系統、神經系統等的概念，然而我們也要跟讀者說明，由於藏象是從臟腑延伸出的概念，因此論述時仍以臟腑爲主，用臟腑概括藏象，而未將藏象獨立論述，讀者需稍爲留意，哪些論述屬於實體的描述，哪些又屬於功能性的描述。

以下就分別論述臟腑裡的五臟：心、肝、脾、肺、腎。

2.7.1 心

心位於胸中，其經脈絡小腸，與小腸表裡相合，生理功能是主血脈、其華在面，主藏神，開竅於舌。

1. 主血脈，其華在面

心主血脈，是指心有推動血液在脈道內運行的作用。心之所以能通動血液的運行，全賴心氣的作用。心氣旺盛，就能使血液在脈道中運行不息，從而供應全身的需要。由於心血脈互相關聯，面部血液較爲充盈，所以心氣的盛衰，血液的盈虧，可從面部色澤反應出來，即所謂其華在面。

2. 主藏神

神有廣義、狹義之分。廣義的神，是整個人體生命活動的外在表現；狹義的神，是指心所主的神志，及人的精神、意識、思維活動。臟腑學說認爲人的思維活動與五臟有關而主要是屬於心的生理功能。凡精神、意識、思維、記憶、睡眠等均與心藏神的功能有關。血是神志活動的主要物質基礎，血爲心所主，又受心神的主宰和調節，所以，心藏神的功能與主血脈的功能是密切相關的。

3. 開竅於舌

開竅是指某臟與某一感官在結構上生理和病理上有密切聯繫。心與舌在生理上有密切的聯繫，舌內通心脈而司味覺和語言，心的生理功能正常則舌質紅潤光澤，味覺靈敏，活動自如；如果心有病變，容易顯露於舌，故心開竅於舌。

4. 心包

心包又稱心包絡，是圍護於心臟外面的包膜，其經脈絡三焦，與三焦表裡相合。心包主要對心臟起保護作用。故邪氣犯心，常先侵犯心包。心包受邪，又影響心的功能而出現心的病症。如溫邪內陷，出現神昏、譫語等心神失常的症狀，稱爲「熱入心包」。因此，實際上心包受邪所出現的病症與心是一致的，故通常不把心包作爲獨立的臟器，而將其附屬於心。

2.7.2 肝

肝位於脅部，其經脈絡膽，與膽相表裡，生理功能主藏血、主疏泄、主筋，其華在爪，開竅於目。

2.7.2.1 主藏血

肝藏血，是指肝有貯藏和調節循環血量的功能。人體內各部分的血液，常隨著不同的生理情況而改變其血流量。

如果肝有病，藏血功能失常，就會影響人體正常活動，同時也容易出現血液方面的病變。如肝血不足，常可見兩目昏花，筋肉痙攣，以及婦女出現月經量少，甚至閉經等病證。

2.7.2.2 主疏泄

疏泄，即疏通暢達的意思。肝主疏泄，指肝具有使肝臟及其他臟腑的氣機疏通暢達的作用。肝性喜調達而惡抑鬱，當情志不遂，肝氣亢奮時，則疏泄受到影響，具體表現如下：

1. 情志方面

人的情志，與肝氣有關。肝氣疏泄功能正常，氣機條暢，則氣血平和，心情舒暢。反之，如果肝失疏泄，氣機不調就容易引起肝氣的抑鬱和亢奮。肝氣抑鬱者，可見鬱悶不樂，多疑善慮，甚則悲傷欲哭；肝氣亢奮者，則見急躁易怒，失眠多夢，頭目眩暈等。過度的和持久的精神刺激，常引起肝的疏泄功能異常。

2. 消化方面

肝的疏泄功能，可協助脾胃之氣升降，還與膽汁分泌有關。因此，肝之疏泄實爲保持脾胃正常消化功能的重要條件。如果肝失疏泄，可影響脾胃的消化和膽汁的排泄，而出現消化功能不良的病變。肝失疏泄者，可見胃失和降的噯氣、嘔噁和脾失健運的腹脹、腹瀉等症，前者稱爲「肝氣犯胃」，後者稱爲「肝脾不和」。

3. 氣血方面

人體的血液運行，有賴氣的通動。心肺在氣血運行中雖起著主導作用，但還需肝的疏泄功能的協同，才能保持氣機的暢達而使血不致瘀滯。如果肝失疏泄，以致氣機不暢，導致氣滯血瘀，而出現胸悶不適、脅肋脹痛、刺痛、痛經，甚至形成痞塊等病症。

2.7.2.3 主筋，其華在爪

筋是連結關節肌肉、主管肢體活動的主要組織。肝主筋，是指全身的筋有賴肝的濡養，才能保持正常的生理功能。如肝血不足，筋失所養，就會出現筋緩無力肢體麻木，關節屈伸不利的病症。若肝熱傷筋，則可見四肢抽搐、角弓反張、牙關緊閉等病症。

其華在爪，是說肝的陰血盛衰，影響到爪甲的枯榮。肝血足，筋強力壯，爪甲堅；肝血虛，筋弱無力，爪多軟而薄枯而色夭，甚則變形或脆裂。

2.7.2.4 開竅於目

由於五臟六腑的精氣，通過血脈運注於目，因此，目與五臟六腑都有內在聯繫，但主要是肝。因肝主藏血，其經脈又上聯於目系。肝的功能正常與否，常常在目上有所反映。如肝的陰血不足，兩目乾澀，或視物模糊，甚則夜盲；肝經風熱，則可見目赤痛等。

2.7.3 脾

脾居中焦，其經脈絡胃，與胃表裡相合。生理功能是主運化，主統血，主肌肉，主四肢，開竅於口，其華在唇。

2.7.3.1 主運化

運，即運輸；化，即消化、吸收。脾主運化的作用，包括運化水穀精微與運化水濕兩方面。

脾主運化水穀精微，實際上是指對營養物質的消化吸收和運輸的功能。因飲食水穀是氣血生化的主要基礎物質，而水穀精微的運化是由脾所主管，所以稱脾爲氣血生化之源。脾的運化功能強健，習慣上稱爲「脾氣健運」。脾氣健運，則消化、吸收、運輸功能正常；脾失健運，則會出現食慾不振、腹脹、便溏、倦怠、消瘦等消化和營養不良的病症。

運化水濕，主要是指脾有促進水液代謝的作用，脾在運輸水穀精微的同時，又把臟腑組織器官利用後，多餘的水液運輸排泄於體外，從而維持人體內水液代謝的平衡。若脾失健運，就可導致水濕滯留的各種病變，如水腫、泄瀉、痰飲等。

脾主運化的功能，主要依賴脾氣的作用。而脾氣的功能特點，是以上升爲主，即所謂「脾氣主升」。若脾氣不升，甚或下陷，即可引起頭目眩暈，久泄脫肛或內臟下垂等病症，治療當以補氣升提爲主。

2.7.3.2 主統血

統，有統攝、控制的意思。脾統血是指脾有統攝血液循環於經脈之中，而不至於溢出脈外的作用。脾氣健旺，則人體氣血充沛，血既有所生，也有所統，而不致於外溢。若脾氣虛弱，失去統攝之權，則血離脈道，出現便血、崩漏、紫斑等失血病症。

2.7.3.3 主肌肉、四肢

脾主肌肉，是指脾有運化水穀精微以營養肌肉的作用。營養充足，則肌肉發達，所以脾的運化功能是否正常關係到肌肉的豐滿與瘦削。脾主四肢，是指人體四肢的正常功能活動，需要脾氣輸送營養來維持。輸送的營養充足，則四肢肌肉豐滿強勁有力；反之則四肢肌肉痿軟，倦怠無力。

2.7.3.4 開竅於口，其華在唇

脾開竅於口，是指脾的運化功能與飲食、口味有密切關係。脾氣健運，則食慾旺盛，口味正常；若脾失健運，則不欲飲食，口淡乏味，以及濕邪困脾而口膩口甜等。

2.7.4 肺

肺位於胸中，上通咽喉，左右各一，在人體臟腑中位置最高，故稱肺爲華蓋。因肺葉嬌嫩，不耐寒熱，易被邪侵，故又稱「嬌臟」。爲魄之處，氣之主，在五行屬金。手太陰肺經與手陽明大腸經相互絡屬於肺與大腸，故肺與大腸相爲表裡。

2.7.4.1 主氣、司呼吸

肺主氣，包括主一身之氣和呼吸之氣兩方面。肺主一身之氣，是指肺有主持、調節全身之氣的作用。體現在氣的生成方面，如宗氣是由肺吸入的清氣與脾胃運化的水穀精氣相結合而成；體現在氣的調節方面，肺有節律的呼吸運動，調節著全身之氣的升降出入運動。肺主呼吸之氣，指肺是體內外氣體交換的場所，透過肺的呼吸：吸入自然界的清氣，呼出體內的濁氣，實現了體內外氣體的交換。通過肺不斷的呼濁吸清，吐故納新，從

而保證了人體新陳代謝的正常進行。

肺司呼吸，指肺有呼吸功能，肺正是透過其呼吸功能完成主氣的作用。肺司呼吸的功能，有賴於肺的宣降運動。呼即宣發，吸即肅降。宣降正常，散納有度，則呼吸調勻有序。而且一定要保持肺與呼吸道的清肅，才能使氣道通暢，呼吸自如。若不能保持清肅，則可影響肺司呼吸的功能，導致呼吸不暢，出現咳嗽、氣喘等症狀。若肺司呼吸功能喪失，清氣不能吸入，濁氣不能排出，體內外之氣不能進行交換，生命也隨之而告終。

2.7.4.2 主宣發和肅降

宣發，是指肺氣向上升宣和向外周布散的作用。肅降，是指肺氣向下通降和使呼吸道保持潔淨的作用。肺主宣發的生理作用，主要有三個方面：一是通過肺的氣化作用，將體內的濁氣，排出體外；二是由於肺氣的向上向外周的擴散運動，將脾轉輸至肺的水穀精微布散於全身，外達於皮毛，即是《靈樞，決氣》所說的「上焦升發，宣五穀味，熏膚、充身、澤毛，若霧露之漑，是謂氣」；三是宣發衛氣，調節腠理之開合，將代謝後的津液化爲汗液，排出體外。若肺氣失宣，可出現呼氣不利、胸悶、咳嗽、鼻塞、無汗、噴嚏等症。

肺主肅降的生理作用也主要有三個方面：一是使肺能充分吸入自然界之清氣；二是將吸入的清氣和脾轉輸的津液和水穀精微向下布散全身，並將代謝產物和多餘的水液下輸於腎和膀胱，變爲尿液排出體外；三是肅清肺和呼吸道內的異物，以保持呼吸道的潔淨。若肺氣失於肅降，可出現呼吸短促或表淺、咳嗽、咯血等症。

肺的宣發和肅降作用是相反相成的運動，它們在生理上相輔相成，在病理上亦相互影響。宣發和肅降是互爲前提，有節律地一宣一肅，以維持呼吸均勻和調、氣機調暢，實現體內外氣體正常交換，促進全身的氣、血、津液正常運行。如二者的功能失常，就會發生「肺氣失宣」或「肺失肅降」的病理變化，在臨床上出現相應的症狀。

2.7.4.3 通調水道

通，即疏通；調，即調節；水道，是水液運行和排泄的通道。肺的通調水道功能，是指肺的宣發和肅降運動對體內水液的輸布、運行和排泄起著疏通和調節的作用。透過肺的宣發，水液向上、向外輸布，布散全身，外達皮毛，代謝後以汗的形式由汗孔排泄；通過肺的肅降，將上部水津向下輸送、下達於腎，並成爲尿液生成之源，經腎的氣化，將代謝後的水液化爲尿液存於膀胱，而排出體外。由於肺位於上焦，所以說：「肺爲水之上源，肺氣行則水行」（清・唐容川《血證論》）若肺氣失於宣發肅降，可影響肺的通調水道功能，出現水液停滯，釀生痰飲，或水濕泛溢肌膚而成水腫等病變。

2.7.4.4 朝百脈、主治節

肺朝百脈，是指全身的血液都透過百脈會聚於肺，經肺的呼吸，進行體內外清濁之氣的交換，然後再將富含清氣的血液透過百脈輸送到全身。肺朝百脈的功能，是肺氣的運動在血液循行中的具體展現。說明全身的血和脈雖統屬於心，心氣是血液在肺中循環運行的基本動力，但尙須肺的協助。因此肺朝百脈的作用，是助心行血。臨床上治療血行不暢之疾，除活血、行血之外，常以行氣、益氣之品。

治節，即治理調節。指肺具有治理調節全身臟腑及其功能的作用。肺的治節作用，主要展現在四個方面：一是肺主呼吸，人體的呼吸運動是有節奏地一呼一吸；二是隨著肺的呼吸運動，能治理和調節全身的氣機，即是調節氣的升降出入的運動；三是透過調節氣的升降出入運動，進而協助心臟，推動和調節血液的運行；四是肺的宣發和肅降，也能治理和調節津液的輸布、運行和排泄。

2.7.4.5 肺主皮毛

皮毛，包括皮膚、汗腺、毫毛等組織，爲一身之體表，依賴於肺所宣發的衛氣和津液的溫養和潤澤，是機體抵抗外邪的第一屏障。由於肺主氣屬衛，具有宣發衛氣，輸精於皮毛等生理功能，故《素問・五臟生成篇》說：「肺之合皮也，其榮毛之謂也」。肺的生理功能正常，則皮膚緻密，毫毛光澤，抵禦外邪侵襲的能力亦較強；反之肺氣虛，宣發衛氣和輸精於皮毛的生理功能減弱，則衛表不固，抵抗外邪侵襲的能力低下，可出現多汗和易感冒，或皮毛憔悴枯槁等現象。

2.7.4.6 開竅於鼻

鼻爲肺之竅，鼻與喉相通而聯於肺。鼻的嗅覺與喉部的發音，都是肺氣的作用。所以肺氣和、呼吸利，則嗅覺靈敏，聲音能彰。《靈樞・脈度》說：「肺氣通於鼻，肺和則鼻能知臭香矣」。由於肺開竅於鼻而與喉直接相通，所以外邪襲肺，多從鼻喉而入；肺的病變，也多見於鼻、喉的症狀，如鼻塞、流涕、噴嚏、喉癢、音啞和失音等。

2.7.5 腎

腎位於腰部，脊柱兩旁，左右各一，故《素問・脈要精微論》說：「腰者，腎之府」。由於腎藏有「先天之精」，爲臟腑陰陽之本，生命之源，故稱腎爲「先天之本」。腎在五行屬水。由於足少陰腎經與足太陽膀胱經相互絡屬於腎與膀胱，故腎與膀胱相爲表裡。

2.7.5.1 腎藏精

藏，即閉藏，是指腎具有貯存、封藏精氣的生理功能。腎對於精氣的閉藏，其作用是將精氣藏於腎，促進腎中精氣的不斷充盈，防止精氣從體內無故流失，爲精氣能在體內充分發揮其生理效應創造必要的條件。

精，是構成人體和維持機體生命活動的基本物質。有廣義和狹義之分；廣義之精，是泛指一切精微和生理作用十分重要的物質，如機體中的氣、血、津液以及從飲食物中吸收的「水穀精微」等，均屬於「精」的範疇，統稱爲「精氣」。狹義之精，是指生殖之精，其中包括秉受父母的生殖之精，因其與身俱來，常先身生，故稱爲「先天之精」，同時，也包括機體發育成熟後自身形成的生殖之精。

腎中所藏之精，其來源有兩個方面：一是源於父母的生殖之精，即「先天之精」；一是源於人出生後，機體從飲食中攝取的營養成分和臟腑代謝所化生的精微物質，稱爲「後天之精」。

「先天之精」與「後天之精」的來源雖然有異，但均同歸於腎，二者是相互依存、相互爲用的。「先天之精」有賴於「後天之精」的不斷培育和充養，才能充分發揮其生理效應。

「後天之精」的化生，又依賴於「先天之精」的活力資助，才能不斷攝入和化生。二者相輔相成，在腎中密切結合而組成腎中精氣，以維持機體的生命活動和生殖能力。

腎中精氣的主要生理功能有兩個方面：

促進機體的生長、發育和生殖：《素問．上古天眞論》說：「女子七歲，腎氣盛，齒更髮長；二七而天癸至，任脈通，太沖脈盛，月事以時下，故有子；三七，腎氣平均，故眞牙生而長極；四七，筋骨堅，髮長極，身體盛壯；五七，陽明脈衰，面始焦，髮始墮；六七，三陽脈衰於上，面皆焦，髮始白；七七，任脈虛，太沖脈衰少，天癸竭，地道不通，故形壞而無子也。丈夫八歲腎氣實，髮長齒更；二八，腎氣盛，天癸至，精氣溢傳，陰陽和，故能有子；三八，腎氣平均，筋骨勁強，故眞牙生而長極；四八，筋骨隆盛，肌肉滿壯；五八，腎氣衰，髮墮齒槁；六八，陽氣衰竭於上，面焦，髮鬢頒白；七八，肝氣衰，筋不能動，八八，天癸竭，精少，腎臟衰，形體皆極，則齒髮去。」這段經文明確指出了機體生、長、壯、老、已的自然規律，與腎中精氣的盛衰密切相關。機體的齒、骨、髮的生長狀態是觀察腎中精氣的外候，是判斷機體生長發育狀況和衰老程度的客觀標誌。當精氣不足時，小兒會出現生長發育遲緩；青年人則見生殖器官發育不良，性成熟遲緩；中年可見性機能減退，或出現早衰；老年人則衰老得特別快。臨床上稱這種病理變化爲「腎精虧虛」。

調節機體的代謝和生理功能活動：腎氣的這一功能，是透過腎中精氣所含的兩種相互制約、相互依存、相互爲用的成分，即腎陽和腎陰來實現的。腎陽促進全身之陽，腎陰加強全身之陰。腎陰腎陽平衡，則全身陰陽平衡；若腎陰腎陽發生偏盛偏衰，就會導致全身陰陽失調而引起疾病。

腎陽，主要有促進機體的溫煦、運動、興奮和化氣的功能。腎陽到達全身的臟腑、經絡、形體、諸竅，則變爲該臟腑、經絡、形體、諸竅之陽。所以，腎陽旺，則全身之陽皆旺；腎陽衰，則全身之陽皆衰；腎陽亡，則全身之陽皆滅，人亦死矣，這表明腎陽對人的生命至關重要。如果腎陽不足，則全身的新陳代謝降低，產熱減少，各臟腑、經絡、形體、諸竅的生理功能活動均減弱，臨床上可見面色蒼白、畏寒、肢冷、脈無力而遲緩、或見浮腫、精神萎靡、反應遲緩等。此外還可見腰酸、腿軟、陰部清冷、生殖功能減退等腎陽虛所特有的症狀。

腎陰，主要有促進機體的滋養、濡潤、成形和制約陽熱等功能。腎陰到達全身臟腑、經絡、形體、諸竅，則變爲該臟腑、經絡、形體和諸竅之陰。所以腎陰旺，則全身之陰皆旺；腎陰衰，則全身之陰皆衰；腎陰亡，則全身之陰皆亡，人亦死矣，可見腎陰對人的生命亦至關重要。若腎陰不足，則津液分泌減少，而見乾燥，心煩意亂，潮熱，五心煩熱，口乾咽燥，脈細數，舌乾紅少苔，此外還可見腰酸、腿軟、陽事易舉和遺精、早洩等腎陰虛表現。

腎陰和腎陽的作用互相制約，互相促進，對人體的代謝和功能有重要的調節作用。

2.7.5.2 腎主水

是指腎臟有主持和調節人體津液代謝的生理功能，故腎又有「水臟」之稱。《素問・逆調論》說：「腎者水臟，主津液」。腎的這一功能，主要是靠腎的氣化作用來實現的。津液的代謝，是透過胃的攝入，脾的運化和轉輸，肺的宣散和肅降，腎的蒸騰氣化，以三焦爲通道，輸運到全身。

最後，代謝後的水液和廢物，通過尿、汗、糞和呼出的水氣而排出體外。

腎的氣化作用正常，則開合有度，能分清泌濁，調節水液的排出量。合，就能使清者上升，復歸於心脾，以保持體內一定量的水液；開，則使濁者下降，流入膀胱，排出體內多餘的水液和廢物。在病理情況下，腎中精氣虛衰，氣化功能失常，開合失調，可出現尿少、尿閉、水腫或見小便清長，尿量明顯增多等症狀。

2.7.5.3 腎主納氣

納，有受納和攝納之意。腎主納氣，是指腎具有攝納肺吸入之清氣，防止呼吸表淺，以保證體內外氣體正常交換的功能。

人體的呼吸運動，雖爲肺所主，但必須依賴於腎的納氣作用，才能保持呼吸均勻，氣道通暢。腎主納氣，實際上就是腎的封藏作用在呼吸運動中的具體體現。肺所吸入之清氣，必須敷布全身並下達於腎，以發揮其生理效應。正如《難經・四難》所說：「呼出心與肺，吸入腎與肝」。說明肺司呼吸要保持一定的深度，有賴於腎的納氣作用。因此，腎的納氣功能正常，則呼吸均勻調和。若腎的納氣功能減退，攝納無權，呼吸表淺，可出現動則氣喘，呼多吸少等腎不納氣的現象。《類證治裁・喘證》說：「肺爲氣之主，腎爲氣之根，肺主出氣，腎主納氣，陰陽相交，呼吸乃和，若出納升降失常，斯喘作矣。」正確闡明了肺腎共司呼吸運動的生理功能，和腎不納氣則呼吸喘促的病理機制。

2.7.5.4 主骨生髓，其華在髮

腎主骨生髓，是指腎精具有促進骨骼生長發育和資生骨髓、腦髓和脊髓的作用。腎藏精，精生髓，髓居於骨骼中，以滋養骨骼。所以《素問・陰陽應象大論》說：「腎生骨髓」。腎中精氣充盈，則骨髓、腦髓、脊髓得以充養。髓海得養，腦的發育就健全，就能發揮其「精明之府」的生理功能；反之，腎中精氣不足，則髓海失養，可出現骨骼脆弱無力，甚或發

育不全，如小兒發育遲緩，囟門遲閉，骨萎軟無力，不耐久立和勞作，或容易發生骨折，或常出現腰膝酸軟，步履不穩，無力等症。

「齒爲骨之餘」。齒與骨同出一源，牙齒也由腎中精氣所充養。腎中精氣充沛，則牙齒堅固而不易脫落；腎中精氣不足，則牙齒易於鬆動，甚至早期脫落。

腎藏精，精又能化血，血以養髮。腎精足則血旺，血旺則毛髮黑而潤澤，故稱腎「其華在髮」。髮的生長與脫落，潤澤與枯槁常是腎中精氣是否充盈的表現，若腎中精氣虛衰，則毛髮轉白、枯槁而脫落。

2.7.5.5 開竅於耳和二陰

耳是聽覺器官。腎開竅於耳，是指耳的聽覺功能，依賴於腎中精氣的充養，腎中精氣充盛，髓海得養，則聽覺靈敏。若腎中精氣不足，髓海空虛，耳失所養，則出現耳鳴，聽力減退，甚至耳聾等症。老年人由於腎中精氣虛衰，故多見聽力失聰。

二陰，指前陰（外生殖器）和後陰（肛門）。前陰有排尿和生殖的功能，後陰有排泄糞便作用。尿液的貯存和排泄雖由膀胱所司，仍需腎的氣化才能完成，而人的生殖機能亦由腎所主，若腎精氣不足可出現遺精、遺尿、早洩、尿清長、尿頻、尿少等症。大便的排泄，亦與腎的氣化作用有關。若腎陽虛，脾失溫煦，水濕不運而致大便溏泄；腎陰不足，可見大便秘結。

2.8 中醫生理學：臟腑：六腑

2.8.1 膽

膽附於肝，其經脈絡肝，與肝表裡相和。膽的功能主要是貯藏膽汁，並不斷將膽汁排泄到腸腔，以助消化。膽氣以下降爲順，膽汁味苦色黃，故膽氣上逆多見口苦，嘔吐苦水，若不能協助脾氣運化，則可見腹脹、便溏等症狀。膽的功能與肝的疏泄功能有關。肝與情志有關，而膽與情志活動也有聯繫。臨床上對某些驚悸、失眠、多夢等情志病變，也多從膽來治療。

膽雖爲六腑之一，但它貯藏膽汁，而不受納水穀或接受糟粕，所以與其他五腑有所不同，又把它列屬於「奇恒之腑」。

2.8.2 胃

胃處膈下，屬上腹部，上接食道，下通小腸。上口爲賁門；下口爲幽門。胃又稱「胃脘」，脘同管，其上部爲上脘，包括賁門；中部爲中脘，即胃體部分；下部爲下脘，包括幽門。胃的經脈絡脾，與脾表裡相合。胃的主要功能是受納、腐熟水穀。飲食入口，經過食道，受納於胃，經過胃的腐熟消磨，下傳於小腸，其精微透過脾的運化，供營養全身。

胃以和降爲順，若胃失和降，就會出現食慾減退、脘腹脹痛、噁心嘔吐等症狀。

2.8.3 小腸

小腸位於腹中，上接胃之下口，下與大腸相連。其經脈絡心，與心表裡相合。小腸主要功能是「受盛」和「化物」。即接受胃中傳化的水穀，再進一步消化而分清泌濁，吸收其水穀精微，而將糟粕下移至大腸，無用的水液滲入膀胱。由於小腸有分清泌濁的作用，所以小腸有病，除影響消化吸收功能外，還可致二便的異常。

2.8.4 大腸

大腸位於腹中，其上端接小腸，大、小腸相接處爲闌門，下端爲肛門。其經脈絡肺，與肺表裡相合。大腸的主要功能是「傳導」和「變化」，即接受小腸下注的水穀糟粕，在向肛門傳導過程中，再吸收其中部分多餘的水分，使其變化而爲成形的糞便。大腸有病則傳導失常，而導致便秘或便溏。

2.8.5 膀胱

膀胱位於小腹，其經脈絡腎，與腎表裡相合。膀胱的主要功能是在腎氣的協同下暫時貯存尿液並在積蓄到一定量時，透過氣化作用，將尿排出體外。如膀胱發生病變，氣化不利，則頻尿、尿急、尿痛；膀胱失其約束則尿失禁、遺尿。

2.8.6 三焦

三焦位於臟腑之外，軀體之內，分上中下三部。其經脈絡心包，與心包表裡相合。三焦的功能是「主持諸氣」，總司人體氣化作用，爲通行元氣和水液的道路。元氣發源於腎，但必須借三焦的通路才能敷布周身，以激發各個臟腑器官組織的功能活動。人體之飲食水穀，特別是水液的吸收、輸布與排泄，是由多個臟腑參與，其中就有三焦的作用。水液的通行，必須以三焦爲通路。

三焦分爲上焦、中焦、下焦，各與有關臟腑結合，使飲食水穀的消化吸收與輸布排泄，產生其不同的氣化作用。上焦主宣發敷布，即透過心肺的輸布作用，將飲食食物的水穀精氣布散於全身，以溫養肌膚、筋骨，通調腠理。中焦主腐熟水穀，是指脾胃的消化飲食吸收精微，蒸化津液，使營養物質化生營血的作用。下焦主泌別清濁，並將代謝的水液及糟粕排泄於外。這種功能主要是指膀胱與腎的泌尿作用，同時也包括腸道的排便作用。如三焦水道不利，則會使水液滯留，發生小便不利、水腫等症。

臨床上常用上、中、下三焦，來統轄胸腹內臟，即橫膈以上爲上焦，包括心與肺；橫膈以下到臍爲中焦，包括脾與胃；臍以下爲下焦，包括腎、大小腸與膀胱。

2.9 中醫生理學：經絡

經絡是人體氣血運行的通路，內屬臟腑，外布全身，將人體各部組織器官聯結成一個有機的整體。經，指經脈，猶如直通的徑路，是經絡系統中的主幹；絡，指絡脈，猶如網絡，是經脈的細小分支。經絡是經脈和絡脈的總稱。經絡系統具體包括十二經脈、奇經八脈、十五絡脈、十二經別、十二經筋、十二皮部等，是不可分割的整體。

經絡學說是古人在長期臨床實踐的基礎上總結出來的。其理論體系的形成，與疾病的證候、針感的傳導、按摩導引的應用，以及古代解剖知識等皆有關，是綜合的概念。經絡學說對中醫各科，特別是對針灸的辨證與治療，起著極爲重要的指導作用。

2.9.1 經絡概論

十二經脈，分手三陰經（手太陰肺經、手厥陰心包經、手少陰心經）、手三陽經（手陽明大腸經、手少陽三焦經、手太陽小腸經）、足三陽經（足陽明胃經、足少陽膽經、足太陽膀胱經）、足三陰經（足太陰脾經、足厥陰肝經、足少陰腎經），這是經脈系統的主體，故又稱爲「正經」。十二經脈的命名，是結合手足、陰陽、臟腑三方面而定的。即上肢（手）或下肢（足）均分三陰（太陰、厥陰、少陰）和三陽（陽明、太陽、少陽），三陰三陽之間具有表裡相合的關係。

根據臟屬陰，腑屬陽，內側爲陰，外側爲陽的原則。凡是屬於臟的經脈稱爲陰經，多循於四肢內側，上肢內側者爲手三陰經，下肢內側爲足三陰經。凡是屬於腑的經脈稱爲陽經，多循於四肢外側，上肢外側者爲手三陽經，下肢外側爲足三陽經。

奇經八脈是督脈、任脈、沖脈、帶脈、陽蹻、陰蹻、陽維、陰維八條經脈的總稱。它們與十二經脈不同，既不直屬臟腑，又無表裡相合關係，而是「別道奇行」，故稱奇經。八脈中，「督」，有督率的意思，因爲這條經脈循行於背部正中，督率諸陽經；「任」，有姙養、擔任的意義，因爲這條經脈循行於腹部正中，有總任全身陰經的作用；「沖」，意指要衝（交通要道），因這條經脈主要通行十二經之氣血，稱爲「十二經脈之海」；「帶」，意指腰帶，因這條經脈位於腰腹，主約束諸經；「蹻」，是足跟的意思，其起於外踝下者稱陽蹻，起於內踝下者稱陰蹻；「維」，是網維和維繫的意思，陽維主網維，聯絡一身在表之陽；陰維主維繫，聯絡一身在裡之陰。其他如十二經別，「別」，意指從正經別行；十五絡脈，「絡」，意指聯絡，都是從正經分出的支脈。十二經筋、十二皮部也與所屬正經相連繫。

2.9.2 經絡的作用

經絡系統密切聯繫周身組織和臟腑，其作用主要有三：

1. 運行氣血，協調陰陽

經絡系統在正常情況下，有著運行氣血，協調陰陽的作用，經絡是氣血運行的通路，縱橫交錯，分布於體內和體表，使人體的內外、表裡、上下、左右保持密切的聯繫，並維持正常功能活動的相對平衡。

2. 抗禦病邪，反應證候

經絡系統在疾病的情況下，具有抗禦病邪，反應全身或局部證候的作用。內臟有病，可在其相應的經脈循行部位，出現各種不同的症狀和體徵。如心火上炎可致舌部生瘡；肝火上炎可致目赤腫痛；腎氣虛虧可致聽力減退等。另一方面，在正虛邪盛的情況下，經絡又是病邪傳入的途徑。經絡病，可由淺入深，傳入臟腑；反之，臟腑也可傳及經絡。

3. 傳導感應，調整虛實

經絡系統在防治疾病時，具有傳導感應，調整虛實的作用。針灸療法是透過體表的腧穴作用於經絡，經絡接受來自體表的刺激，傳導到有關臟腑，以疏通氣血，調整臟腑功能而治療疾病。針刺時的「針感」現象，是經絡傳導現象的功能表現，而針刺療效又與針感有密切的聯繫。在治療上，用針刺補瀉，可調整疾病的虛實，達到治療的目的。這些都離不開經絡的作用。

2.10 中醫病理學

中醫病理學包涵病因與病機。病因，是指能影響和破壞人體相對平衡狀態，導致疾病發生的各種原因；病機，即疾病的發生、發展與變化的機理。中醫學認爲，人體各臟腑組織之間，以及人體與外界環境之間，既對立又統一，彼此在不斷地產生矛盾而又解決矛盾的過程中，維持著相對的運動平衡，從而保持著人體正常的生理活動。當這種動態平衡因某種原因遭到破壞，又不能立即自行調節得以恢復時，人體就會發生疾病。而疾病的發生、發展與變化，與病患機體的體質強弱和致病邪氣的性質密切相關。

2.10.1 病因

導致疾病發生的原因，是多種多樣的，主要爲六淫、癘氣、七情、飲食、勞倦、外傷、諸蟲、病理產物等。

中醫學認爲，臨床上沒有無原因的證候，任何證候都是在某種原因的影響和作用下，患病機體所產生的一種病態反映。認識病因，除瞭解可能做爲致病因素的客觀條件外，主要是以病證的臨床表現爲依據，通過分析疾病的症狀、體徵來推求病因，爲治療提供依據。這種方法，稱爲「辨證求因」、「審證求因」。學習病因的性質和致病特點，主要是掌握他們所致病的臨床表現的特徵。

2.10.1.1 六淫

風、寒、暑、濕、燥、火，是自然界六種不同的氣候變化。正常情況下，並不會使人致病，稱爲六氣。只有當氣候變化異常，如六氣發生太過或不及，或非其時而有其氣（如冬天應寒而反溫，春天應溫而反寒），以及氣候的變化過於急驟（如驟冷或驟熱等），或人體的正氣不足，抵抗力下降時，六氣才能成爲致病因素，侵犯人體產生疾病。這六種致病因素就稱爲六淫。淫，有太過和浸淫的意思。因六淫是不正之氣，故又稱爲六「邪」。

六淫致病，一般具有以下幾個特點：

a. 六淫致病多與季節氣候、居處環境有關。如春季多風病，夏季多暑病，久居濕處多濕病等。因此有「時病」之稱。

b. 六淫既可單獨使人致病，又可兩種以上同時侵襲人體致病。如風熱感冒，風寒濕痹等。

c. 六淫在發病過程中，不僅可以互相影響，而且可以在一定的條件下相互轉化。如風寒濕痹日久，蘊而化熱；暑濕日久，化燥傷陰等。

d. 六淫爲病，其發病途徑多侵犯肌表或從口鼻而入，或兩者同時受邪，都有從外感受的特點，故把六淫致病，多稱之爲外感病。

六淫致病，以今日的臨床及現代科學角度看，除了氣象的物理化學因素，對人體內部的調節造成影響外，還與細菌病毒等多種致病原有一定關聯。氣候常爲細菌和病毒的生長繁殖傳播提供了條件。

下面分別敘述六淫的性質和致病特點：

1. 風

風爲春季主氣，但四季皆有風。中醫認爲風邪是外感發病的一種極爲重要的致病因素，風邪外襲多自皮毛肌腠而入，從而產生外風症狀。如汗出當風或迎風而臥，都是感受風邪的重要原因。

a. 風爲百病之長

風邪是六淫的主要致病因素，凡寒濕燥熱諸邪，多依附於風邪而侵犯人體。因此，《素問・骨空論》說：「風者，百病之始也。」《素問・風論》進一步強調：「風者，百病之長也。」

風邪不僅與其他六淫邪氣相兼雜爲病，有時還同病理產物相結合，最常見是與痰相結合成風痰而致病。如風痰阻絡可致面癱病症。

b. 風爲陽邪，其性開泄，易襲陽位

風爲陽邪，具有升發、向上、向外的特點；其性開泄，是指易使腠理疏泄而開張，故風邪傷人易犯人體的上部（頭面）、陽經和肌表，且使皮毛開泄，常見頭痛、汗出、惡風等症。故《素問・太陰陽明論》說：「傷於風者，上先受之。」

c. 風善行而數變

「善行」，是指風邪致病具有病位游移，行無定處的特性。如痹證中關節疼痛游走不定，就屬風邪偏盛的行痹，也稱風痹。「數變」，視指風邪致病有變幻無常和發病迅速的特點。如風邪致病的風疹，就表現爲皮膚搔癢、時隱時現、此起彼伏等。

d. 風性善動

指風邪具有搖動不定的特性，致病後，可見眩暈、震顫、四肢抽搐、角弓反張等症。如破傷風患者的四肢抽搐、角弓反張都與風邪這一特性有關。

2. 寒

寒爲冬季主氣。在冬季嚴寒之時，或氣溫驟降，人體防寒保暖不夠，常易感受寒邪。此外，淋雨涉水，汗出貪涼等，也容易感受寒邪。

a. 寒爲陰邪，易傷陽氣

寒爲陰氣盛的表現，故其性屬陰。陰寒偏盛，最易損傷人體陽氣。人體失去陽氣正常溫煦作用，則出現明顯寒象，如形寒肢冷、脘腹冷痛、下利清穀、小便清長等症。

b. 寒性收引凝滯

「收引」即收縮牽引，「凝滯」即凝閉阻滯。所以陰寒之邪偏盛，易導致人體腠理閉塞，筋脈攣縮，氣血阻滯不通，而出現惡寒、無汗、肢體屈伸不利、寒性痛等臨床表現。

3. 暑

暑爲夏季主氣。暑邪致病有明顯的季節性，獨見於夏令炎熱，氣溫過高，或烈日之下露天作業，或工作場所悶熱等。

a. 暑爲陽邪，其性炎熱

暑爲夏季火熱之氣所化，其性炎熱，因火熱屬陽，故暑爲陽邪。暑邪傷人後，多表現一系列陽熱症狀，如高熱、煩渴、面赤、脈洪大等。

b. 暑性升散，易傷津氣

「升散」即上升發散。暑爲陽邪，陽性升發，故暑邪傷人，上犯頭目，可出現頭昏、目眩。因暑邪有發散的特性，故侵襲人體後，可致腠理開泄而多汗。若汗出過多，則耗傷津液，出現口渴喜飲，唇乾舌燥，尿赤短少等症。因大量汗出，往往氣隨津泄而致氣虛，可見少氣懶言，體倦乏力等症。如暑熱之邪擾亂心神，則心煩不寧，甚至突然昏倒，不省人事，此爲中暑重證。

c. 暑多挾濕

夏季炎熱多雨而潮濕，熱蒸暑動故暑邪爲病，常兼挾濕邪。因此，其臨床表現除發熱、煩渴等暑熱症狀外，常兼見頭暈且重，胸悶嘔噁，食少便溏，肢體困重等症。

4. 濕

濕爲長夏主氣。長夏即夏秋之交，天氣多雨，濕氣最盛。易感受濕邪而發病。此外，久居濕處，或淋雨，或汗後濕衣未換，或經常接觸水濕等，都較易感受濕邪。

a. 濕性重濁

重即沉重或重著，是指感受濕邪，多見頭重如裹，周身困重，四肢酸懶沉重等症。「濁」即穢濁，多指分泌物穢濁不清。濕邪致病，可出現面垢眵多、大便溏泄、下痢黏膩膿血、小便混濁、白帶過多、濕疹浸淫流水等各種穢濁症狀。

b. 濕性黏滯

「黏」即黏膩；「滯」即阻滯。濕性黏滯，臨床表現主要有二：一是指濕病症狀多黏滯不爽如排出物及分泌物多滯澀而不暢；二是指濕邪爲病多纏綿難癒，病程較長或反覆發作，如濕疹、濕痹等

c. 濕爲陰邪，易遏阻氣機，損傷陽氣

濕性重濁，其性類水，故爲陰邪。濕邪侵害人體，留滯於臟腑經絡，最易遏阻氣機，造成氣機不暢，而見胸悶脘痞，小便短澀，大便不爽等症。陰濕爲陰邪，陰盛則陽病，故濕易損傷陽氣。脾喜燥而惡濕，所以濕邪最易損傷脾陽，脾失健運，水濕停聚，發爲脘腹脹滿，食慾不振，大便稀溏，尿少，水腫等。

d. 濕性趨下，易襲陰位

濕邪致病多見下部的症狀，如水腫多以下肢爲明顯。此外，淋濁、帶下、泄痢等病證，多由濕邪下注所致。

5. 燥

燥爲秋季主氣。秋季多晴無雨，天氣乾燥，所以容易感受燥邪爲患。

a. 燥性乾澀，易傷津液

燥邪性質乾燥枯澀，故外感燥邪最易耗傷人體津液，而見口鼻乾燥，咽乾口渴，皮膚乾澀，甚至皸裂，毛髮不榮，小便短少，大便乾結等症。正如《素問·陰陽應象大論》說：「燥勝則乾。」

b. 燥易傷肺

肺爲嬌臟，喜潤而惡燥，主氣而司呼吸，外合皮毛，開竅於鼻。燥邪多從口鼻而入，最易傷肺，損傷肺津，肺失濡潤則宣發肅降無能，可見乾咳少痰，或痰液膠黏難咳，或痰中帶血等症。

6. 火（熱）

火熱爲陽盛所生，故火熱常可混稱。但火與溫熱，同中有異，火爲熱之極，熱爲溫之漸，但火、熱、溫三者的基本性質相同，故火熱溫熱也常並稱。

a. 火爲陽邪，其性炎上

陽主躁動而向上，火熱之性，燔灼焚焰，升騰上炎，故屬陽邪。火熱傷人，多見高熱、煩渴、汗出與口舌生瘡、牙齦腫痛、脈洪數等症。其擾亂心神，出現心煩失眠、狂躁妄動、神昏譫語等症。

b. 火易耗傷陰津

火熱燔灼，既能灼傷陰津，又能迫津外泄，使人體津傷液耗。故火邪致病，常伴見口渴喜飲、咽乾唇燥、大便乾結、小便短赤等症。

c. 火易生風動血

火熱熾盛，燔灼肝經，劫耗陰液，使筋脈失養而致肝風內動，稱爲「熱極生風」，症見高熱、神昏譫語、四肢抽搐、目睛上視、頸項強直、角弓反張等。同時火熱之邪，擾動血分，加快血行，灼傷脈絡，乃迫血妄行，而致各種出血，如吐血、衄血、便血、尿血、皮膚發斑、崩漏、月經過多等。此外火熱客於血肉，壅聚不散，肉腐血敗，發爲癰腫瘡瘍。

自然界中，除六淫外，尙有一類具有強烈傳染性質的致病邪氣，叫做疫癘。疫癘的性質和溫熱之邪相近似，但疫癘具有毒力強、致病力強、傳染性強的特點。其發病急驟，病情重篤，症狀相似，易於流行爲溫疫，也可散在發生。疫癘，實際包括了現代許多傳染病，如鼠疫、天花、霍亂、中毒性痢疾、白喉及SARS、流感等。

此外，臨床上還有某些並非因爲外感六淫，而是臟腑功能失調所產生的化風、化寒、化濕、化燥、化熱、化火等病理改變。其臨床表現雖與風、寒、濕、燥、火等的致病特徵相似，但不屬於外感病範疇，而是屬於「內生五氣」的病理過程，爲區別於外感六淫，所以稱其爲「內生五邪」，及內風、內寒、內濕、內燥、內火（內熱）等。

2.10.1.2 七情

七情是指喜、怒、憂、思、悲、恐、驚七種情志變化，屬精神致病因素。一般情況下，七情是人體對外界事物的不同反應，屬正常的精神活動範圍，並不會致病。只有突然強烈或長期的情志刺激，或是人們對這些刺激過於敏感，超過了人體本身正常的活動範圍，使臟腑氣血功能紊亂，才會導致疾病的發生。因她是直接影響臟腑氣血而發病，是造成內傷病的主要致病因素之一，故又稱「內傷七情」。

1. 七情與內臟氣血的關係

人體的情志活動與內臟有密切的關係。情緒活動仰賴五臟精氣爲基礎，而臟腑功能活動主要靠氣的溫煦、推動和血的濡養。不同的情志變化對各臟腑有不同的影響，即心「在志爲喜」，肝「在志爲怒」，脾「在志爲思」，肺「在志爲憂」，腎「在志爲恐。」喜、怒、思、悲、恐，簡稱「五志」。而臟腑氣血的變化也會影響情志的變化。如《素問・調經論》說：「血有餘則怒，不足則恐。」《靈樞・本神》說：「肝氣虛則恐，實則怒。心氣虛則悲，實則笑不休。」可知七情與內臟氣血關係密切。

2. 七情致病的特點

a. 直接傷及內臟

不同的情志變化，可對各臟有不同的影響，即「怒傷肝，喜傷心，悲憂傷肺，思傷脾，驚恐傷腎」，但七情致病多影響心、肝、脾三臟。如過度驚喜或驚恐，可導致心神不安，神不守舍，出現心悸、失眠、多夢、甚至哭笑無常、狂躁妄動等症。鬱怒傷肝，肝氣鬱結，出現兩脅脹痛，噯氣，善太息，或咽中如有物阻，或婦女痛經、閉經等症。思慮或憂悲過度，傷脾而脾不健運，可見脘腹脹滿，食慾不振等症。此外，還可兩臟同病，如思慮過度，勞傷心脾；鬱怒不解，肝氣橫逆犯脾，使肝脾不和。

b. 影響臟腑氣機

《素問・舉痛論》說：「怒則氣上，喜則氣緩，悲則氣消，恐則氣下……驚則氣亂……思則氣結。」怒則氣上，是指過度憤怒可使肝氣橫逆上沖，血隨氣逆，併走於上。喜則氣緩，指喜能緩和精神緊張，使營衛通利，心情舒暢，但暴喜過度，又可使心氣渙散，神不守舍，出現精神不集中等症。悲則氣消，是指過度悲憂，可使肺氣抑鬱，意志消沉，肺氣耗傷。恐則氣下，是指恐懼過度，使腎氣不固，氣泄以下，出現二便失禁，遺精等症。驚則氣亂，是指突然受驚，以致心無所依，神無所歸，慮無所定，驚慌失措。思則氣結，是指思慮勞神過度，傷神損脾導致氣機鬱結。

此外，情志異常波動，往往使病情加重，或急遽惡化。如高血壓患者，若遇事惱怒，肝陽暴張，可使血壓迅速升高，發生眩暈甚至昏仆不語，半身不遂等症。心臟病患者，也常因情志波動，使病情加重或迅速惡化。

2.10.1.3 飲食勞逸

1. 飲食不調

飲食是爲攝取營養，維持人體生命活動必不可少的物質，但饑飽失常，飲食不潔，或飲食偏嗜，又常爲導致疾病發生的原因之一。食物靠脾胃消化，故飲食不調主要是損傷脾胃，導致脾胃升降失常，而聚濕、生痰或變生它病。

a. 饑飽失常

飲食以適量爲宜，饑飽失常均可發生疾病。過饑則攝食不足，氣血化源缺乏，久之氣血虛少，正氣虛弱，而易感邪爲病。過飽則攝食過量，超過脾胃的運化能力，導致食物阻滯，損傷脾胃，症見脘腹脹痛，噯腐吞酸，厭食吐瀉等。正如《素問・痹論》所說：「飲食自倍，腸胃乃傷。」

b. 飲食偏嗜

飲食要適當調節，不應有所偏嗜才能使人體得到各種必要的營養。若任其偏嗜，則可導致陰陽失調，或某些營養缺乏而發生疾病。如恣食肥甘厚味或嗜好飲酒，易致濕熱痰濁內生，氣血壅滯，先傷脾胃，後致胸悶痰多、眩暈、痔瘡等病症。

c. 飲食不潔

進食生冷不潔、腐敗變質食物或誤食毒物，均損傷脾胃，出現脘腹脹痛，噁心嘔吐，腸鳴腹瀉，或引起寄生蟲病，或發生食物中毒。

2. 過勞過逸

正常的勞動有助於氣血流通，增強體質。適當的歇息，可以消除疲勞，恢復體力和腦力，有助健康。只有在過勞過逸時，才能成為致病因素。

a. 過勞

是指過度勞累。包括下面三方面：勞力過度，指較長時期的過度用力而傷氣，可見氣少力衰，神疲消瘦等症。勞神過度，指思慮太過，勞傷心脾，則耗傷心血，損傷脾氣，出現心神失養的心悸、健忘、失眠、多夢以及脾不健運的納呆、腹脹、便溏等症。房勞過度，指性生活不節，房事過度，則腎精耗傷，出現腰膝痠軟，頭昏耳鳴，神疲乏力，性機能減退，或遺精，早洩，甚至陽痿，或月經不調等病症。

b. 過逸

過於安逸，缺乏運動和必要的勞動，使氣血運行不暢，脾胃功能減弱，出現食少乏力，精神不振，形體虛胖，動則心悸、氣喘汗出等，或繼發他病。

3. 外傷及蟲獸傷

外傷包括槍彈、金刃傷、跌打損傷、持重努傷、燒燙傷和凍傷等。外傷可引起皮膚肌肉瘀血腫痛，出血或筋傷骨折、脫臼，或損傷重要臟器，或出血過多，導致昏迷，亡陽虛脫等症。

蟲獸傷，包括毒蛇、猛獸、瘋狗咬傷，或蠍、蜂螫傷等，輕則引起出血，皮損疼痛，重則損傷內臟，或出血過多，或全身中毒，以致死亡。

4. 痰飲、瘀血

痰飲和瘀血既是臟腑功能失調的病理產物，又是致病因素之一，能直接或間接地作用於人體某一臟腑組織，發生多種病症。

(1) 痰飲

痰飲是由肺、脾、腎及三焦等臟腑功能失調，水液代謝障礙，使水濕停聚而形成的病理產物。一般以濁稠的稱爲痰，清稀的稱爲飲，合稱痰飲。痰不僅指咳吐出來有形可見的痰液，還包括痰核、瘰癧和停滯在臟腑經絡等組織中看不見形質的痰液，但可根據其臨床表現的症狀來確定，這種痰稱爲「無形之痰」。

痰飲的病理特點：痰飲形成之後，因停滯部位不同，其病理變化也不同，阻滯於經脈的，可影響氣血運行和經絡的生理功能；停滯於臟腑的，可影響臟腑的功能和氣機的升降。

痰的病證特點：痰滯於肺，則喘咳咯痰；痰阻於心，則胸悶心悸；痰迷心竅，可見神昏，癡呆；痰火擾心，發爲癲狂；痰停於胃，則噁心嘔吐，胃脘痞滿；痰阻經絡筋骨，可至痰核瘰癧，肢體麻木，或半身不遂，或成陰疽流注等；痰濁上犯於頭，則眩暈，昏冒；痰氣結於咽喉，則咽中梗阻，吞之不下，吐之不出。

飲的病證特點：飲在腸間，則瀝瀝有聲；飲在胸脅，則胸脅脹滿，咳唾引痛；飲在胸膈，則胸悶、喘咳，不能平臥，其形如腫；飲溢肌膚，則肌膚水腫，無汗，身體疼重。

(2) 瘀血

瘀血，是指體內有血液停滯，包括離經之血積存體內，或血運不暢，阻滯於經脈及臟腑的血液。瘀血的形成，主要有二：一是因氣虛、氣滯、血寒、血熱等原因使血行不暢而凝滯。二是因內外傷，氣虛失攝，或血熱妄行等原因，造成血離經脈，積存於體內而形成瘀血。

瘀血的病證特點：因瘀阻的部位和形成瘀血的原因不同而異，如瘀阻於心，則心悸，胸悶心痛，口唇指甲青紫；瘀阻於肺，則胸痛，咳血；瘀阻腸胃，則嘔血，便黑如漆；瘀阻於肝，可致脅痛痞塊；瘀血攻心，可致發狂；瘀阻胞宮，則少腹疼痛，月經不調，痛經，閉經，經色紫暗有血塊；瘀阻皮肉，則局部腫痛青紫；瘀阻肢末，可致脫骨疽等。

瘀血病證的共同特徵：

a. 疼痛：疼痛多如針刺、錐扎，痛處固定不移，拒按，夜間痛甚等。

b. 腫塊：腫塊多固定不移，有時腫塊局部青紫腫脹，常伴有疼痛。

c. 出血：出血紫暗或紫黑，或伴有紫黑色血塊。

d. 瘀斑、瘀點：久瘀可見瘀斑、瘀點，或見面色黧黑，肌膚甲錯，舌質紫暗或有瘀點、瘀斑，舌下靜脈曲張等。

2.10.2 病機

病機，即疾病的發生、發展與變化的機理。

疾病的發生、發展與變化，總不外乎陰陽失調、邪正相爭、氣血失常等幾個主要方面。而在病變過程中，這幾個方面又互相影響、關係密切。

2.10.2.1 陰陽失調

陰陽失調，是陰陽消長失去平衡協調的簡稱，是指人體受到各種致病因素的影響，導致機體的陰陽失去相對平衡與協調，從而形成陰陽的偏盛偏衰等病理變化。

陰陽失調引起的陰陽偏盛偏衰，可表現或寒或熱，或虛或實的各種病理變化。即陰盛出現實寒證，陽盛出現實熱證；陰虛出現虛熱證，陽虛出現虛寒證。此外，還可能出現眞寒假熱的陰盛格陽和眞熱假寒的陽盛格陰等病理變化。同時，陰陽失調又是臟腑、經絡、氣血、營衛等相互關係失調，以及表裡、上下、升降等氣機失常的概括。所以陰陽失調貫穿在一切疾病發生、發展與變化的終始，是疾病的內在根據。

2.10.2.2 邪正相爭

「正」，即指正氣，是指人體的機能活動即其抗病能力；「邪」，即邪氣，是指各種致病因素。邪正相爭，是指機體的抗病能力與致病因素的抗衡。從一定意義上來說，疾病的過程也是正邪相爭的過程。邪正相爭是疾病發生、發展與轉歸的關鍵。

在疾病發展變化過程中，正氣和邪氣這兩種力量不是固定不變的，而是正邪雙方在其對抗的過程中，在力量對比上發生消長盛衰的變化。即正氣增長而旺盛，則必然促使邪氣消退；而邪氣增長而亢盛，則必然耗損正氣，從而形成病證的虛實變化。邪盛正實，則爲實證；邪盛正虛，則爲虛證。正如《素問・通評虛實論》所說：「邪氣盛則實，精氣奪則虛」。實，主要是指邪氣亢盛爲主的一種病理反應，常見於外感六淫致病的初期或中期，或因痰、食、血、水等滯留於體內而引起的病證。虛，主要是指正氣不足爲主的一種病理反應，多見於素體虛弱，或疾病後期及多種慢性病所致的臟腑功能衰退、氣血津液不足的病證。

2.10.2.3 氣血失常

氣血失常，概括了氣和血及其相互之間的病理變化。氣血失常會影響臟腑、經絡等一切組織器官的生理功能，從而導致疾病的發生，故《素問・調經論》說：「氣血不和，百病乃變化而生。」

1. 氣的失常

a. 氣虛

氣虛，是指因氣的生化能力不足或耗散太過，而致臟腑功能衰退、抗病能力下降的病理狀態。氣虛的具體表現有精神萎頓、倦怠、四肢無力、眩暈、自汗、易於感冒等。

b. 氣機失調

氣機失調，是指氣的升降出入失常而引起的氣滯、氣逆、氣陷、氣閉和氣脫等病理變化。升降出入，是氣的基本運動形式，是臟腑經絡、陰陽氣血相對變化的基本過程。如：肺的呼吸和宣發肅降、脾的升清和胃的降濁、心腎的陰陽相交、水火既濟（心火下降，腎水上升）以及肝主升、肺主降等生理功能之間的協調平衡，都是氣的升降出入運動正常的具體表現。

氣的升降出入異常，則影響臟腑、經絡、氣血、陰陽等各方面的協調平衡。若氣機失調，可涉及五臟六腑、表裡內外、四肢九竅等各方面的多種病變。一般來講，氣機失調可概括為：氣滯（氣的鬱滯不暢）、氣逆（臟腑之氣的上升運動過強或下降運動不及）、氣陷（臟腑之氣的上升運動不及或下降運動過強）、氣閉（氣的外出受阻）和氣脫（氣不內守而外脫）等。

2. 血的失常

血的失常有以下三面：一是因血液的生成不足或出血、久病等耗損血液，或血的濡養功能減弱而致血虛；二是血液的循行遲緩和不暢而導致血瘀；三是因血熱而導致血行加速。

3. 氣和血二者的功能失調

氣屬於陽，血屬於陰，兩者相互依存、相互為用。氣對血具有推動、溫煦、化生、統攝的作用；血對氣，則具有濡養和運載等作用。所以氣的虛少和升降出入異常必然影響到血；同樣，血的虛衰和血的運行失常，也必然影響氣，最終導致氣滯血瘀、氣不攝血、氣隨血脫、氣血兩虛等病理變化。

第三章　中醫診斷學概論

上帝不為我們那些數學難題而費心。祂信手拈來，將萬物合一。

「God does not care about our mathematical difficulties, He integrates empirically.」

——愛因斯坦（Albert Einstein，1879-1955）
著名理論物理學家

3.0　前言

診斷是基礎與臨床間的橋樑。有正確的診斷，才有適宜的防治，而正確的診斷，需要周密的診察和精確的分析。診斷是中醫學防治疾病中極為重要的一環。

中醫診斷，是在中醫的思維下，運用感官與心智，進行蒐集病象、判定疾病、辨別證候與推求病因的一個過程，目的是概括機體的生理病理狀態，作為進一步防治疾病的依據。

3.1　中醫診斷學的內容、原理與特色

3.1.1 診斷的意涵

「診斷」二字，蘊意頗深。

「診」是發現與蒐集的過程，「斷」則是分析歸納與判別的過程。

「診」字的原意，有視的意思，「視」字的原意，則有察覺徵兆、徵象的意思，言下之意，「診」，即是「運用感官去察覺特定徵象的行為」。所謂的徵象，是具有特定意義的現象，簡稱為「象」，中醫的舌

象、脈象，所指即此。

關於象的概念，已在前文做過敘述，讀者可參照。概言之，象是整體觀下的思維，其概念是質樸的，卻能有效的捕捉人體生理病理的動態變化與特徵。

「斷」，則是分別的意思，辨別現象的性質，予以歸納與分類，就是「斷」的過程。

人體生理病理的變化，蘊藏於內，難以測知。因此需要診斷來洞悉病情。

中醫診斷在整體觀的啓發下，從宏觀、動態與功能的層面切入，運用望、聞、問、切等非侵入性的診察方式，按照中醫思維，分析歸納疾病的本質，進而有效指導臨床。與現代醫學仰賴解剖，重視微觀、靜態與物質層面的診察，有很大的不同。

3.1.2 中醫診斷學的內容

對中醫診斷的研究，是爲中醫診斷學，其主要內容，可分爲診法、診病、辨證、與病案等四大項。

診法，是診察疾病、蒐集病象的方法，以望、聞、問、切爲主，故又稱四診。

診病，又稱辨病，是按蒐集的病象資訊，進行疾病的判別。每種疾病的發生，有一定的病因、病位、病機和症狀表現，且有一定的演進規律，正確的判定疾病，有助了解病情發展與預後，且提高診療的針對性。

中醫所用的疾病名稱，是建立在中醫的思維與理論基礎，有其獨特的理由與內涵，與西醫病名相同者少，相異者多。

辨證，「證」是中醫特有的概念，全名爲「證候」。

證不同於症與病。病是對病症的表現特點與病情變化規律的概括。而證，則是對病變發展某一階段病人所表現出一系列症狀（病象）進行分析、歸納、綜合，得出有關病因、病位、病性、病勢等各方面情況的概括總結。一種病可以有幾種不同的證候；而一個證候亦可見於多種病。

症，狹義的症即指症狀（symptom），是患者主觀不舒適、不正常的感覺或病態改變，體徵（sign）則是醫師透過檢查得到的客觀表現；廣義的症，包含症狀與體徵，皆屬「病象」，是病人在疾病過程出現背離正常生理範圍的異常現象。

證候由一系列有密切聯繫的症狀所組成。因而可以更好反映病變的本質。

我們不妨舉例來說，天氣的變化，稱爲氣象，一段時間裡天氣的概括，則稱爲氣候，病象與證候的概念與關係，亦可如此理解。

病案，古稱診集或醫案，即是病歷。好的病案講究要約不繁，眞實描述患者的情況，提供閱讀者必要資訊，並反映醫者診斷乃至於治療的思路。

中醫的診斷，有許多獨到之處，是前人從現象觀察與實際操作的經驗中得到的總結，其精神與原理在先秦時代即已定下，但內容仍不斷在深化、成長當中。

3.1.3 中醫診斷的原理

中醫診斷的原理，概括而言有以下三項：

3.1.3.1 司外揣內

指藉由觀察外部的現象，推知內在的變化。這是因爲內部發生的變化必會表現於外。孔子曰：「視其所以，觀其所由，察其所安，人焉廋哉！人焉廋哉！」認識內在變化的道理，便可解釋顯現於外的現象。

機體外部的表徵與內部的生理功能必然有著相應關係。透過觀察體外的現象，即可以把握人體內部生理病理的變化規律。中醫的四診，都屬司外揣內的應用。

3.1.3.2 見微知著

指透過局部或微小的徵象以及變化，測知整體的狀況，如成語「一葉知秋」。機體特定的局部，能反映整體的生理、病理訊息。例如中醫使用的脈診與舌診等診法，即是從局部推知整個機體的生理病理狀態。

3.1.3.3 知常達變

「知常達變」，意指在認識正常的基礎下，通過觀察比較，發現太過或不及等異常的變化，從而認識事物的性質與變動的程度。即內經所言「揆度奇恆」

例如中醫舌診以淡紅色爲舌體的常態，因此舌體顏色的加深或變淺，都可能暗示機體的變化。

3.1.4 中醫診斷的四大原則

對於疾病診斷的過程，是一個認識的過程，對疾病有所認識，才能對疾病進行防治。要正確的認識疾病，必須遵循四個大原則。

3.1.4.1 整體審察

中醫診斷講究整體審察，即全面了解整體與局部的病情表現，並了解發病始末、平時體質、起居、情緒、家庭、時令氣候、周遭環境等，而非侷限在診察患者的不適或某組織器官所發生的病變。

3.1.4.2 審證求因

就是在審察內外、整體察病的基礎上，根據患者一系列的具體表現，加以分析綜合，求得疾病的本質和癥結所在，根據病因來指導治療。所謂審證求因的「因」，除了六淫、七情、飲食勞倦等常見的致病原因外，還包括在疾病過程中產生的某些癥結，即問題的關鍵，作爲辨證論治的主要依據。這就是醫師要根據病人臨床表現出的具體證候，從而確定病因是什麼？病位在何處？其病程發展及病變機理如何？

3.1.4.3 四診合參

望、聞、問、切四診，從不同角度來檢查和收集病情資料，各有其獨特的意義，不能相互取代，《出師表》寫到：「兼聽則明，偏信則暗。」只強調某一診法而忽視其他診法，就不能全面了解病情。此外，疾病是複雜多變的，證候的表現有眞象，也有假像，脈症不一，故有「捨脈從症」和「捨症從脈」的診法理論。如果四診不全，得不到全面詳細的病情資料，辨證就欠缺準確，甚至發生錯誤。

3.1.4.4 病證結合

病證結合，是透過四診合參，在確診疾病的基礎上進行辨證，包括病名診斷和證候辨別兩方面。例如高血壓是一病名診斷，其中又有肝熱、肝陽、氣虛等證候的不同，只有辨清病名與證候，才能進行最適當的治療。

中醫的特色在辨證論治，但不等於不需辨病，應把辨病和辨證相結合，才可作出更確切的判斷。

3.2 望診

望診，是用視覺觀察人身上一切可見的徵象，包括人身的整體、局部及排出物等，目的是蒐集病情資訊，了解健康或疾病的狀態。

3.2.1 望字的意涵

望原爲遙看之意。望字的甲骨文，像人舉目狀，或有從土者，又象人立土丘遠眺之形。「望穿秋水」、「舉頭望明月」，皆取遙看的意思。到金文時，望字已有加上月，並用亡取代了目的寫法。

作爲診法名稱，前人選「望」字的考量是什麼？爲何不用「視」或「觀」等字呢？

《莊子・天運》有言：「望之而不能見也。」「見」是已經看到了，若想看卻看不清、或看不見，而主動去看的，即是「望」；「視」，則指在目力所及的範圍去看的過程（所以稱視力、不稱望力），目標是可見的，「視而不見」，就是目標已經在眼前了還看不到。所以「望」的對象往往是無法直接看清的（望從亡，就有隱蔽、喪失的意思，月也有遙遠、昏暗的意涵）；而「視」要看的，則是目力可見、有形有質的事物，這是望與視最大的差別。現代醫學也強調「視聽叩觸」，但「視」要看的是偏向有形質的東西，而中醫的「望」，除了形態質量外，更要看無形的神色的變化。

至於觀字，《說文》釋曰：「諦視也」，段玉裁注：「常事曰視；非常曰觀。」可知「觀」有專注、仔細地去看的意思。視與觀，是心態和專注度的不同，但目標都以有形有質的事物爲主，而「望」，是既看有形的物體物質，也要在無形的現象和狀態上留心。

3.2.2 望診的主要內容

望診在診法中，形成和發展最早，這是因爲視覺直觀方便之故，所以前人將望診列於四診之首，並有「望而知之謂之神」的稱譽。此外，人的神色形態，非透過望診而不能知，這是其重要之處。然而臨床時，又不能獨憑望診，需與綜合其他診法蒐集的資訊，一同分析，才不會失之偏頗。

望診的主要內容包括：一、望整體，即從所望對象整體的神、色、形、態去觀察；二、望局部，著重在五官、舌象的觀察，另外頭面、皮膚、軀幹、四肢、絡脈等部位也需視情況加強觀察；還有三、望排出物，包括排泄物、分泌物等，望排出物，要在形、色、質、量四部分上留心。

3.2.3 望整體

望整體診是透過觀察全身的神、色、形、態變化來了解疾病情況。

3.2.3.1 望神

神的概念有廣、狹義之分：廣義的神，是生命活動的外在表現，形象而言，神就好比燭火的光；狹義的神，專指人的精神意識思維活動而言。

望神，是以觀察人體生命活動的外在表現爲主，是機能狀態和精神狀態的綜合評估。

神是以精氣爲基礎的一種現象，是五臟所生之外榮。望神可以了解五臟精氣的盛衰和病情輕重與預後。

望神的重點在觀察病人的精神、意識、面目表情、形體動作、反應能力等，尤應重視眼神的變化。

望神的內容包括得神、失神、假神，此外少神、神亂等也應屬於望神的內容。

1. 得神

得神，又稱有神，是精氣充足而神旺的表現，或雖病而正氣未傷，病情輕淺，預後多佳。得神的表現有：神志清楚，語言清晰，面色榮潤含蓄，表情豐富自然，目光明亮，反應靈敏，呼吸平穩，肌肉不削等。

2. 失神

失神，又稱無神，是精氣損虧而神衰的表現。病至此，多屬重篤，預後不良。失神的表現有：精神萎靡，言語不清，面色晦暗，表情淡漠或呆板；目暗睛迷，反應遲鈍，呼吸氣微或喘，或周身大肉已脫等。

3. 假神

假神，是垂危患者暫時出現精神好轉的假象，常爲臨終的徵兆，俗稱「迴光返照」、「殘燈復明」。

假神有多種表現，如：久病、重病之人，本已失神，但突然精神轉佳，目光轉亮，言語不休，想見親人；或病至語聲低微斷續，忽而響亮起來；或原來面色晦暗，突然顴赤如妝；或本來毫無食欲，忽然食欲增強等。

4. 少神

少神，又稱神氣不足，是輕度失神的表現，與失神狀態只是程度上的區別。它介於有神和無神之間，常見於虛損患者。臨床上如精神不振，健忘困倦，聲低懶言，怠惰乏力，動作遲緩等，都是神氣不足的表現。

5. 神亂

神亂，即神志狀態與正常時不同，一般包括煩、躁、癲、狂、癇等。這些都是由特殊的病機和發病規律所決定的，其神亂的表現並不一定意味著病情的嚴重性。

3.2.3.2 望色

望色，是觀察肌膚的顏色與光澤。

顏色是色調的變化，前人把顏色分爲五種，即青、赤、黃、白、黑。光澤則是亮度的變化，有鮮明潤澤或晦暗枯槁等分別。

由於中醫認爲面部的血脈最爲豐富，五臟氣血，加之面部皮膚嫩薄外露，色澤變化易於觀察，故望色又著重在面部的觀察。

望面部的色澤，能推知臟腑氣血的變化、疾病的性質、病情的輕重以及預後等。

東方民族的膚色，以微黃略紅潤而有光澤爲主，前人稱之爲常色。常色特點是：明潤、含蓄。在常色的基礎上，可有略白、較黑、稍紅等差異。此外，人與自然環境相應，由於生活條件的變動，人的面色、膚色也相應變化。例如，隨四時、晝夜、陰晴等天時的變化，面色亦相應改變。再如，由於年齡、飲食、起居、寒暖、情緒等等變化，也可引起面色變化。

若患病時，色澤出現異常，則稱爲「病色」。一般而言，病人面色鮮明潤澤，說明病情輕，氣血未衰，預後較佳；若晦暗枯槁，說明病重，精氣已傷，預後不佳。

1. 青色

主寒證、痛證、氣滯血瘀、驚風等。

面色發青，多是經脈阻滯，氣血不通所造成。寒性凝滯主收引，寒盛會造成經脈收引、氣血不暢，故面色發青。所謂「痛則不通、不通則痛」，痛則經脈氣血不通。氣機失於疏泄，氣滯血瘀，也常見青色。肝病血不養筋，則肝風內動，故驚風（或欲作驚風），其色亦青。

2. 黃色

主脾虛、濕證等。

面色淡黃憔悴，稱爲萎黃，多因脾氣虛虧，不能化生氣血以充養肌膚；面色發黃而且浮腫，稱爲黃胖，爲濕邪內蘊，造成脾失健運所致。黃而鮮明如橘皮色者，屬陽黃，爲濕熱薰蒸；黃而晦暗如煙熏者，屬陰黃，爲寒濕鬱阻所致。

3. 赤色

多主熱證等，但需區分虛實。

面色赤紅，是熱邪令血脈充盈面部所致。

面赤要分虛實。實熱者，常見滿面通紅；虛熱者，多見兩顴嫩紅。此外，病情危重時，有面紅如妝者，中醫稱爲「戴陽」，是精氣衰竭，陰不斂陽，虛陽上越的徵象。

4. 白色

主虛證、寒證、血虛證、脫證等。

白色爲氣血虛弱不能榮養機體的表現。陽氣不足，氣血運行無力，或耗氣失血，致使氣血不充，血脈空虛，均可呈現白色。

如面色㿠白而虛浮，多爲陽氣不足；面色淡白而消瘦，多屬營血虧損；面色蒼白，多屬陽氣虛脫，或失血過多。

5. 黑色

主腎虛、寒證、水飲、及血瘀等。

黑為陰寒水盛之色。由於腎陽虛衰，水飲不化，氣化不行，或陰寒內盛，血失溫養，經脈拘急，氣血不暢，故面色黧黑。

面黑而焦乾，多為腎精久耗，虛火灼陰，目眶周圍色黑，多見於腎虛水泛的水飲證；面色青黑，且劇痛者，多為寒凝瘀阻。面色黧黑，肌膚甲錯，為瘀血久留等。

3.2.3.3 望形

即望形體，以觀察人體的強弱胖瘦，體型特徵、皮肉筋骨等為主。人的形體內合五臟，故望形體可以測知內臟精氣的盛衰。內盛則外強，內衰則外弱。

人的形體可概分為壯、弱、肥、瘦。

凡形體強壯者，多表現為骨骼粗大，胸廓寬厚、肌肉強健、皮膚潤澤，反映臟腑精氣充實，雖然有病，但正氣尚充，預後多佳。

凡形體衰弱者，多表現為骨骼細小，胸廓狹窄、肌肉消瘦，皮膚枯槁，反映臟腑精氣不足，體弱易病，若病則預後較差。

肥而食少為形盛氣虛，多膚白無華，少氣乏力，精神不振。這類患者常因陽虛水濕不化而聚濕生痰，故有「肥人多痰濕」之說。

如瘦而食少為脾胃虛弱。形體消瘦，皮膚乾燥不榮，並常伴有兩顴發紅，潮熱盜汗，五心煩熱等症者，多屬陰血不足，內有虛火之證，故又有「瘦人多火」之說。其嚴重者，骨瘦如柴，大肉脫失，臥床不起，則是臟腑精氣衰竭的危象。

3.2.3.4 望態

即望姿態，主要是觀察病人的動靜狀態、行為動作及與疾病有關的體位變化。

正常的姿態是舒適自然，運動自如，反應靈敏。患病時，由於臟腑陰陽氣血的盛衰，姿態也隨之出現異常變化，不同的疾病產生不同的病態。

大致上來說，陽主動，陰主靜，喜動者屬陽證，喜靜者多屬陰證。

例如從臥式來看，臥時常向外，身輕能自轉側，爲陽證、熱證、實證；反之，臥時喜向裡，身重不能轉側，多爲陰證、寒證，虛證；若病重至不能自己翻身轉側時，多是氣血衰敗已極，預後不良。蜷臥成團者，多爲陽虛畏寒，或有劇痛；反之，仰面伸足而臥，則爲陽證熱盛而惡熱。

另外如手足軟弱無力，行動不靈而無痛，是痿證。關節腫大或痛，以致肢體行動困難，是爲痹證。

3.2.4 局部望診

望局部情況，或稱分部望診，是在整體望診的基礎上，根據病情或診斷需要，對病人身體某些局部進行重點、仔細地觀察。因爲整體的病變可以反映在局部，所以望局部有助於了解整體的病變情況。

3.2.4.1 望五官

望五官是對目、鼻、耳、唇、口、齒齦、咽喉等頭部器官的望診。診察五官的異常變化，可以了解臟腑病變。

1. 望目

望目主要觀察眼睛的神、色、形、態。其中人之兩目有無神氣，是望目的重點，也是望神的重點。凡視物清楚，精彩內含，神光充沛者，是眼有神；若白睛混濁，黑睛晦滯，失卻精彩，浮光暴露，是眼無神。如目眥赤，爲心火；白睛現紅絡，爲陰虛火旺；眼胞皮紅腫濕爛爲脾火；全目赤腫之眵，迎風流淚，爲肝經風熱。白睛變黃，是黃疸之徵。目窠微腫，狀如臥蠶，是水腫初起；老年人下瞼浮腫，多爲腎氣虛衰。目窩凹陷，是陰液耗損，或精氣衰竭。

2. 望鼻

望鼻主要是審察鼻之顏色、外形及其分泌物等變化。

鼻色明潤，是胃氣未傷或病後胃氣來復。鼻頭色赤，是肺熱；色白是氣虛血少；色黃是濕熱；色青爲腹中痛；微黑是水氣。

鼻頭枯槁，是脾胃虛衰，胃氣不能上榮。鼻孔乾燥，爲陰虛內熱，或燥邪犯肺；若鼻燥衄血，多陽亢於上。鼻翼煽動頻繁呼吸喘促者，稱爲「鼻煽」，久病鼻煽，是肺精氣虛衰之危證；新病鼻煽，多爲肺熱。

鼻之分泌物：鼻流清涕，爲外感風寒；鼻流濁涕，爲外感風熱；鼻流濁涕而腥臭，是鼻淵，多因外感風熱或膽經蘊熱所致。

3. 望耳

望耳應注意耳的色澤、形態及耳內的情況。

耳之色澤：正常耳部色澤微黃而紅潤爲佳。全耳色白多屬寒；色青而黑主痛證；耳輪乾枯焦黑，是腎精虧極，精不上榮所致。

耳之形態：耳部肉厚而潤澤，是先天腎氣充足之象。若耳廓厚大，是形盛；耳廓薄小，乃秉虧。耳腫大是邪氣實；耳瘦削爲正氣虛。耳薄而紅或黑，屬腎精虧損。耳輪焦乾多見於下消證。耳輪甲錯多見於久病血瘀。耳輪萎縮是腎氣竭絕，病難治。

耳內病變：耳內流膿，是由肝膽濕熱，蘊結日久所致。

此外，耳廓上的一些特定部位與全身各部有一定的聯繫，其分布大致像一個在子宮內倒置的胎兒，頭顱在下，臂足在上。當身體的某部有病變時，在耳廓的某些相應部位，可能出現充血、變色、丘疹、水泡、脫屑、糜爛或明顯的壓痛等病理改變，可供診斷時參考。

4. 望口與唇

望唇要注意觀察唇口的色澤和動態變化。

察唇：唇部色診的臨床意義與望面色同，但因唇粘膜薄而透明，故其色澤較之面色更爲明顯。唇以紅而鮮潤爲正常。若唇色深紅，屬實、屬熱；唇色淡紅多虛、多寒；唇色深紅而乾焦者，爲熱極傷津；唇色嫩紅爲陰虛火旺；唇色淡白，多屬氣血兩虛；唇色青紫者常為陽氣虛衰，血行鬱滯的表現。嘴唇乾枯皸裂，是津液已傷，唇失滋潤。唇口糜爛，多由脾胃積熱，熱邪灼傷。唇內潰爛，其色淡紅，為虛火上炎。唇邊生瘡，紅腫疼痛，為心脾積熱。

望口：望口須注意口之形態：口噤：口閉而難張。如口閉不語，兼四肢抽搐，多為痙病或驚風；如兼半身不遂者，為中風入臟之重證。口撮：上下口唇緊聚之形。常見於小兒臍風或破傷風。口僻：口角或左或右喎斜之狀，為中風證。口張：口開而不閉，如口張而氣但出不返者，是肺氣將絕之候。

5. 望齒與齦

望齒齦應注意其色澤、形態和潤燥的變化。

望齒：牙齒不潤澤，是津液未傷。牙齒乾燥，是胃津受傷；齒燥如石，是胃腸熱極，津液大傷；齒燥如枯骨，乃腎精枯竭，不能上榮於齒的表現；牙齒鬆動稀疏，齒根外露，多屬腎虛或虛火上炎。病中咬牙齘齒是肝風內動之徵。睡中齘齒，多為胃熱或蟲積。牙齒有洞腐臭，多為齲齒，俗稱「蟲牙」。

察齦：齦紅而潤澤是為正常。如齦色淡白，是血虛不榮；紅腫或兼出血，多屬胃火上炎。齦微紅，微腫而不痛，或兼齒縫出血者，多屬腎陰不足，虛火上炎；齦色淡白而不腫痛，齒縫出血者，為脾虛不能攝血。牙齦腐爛，流腐臭血水者，是牙疳病。

當咽喉不適時，望咽喉也是臨床的重點：如咽喉紅腫而痛，多屬肺胃積熱；紅腫而潰爛，有黃白腐點是熱毒深極；若鮮紅嬌嫩，腫痛不甚者，是陰虛火旺。

3.2.4.2 望舌

望舌，屬於望五官的內容，因其臨床價值甚高，內容豐富，至今已發展成專門的診法，稱為舌診。

舌診主要觀察舌質和舌苔、舌下絡脈的三部分，合稱舌象，還包括舌覺（味覺）診法之問診與捫擦揩刮之切診。

1. 舌與臟腑經絡的關係

舌透過經脈循行，與內臟緊密的聯繫。據《內經》記載，心、肝、脾、腎等臟，以及胃、膀胱、三焦等腑，均以經脈、經別或經筋與舌直接聯繫。至於肺、大、小腸、膽等，雖與舌無直接聯繫，但透過手足同經相配，經氣相通的原理（如手太陽小腸與足太陽膀胱相配），使得臟腑的經氣，亦可間接通於舌。

因此，舌不僅是心之苗竅，脾之外候，也能反映其餘臟腑的生理與病理的表現。生理上，臟腑的精氣通過經脈上達於舌，營養舌體、維持舌的正常功能活動。病理上，臟腑的病變，也必影響精氣的變化而反映於舌。

前人有舌體應內臟部位之說。其基本規律是：舌的上部候上焦，中部候中焦，下部候下焦。若以臟腑分屬舌體部位，則以舌尖主心肺；舌中部主脾胃；舌根部主腎膀胱；舌邊主肝膽。（以舌的各部分候臟腑，是目前研究生物全息律的課題之一，雖說法不一，但都有參考價值），臨床診斷上，可結合其餘診法，四診合參，綜合判斷，不必過於拘泥。

2. 望舌的內容

望舌內容可分為望舌質和舌苔兩部分。舌質又稱舌體，是舌的肌肉和脈絡等組織。望舌質又分為望神、色、形、態四方面。舌苔是舌體上附著的一層苔狀物，望舌苔可分望苔色、望苔質兩方面。

正常舌象，簡稱「淡紅舌、薄白苔」。具體來說，其舌體柔軟，運動靈活自如，顏色淡紅而靈活鮮明；其胖瘦老嫩大小適中，無異常形態；舌苔薄白潤澤，顆粒均勻，薄薄地鋪於舌面，揩之不去，其下有根與舌質如同一體，乾濕適中，不黏不膩等。總之，將舌質、舌苔各基本因素的正常表現綜合起來，便是正常舌象。

(1) 望舌質

a. **舌神**：舌神主要表現在舌質的榮潤和靈動方面。察舌神之法，關鍵在於辨榮枯。

榮者，榮潤而有光彩，表現為舌的運動靈活，舌色紅潤，鮮明光澤、富有生氣，是謂有神，雖病亦屬善候。枯者，枯晦而無光彩，表現為舌的運動不靈，舌質乾枯，晦暗無光，是謂無神，屬兇險惡候。

b. **舌色，即舌質的顏色**。一般可分為淡白、淡紅、紅、絳、紫、青幾種。除淡紅色為正常舌色外，其餘都是主病之色。

淡紅舌：舌色白裡透紅，不深不淺，淡紅適中，此乃氣血上榮之表現，說明心氣充足，陽氣布化，故為正常舌色。

淡白舌：舌色較淡紅舌淺淡，甚者全無血色。由於血液不能營運於舌體所造成，可見於陽虛生化氣血的功能減退，推動血行之力亦減弱，或脾胃衰敗，氣血雙虧。

紅舌：舌色鮮紅，較淡紅舌為深。因熱盛致氣血沸湧、舌體脈絡充盈，則舌色鮮紅，故主熱證。可見於實證，或虛熱證。

絳舌：絳為深紅色，較紅舌顏色更深濃之舌。稱為絳舌。主病有外感與內傷之分。在外感病為熱入營血。內傷則為熱盛陰血受傷。

紫舌：紫舌總由血液運行不暢，瘀滯所致。故紫舌主病，不外寒熱之分。熱盛傷津，氣血壅滯，多表現為絳紫而乾枯少津；寒凝血瘀或陽虛生寒，舌淡紫或青紫濕潤。

青舌：舌色如皮膚暴露之「青筋」，全無紅色，稱為青舌，古書形容如水牛之舌。由於陰寒邪盛，陽氣鬱而不宣，血液凝而瘀滯，故舌色發青。主寒凝陽鬱，或陽虛寒凝，或內有瘀血。

c. **舌形**：是指舌體的形狀，包括老嫩、胖瘦，脹癟、裂紋、芒刺、齒痕等異常變化。

蒼老舌：舌質紋理粗糙，甚者皺縮，謂蒼老舌。不論舌色或苔色如何，舌質堅斂蒼老多屬實證。

嬌嫩舌：舌質紋理細膩，質地嬌嫩，其形多浮胖，稱為嬌嫩舌，多主虛證。

脹大舌：分胖大和腫脹。舌體較正常舌大，甚至伸舌滿口，或有齒痕，稱胖大舌。舌體腫大，脹塞滿口，不能縮回閉口，稱腫脹舌，胖大舌。多因陽虛水飲痰濕阻滯所致。腫脹舌，多因熱毒、酒毒致氣血上壅，致舌體腫脹，多主熱證或中毒病證。

瘦薄：舌體萎縮，瘦小枯薄者，稱爲瘦薄舌。總由氣血陰液不足，不能充盈舌體所致。主氣血兩虛或陰虛火旺。

芒刺：舌面上有軟刺（即舌乳頭），是正常狀態，若舌面軟刺增大，高起如刺，摸之刺手，稱爲芒刺舌。多因邪熱亢盛所致。芒刺越多，邪熱愈甚。根據芒刺出現的部位，可分辨熱在何臟，如舌尖有芒刺，多爲心火亢盛；舌邊有芒刺，多屬肝膽火盛；舌中有芒刺，主胃腸熱盛。

裂紋：舌面上有裂溝，而裂溝中無舌苔覆蓋者，稱裂紋舌。多因精血虧損，津液耗傷、舌體失養所致。故多主精血虧損。此外，健康人中大約有0.5%的人在舌面上有縱橫向深溝，稱先天性舌裂，其裂紋中多有舌苔覆蓋，身體無其他不適，與裂紋舌不同。

齒痕：舌體邊緣出現牙齒壓印的痕跡，稱齒痕舌。其成因多由脾虛不能運化水濕，以致濕阻於舌而舌體胖大，受齒列擠壓而形成齒痕。所以齒痕常與胖嫩舌同見，主脾虛或濕盛。

d. 舌態：指舌體運動時的狀態。正常舌態是舌體活動靈敏，伸縮自如；病理舌態有強硬、疲軟、舌縱、短縮、麻痹、顫動、歪斜、吐弄等。

強硬：舌體板硬強直，運動不靈，以致語言謇澀不清，稱爲強硬舌。多因熱擾心神、舌無所主或高熱傷陰、筋脈失養，或痰阻舌絡所致。多見於熱入心包，高熱傷津，痰濁內阻、中風或中風先兆等證。

痿軟：舌體軟弱、無力屈伸，痿廢不靈，稱爲痿軟舌。多因氣血虛極，陰液失養筋脈所致。可見於氣血俱虛，熱灼津傷，陰虧已極等證。

麻痹：舌有麻木感而運動不靈的，叫舌麻痹。多因營血不能上營於舌而致。若無故舌麻，時作時止，是心血虛；若舌麻而時發顫動，或有中風症狀，是肝風內動之候。

歪斜：伸舌偏斜一側，舌體不正，稱爲歪斜舌。多因風邪中絡，或風痰阻絡所致，也有風中臟腑者，但總因一側經絡、經筋受阻，病側舌肌弛緩，故向健側偏斜。多見於中風證或中風先兆。

(2) 望舌苔

正常的舌苔是由胃氣上蒸所生，故胃氣的盛衰，可從舌苔的變化上反映出來。病理舌苔的形成，一是胃氣夾飲食積滯之濁氣上升而生；一是邪氣上升而形成。望舌苔，應注意苔質和苔色兩方面的變化。

a. **苔質**：苔質指舌苔的形質。包括舌苔的厚薄、潤燥、糙黏、腐膩、剝落、有根無根等變化。

厚薄：厚薄以「見底」和「不見底」爲標準。凡透過舌苔隱約可見舌質的爲見底，即爲薄苔，由胃氣所生，屬正常舌苔，有病見之，多爲疾病初起或病邪在表，病情較輕。不能透過舌苔見到舌質的爲不見底，即是厚苔，多爲病邪入裡，或胃腸積滯，病情較重。舌苔由薄而增厚，多爲正不勝邪，病邪由表傳裡，病情由輕轉重，爲病勢發展的表現；舌苔由厚變薄，多爲正氣來復，內鬱之邪得以消散外達，病情由重轉輕，病勢退卻的表現。

潤燥：舌面潤澤，乾濕適中，是潤苔，表示津液未傷；若水液過多，捫之濕而滑利，甚至伸舌涎流欲滴，爲滑苔，是有濕有寒的反映，多見於陽虛而痰飲水濕內停之證。若望之乾枯，捫之無津，爲燥苔，由津液不能上承所致。多見於熱盛傷津、陰液不足，陽虛水不化津，燥氣傷肺等證。舌苔由潤變燥，多爲燥邪傷津，或熱甚耗津，表示病情加重；舌苔由燥變潤，多爲燥熱漸退，津液漸復，說明病情好轉。

腐膩：苔厚而顆粒粗大疏鬆，形如豆腐渣堆積舌面，揩之可去，稱爲「腐苔」。因體內陽熱有餘，蒸騰胃中腐濁之氣上泛而成，常見於痰濁、食積，且有胃腸鬱熱之證。苔質顆粒細膩緻密，揩之不去，刮之不脫，上面罩一層油膩狀粘液，稱爲「膩苔」，多因脾失健運，濕濁內盛，陽氣被陰邪所抑制而造成，多見於痰飲、濕濁內停等證。

剝落：患者舌本有苔，忽然全部或部分剝脫，剝處見底，稱剝落苔。若全部剝脫，不生新苔，光潔如鏡，稱鏡面舌、光滑舌，由於胃陰枯竭、胃氣大傷、毫無生發之氣所致。無論何色，皆屬胃氣將絕之危候。若舌苔剝脫不全，剝處光滑，餘處斑斑駁駁地殘存舌苔，稱花剝苔，是胃之氣陰兩傷所致。舌苔從有到無，是胃的氣陰不足，正氣漸衰的表現；但舌苔剝落之後，復生薄白之苔，乃邪去正勝，胃氣漸復之佳兆。值得注意的是，無論舌苔的增長或消退，都以逐漸轉變爲佳，倘使舌苔驟長驟退，多爲病情暴變徵象。

有根苔與無根苔：無論苔之厚薄，若緊貼舌面，似從舌裡生出者是爲有根苔，又叫眞苔；若苔不著實，似浮塗舌上，刮之即去，非如舌上生出者，稱爲無根苔，又叫假苔。有根苔表示病邪雖盛，但胃氣未衰；無根苔表示胃氣已衰。

總之，觀察舌苔的厚薄可知病的深淺；舌苔的潤燥，可知津液的盈虧；舌苔的腐膩，可知濕濁等情況；舌苔的剝落和有根、無根，可知氣陰的盛衰及病情的發展趨勢等。

b. **苔色**：即舌苔之顏色，一般分爲白苔、黃苔和灰苔、黑苔四類及兼色變化，由於苔色與病邪性質有關，觀察苔色可以瞭解疾病的性質。

白苔：一般見於表證、寒證。由於外感邪氣尙未傳裡，舌苔往往無明顯變化，仍爲正常之薄白苔。若舌淡苔白而濕潤，常是裡寒證或寒濕證。但在特殊情況下，白苔也主熱證。如舌上滿布白苔，如白粉堆積，捫之不燥，爲「積粉苔」，是由外感穢濁不正之氣，毒熱內盛所致，常見於溫疫或內癰。再如苔白燥裂如砂石，捫之粗糙，稱「糙裂苔」，多因濕病化熱迅速，內熱暴起，津液暴傷，苔尙未轉黃而裡熱已熾，常見於溫病或誤服溫補之藥。

黃苔：一般主熱證。由於熱邪熏灼，所以苔如烘烤變黃。淡黃熱輕，深黃熱重，焦黃熱結。外感病，苔由白轉黃，爲表邪入裡化熱的徵象。若苔薄淡黃，爲外感風熱表證或風寒化熱。或舌淡胖嫩，苔黃滑潤者，多是陽虛水濕不化。

灰苔：即淺黑色舌苔，常由白苔晦暗轉化而來，也可與黃苔同時並見。主裡證，常見於裡熱證，也見於寒濕證。苔灰而乾，多屬熱熾傷津，可見外感熱病，或陰虛火旺，常見於內傷雜病。苔灰而潤，見於痰飲內停，或為寒濕內阻。

黑苔：黑苔多由焦黃苔或灰苔發展而來，一般而言，所主病證無論寒熱，多屬危重。苔色越黑，病情越重。如苔黑而燥裂，甚則生芒刺，為熱極津枯；苔黑而燥，見於舌中者，是腸燥屎結，或胃將敗壞之兆；見於舌根部，是下焦熱甚；見於舌尖者，是心火自焚；苔黑而滑潤，舌質淡白，為陰寒內盛，水濕不化；苔黑而粘膩，為痰濕內阻。

(3) 舌質與舌苔的綜合診察

疾病的發展過程，是一個複雜的整體性變化過程，因此在分別掌握舌質、舌苔的基本變化及其主病時，還應同時分析舌質和舌苔的相互關係。一般認為察舌質重在辨正氣的虛實，當然也包括邪氣的性質；察舌苔重在辨邪氣的淺深與性質，當然也包括胃氣之存亡。從二者的聯繫而言，必須合參才能認識全面，無論二者單獨變化還是同時變化，都應綜合診察。

在一般情況下，舌質與舌苔變化是一致的，其主病往往是各自主病的綜合。如裡實熱證，多見舌紅苔黃而乾；裡虛寒證多舌淡苔白而潤。

這是學習舌診的執簡馭繁的要領，但是也有二者變化不一致的時候，故更需四診合參，綜合評判。如苔白雖主寒主濕，但若紅絳舌兼白乾苔，則屬燥熱傷津，由於燥氣化火迅速，苔色尚未轉黃，便已入營；再如白厚積粉苔，亦主邪熱熾盛，並不主寒；灰黑苔可屬熱證，亦可屬寒證，須結合舌質潤燥來辨。有時二者主病是矛盾的，但亦需合看。如紅絳色白滑膩苔，在外感屬營分有熱，氣分有濕；在內傷為陰虛火旺，又有痰濁食積。可見學習時可分別掌握，運用時必須綜合診察。

3.3 聞診

聞診包括聽聲音和嗅氣味兩方面，是用聽覺與嗅覺檢查與蒐集病徵的診察方式，例如：聲音的低微高亢，氣味的酸臭腥腐等。可為辨別虛、實、寒、熱提供診斷依據。

3.3.1 聞字的意涵

聞原是專注聆聽之意。在甲骨文，聞字象人長跪諦聽之狀，字於面部特著耳形，或以手附耳，則諦聽之意顯。至篆文後，方成爲形聲，從耳門聲。

《說文》釋聞曰：「知聞也」，段玉裁改作：「知聲也」，二人都認同聞有「知」——知曉、理解的意思。段玉裁又注云：「往曰聽，來曰聞。大學曰：心不在焉，聽而不聞。」《中華大字典》則解釋：「聽者耳之官也，聞者心之官也。」聽只要動用耳朵，而聞更要靠心去理解、感受。

概言之，「聽」是透過聽覺獲得訊息的過程，著重在聽的「行爲面」和「功能層面」；「聞」除了聽到消息或聲音，還要能明白其意，著重在「知曉」聲音的意義。孔子有言：「朝聞道，夕可死矣」；子路也曾說：「聞過則喜」，要緊的事，可不能聽聽而已，得「聞」——聽進去。

另外，聞亦可作「嗅到……氣味」解。聞與嗅的關係，和聞與聽的關係相同，嗅是著重在嗅的行爲動作和嗅的功能，而聞則著重「理解」與「知曉」氣味所蘊藏的訊息。

中醫學稱聞診而不稱聽或嗅診，其意深矣！

3.3.2 聞診的主要內容

3.3.2.1 聽聲音

聽聲音，主要是聽患者言語氣息的高低、強弱、清濁、緩急等變化，以分辨病情的虛實寒熱。個別聲響如呼吸、咳嗽、嘔吐、呃逆、噯氣等，也能幫助推測臟腑的狀況。

健康者的聲音，有個體上的差異，如男性多聲低而濁，女性多聲高而清，兒童則尖利清脆，老人則渾厚低沉。但共同特點必須發聲自然、音調和暢，剛柔相濟。

一般來說，在正常生理變化範圍之外以及個體差異以外的聲音，均屬病變聲音。

患病時，若語聲高亢宏亮，煩躁多言，多屬實證、熱證；若語聲重濁，爲感受外邪；若語聲低微無力，沉靜少言，時斷時續者，多屬虛證、寒證或邪去正傷之證。

病人在神志昏迷或朦朧時，常出現語言異常，爲病情危急，失神狀態的表現。神志不清，胡言亂語，聲高有力，稱爲「譫語」，往往伴有身熱煩躁等，表現爲多屬實證、熱證；神志昏沉，語言重複，時斷時續，低微無力，稱爲「鄭聲」，多因心氣大傷、神無所依而致，屬虛證。

呼吸異常與咳嗽

呼吸困難，短促急迫，鼻翼煽動，爲喘；呼吸急促，喉中痰鳴如哨，爲哮。

呼吸微弱，語聲低微無力爲少氣。患者多伴有倦怠懶言，面色不華，於談話時自覺氣不足以言，常深吸一口氣後再繼續說話，爲全身陽氣不足之象。病人呼吸時鼻中氣息粗糙爲氣粗，多屬實證，爲外感六淫之邪或痰濁內盛，氣機不利所致。

咳嗽是肺失肅降，肺氣上逆的表現。一般說來，外感咳嗽，起病較急，病程較短，必兼表證，多屬實證；內傷咳嗽，起病緩慢，病程較長或反覆發作，以虛證居多。咳嗽之辨證，要注意咳聲的特點，如咳聲緊悶，多屬寒濕；咳聲清脆多屬燥熱等；咳聲低微者，多屬肺氣虛。

3.3.2.2 嗅氣味

嗅氣味，主要是嗅患者病體（口氣，體味等）、排出物（痰涎、二便、嘔吐物、汗液等）、病室等的異常氣味。

一般而言，惡臭者多屬實屬熱，略帶腥氣或氣味不重者，多屬虛、屬寒；酸腐味者多屬食積。

3.4 問診

問診，是透過詢問患者或陪診者，了解疾病的發生、發展、治療經過、現在症狀和其他與疾病相關的資訊，以診察疾病的方法。

3.4.1 問字的意涵

問在甲骨文即寫作從口從門，與楷書無多大不同。《說文》釋曰：「訊也。」因為不知道或不明白而請對方解答，是問的本意。

然而問也有訪問、問候等意涵。《論語》：「伯牛有疾，子問之。」孔子的弟子伯牛病了，孔子親自到他家拜訪，並且慰問他。問字從口從門，若從會意來解，就是在門前說說話，不正與今日的「串門子」頗相類？

事實上，中醫問診也不會光繞著疾病作冰冷地問答。一位老練的醫師，可能是這樣進行問診的：病家一進門，總要先招呼、寒暄，之後不著痕跡的開啓對話，這對話可能會就像故友久逢一般，如「現在住哪啊？」「何處高就呢？」「兒女多大了？」等，當然也會問患者的不適，但可能是輕描淡寫的，不過分放大，不瑣碎，問重點，過程與結尾時都不忘給予患者鼓勵和叮嚀，這就是一個完整的問診過程。

建立良好醫病關係的第一要件，在於誠懇、親切的對話，醫病之間有足夠的信任感，問到訊息才會豐富、深入而確實。其實光從患者對寒暄的反應，就能透露許多的訊息，例如患者語音的有力無力、使用的語言、情緒的高低等；話家常、問近況，更可收集到關於家庭、職業、作息等生活的細節，這都對中醫的診斷和治療有極大的價值。

問診的「問」字提示我們，問，不只是從患者口裡問訊息，更要與患者形成聯結，與患者交流。

中醫的聞、問二診，聞、問二字都從門，門有往來進出的意涵，而口代表言語，耳代表聆聽，透過言語往來，聆聽彼此，不正是良好的溝通模式嗎？

3.4.2 問診的目的與原則

3.4.2.1 問診的目的

問診的目的，在於充分收集其他三診無法取得的資料。如疾病發生的時間、地點、原因或誘因以及治療的經過、自覺症狀，既往健康情況等。這些常是辨證中不可缺少的重要證據，掌握了這些資訊，有利於對疾病的病因、病位、病性作出正確的判斷。

例如在某些疾病的早期或某些情志致病，病人只有自覺症狀，如頭痛、失眠等，而無明顯客觀體徵，問診就尤爲重要。它能提示病變的重點，有利於疾病的早期診斷。

正確的問診，往往能把醫生的思維判斷引入正軌，有利於對疾病作出迅速準確的診斷。對複雜的疾病，也可通過門診爲下一步繼續診察提供線索。一般說來，病人的主觀感覺最眞切，某些病理資訊，目前還不能用儀器測定，只有通過問診才能獲得眞實的病情，在辨證中，問診獲得的資料所占比重較大，其資料最全面，最廣泛。

3.4.2.2 問診的原則

問診時要做到恰當準確，簡要而無遺漏，應當遵循以下原則：

首先要明確了解病人的主訴是什麼，並圍繞主訴進行詢問。主訴是患者最明顯或最不適的症狀或問題，因爲主訴反映的多是疾病的主要困擾，抓住了主訴，就是抓住了主要問題，然後圍繞主要問題進行分析歸納，初步得出所有可能出現的疾病診斷，再進一步圍繞可能的疾病診斷詢問，以便最終得出確定的臨床診斷或印象診斷。

問辨結合：邊問邊辨。門診時，不是全部問完之後再綜合分析的，而是一邊問，一邊對病人或陪診者的回答加以分析辨證，採取類比的方法，與相似證中的各個方面加以對比，缺少哪些情況的證據就再進一步詢問那些方面，可以使問診之目的明確，做到詳而不繁，簡而不漏，搜集的資料全面而準確。問診結束時，醫師的腦中就可形成一個清晰的印象診斷或結論。

3.4.3 問診的主要內容

3.4.3.1 問現在症狀

問現在症狀，是指詢問患者就診時的全部症狀。

症狀是疾病的反映，是臨床辨證的主要根據。醫師透過問診掌握患者的現在症狀，可以了解疾病目前的主要問題，並圍繞主要問題進行辨證，從而揭示疾病的本質，對疾病作出確切的判斷。因此，問現在症狀是問診中重要的一環。爲使問診全面而準確，無遺漏，傳統以張景岳先生所做的「十問歌」爲順序。今日的《十問歌》有些刪補，爲：「一問寒熱二問汗，三問頭身四問便，五問飲食六問胸，七聾八渴俱當辨，九問舊病十問因，再兼服藥參機變；婦女尤必問經期，遲速閉崩皆可見；再添片語告兒科，天花痳疹全占驗。」

1. 寒熱

問寒熱是詢問患者有無冷與熱的感覺。寒，即怕冷的感覺；熱，即發熱。患者體溫高於正常，或者體溫正常，但全身或局部有熱的感覺，都稱爲發熱。寒熱的產生，主要取決於病邪的性質和機體的陰陽盛衰兩個方面。因此，透過問患者寒熱感覺，可以辨別病變的寒熱性質和陰陽盛衰等情況。

(1) 但寒不熱

在通常的情況下，患者只有怕冷的感覺而無發熱者，即爲但寒不熱。

惡寒：是患者時時覺冷，雖加衣覆被近火取暖仍不能解其寒。多爲外感病初起，病性多屬於實寒。

畏寒：是患者自覺怕冷，但加衣被近火取暖可以緩解，稱爲畏寒，多爲裡寒證。

(2) 但熱不寒

患者但覺發熱而無怕冷的感覺者，稱爲但熱不寒。可見於裡熱證，發熱除指體溫高於正常者外，還包括患者自覺全身或局部發熱的主觀感受。如胸中煩熱，手足心發熱，中醫稱「五心煩熱」。

(3) 惡寒發熱

惡寒與發熱感覺並存稱惡寒發熱。它是外感表證的主要症狀之一。

出現惡寒發熱症狀的病理變化，是外感表證初起，外邪與衛陽之氣相爭的反應。

詢問寒熱的輕重不同表現，常可推斷感受外邪的性質。如惡寒重，發熱輕，多屬外感風寒的表寒證；發熱重，惡寒輕，多屬外感風熱的表熱證；惡寒、發熱，並有惡風、自汗、脈浮緩，多屬外感表虛證；惡寒發熱，兼有頭痛、身痛、無汗、脈浮緊是外感表實證。

有時根據寒熱的輕重程度，亦可推測邪正盛衰。一般地說，邪輕正盛，惡寒發熱皆輕；邪盛正實，惡寒發熱皆重；邪盛正虛，惡寒重，發熱輕。

(4) 寒熱往來

惡寒與發熱交替發作，其寒時自覺寒而不熱，其熱時自覺熱而不寒。界線分明，一日一發或一日數發，可見於少陽病、溫病及瘧疾。

外邪侵人體機體，在由表入裡的過程中，邪氣停留於半表半裡之間，既不能完全入裡，正氣又不能抗邪外出，此時邪氣不太盛，正氣亦未衰，正邪相爭處於相持階段，正勝邪弱則熱，邪勝正衰則寒，一勝一負，一進一退，故見寒熱往來。

2. 問汗

汗是津液所化生的，在體內爲津液，經陽氣蒸發從腠理外泄於肌表則爲汗液。

正常人在勞力、運動、環境或飲食過熱、情緒緊張等情況下皆可以出汗，屬於正常現象。發生疾病時，各種因素影響了汗的生成與調節，可引起異常出汗。發病時出汗也有兩重性，一方面出汗可以排出致病的邪氣，促進機體恢復健康，是機體抗邪的正常反應；另一方面汗爲津液所生，過度的出汗可以耗傷津液，導致陰陽失衡的嚴重後果。

問汗時要詢問病人有無出汗、出汗的時間、部位、汗量有多少、出汗的特點、主要兼症以及出汗後症狀的變化。常見有以下幾種情況：

(1) 無汗

外感內傷，新病久病都可見有全身無汗。

外感病中，邪鬱肌表，氣不得宣，汗不能達，故無汗，屬於衛氣的調節功能失常；當邪氣入裡，耗傷營陰，亦無汗，屬於津枯，而汗液生成障礙。

內傷久病，無汗，病機複雜，可爲肺氣失于宣達，爲汗的調節功能障礙；亦可爲血少津虧，汗失生化之源，故無汗。

(2) 有汗

如患者有汗，病程短，伴有發熱惡風等症狀，屬太陽中風表虛證，是外感風邪所致。

患者若大汗不已，伴有蒸蒸發熱，面赤，口渴飲冷，屬實熱證。

若冷汗淋漓，或汗出如油，伴有呼吸喘促，面色蒼白，四肢厥冷，脈微欲絕，此時汗出常稱爲「脫汗」、「絕汗」，是久病重病正氣大傷，陽氣外脫，津液大泄的危候，預後不良。

白天經常汗出不止，活動後尤甚，稱爲自汗，常常伴有神疲乏力，氣短懶言或畏寒肢冷等症狀，多因陽虛或氣虛。

睡則汗出，醒則汗止，稱爲盜汗，多伴有潮熱、顴紅、五心煩熱、舌紅脈細數等症，屬陰虛。

患者先惡寒戰慄，繼而汗出者，稱爲戰汗，多見外感熱病的過程中，邪正相爭劇烈之時，汗出病退，脈靜身涼，煩渴頓除，此爲正氣勝於邪氣，病漸轉愈，屬佳象；若戰汗之後熱勢不退，症見煩躁，脈來急疾，爲正氣虛，不能勝邪，而熱復內陷，疾病惡化，屬危象。

3. 問周身

問周身，就是詢問患者周身有無疼痛與其他不適。臨床可按從頭至足的順序，逐一進行詢問。

(1) 問疼痛

疼痛是臨床常見的一種自覺症狀，各科均可見到。問診時，應問清疼痛產生的原因、性質、部位、時間、喜惡等。

a. **疼痛的原因**：引起疼痛的原因很多，有外感有內傷，其病機有虛有實。其中因不通則痛者，屬實證；不榮則痛者屬虛證。

b. **疼痛的性質**：由於引起疼痛的病因病機不同，其疼痛的性質亦不同，臨床可見如下幾類。

脹痛：以胸脅、胃脘、腹部較爲多見，多因氣機鬱滯所致。

刺痛：疼痛如針刺，部位固定不移，多因瘀血所致。全身各處均可出現刺痛症狀，但以胸脅、胃脘、小腹、少腹部最爲多見。

絞痛：痛勢劇烈，有剜、割、絞結之感，難以忍受，多爲有形實邪突然阻塞經絡閉阻氣機，或寒邪內侵，氣機鬱閉，導致血流不暢而成。可見於心血瘀阻的心痛；或寒邪內侵胃腸引起的脘腹痛等。

竄痛；疼痛部位遊走不定或走竄攻痛稱爲竄痛。其特點是痛處不固定，或者感覺不到確切的疼痛部位。多爲風邪留於機體的經絡關節，阻滯氣機，產生疼痛。氣無形而喜通暢，氣滯爲痛，亦多見串痛。可見於風濕痹證或氣滯證。

掣痛：痛處有抽掣感或同時牽引它處而痛，稱爲掣痛。其特點是疼痛多呈條狀或放射狀，或有起止點，有牽扯感多由筋脈失養或經阻滯不通所致。可見於胸痹、肝陰虛、肝經實熱等證。

灼痛：痛處有燒灼感，稱灼痛。其特點是感覺痛處發熱，如病在淺表，有時痛處亦可觸之覺熱，多喜冷涼。多由火熱之邪串入經絡，或陰虛陽亢，虛熱灼於經絡所致。可見於肝火犯絡，兩脅灼痛；胃陰不足，脘部灼痛及外科瘡瘍等證。

冷痛：痛處有冷感，稱冷痛。其特點是感覺痛處發涼，如病在淺表，有時觸之亦覺發涼，多喜溫熱。多因寒凝筋脈或陽氣不足而致。

重痛：疼痛伴有沉重感，稱重痛。多見於頭部、四肢及腰部。多因濕邪困阻氣機而致。多見於濕證。

空痛：痛而有空虛之感，稱空痛。其特點是疼痛有空曠輕虛之感，喜溫喜按。多為精血不足而致。可見於陽虛、陰虛、血虛或陰陽兩虛等證。

隱痛：痛而隱隱，綿綿不休，稱隱痛。其特點是痛勢較輕，可以耐受，隱隱而痛，持續時間較長。多因氣血不足，或陽氣虛弱，導致經脈氣血運行滯澀所致。

c. **疼痛部位**：詢問疼痛的部位，可以判斷疾病的位置及相應經絡臟腑的變化情況。

頭痛：整個頭部或頭的前後、兩側部位的疼痛，皆稱頭痛。無論外感內傷皆可引起頭痛。外感多由邪犯腦府，經絡鬱滯不暢所致，屬實。內傷多由臟腑虛弱，清陽不升，腦府失養，或腎精不足，髓海不充所致，屬虛。臟腑功能失調產生的病理產物如痰飲、瘀血阻滯經絡所致的疼痛，則或虛或實，或虛實夾雜。凡頭痛較劇，痛無休止，並伴有外感表現者，為外感頭痛。如頭重如裹，肢重者屬風濕頭痛。凡頭痛較輕，病程較長，時痛時止者，多為內傷頭痛。如頭痛隱隱，過勞則甚，屬氣虛頭痛。如頭痛隱隱，眩暈面白，屬血虛頭痛。頭腦空痛，腰膝酸軟，屬腎虛頭痛。如頭痛暈沉，自汗便溏屬脾虛頭痛。凡頭痛如刺，痛有定處，屬血瘀頭痛。凡頭痛如裹，泛嘔眩暈，屬痰濁頭痛。凡頭脹痛，口苦咽乾，屬肝火上炎頭痛。凡頭痛，噁心嘔吐，心下痞悶，食不下，屬食積頭痛。

頭部不同部位的疼痛，一般與經絡分布有關，如頭項痛屬太陽經病，前額痛屬陽明經病，頭側部痛屬少陽經病，頭頂痛屬厥陰經病，頭痛連齒屬少陰經病。

胸痛：是指胸部正中或偏側疼痛的自覺症狀。胸居上焦，內藏心肺，所以胸病以心肺病變居多。胸病總由胸部氣機不暢所致。胸痛、潮熱盜汗，咳痰帶血者，屬肺陰虛證，因虛火灼傷肺絡所致。胸痛憋悶，痛引肩臂者，爲胸痹。多因心脈氣血運行不暢所致。可見於心陽不足，痰濁內阻或氣虛血瘀等證。胸背徹痛劇烈、面色青灰、手足青至節者，爲眞心痛，是因心脈急驟閉塞不通所致。胸痛、壯熱面赤，喘促鼻煽者，爲熱邪壅肺，肺失宣降所致。胸痛、潮熱盜汗，咳痰帶血者，屬肺陰虛證，因虛火灼傷肺絡所致。胸悶咳喘，痰白量多者，屬痰濕犯肺，因脾虛聚濕生痰，痰濁上犯所致。胸脹痛，走竄，太息易怒者，屬肝氣鬱滯。因情志鬱結不舒，胸中氣機不利所致。胸部刺痛、固定不移者，屬血瘀。

脅痛：是指脅一側或兩側疼痛。因脅爲肝膽所居，又是肝膽經脈循行分布之處。故脅痛多屬肝膽及其經脈的病變。

脅脹痛、太息易怒者，多爲肝氣鬱結所致。脅肋灼痛，多爲肝火鬱滯。脅肋脹痛，身目發黃，多爲肝膽濕熱蘊結，可見於黃疸病。脅部刺痛、固定不移，爲瘀血阻滯，經絡不暢所致。脅痛，患側肋間飽滿，咳唾引痛，是飲邪停留於胸脅所致，可見於懸飲病。

胃脘痛：胃脘，包括整個胃體，胃上口賁門稱上脘，胃下口幽門稱下脘，界於上下口之間的胃體稱中脘。胃脘痛即指胃痛而言，凡寒、熱、食積、氣滯等病因及機體臟腑功能失調累及於胃，皆可影響胃的氣機通暢，而出現疼痛症狀。

胃脘痛的性質不同，其致病原因也不同。如胃脘冷痛，疼勢較劇，得熱痛減，屬寒邪犯胃。胃脘灼痛，多食善饑，口臭便秘者，屬胃火熾盛。胃脘脹痛，噯氣不舒，屬胃腑氣滯，多是肝氣犯胃所致；胃脘刺痛，固定不移，屬瘀血胃痛；胃脘脹痛，噯腐吞酸，厭食爲食滯胃脘。胃脘隱痛，嘔吐清水，屬胃陽虛；胃脘灼痛嘈雜，饑不欲食，屬胃陰虛。

腹痛：腹部範圍較廣，可分爲大腹、小腹、少腹三部分。臍周圍稱爲臍腹，屬脾與小腸。臍以上統稱大腹，包括脘部、左上腹、右上腹，屬脾胃及肝膽。臍以下爲小腹，屬膀胱、胞宮、大小腸。小腹兩則爲少腹，是肝經經脈所過之處。

根據疼痛的不同部位，可以測知疾病所在臟腑。根據疼痛的不同性質可以確定病因病性的不同。如大腹隱痛、便溏、喜溫喜按，屬脾胃虛寒。小腹脹痛，小便不利多爲癃閉，病在膀胱。小腹刺痛，小便不利，爲膀胱蓄血。少腹冷痛，牽引陰部，爲寒凝肝脈。繞臍痛，起包塊，按之可移者，爲蟲積腹痛。凡腹痛暴急劇烈、脹痛、拒按，得食痛甚者，多屬實證。

凡腹痛徐緩、隱痛、喜按、得食痛減者，多屬虛證。凡腹痛得熱痛減者，多屬寒證。凡腹痛，痛而喜冷者，多屬熱證。

腰痛：根據疼痛的性質可以判斷致病的原因。如腰部冷痛，以脊骨痛爲主，活動受限，多爲寒濕痹證。腰部冷痛，小便清長，屬腎虛。腰部刺痛，固定不移，屬閃挫跌撲瘀血。

根據疼痛的部位，可判斷邪留之處。如腰脊骨痛，多病在骨；如腰痛以兩側爲主，多病在腎；如腰脊痛連及下肢者，多病在下肢經脈。腰痛連腹，繞如帶狀，多病在帶脈。

背痛；根據疼痛的部位及性質，可以判斷疼痛的病位和病因。如背痛連及頭項，伴有外感表證，是風寒之邪客於太陽經；背冷痛伴畏寒肢冷，屬陽虛；脊骨空痛，不可俯仰，多爲精氣虧虛，督脈受損。

四肢痛：四肢痛，多由風寒濕邪侵犯經絡、肌肉、關節，阻礙其氣血運行所致。亦有因脾虛、腎虛者。根據疼痛的部位及性質可以判斷病變的原因、部位。如四肢關節痛、串痛，多爲風痹；四肢關節痛，周身困重多爲濕痹；四肢關節疼痛劇烈，得熱痛減爲寒痹；四肢關節灼痛，喜冷，或有紅腫，多爲熱痹；如足跟或脛膝隱隱而痛，多爲腎氣不足。

周身痛：周身痛是指四肢、腰背等處皆有疼痛感覺。根據疼痛的性質及久暫，可判斷病屬外感或內傷。如新病周身酸重疼痛，多伴有外感表證，屬外邪束表；若久病臥床周身疼痛，屬氣血虧虛，經脈不暢。

(2) 問周身其他不適

問周身其他不適，是指詢問周身各部，如頭、胸脅腹等處，除疼痛以外的其他症狀。常見的周身其他不適症狀有：頭暈、目眩、目澀、視力減退、耳鳴、耳聾、重聽、胸悶、心悸、腹脹、痲木等。臨床問診時，要詢問有無其他不適症狀及症狀產生有無明顯誘因、持續時間長短、表現特點、主要兼症等。

a. 頭暈：是指患者自覺視物昏花旋轉，輕者閉目可緩解，重者感覺天旋地轉，不能站立，閉目亦不能緩解。因外邪侵入或臟腑功能失調引起經絡阻滯，清陽之氣不升或風火上擾，造成邪干腦府或腦府失養而頭暈。臨床常見風火上擾頭暈，陰虛陽亢頭暈，心脾血虛頭暈，中氣不足頭暈，腎精不足頭暈和痰濁中阻頭暈等。

b. 目痛、目眩、目澀、雀目

目痛：目痛而赤，屬肝火上炎；目赤腫痛，羞明多眵，多屬風熱；目痛較劇，伴頭痛，噁心嘔吐，瞳孔散大，多是青光眼；目隱隱痛，時作時止，多為陰虛火旺。

目眩：是指視物昏花迷亂，或眼前有黑花閃爍，流螢幻視的感覺。多因肝腎陰虛，肝陽上亢，肝血不足，或氣血不足，目失所養而致。

目澀：指眼目乾燥澀滯，或似有異物入目等不適感覺。伴有目赤，流淚，多屬肝火上炎所致。若伴久視加重，閉目靜養減輕，多屬血虛陰虧。

雀目：一到黃昏視物不清，至天明視覺恢復正常的叫雀目，又稱夜盲。多因肝血不足或腎陰損耗，目失所養而成。

c. 耳鳴、耳聾、重聽

耳鳴：患者自覺耳內鳴響，如聞蟬鳴或潮水聲，或左或右，或兩側同時鳴響，或時發時止，或持續不停，稱為耳鳴。臨床有虛實之分，若暴起耳鳴聲大，用手按而鳴聲不減，屬實證，多因肝膽火盛所致；漸覺耳鳴，聲音細小，以手按之，鳴聲減輕，屬虛證，多由腎虛精虧，髓海不充，耳失所養而成。

耳聾：即病人聽覺喪失的症狀，常由耳鳴發展而成。新病突發耳聾多屬實證，因邪氣蒙蔽清竅，清竅失養所致；漸聾多屬虛證，多因臟腑虛損而成。一般而言，虛證多而實證少，實證易治，虛證難治。

重聽：是聽聲音不清楚，往往引起錯覺，即聽力減退的表現。多因腎虛或風邪外入所致。

d. **胸悶**：胸部有堵塞不暢，滿悶不舒感，亦稱「胸痞」、「胸滿」，多因胸部氣機不暢所致。

e. **心悸怔忡**：在正常的條件下，患者即自覺心跳異常，心慌不安，不能自主，稱爲心悸。若因驚而悸，稱爲驚悸。心悸多爲自發，驚悸多因驚而悸。怔忡是心悸與驚悸的進一步發展，心中悸動較劇、持續時間較長，病情較重。引起心悸的原因很多，主要是造成心神浮動所致。如心陽虧虛，鼓動乏力；氣血不足，心失所養；陰虛火旺，心神被擾；水飲內停，上犯凌心；痰濁阻滯，心氣不調；氣滯血瘀，擾動心神等皆可使心神不寧而出現心悸、驚悸、或怔忡的症狀。

f. **腹脹**：是指腹部飽脹，滿悶，如有物支撐的感覺，或有腹部增大的表現。引起腹脹的病因很多，其證有虛、有實、有寒、有熱。其病機卻總以氣機不暢爲主，虛則氣不運，實則氣鬱滯。實證可見於寒濕犯胃，陽明腑實、食積胃腸、肝氣鬱滯、痰飲內停等證。虛證多見脾虛。腹部的範圍較廣，不同部位之腹脹揭示不同病變，如上腹部脹，多屬脾胃病變；小腹部脹，多屬膀胱病變；脅下部脹，多屬肝膽病變。

g. **麻木**：是指知覺減弱或消失的一種病證。多見於頭面四肢，可因氣血不足或風痰濕邪阻絡、氣滯血瘀等引起，其主要病機爲經脈失去氣血營養所致。

4. 問飲食與口味

問飲食與口味包括詢問口渴、飲水、進食、口味等幾個方面。應注意有無口渴、飲水多少、喜冷喜熱、食欲情況、食量多少，食物的喜惡、口中有無異常的味覺和氣味等情況。

(1) 問口渴與飲水

詢問患者口渴與飲水的情況，可以了解患者津液的盛衰和輸布情況及病證的寒熱虛實。臨床可見如下情況：

口渴多飲：多見於實熱證，消渴病及汗吐下後。

渴不多飲：可見於陰虛、濕熱、痰飲、瘀血等證。

(2) 問食欲與食量

詢問患者的食欲與食量，可以判斷患者脾胃功能的強弱，疾病的輕重及預後。

食欲減退與厭食：食欲減退，又稱「納呆」、「納少」，即病人不思進食。厭食又稱惡食，即厭惡食物。不思飲食與厭惡食物，大體上有兩種情況，一是不知饑餓不欲食，二是雖饑亦不欲食或厭惡食物。二者病機均屬脾胃不和，消化吸收功能減弱所致。

食欲減退，患者不欲食，食量減少，多見於脾胃氣虛、濕邪困脾等證。

厭食，多因傷食而致。若婦女妊娠初期，厭食嘔吐者，爲妊娠惡阻。

饑不欲食，是患者感覺饑餓而又不想進食，或進食很少，亦屬食欲減退範疇。可見於胃陰不足證。

多食易饑，又稱爲「消穀善饑」，可見於胃火亢盛、胃強脾弱等證。

若小兒異嗜，喜吃泥土、生米等異物，多屬蟲積。若婦女已婚停經而嗜食酸味，多爲妊娠。

如病人喜進熱食，多屬寒證；喜進冷食，多屬熱證。進食後稍安，多屬虛證；進食後加重，多屬實證或虛中夾實證。

疾病過程中，食欲漸復，表示胃氣漸復，預後良好；反之，食欲漸退，食量漸減，表示胃氣漸衰，預後多不良。

若病重不能食，突然暴食，食量較多，是脾胃之氣將絕的危象，稱「除中」。實際上是中氣衰敗，死亡前兆，屬「回光反照」的一種表現。

(3) 口味

口味，是指病人口中的異常味覺。

口淡乏味，多因脾胃氣虛而致。口甜，多見於脾胃濕熱證。口黏膩，多屬濕困脾胃。口中泛酸，可見於肝膽蘊熱證。若口中酸腐，多見於傷食證。口苦，屬熱證的表現，可見於火邪為病和肝膽鬱熱之證。口鹹，多屬腎病及寒證。

5. 問二便

問二便，是詢問患者大小便的有關情況，如大小便的性狀、顏色、氣味、便量多少、排便的時間、兩次排便的間隔時間、排便時的感覺及排便時伴隨症狀等。詢問二便的情況可以判斷機體消化功能的強弱，津液代謝的狀況，同時也是辨別疾病的寒熱虛實性質的重要依據。

有關二便的性狀、色、味，已分別在望診、聞診中敘述。這裡介紹二便的次數、量的多少、排便時的異常感覺及排便時間等。

(1) 問大便

健康人一般一日或兩日大便一次，為黃色成形軟便，排便順利通暢，如受疾病的影響，其消化功能失職則有粘液及未消化食物等糞便。氣血津液失調，臟腑功能失常，即可使排便次數和排便感覺等出現異常。

a. 便次異常：便次異常，是排便次數增多或減少，超過了正常範圍，有便秘與泄瀉之分。

便秘：即大便秘結。指糞便在腸內滯留過久，排便間隔時間延長，便次減少，通常在四至七天以上排便一次，稱為便秘。其病機總由大腸傳導功能失常所致。可見於胃腸積熱，氣機鬱滯、氣血津虧、陰寒凝結等證。

溏瀉：又稱便溏或泄瀉，即大便稀軟不成形，甚則呈水樣，排便間隔時間縮短，便次增多，日三、四次以上。總由脾胃功能失調、水停腸道、大腸傳導亢進所致。可見於脾虛、腎陽虛、肝鬱乘脾、傷食、濕熱蘊結大腸，感受外邪等證。

b. 排便感覺異常：排便感覺異常，是指排便時有明顯不適感覺，病因病機不同，產生的感覺亦不同。

c. 肛門灼熱：是指排便時肛門有燒灼感。其病機由大腸濕熱蘊結而致。可見於濕熱泄瀉、暑濕泄瀉等證。

d. 排便不爽：即腹痛且排便不通暢爽快，而有滯澀難盡之感。多由腸道氣機不暢所致。可見於肝鬱犯脾、傷食泄瀉、濕熱蘊結等證。

e. 裡急後重：即腹痛窘迫，時時欲瀉，肛門重墜，便出不爽。緊急而不可耐，稱裡急；排便時，便量極少，肛門重墜，便出不爽，或欲便又無，稱後重，二者合而稱之裡急後重，是痢疾病證中的一個主症。多因濕熱之邪內阻，腸道氣滯所致。

f. 滑瀉失禁：即久瀉不愈，大便不能控制，呈滑出之狀，又稱「滑瀉」。多因久病體虛，脾腎陽虛衰，肛門失約而致。可見於脾陽虛衰、腎陽虛衰，或脾腎陽衰等證。

g. 肛門重墜：即肛門有重墜向下之感，甚則肛欲脫出。多因脾氣虛衰，中氣下陷而致。

(2) 問小便

一般而言，小便清長為寒象，黃赤為熱象。

a. 尿量異常：尿量異常，是指晝夜尿量過多或過少，超出正常範圍。

尿量增多：多因寒凝氣機，水氣不化，或腎陽虛衰，陽不化氣，水液外泄而量多。可見於虛寒證，腎陽虛證及消渴病。

尿量減少：可因機體津液虧乏，尿液化源不足或尿道阻滯或陽氣虛衰，氣化無權，水濕不能下入膀胱而泛溢於肌膚而致。可見於實熱證、汗吐下證、水腫病及癃閉、淋證等病證。

b. 排尿次數異常：

排尿次數增多：又叫小便頻數，總由膀胱氣化功能失調而致。多見於下焦濕熱、下焦虛寒、腎氣不固等證。

排尿次數減少：可見於癃閉等。

排尿異常：是指排尿感覺和排尿過程發生變化，出現異常情況，如尿痛、癃閉、尿失禁、遺尿等。

小便澀痛：即排尿不暢，且伴有急迫灼熱疼痛感，多為濕熱流入膀胱，灼傷經脈，氣機不暢而致，可見於淋證。

癃閉：小便不暢，點滴而出爲癃；小便不通，點滴不出爲閉，一般多統稱爲癃閉。病機有虛有實，實者多爲濕熱蘊結、肝氣鬱結或瘀血、結石阻塞尿道而致。虛者多爲年老氣虛，腎陽虛衰，膀胱氣化不利而致。

餘瀝不盡：即小便後點滴不禁，多爲腎氣不固所致。

小便失禁：是指小便不能隨意識控制而自行遺出。多爲腎氣不足，下元不固；下焦虛寒，膀胱失煦，不能制約水液而致。若患者神志昏迷，而小便自遺，則病情危重。

遺尿：是指睡眠中小便自行排出，俗稱尿床。多見於兒童。其基本病機爲膀胱失於約束。可見於腎陰、腎陽不足，脾虛氣陷等證。

6. 問睡眠

問睡眠，應了解病人有無失眠或嗜睡，睡眠時間的長短、入睡難易、有夢無夢等。臨床常見的睡眠失常有失眠、嗜睡。

(1) 失眠：又稱「不寐」、「不得眠」，是指經常不易入睡，或睡而易醒，不易再睡，或睡而不酣，易於驚醒，甚至徹夜不眠的表現。其病機是陽不入陰，神不守舍。氣血不足，神失所養；陰虛陽亢，虛熱內生；腎水不足，心火亢盛等，皆可擾動心神，導致失眠，屬虛。痰火、食積、瘀血等邪火上擾，心神不寧，亦可出現失眠，屬實證。

(2) 嗜睡：又稱多眠，是指神疲困倦，睡意很濃，經常不自主地入睡。嗜睡則爲神氣不足而致。濕邪困阻，清陽不升；脾氣虛弱，中氣不足，不能上榮，皆可使精明之府失於清陽之榮，故出現嗜睡。如若心腎陽衰，陰寒內盛神氣不振，可出現似睡非睡，但欲寐。可見於心腎陽衰證。

7. 問經帶

婦女有月經、帶下、妊娠、產育等生理特點，發生疾病時，常能引起上述方面的病理改變。因此，對青春期開始之後的女性患者，除了一般的問診內容外，還應注意詢問其經、帶等情況。作爲婦科或一般疾病的診斷與辨證依據。

(1) 問月經

應注意詢問月經的週期，行經的天數，月經的量、色、質、有無閉經或行經腹痛等表現。

a. 經期：即月經的週期，是指每次月經相隔的時間，正常約爲28～32天。經期異常主要表現爲月經先期、月經後期和月經先後不定期。

b. 經量：月經的出血量，稱爲經量，正常平均約爲50毫升左右，可略有差異。經量的異常主要表現爲月經過多和月經過少。

月經過多，每次月經量超過100毫升，稱爲月經過多。多因血熱妄行，瘀血內阻，氣虛不攝而致。

月經量少，每次月經量少於30毫升，稱爲月經過少。多因寒凝，經血不至，或血虛，經血化源不足，或血瘀，經行不暢而致。

c. 崩漏：指婦女不規則的陰道出血。臨床以血熱、氣虛最爲多見。

d. 經閉：成熟女性，月經未潮，或來而中止，停經三月以上，又未妊娠者，稱閉經或經閉。經閉是由多種原因造成的，其病機總不外經絡不通，經血閉塞，或血虛血枯，經血失其源泉，閉而不行。可見於肝氣鬱結，瘀血，濕盛痰阻，陰虛，脾虛等證。

e. 經行腹痛：是在月經期，或行經前後，出現小腹疼痛的症狀亦稱痛經。多因胞脈不利，氣血運行不暢，或胞脈失養所致。可見於寒凝、氣滯血瘀、氣血虧虛等證。若行經腹痛，痛在經前者屬實，痛在經後者屬虛。按之痛甚爲實，按之痛減爲虛。得熱痛減爲寒，得熱痛不減或益甚爲熱。絞痛爲寒，刺痛、鈍痛、悶痛爲血瘀。隱隱作痛爲血虛。持續作痛爲血滯。時痛時止爲氣滯，脹痛爲氣滯血瘀。氣滯爲主則脹甚於痛，瘀血爲主則痛甚於脹。

(2) 問帶下

婦女陰道內有少量分泌物，以濡潤陰道壁，此乃正常現象。若過多、纏綿不絕，或造成不適，則名爲帶下。應詢問帶下的色、質、量和氣味等。凡帶下色白而清稀、無臭，多屬虛證、寒證。帶下色黃或赤，稠黏臭穢，多屬實證、熱證。

3.5 切診

切診是指以觸覺爲主的診法。具體有「觸診」與「脈診」兩大項。

有個常見的誤解，是將切診等同於脈診。中醫切診雖以脈診爲其特色，但並不忽略觸診。現代的中醫師臨床時，常有無法進行脈診，或需將脈象校正的時候，尤其在住院或急重症的患者，如動脈點滴注射、大量輸液、燒燙傷、截肢、糖尿病後期併發無脈症等，這時除了仰賴觸診提供更多訊息，更要結合望聞問等三診的內容，以做最周密的判斷。

3.5.1 切字的意涵

《說文》：「切，刌也」，是「以刀分截」之意，如切除，切磋。但切字尚有延伸的意思，如切身、切合，有「與一致」、「相吻合」之意，另外，用在關切、親切時，切則有「非常貼近」的意含。

綜合以上，切診作爲中醫四診之一，除強調切「分截」的動作性，更提示了切診必須「接觸」、「精準」、「感同身受」等精神。

3.5.2 觸診

觸診是以手直接觸摸或按壓病患特定部位，以瞭解冷熱、潤燥、軟硬、壓痛、腫塊或其他異常變化，從而推斷病變部位、性質和病情輕重等情況的診察法。

依據具體情況不同，觸診又能變化出「觸、摸、按、叩」四種手法，以更深入、仔細的蒐集病情。

1. 觸法

是以手指或手掌輕輕觸及病人局部皮膚，如額頭、四肢（手足心、背、指端）及胸腹部的皮膚，以瞭解肌膚的涼熱、潤燥等，分辨病屬外感還是內傷，是否汗出，以及陽氣津血之盈虧等狀況。

2. 摸法

則是以手指稍用力尋撫局部，如胸腹、腧穴、腫脹等部位，來探明局部的感覺情況，如腫塊的形態、大小，及患者有無疼痛等情況，以分辨病位及虛實。

觸法與摸法多一併進行。通過觸摸，可瞭解表淺組織有無異常，以及病灶的大小、溫度、硬度、移動度、波動感、壓痛等情況。頸部瘰癧、癭瘤等腫塊的性質，皮膚的寒溫、滑澀、潤燥及骨傷科檢驗傷情，外科檢查瘡瘍等，均需運用觸摸手法進行檢查。

3. 按法

也稱按壓法，是用手指或手掌用力按壓，檢查深部組織或腫塊的情況。常以一手或兩手重疊，逐漸壓向深部，觸到深部臟器或腫塊後，用自然併攏的第二、三、四指的掌面貼緊皮膚滑動，以查明指下組織的張力，彈性或腫塊的大小、形狀、硬軟，表面平滑度、壓痛及移動度等。也可用二、三指垂直用力，逐漸加強，以確定骨骼、肌肉、內臟等部位的壓痛點。在腹部檢查中觸摸、按壓常結合運用。

中醫外科常用指壓法辨膿，一般用兩手食指的指端輕放於膿腫的相對位置，相隔適當的距離，然後以一手指指端稍用力按一下，則另一手指指端有波動感，稱爲應指，是膿已成。另外，還可以在膿腫的上下左右四處進行按壓，估計膿腔的大小。

觸、摸、按壓的區別，表現在指力輕重不同，所達部位深淺有別。觸者輕用力按皮膚，摸者稍用力達肌層，按者重指力診筋骨或腹腔深部的情況。

4. 叩法

也稱叩擊法，是用手叩擊病人身體某部，使之震動，產生叩擊音、震動感或波動感，以瞭解病變情況的檢查方法。就某方面來說，叩診是觸與聞診的結合。

叩法有直接叩擊法和間接叩擊法兩種：

(1) 直接叩擊法：醫師用手指直接叩擊病人體表部位。如直接叩診臌脹病人腹部，根據叩擊音和手感，可辨別氣臌或水臌。

(2) 間接叩擊法：醫師用手掌平貼在病人體表，以另手叩擊手背，邊叩邊聽取有無叩擊音的異常，詢問被叩擊部位的感覺，以推測病情。如腰部有叩擊痛，除考慮局部骨骼病變外，主要與腎臟疾病有關；右脅有叩擊痛，可考慮與肝膽病有關等。

臨床上，各種手法需綜合運用。手法的先後，則是觸摸先，按壓後，再叩擊，由輕到重，由淺入深，逐層了解病變的情況。

患者如有疼痛，會從疼痛部位的遠處或對側，逐漸向患處觸近，以減少疼痛刺激造成周圍組織的緊張。

今日的中醫觸診，融合了現代醫學的解剖概念與內容，又保有中醫寒熱虛實的辨證精神，是中醫臨床診察相當重要的工具。

對於腹部的診察，日本的漢方醫學體系，更發展出專門的「腹診」，強調搜集對腹部進行觸診時的各種反應，以作為辨證的主要依據，亦是相當具有臨床參考價值的診法。

3.5.3 脈診

切脈，亦稱診脈、按脈或把脈，是中醫最令人稱奇的技藝之一。

古時傳說醫王孫思邈能「懸絲診脈」，今日也有醫者用「診脈即知」做號召，有論者則以「三指下的秘密」來代指脈診。脈診果眞如此神祕？

本篇將從原理、部位、操作、生理與病理等五個部分，來講解脈診的內容。

而正式進入脈診的內容前，讀者應先了解「**何為脈？**」。

3.5.3.1 脈字的意涵

古文字裡，脈的月字旁，亦有作血字旁者，寫作衇，強調脈與血的關係。

無論月字旁或血字旁的脈，都與「派」同源，來自𠂢字，𠂢是「永」字的反寫，爲「水系」的意思。

脈與派，一指身體的水系，一指大地的水系。脈自心臟發出，由深至淺，由內到外，敷布周身；河川源於山巔，由高至低，從近到遠，遍流大地。

人類最古老的文明，無不受河流的哺育；我們也常聽到「每個偉大的城市，都有一條偉大的河流」的禮讚。河流與人類的關係是不言而喻的。

脈的系統隨處可見，如植物有「葉脈」，山有「山脈（古人更將氣勢非凡者稱作龍脈）」，這些與「血脈」和「水脈」等，在古人心中，都是非常神聖的，它們暗示著天地自然在造物時，有某種共通的法則。總之，古人相信，作爲天地的一部分（天人一也），人身的血脈，即是**身體的河流**。可以說，古人就是**用「河流的意象」來理解脈**的。

就如同河流，脈也有洶湧或瀲灩、湍急或和緩、流動或凝滯、充沛或乾涸、清或濁等變化。從脈的變化，去辨別身體的狀態，是再自然不過的了。河水滾滾而濁，則知上游雨勢甚大、土崩石落；河清水晏，上游定。

有學者將脈稱爲「**生命之流**」，是對脈最好的詮釋。

3.5.3.2 診脈的原理

如上所說，脈是「生命之流」，乘載著生命的訊息。如同舌與目一般，中醫將脈作爲一個窗口，透過她探尋生命的訊息。

脈是不停的流動，具有動態、變化明顯、易被測知等特質。這是脈診之所以形成的一個重要原因。

此外，脈自心臟發出，行布全身，內連臟腑，外達肌表，運行氣血，周流不休。能較顯著的反應體內臟腑的變化。

脈與五臟六腑有著直接或間接的關係，氣血則是形成脈象的功能與物質。

心主血脈，心無疑是形成脈象的主要臟器，而「肺朝百脈」肺的呼吸運動也是主宰脈動的重要因素。

心氣的推動，肺氣的敷布，脾氣的統攝，腎氣的鼓動，肝氣的調節，保證氣的充足與運作順暢，血在脈中的正常運行，有賴氣的推動、固攝與溫煦。

脾胃能運化水穀精微，爲氣血生化之源，「後天之本」。肝藏血；腎藏精，精能化爲血。

脈象的形成是心臟、氣血、臟腑共同作用的結果，從脈象的變化了解氣血與臟腑的變化，即是診脈的原理。

3.5.3.3 脈診的部位

切脈的部位，一般在兩手掌後橈動脈搏動處。

分三部，以掌後高骨作標誌，定爲「關」，關之前名「寸」，關之後名「尺」，兩手寸關尺共六部，稱爲左寸、左關、左尺；右寸、右關、右尺。

六部能測內臟之氣。左寸候心和心包絡，左關候肝和膽，左尺候腎和膀胱；右寸候肺，右關候脾和胃，右尺候腎和命門、大腸。

診脈部位：三部九候的演進，寸口脈的分部。

3.5.3.4 脈診的操作

1. 指法：

(1) 布指：中指定關、高矮調疏密、小兒一指定三關、三指平齊呈弓狀、指腹按脈。

(2) 運指：舉、按、尋；總按、單按。以食指、中指、無名指輕按、重按，或單按、總按，以尋求脈象。

3.5.3.5 脈象要素

脈象構成，不外位、數、形、勢四項，位即位置，上下前後；數即至數，快慢節律，形即形態，高低寬窄斂散；勢即來勢，力度與流利度與緊張度。

切脈的重點，在認清脈象，而脈象尤重比較。

3.5.3.6 生理脈象

又稱平脈、常脈。基本形象如下：

位：三部有脈，不浮不沉；數：不遲不數，節律均勻；形：不大不小，不長不短；勢：來去從容，和緩有力。

3.5.3.7 病理脈象

一般而言，脈象分爲二十八種，分別爲：浮、沉、遲、數、滑、澀、虛、實、長、短、洪、微、緊、緩、芤、弦、革、勞、濡、弱、細、散、伏、動、促、結、代、疾。

這些脈象，大多是相對的，如以浮和沉定表裡，遲和數分寒熱，滑和澀別虛實，其他都可從此六脈化出。例如：浮而極有力，如按鼓皮爲革；浮而極無力，如棉在水爲濡。沉而按之著骨始得爲伏；沉而堅實爲牢。浮中沉均有力應指幅幅然爲實；浮中沉均無力，應指豁豁然爲虛；浮取大，按之中空，如慈蔥爲芤。遲而細短，往來澀至爲澀；一息四至，往來和勻爲緩；緩而時止爲結；數而在關、無頭無尾爲動；數而時一止爲促，每一息七八至爲疾；遲數不定，止有常數爲代；至數不齊，按之浮亂爲散。滑而如按琴弦爲弦；來往有力如轉索爲緊；不小不大，如循長竿爲長；來盛去衰，來大去長爲洪；澀而極細軟，按之欲絕爲微；如微而細爲細；如豆型應指即回爲短。因此，浮沉、遲數、滑澀適二十八脈的綱領，學習切脈應當從這六綱領入手，比較容易體會和理解。

二十八脈極少單獨出現，常見兼脈有以下幾種：浮緊、浮緩、浮滑、浮數、浮遲、浮大。沉緊、沉滑、沉弦、沉細、沉微。遲緩、遲澀。滑數、弦數、洪數、細數。濡數、濡細、濡滑、濡澀、濡緩。虛細、虛數、虛弦。微細、微弱。弦緊、弦細。細緊、細遲。三種脈同時出現的亦不少見，如浮緊數、浮滑數、沉細而微等。

辨別二十八脈不是簡單的事，所謂「心中了了，指下難明」，必須通過臨症慢慢體會，「熟讀王叔和，不如臨證多」。前人作有「二十八脈總括」的口訣以便記誦，茲錄如下：「浮行皮膚，沉行肉骨。浮沉既諳，遲數當覺，三至爲遲，六至爲數。浮沉遲數，各有虛實，無力爲虛，有力爲實。遲數既明，部位須識，濡浮無力，弱沉無力（即浮而無力爲濡，沉而無力爲弱）。沉極爲牢，浮極爲革。三部皆小，微脈可考，三部皆大，散脈可會。其名曰伏，不見於浮，惟中無力，其名曰芤。部位既明，至數宜晰，四至爲緩，七至爲疾。數止曰促，緩止曰結。至數既識，形狀當別，緊粗而彈，弦細而直。長則迢迢，短則縮縮。謂之洪者，來盛去衰；謂之動者，動搖不移；謂之滑者，流利往來；謂之澀者，進退艱哉；謂之細者，狀如絲然；謂之代者，如數止焉，代非細類，至數無時。大附於洪，小欲細同。」

3.6 辨證

「辨證」是中醫學的特點，有廣義與狹義之分：廣義的辨證，是中醫認識疾病的過程與方式；狹義的辨證，專指辨別中醫的證候。

辨證是爲了「論治」，依據辨證的結果研議治療方法，稱爲「辨證論治」。

3.6.1 辨證的涵義與特性

雖然「辨證」是中醫特有的思維，卻早已深入東方人的文化與生活。我們常在生活中進行著「辨證」而不自知。

舉例來說，分別體質屬於冷底或燥熱、常易發怒是肝火大、鬱悶時會出現「氣不順」感、大病或過勞後人呈現很「虛」的狀態、又或者吃完麻辣鍋、炸花生後口乾舌燥胃火旺的感覺，這些概念姑且不論正確性，確實是辨證最基本、重要的內容。

有趣的是，非但中醫與民眾使用這些概念，現代醫學在遭遇無法解釋的個體差異，或難以處理的慢性症狀時，也往往有意無意的使用體質、人太虛等來解釋病情。

辨證是長期臨床實踐的總結與累積，從實用與生活化的角度出發，所形成的知識體系，有著不可取代的優勢。

3.6.1.1 辨證的特性

「一種米養百種人」，每個機體都是獨一無二的，世上沒有體質完全相同的兩個人。人的性別、年齡、生活的地域、氣候、家庭、飲食、作息、職業、情緒等，都是影響疾病的參數，人不同，罹患相同的病，臨床的表現並不會完全一樣；而同一種疾病，在初期、中期與末期，亦會有不同的表現。

辨證的精神，就是重視個體的差異，罹患的疾病相同，但證候不同，治法就不同，即所謂的「同病異治」；罹患的疾病不同，但證候相同，治法就相同，即所謂的「異病同治」。

所以「辨證論治」，又可稱爲「個體化的治療」。

3.6.2.2 辨證的證

古時「證」與「証」字相通。《說文》云：「證，告也。」登高、登堂而言，是秉告與昭告之義，所言必定愼重；《說文》又云：「証，諫也。」以言正之，用言語糾正錯誤，所言則必當公正客觀。

是故，證與証，都可引申出事實，公正的意涵。後世「証」逐漸被「證」取代，成爲了證的俗體字。

前已言，辨證有廣義與狹義之分。

廣義的辨證，是中醫認識疾病的過程與方式，這裡的證字可作「證據」解，象徵列舉事實與表明公正的精神，據證而辨，故謂辨證。

狹義的辨證，專指辨別中醫的證候，證字當「證候」解，「證候」是中醫特有的術語。

3.6.3 辨證的內容

3.6.3.1 廣義的辨證

辨證作爲中醫認識疾病的過程，指的是「在中醫思維下完整的四診收集，並運用中醫生理、病理學的知識，對所收集的症狀與體徵進行歸納、推理，辨明其性質與內在的聯繫，最後確立出機體的狀態和疾病的本質。」

換句話說，辨證實際上就是中醫診斷的核心。

中醫診斷，是辨病辨證同時進行，相互參酌，辨病指導辨證，辨證充實辨病，但無疑辨證的角色更加重要。辨證其實包含了西醫辨病的思維。

作爲中醫認識疾病方式，辨證是「在中醫思維下進行的比較與分類」。

無論是一個症狀，一項體徵，一種疾病，中醫都能以辨證的方式來進行比較與分類。比如咳嗽，比較痰稀或稠可分爲寒咳或熱咳、比較痰的多或寡可分爲濕咳或燥咳；比較病程的長短與伴隨症狀，又可分爲外感咳嗽或內傷咳嗽。推而廣之，一個疾病，中醫能將之分爲陰病或陽病。

病情是變動多樣的，辨證透過比較與分類，更能準確的釐清病情。

3.6.3.2 狹義的辨證

狹義的辨證，在辨別「證候」。

「證候」即是機體所處的狀態，是機體遭遇病邪後，因發生變化而產生的一種概括。

3.6.3.3 證候

證候具體的內容，離不開因、位、性、勢四大項。

因是病因，罹病的原因。傳統中醫認爲能造成疾病的原因不外三類，外感六淫的外因，內傷七情的內因，以及飲食起居、蟲獸咬傷、跌仆損傷的不內外因，稱三因括約，現亦習將痰、瘀等病理產物歸作病因。

位是病位，發病的部位。主要是臟腑、經絡、上中下三焦及氣血。

性是病性，疾病的性質，包括疾病的特性與本質。例如寒涼或溫熱、乾燥或潮濕等。

勢是病勢，正邪間的進退消長、機體的虛實變化。

對「證候」以特定術語進行概括，即形成「證名」，例如肝陰虛、肝腎陰虛、肝腎陰虛夾濕、風寒犯肺、血虛動風等等，都是中醫臨床常見的證名。其中臨床較爲常見、且以具完整規範的證名，則稱爲「證型」。

辨證的方法有多種，主要有八綱辨證、病因辨證、氣血津液辨證、臟腑辨證、衛氣營血辨證、三焦辨證、六經辨證等。其中八綱辨證是各種辨證的總綱。

各種辨證既各有其特點和適應範圍，又相互聯繫，並且都是在八綱辨證的基礎上加以深化。

3.6.4 八綱辨證

八綱，指的是陰陽，表裡，寒熱，虛實四類概念。二綱六變

3.6.4.1 辨陰陽

陰陽是八綱的總綱，運用範圍最廣，可以是整個病情的概括，也可用於分析歸納一個症狀。

表證、實證、熱證，可概括為陽證；裡證、虛證、寒證，可概括為陰證。

凡具有興奮、充實、亢進、剛強、溫熱、向外、向上、易見、變化快等性質者，均屬陽；凡具有抑制、鬆弛、衰退、柔弱、寒冷、向內、向下、不易發現、變化慢等性質者，都屬陰。

臨床特徵如下：

1. 陰證

(1) 望：面色蒼白或黯淡，精神萎靡，蜷臥，舌質淡胖嫩。

(2) 聞：語聲低怯少言，呼吸氣短、排出物氣味腥。

(3) 問：倦怠、無力、身重，畏冷肢涼，飲食少，口淡無味，大便溏薄，小便清長或短少，不煩不渴。

(4) 切：腹痛喜按；脈沉、微、細、澀、無力。

2. 陽證

(1) 望：面色紅赤，唇裂舌紅，苔老而實，舌質紅絳。

(2) 聞：語聲壯厲，氣粗多言、甚或狂叫；痰鳴喘促，排出物氣味穢惡重濁。

(3) 問：煩躁不安，多怒，身熱。大便秘結，小便短赤澀痛，口乾渴飲，口苦，惡食。

(4) 切：腹痛拒按；脈浮、洪、數、大、有力。

陽盛則熱，陰盛則寒。陽虛則外寒，陰虛則內熱，陰陽變化多端，但不離盈虛消長之理，可以推斷知之。

3.6.4.2 辨表裡

辨表裡，是分析發病部位的深淺、內外。

1. 表證：

部位：皮毛、經絡；證候：發熱惡寒，頭身痛，鼻塞，肢痠；脈象：浮；舌苔薄白。

2. 裡證：

部位：臟腑；證候：壯熱，煩躁，口渴，便秘或下利，小便短赤；脈象：沉；舌苔：舌質紅，苔黃或灰。

3.6.4.3 辨寒熱

辨寒熱，屬於病的性質，治療上寒者熱之，熱者寒之。

1. 寒證：

(1) 望：面色蒼白，唇淡或青紫，爪甲青紫，舌質淡胖嫩，舌苔無，或有嫩白苔，滑而濕潤，喜蜷縮而臥，沉靜不言。

(2) 聞：靜而少言，排泄物氣腥。

(3) 問：口不渴，喜熱食，小便清長，大便溏瀉。

(4) 切：脈沉細遲緩無力，手足厥冷。

2. 熱證：

(1) 望：面紅目赤，煩躁不安，開目欲見人，喜伸足仰臥，身輕易轉動，唇焦或紅腫，爪甲紅紫，舌質堅練蒼老，舌苔粗黃而乾，或生芒刺，或乾黑。

(2) 聞：煩而多言，排泄物惡臭。

(3) 問：口渴喜冷，便祕，尿短赤。

(4) 切：脈浮數有力，手足溫。

3.6.4.4 辨虛實

虛實是辨別病體邪正盛衰的兩大綱領，虛是指正氣不足，實是指邪氣有餘，《素問‧通評虛實論》說：「邪氣盛則實，精氣奪則虛」。

治療上實者攻之，虛者補之。若辨證不確，虛實鑑別不清，容易發生虛虛實實之錯誤。

1. 虛證

(1) 望：精神萎靡不振，舌淡胖嫩。

(2) 聞：聲低氣短，息微。

(3) 問：病程長，痛處喜按，大便不實，小便清長。

(4) 切：脈細弱無力。

2. 實證

(1) 望：精神尚佳，或興奮煩躁，舌質蒼老。

(2) 聞：聲高氣壯息粗。

(3) 問：新病，病程短，痛處拒按，大便秘積，小便短赤。

(4) 切：脈實有力。

3.6.5 其他辨證模式

其他另有氣血辨證、病因辨證、臟腑辨證、六經辨證、三焦辨證、衛氣營血辨證等模式，原則與上述內容相似。

第四章 舌診自動分析

4.0 前言

「維醫之爲道，闡微窮奧，首重於診。」中醫診斷爲連結中醫基礎理論與臨床應用之重要關鍵，正確診斷實爲有效治療之重要依據。中醫診斷精髓在於「辨證論治」，有效治療之前提爲正確診斷病證，而辨證以望、聞、問、切四診爲依據，舌診居四診之首，爲中醫望診之重要項目。

臨床上，醫師多依個人知識與經驗，透過眼睛觀察舌頭各部位顏色深淺、整體形態及唾液多寡等特徵而推斷病人身體主要病症，其結果易囿於知識、經驗、思維模式、診斷技巧、對顏色感知及詮釋等主觀判定影響，不同醫師對同一舌象可能做出互異判斷，重複性不佳，因此如何獲得可靠斷症結果，爲一重要課題；自動化舌診系統歷經技術開發、技術驗證與技術應用三個階段，兼具臨床診斷、教育學習功能，其初旨雖爲彌補人眼判定主觀，一致性不佳之弱點，惟於其系統發展日趨穩定、特徵擷取種類愈多樣及定量分析結果更詳細後，已由被動傳承轉化爲積極創新，透過大規模對各類舌象證型進行影像擷取、分析、統計及歸納，提出針對特定疾病之中醫嶄新理論，進而使傳統舌診斷症更爲完善，亦期結合中醫四診，令辨證結果兼顧各病徵，提供四診合一之整體診斷結論。

本章即針對基本數位影像原理、人眼視覺特性及舌診自動分析程序加以介紹，並就自動化舌診系統之特徵擷取與中醫師判斷一致性進行比較，提供自動化判讀之可靠度數據，最後將其目前技術應用進行介紹，希望讀者具備電腦處理之素養後，於臨床診治上使用此自動化舌診系統輔助，使醫師在診斷時更具信心，俾利後續透過科學化舌診，對特定疾病進行斷症。

4.1 數位影像基本介紹

4.1.1 色彩空間

人眼所能感知光線顏色之頻率範圍稱為可見光譜，可見光譜之色彩範圍構成一色彩空間，常以紅、綠、藍（RGB）三原色光模式及青綠、洋紅、黃（CMY）印刷三原色模式等色彩空間表示。

以光源投射時所使用色彩屬於「疊加型」（additive color）原色系統，此系統中包含紅、綠、藍三種原色，亦稱為「三原色」。使用三種原色可以產生其他顏色，例如紅色與綠色混合可以產生黃色或橙色，綠色與藍色混合可以產生青綠色（Cyan），藍色與紅色混合可以產生紫色或洋紅（Magenta）。若將此三原色等量重疊時，則會呈現白色。

以反射光源或印刷顏料所使用色彩屬於「消減型」（subtractive color）原色系統，此系統中包含黃色、青綠色（Cyan）、洋紅（Magenta）三種原色。當三種原色混合時可以產生其他顏色，例如黃色與青綠色混合可以產生綠色，黃色與洋紅色混合可以產生紅色，洋紅色與青綠色混合可以產生藍色。當這三種原色以等比例疊加在一起時，理論上會呈現黑色，但實際上會呈現濁褐色。所以在實際印刷技術上，人們採用了第四種顏色一黑色，以彌補三原色之不足。這套原色系統常被稱為「CMYK色彩空間」，亦即由青（C）洋紅（M）黃（Y）以及黑（K）所組合出之色彩系統。（本章圖片可參見書末彩圖）

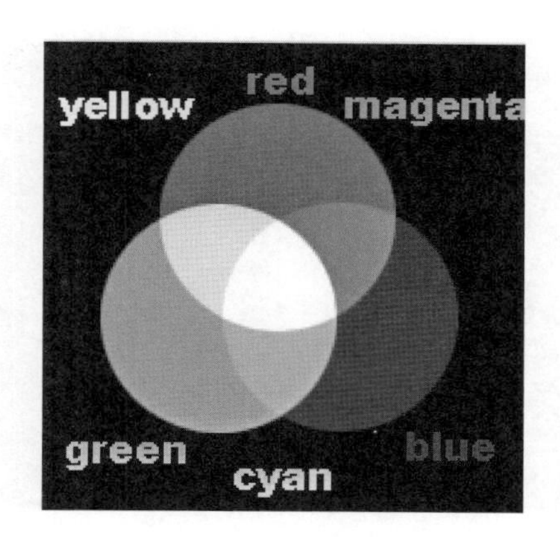

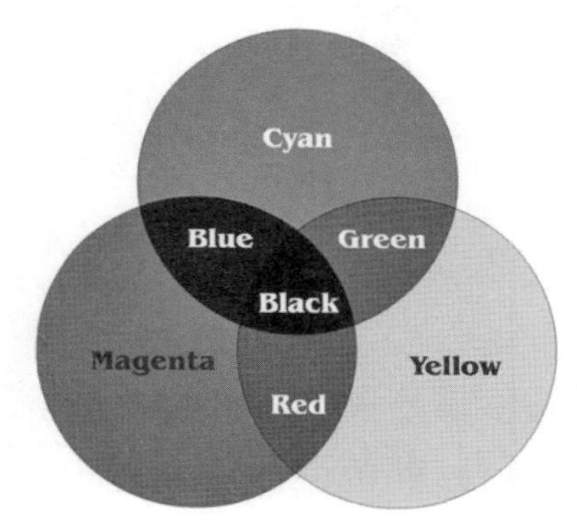

圖1　RGB及CMYK色彩空間。

4.1.2 像素

像素（pixel：picture element），又稱畫素、圖素，是組成數位影像之最小單位，以一張800×600影像為例，它是由橫向800個像素，縱向600個像素，共480,000個像素所組成。一張二維影像中之任何像素，均可藉由X軸及Y軸座標而決定。

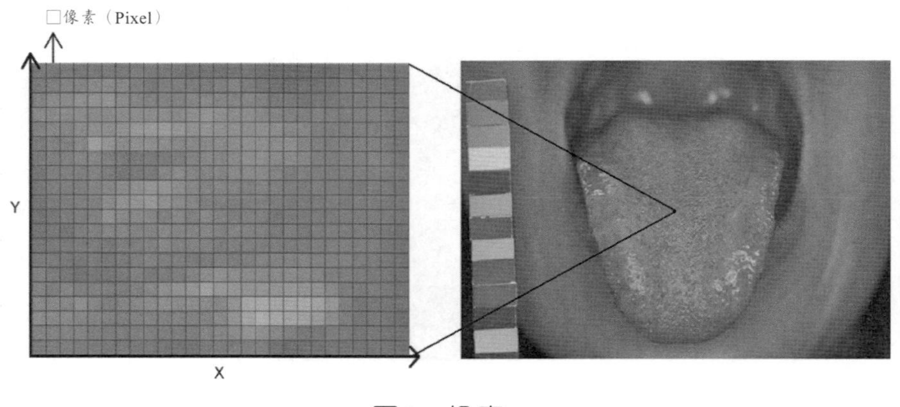

圖2　像素。

4.1.3 像素色度與亮度

每一個像素具有三個色彩分量，每一色彩分量之數值稱為色度值，色度值多介於0～255間，圖3以紅色色度值為例，0代表完全不存在紅色成分，而255則代表可能之最大紅色成分。

圖3　像素紅色色度值與紅色顯示間之關係。

每個像素均具對應之亮度值，像素亮度值亦多介於0與255之間，亮度值愈大，則呈現之像素愈亮，反之，亮度值愈靠近0，則顯示之像素愈暗，如圖4所示。

圖4　像素亮度值與顯示亮度間之關係。

4.1.4 顏色深度

顏色深度代表所能呈現之顏色多寡，顏色深度越大，可表示之顏色愈多。以黑白影像爲例，因爲像素非暗即亮，只有兩種可能變化，以兩個不同值0及1即可代表不同顏色，共需要1位二進位數來表示（$2^1 = 2$），故顏色深度爲1；灰階影像由全暗（像素值爲0）至全亮（像素值爲255）共有256種不同像素亮度變化，每一像素需要8位二進位數表示其灰階值（$2^8 = 256$）因此顏色深度爲8；彩色影像共有紅、綠、藍三顏色成分，每一顏色成分各有256種可能值，換言之，每一像素共有256×256×256種不同組合，共需24位二進位數表示，因此其顏色深度爲24，如圖5、圖6所示。

4.1.5 解析度

解析度越高代表影像品質越好，越能呈現更多細節，如圖5、圖7所示。解析度常以每英吋中所包含之像素數目（dpi, dots per inch）加以表示，常見雷射印表機之解析度多介於300～600 dpi，螢幕之解析度則約爲75 dpi。

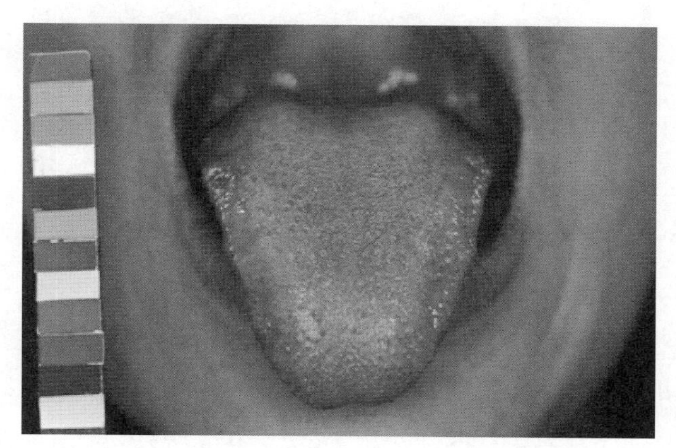

圖5　影像之顏色深度與解析度，顏色深度為8、解析度為427×284 pixel。

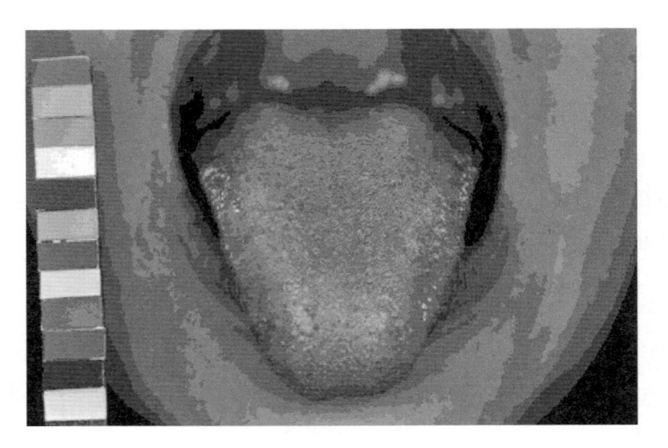

圖6　顏色深度為4、解析度為427×284 pixel。

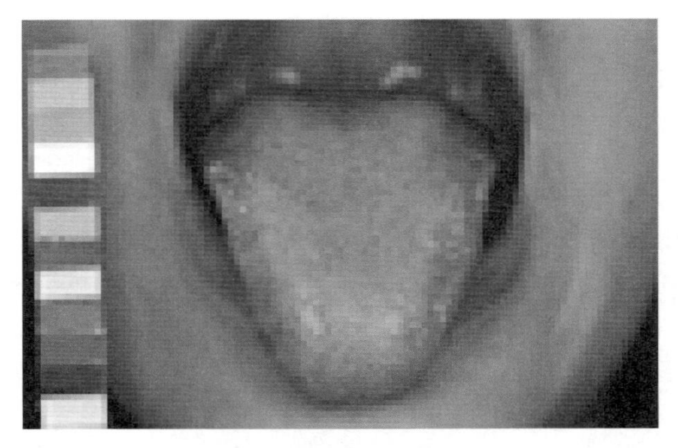

圖7　顏色深度為8、解析度為106×71 pixel。

4.1.6 白平衡

爲一色彩校正技術。影像拍攝時，常因光源所提供之顏色成分不均勻，導致所擷取之影像顏色失眞，白平衡旨在補償此一色彩差異，使白色物體於不同之成像環境中，不受光源影響，仍能忠實呈現白色，圖8顯示一未經白平衡處理之原始影像，圖9則爲同一影像經白平衡補償色差後之結果。

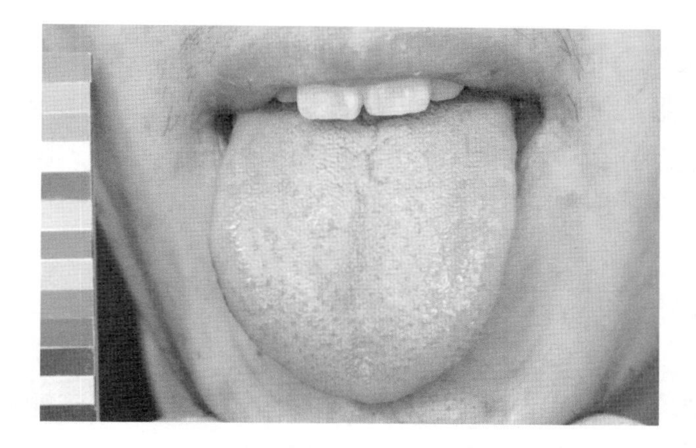

圖8　未經白平衡處理之舌部原始影像。

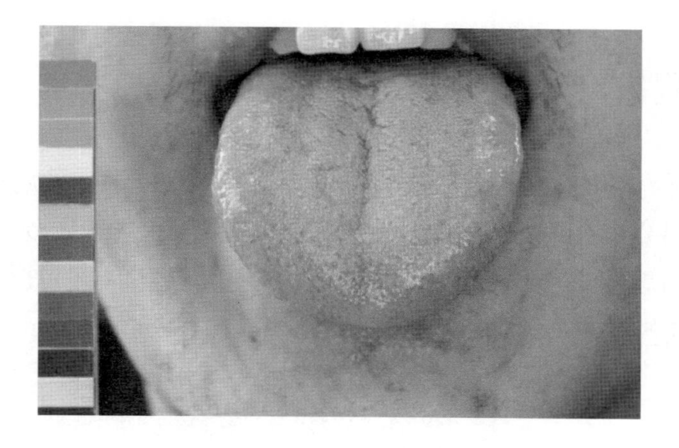

圖9　經自動白平衡校正後之舌部影像。

4.2 人類視覺特性

眼睛是人類之視覺器官，視網膜上視覺細胞將入射光線轉換爲電流後，傳送至大腦枕葉距狀區之視皮層產生視覺，舌診透過眼睛觀察舌頭各部位特徵以進行診斷，因此，瞭解人類視覺特性及限制，將有助於對所感知舌頭影像正確之詮釋。

4.2.1 視覺敏感

視覺敏感度乃人眼從一定距離對視野內物體進行正確觀察與辨別之程度，認知光線明暗、距離遠近、圖像正反及空間關係，並配合語言功能產生正確視覺認知。

4.2.2 視覺錯覺

視覺錯覺導因於大腦對感知影像解讀錯誤，大致可區分爲以下五類：

1. 亮度錯覺（Illusion of Brightness）：對亮度之感知受周圍像素明暗影響而產生錯誤詮釋，圖10中間兩方塊之亮度均相同，但被較亮周邊環繞者視覺感知較被較暗周邊環繞者爲暗。

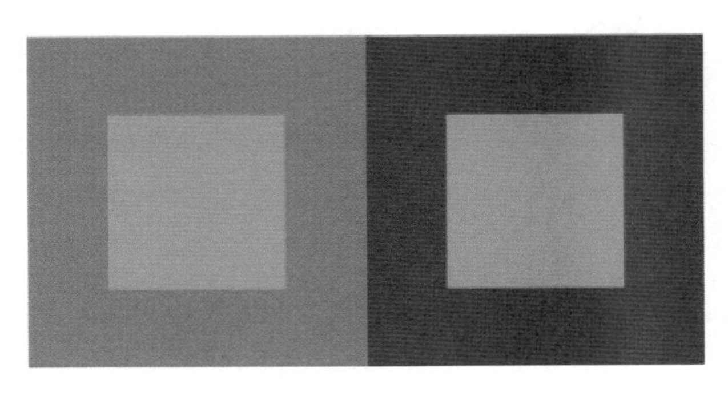

圖10　左側中間方塊之亮度感覺較右側為暗。

2. 顏色錯覺（Illusion of Color）：視覺對顏色之詮釋亦受四周像素顏色影響，如圖11所示。

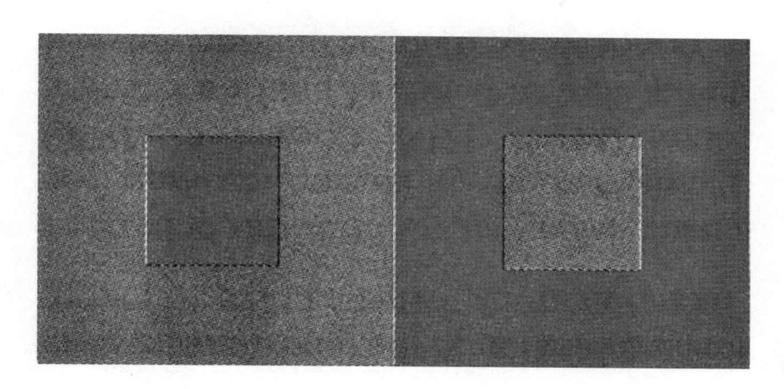

圖11　左側中間紅色方塊會看起來感覺較右側紅色背景為亮，其實兩者顏色成分完全相同。

3. 輪廓錯覺（Illusion of Contour）：沒有輪廓之圖形被賦予輪廓，如圖12所示。

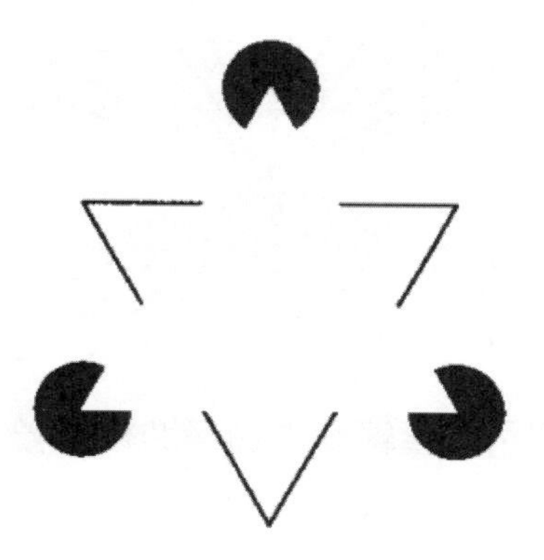

圖12　雖然沒有明確線段將三角形劃分出來，但仍可明確感知三角形範圍。

4. 運動錯覺（Illusion of Movement）：錯誤判斷物體移動方向，如圖13所示。

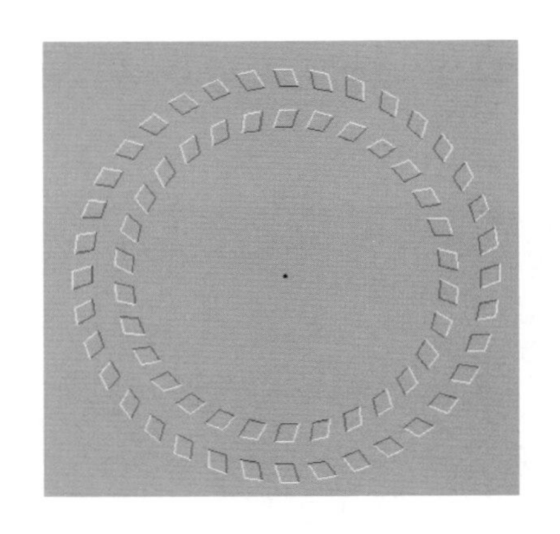

圖13 注視圖中心的黑點，然後向前向後移動觀察，會發現內圈及外圈以不同方向旋轉。

5. 空間位置錯覺（Geometrical Illusion）：幾何（大小、角度、長度）錯覺，如圖14所示。

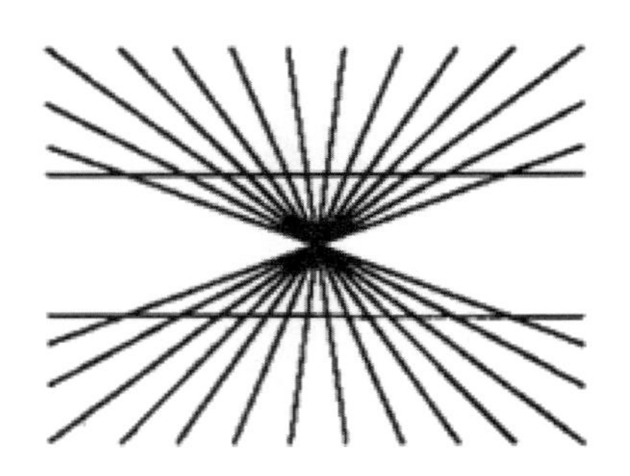

圖14 中間兩條平行直線受周遭輔助線影響，看似不平行。

望診主要仰賴醫師視覺觀察而做出診斷，易受限於人眼感知錯覺，而導致舌面特徵之明暗、顏色、大小、角度及長度等誤判，進而影響斷症之正確及論治之有效，舌部之自動分析將可彌補此一缺失，可靠地擷取具高度一致性特徵，提供醫師望診參考。

4.3 第一階段：技術開發—自動化舌診系統

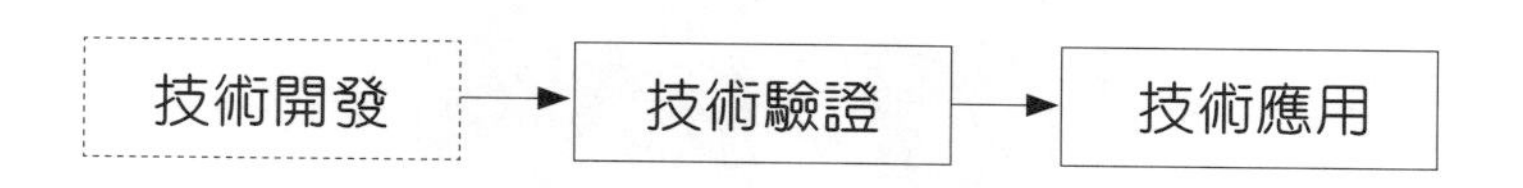

一個自動化舌診系統共包括舌部影像之擷取及分析兩大部分，高品質且穩定之影像擷取將可提高後續舌部影像分析之正確性；於環境光源、主光源色溫及取像硬體（相機種類、解析度、快門、光圈及白平衡等設定）等變因之影響下，一致且穩定之影像擷取結果有賴色彩及亮度之校正，以補償前述各項變因；而舌部影像之分析更可細分爲舌部區域分割及特徵擷取兩步驟，舌部區域之分割旨在將主標的物—舌頭以外之其他與舌診無關部分去除，俾利後續特徵擷取步驟針對剩餘之舌部區域，進行特徵辨識及擷取。以下就自動化舌診系統之各關鍵步驟，加以論述。

4.3.1 取像環境

1. 主照明光源

不同光源具有不同「色溫」，因此，同一物體於日光、鎢絲燈、鹵素燈、或日光燈等照射下均呈現不同顏色，一般認爲光源色溫愈接近日光者，所呈現之顏色愈接近自然光；考量光源之色溫、體積及耗電量，因此採用可裝載於相機鏡頭之環形LED做爲主照明光源，如圖15所示。

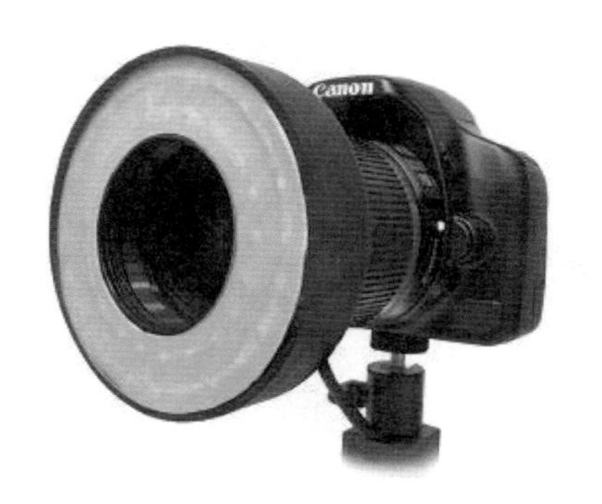

圖15　裝載於相機鏡頭之環形LED燈。

2. 光源擺設

舌診儀（圖16）包括置放下巴之舌診檢查部及架設相機之支撐部分，二者間以軌道連接，可視相機及鏡頭種類，彈性移動相機支撐部，改變其與舌診檢查部間距離；校正色卡位於舌診檢查部右側，由12個標準色塊構成，藉由比較預存之標準色塊值與相機所擷取影像中之色塊值，可提供整張影像亮度及顏色校正之參考。

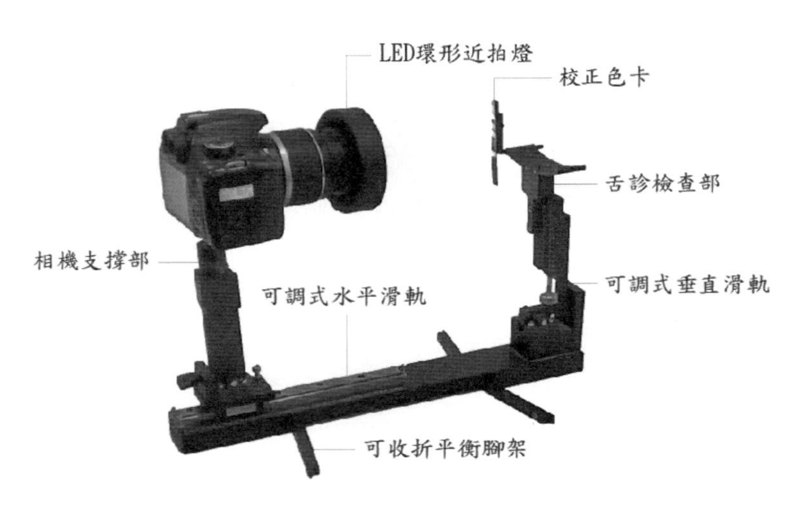

圖16　舌診儀之介紹。

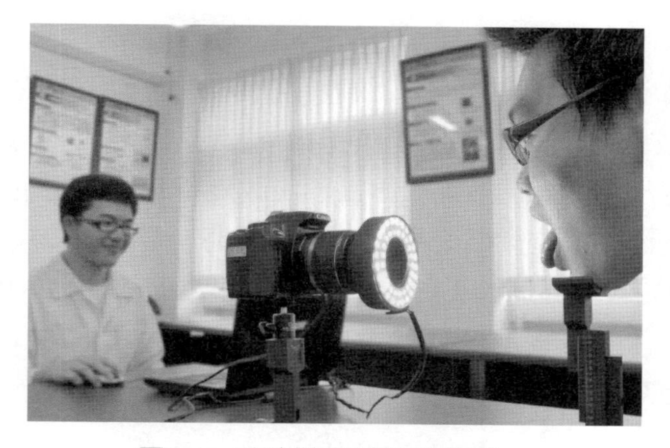

圖17　舌診儀實際拍攝情形。

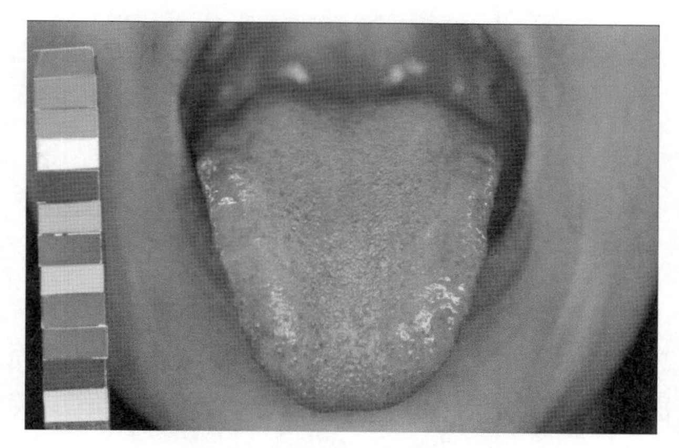

圖18　擷取之舌部影像。

3. 相機設定

頭部位透過相機擷取數位影像，相機之相關設定及鏡頭之選擇，諸如快門、光圈、感光度、解析度、焦距、白平衡及輔助光源，將會影響成像之亮度、尺寸、顏色表現及畫質，經多次實測後，所採用之相機相關參數如下：快門1/30秒、光圈F8.0、感光度400、解析度42722848、焦距55MM、自動白平衡及閃光燈關閉。

4. 灰卡

自然場景多由各種不同明暗區域所組成，一典型場景之平均亮度約對應至18%之灰階，因此標準灰卡即具有18%之灰階，除針對每張影像以標準色卡進行亮度及色度校正外，於拍攝環境改變時，例如由室內移往室外，自動化舌診系統亦需進行標準亮度之重新設定，藉助標準灰卡標定周遭光源亮度，以設定後續亮度校正所依據之標準亮度值，如圖19所示。

圖19　具有18%灰階之標準灰卡。

5. 色卡

色卡（圖20）所為色彩於特定材質，諸如紙張、塑膠等之體現，常見於色彩選擇、比對、溝通及色彩供應鏈管理工具等應用。國際上常使用色彩標準包括柯達Q-13、Tien Q-13、PantoneGP1202、Macbeth與瑞典QP-Card。系統採用自瑞典QP card201色卡從其中所擷取12種顏色。

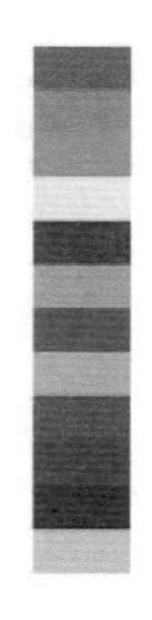

圖20　色卡。

6. 亮度校正

亮度校正之目的在使所有擷取之影像不受環境及取像設備等變因影響，均維持恆定之亮度表現，圖21所示爲經相機擷取之原始舌診影像，而圖22則爲經亮度校正處理後所獲得亮度補償之影像。

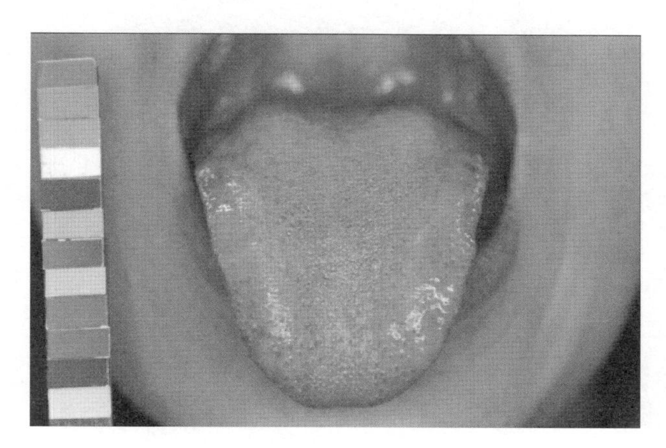

圖21　經相機擷取之原始舌診影像。

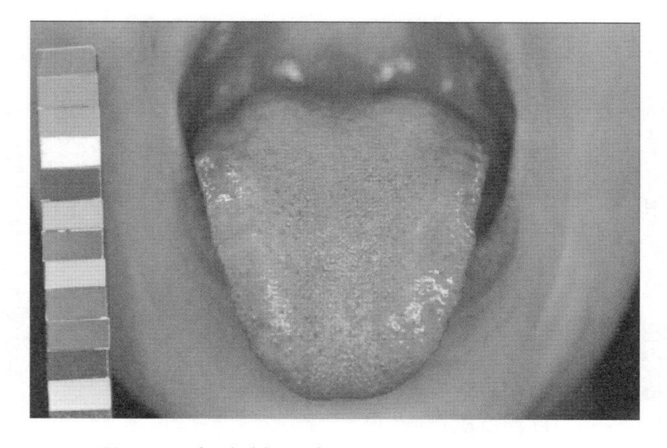

圖22　亮度校正處理後之舌診影像。

7. 色彩校正

色彩校正之目的在使所有擷取之影像，不受環境及取像設備等變因影響，均維持恆定之色彩表現；依舌診影像右側色卡所擷取之各色塊顏色值與預設之標準色塊顏色值比較結果，據以校正整張影像顏色，圖23爲將圖22之亮度校正後影像，再施加色彩校正處理，所獲得色彩補償之影像。

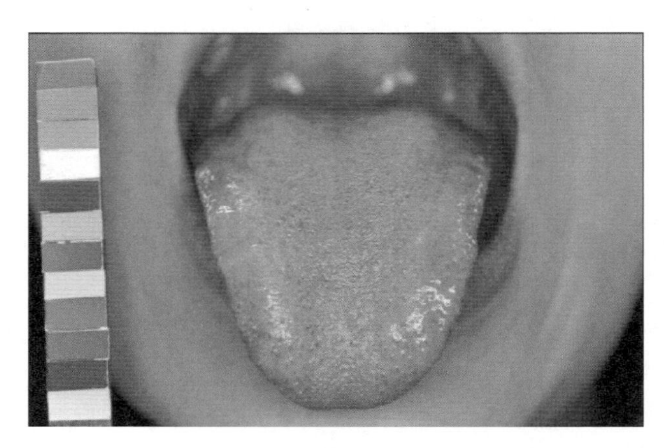

圖23　將圖22影像進行色彩校正後所獲得結果。

8. 前置問卷

舌診之自動化判讀除取像環境之配置、各項參數之設定、亮度及顏色之校正外，病患檢查前之自我審視程序亦十分重要，透過舌診取像前之前置問卷填寫，可排除染苔、刮除舌苔及藥物干擾等變因，有助於後續舌部影像之正確分析。

中醫舌診報告

病例號碼：　　姓名：　　床號：　　醫師：

檢查日期：____年____月____日____時____分

今日括過舌苔：□ 有 □ 無　　今日抽菸：□ 有 □ 無

對室內溫度：□ 寒 □ 涼 □ 適中 □ 溫 □ 熱

最近飲食時間：____時____分　　飲食溫度：□ 寒 □ 涼 □ 溫 □ 熱

飲食內容：

□ 食物：________顏色：________

□ 飲料：________顏色：________

□ 藥物：________顏色：________

□ 其他：________顏色：________

圖24　舌診取像前之前置問卷。

4.3.2 舌部影像自動分析

於擷取舌部影像及進行亮度、顏色校正後，藉由分析亮度及顏色補償之舌部影像中不同部位顏色分布、偵測牙齒區域、嘴唇與牙齒及舌頭邊緣、口腔內部不被光源照射之黑色區域，可初步決定舌部影像中包含舌頭之一矩形區域，再透過主動輪廓法則推導包圍舌頭邊緣之內、外曲線上控制點，經修正控制點位置以平滑化邊緣曲線，進而決定準確之舌頭區域；於舌頭區域辨識之前處理步驟成完後，即進入舌頭特徵擷取之核心處理，舌頭特徵之擷取主要係依舌頭區域中像素之色彩成分、位置、形狀、數目、舌頭區域之長寬比例及鄰近像素之色彩分布狀態等，做爲判定各項舌象特徵之準則，舌面主要觀察重點爲舌形、舌質和舌苔所構成之舌象，如圖26所示。舌質中，舌色包括淡白、偏淡、淡紅、偏紅、紅、絳、黯紫等

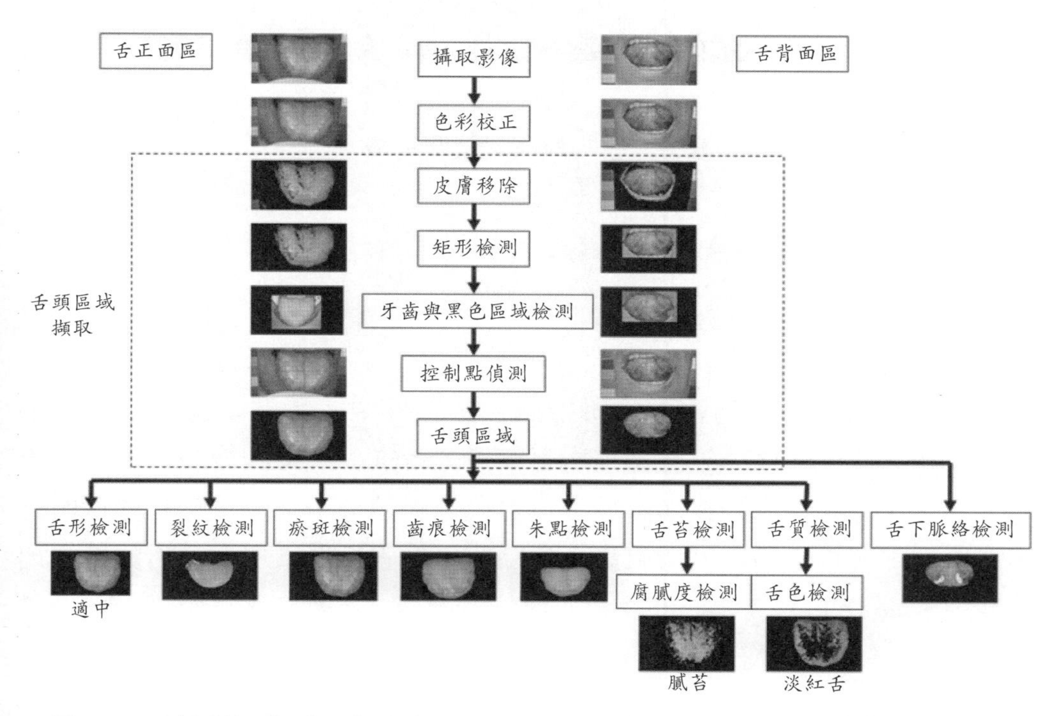

圖25　舌部影像自動分析共包括舌頭區域擷取及舌頭特徵辨識兩大部分。

及瘀斑、裂紋、齒痕及朱點等特徵；舌苔可區分爲白、黃、黑、膩、厚、薄、剝或無等。舌形計有中、胖、瘦及歪斜等；觀察舌象通常由明顯之異常特徵著手，以做爲辨證之依據。觀察舌下脈絡之變化，亦爲中醫舌診重要組成部分。由於舌下脈絡清晰，沒有皮膚覆蓋，故容易瞭解人體血氧飽和度、血液粘稠度、血液充盈度等相關狀態，並由此初步判斷身體患病情況。

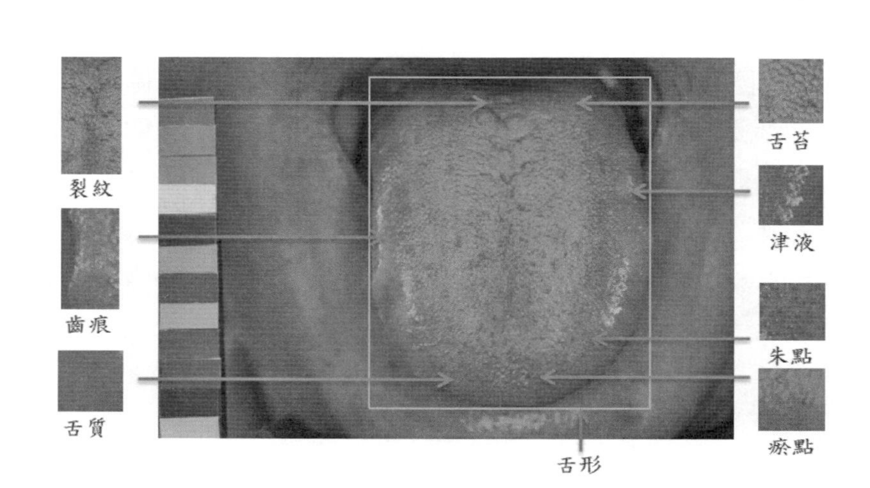

圖26　舌診觀察之重要特徵。

4.3.3 舌面影像分割

1. 檢測矩形區域

舌診觀察之主體爲舌頭，所拍攝舌診影像中，舌頭本體外之其他部分，諸如嘴唇、牙齒、下臉部皮膚等均需先行去除，俾利後續舌象特徵辨識之進行，先藉由去除皮膚區域後之黑色像素值分布，來決定包含舌頭之矩形區域，將矩形區域外所有影像清除，再針對矩形區域內之舌頭邊緣加以精細辨識。

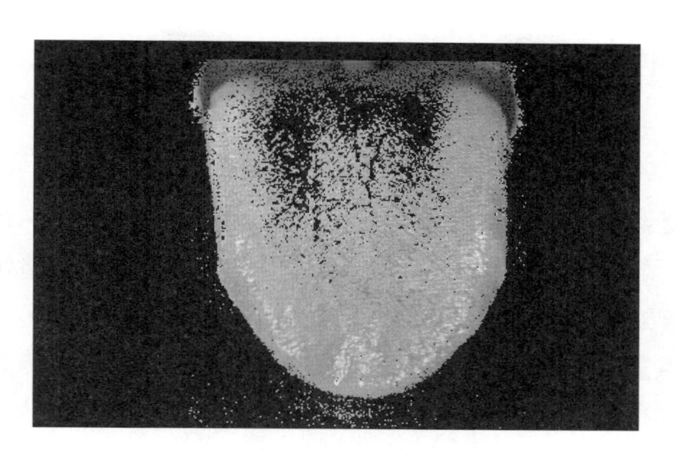

圖27　矩形區域影像。

2. 邊界檢定

透過主動輪廓法則，分別由舌面內側及外側相互逼近以偵測舌面邊緣，外部區域與口腔之交界經移除下臉部之皮膚區域後確定。經移除色卡後影像（圖27）之邊界測定舌面中心並使用極座標轉換，由外而內搜尋舌頭與皮膚交界處，如圖28所示。

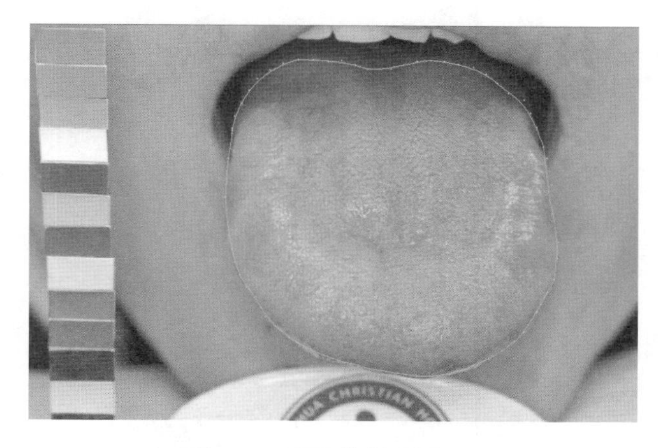

圖28　舌頭曲線影像。

4.3.4 舌面特徵辨識

1. 舌質與舌苔之分離

舌苔為覆蓋於舌體上之苔狀物質，依顏色常區分為白、黃、灰、黑或膩、厚、薄、剝、無等類型。舌質為舌之本體、舌之肌脈絡組織，由舌頭曲線影像（圖28）排除舌苔區域後，即為舌質區域。舌質與舌苔之分離可透過二者間色調值差異及舌苔亮度、飽和度均較舌質為高，做為辨識處理之準則。

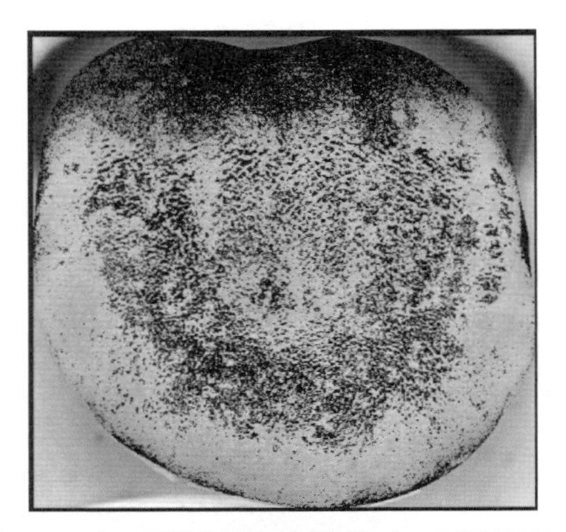

圖29　由舌頭影像分離後之舌質部分。

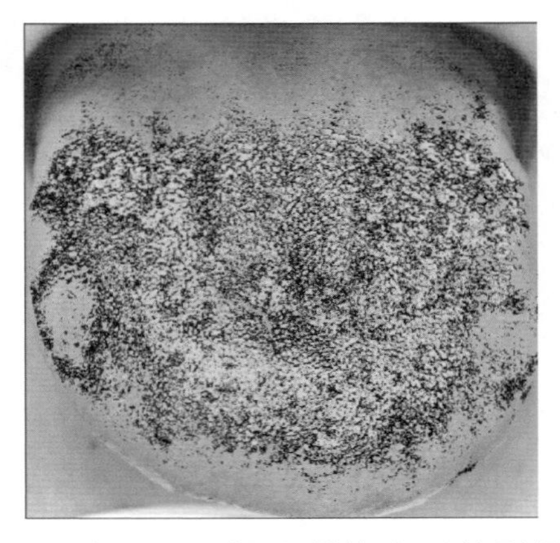

圖30　由舌頭影像分離後之舌苔影像。

2. 舌面特徵擷取

舌面裂紋（圖31）對應至舌面主體中亮度較低之像素，且像素空間分布呈現不規則之線條形狀，可依此偵測裂痕部位。瘀斑（圖32）為舌面主體上呈現紫黑、灰黑之像素所組成之小區域，瘀斑色調不僅與舌質相異，且飽和度偏高，亮度則偏低，可據此自舌質部分進一步分離出瘀斑。舌面齒痕（圖33）導因於舌體胖大，其邊緣受牙齒壓迫，產生深色波浪般起伏之紋理，齒痕多呈深紅或暗紅色，其綠色色彩分量較舌質及舌苔為低，可由像素之綠色色彩分量所佔比重而偵測齒痕部位。舌面朱點（圖34）對應至舌面上鮮紅色之凸點或小區塊，朱點之綠色色彩分量值小於其鄰近之舌質，且其飽和度較舌質為高，亮度偏低。舌面上津液（圖35）易反射光線，形成局部強烈反光區域，故舌面津液為對應至舌面上亮度值較高之反光區域。舌苔之腐膩度分析乃依據舌面上舌苔區域之分布，若舌苔區域集中且面積大為膩苔（圖36），舌苔區域分散且每區塊面積較小則為腐苔（圖37）。

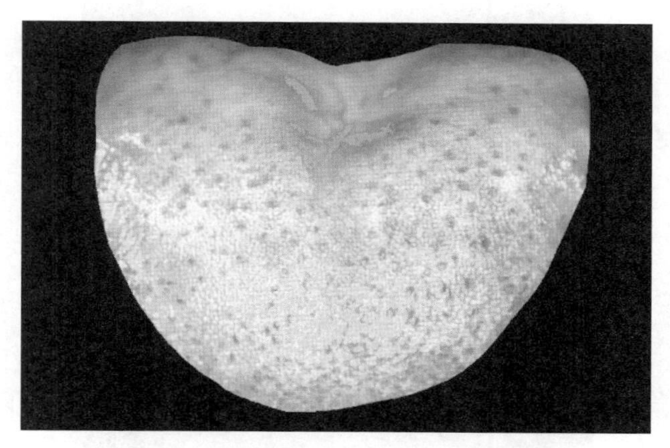

圖31　影像經檢測後所標示之裂紋部分。

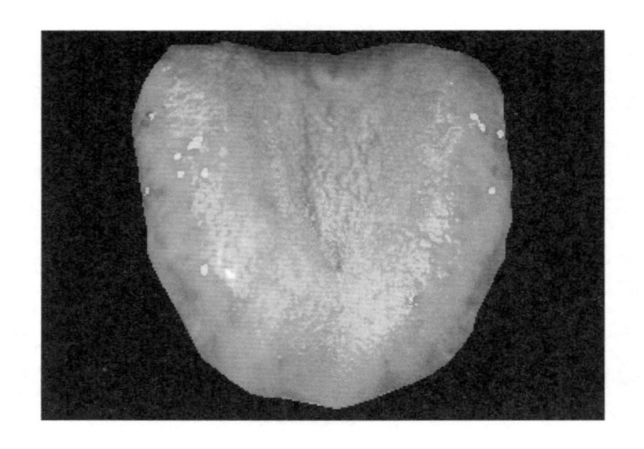

圖32　影像經檢測後所標示之瘀斑部分。

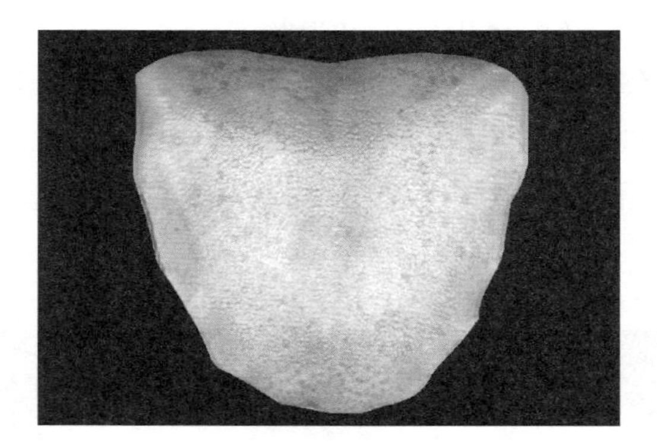

圖33　影像經檢測後所標示之齒痕部分。

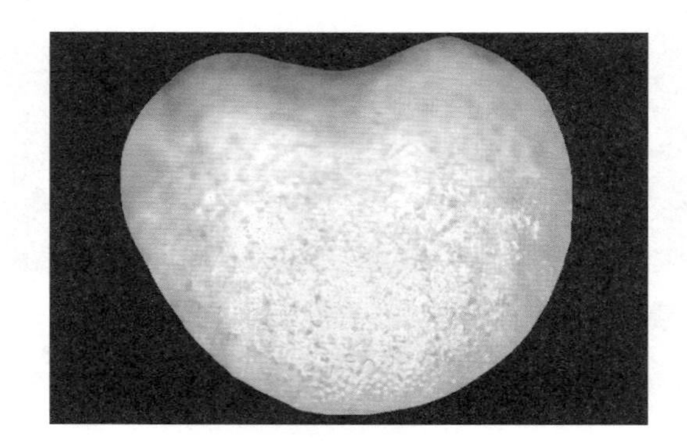

圖34　影像經檢測後所標示之朱點部分。

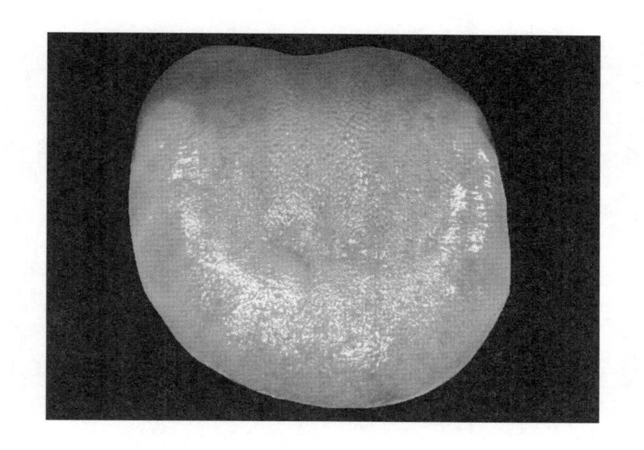

圖35　影像經檢測後所標示之津液部分。

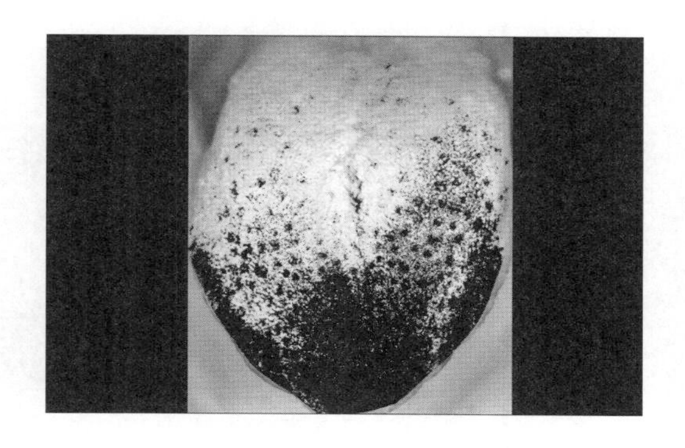

圖36　膩苔。

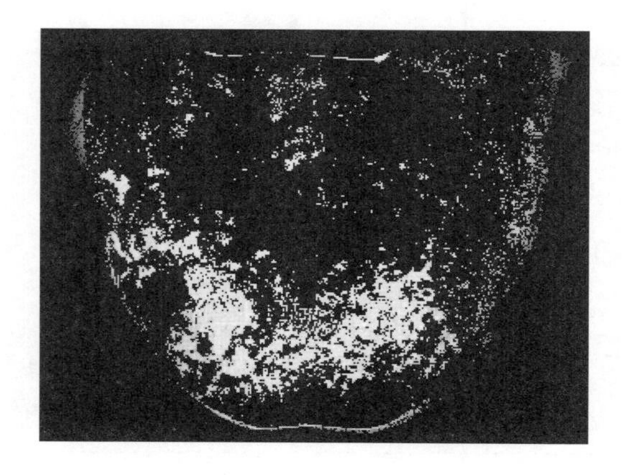

圖37　腐苔。

4.3.5 舌診報告表

自動化舌診系統除可辨識各項舌部特徵，提供醫師診斷參考外，並可輸出舌診報告表，交由醫院或病患收執存檔。

彰化基督教醫院中醫部
舌診報告

病歷號碼： ☐ 男 ☐ 女
姓名：
床號： 年齡：

檢查報告： 2012年8月26日 下午 11:08:02
今日刮過舌苔： ☐ 有 ☐ 無
飲食內容：
☐ 無 ☐ 有 種類：______ 顏色：______

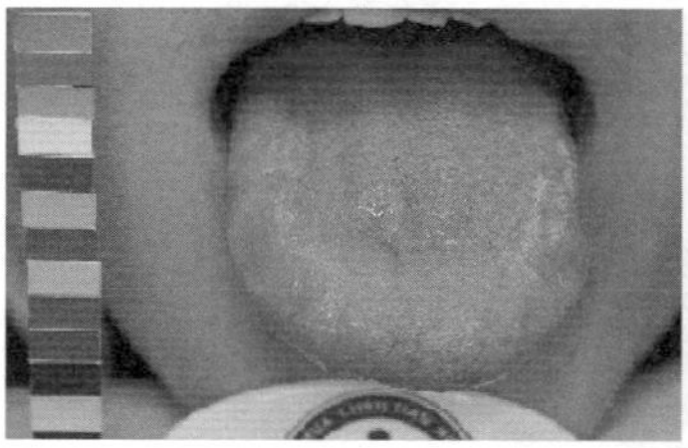

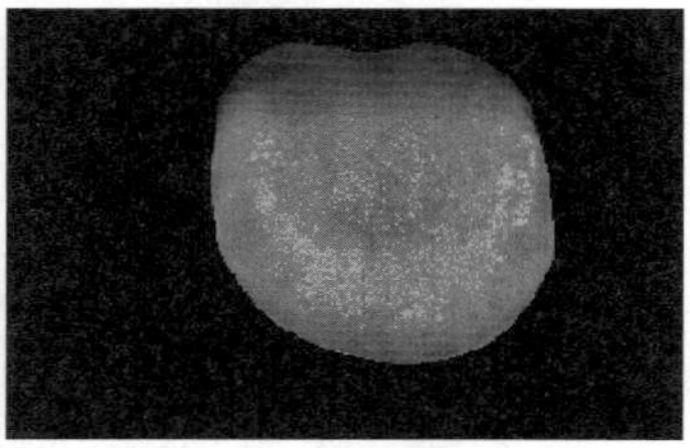

1. 舌型：
☐ 中 ☑ 胖 ☐ 瘦 ☐ 歪斜

2. 舌質：
☐ 淡白 ☐ 淡紅 ☐ 偏淡 ☐ 偏紅
☐ 紅 ☑ 絳 ☐ 黯
☐ 裂紋 ☐ 瘀點 ☐ 齒痕 ☐ 朱點

3. 舌苔：
☐ 白 ☑ 黃 ☐ 黑 ☐ 膩
☑ 厚 ☐ 薄 ☐ 剝 ☐ 無

4. 津液：
☑ 少 ☐ 平 ☐ 多

5. 舌下脈絡：
怒張： ☐ 是 ☐ 否
曲張： ☐ 是 ☐ 否
集結成珠： ☐ 是 ☐ 否

6. 舌象：

7. 備註：

8. 診斷：
診斷請與臨床配合症狀

技術員： *** 醫師：
2012年8月26日 下午 11:08:02

圖38 舌診報告表。

4.4 第二階段：技術驗證——一致性分析

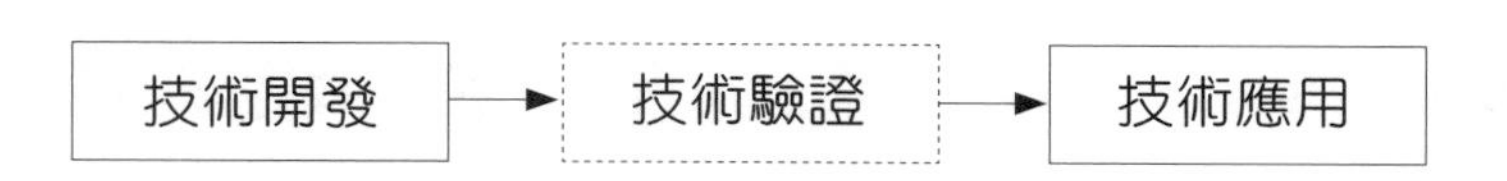

近年來，中醫於西方國家中揭開一波新潮流，於2007年美國政府統計中，美國民眾在Complementary and Alternative Medicine（CAM）中所支付之費用占美國整體健康管理開支1.5%，約爲339億美金，其中有220億是用於自我健康管理花費，另外119億則用於給傳統醫療診治或針灸等，而約有38%成年人利用CAM所經營之項目來照顧身體健康狀態，或透過CAM對疾病加以治療，且2002年美國統計超過62.1%之民眾在過去12個月內接受過CAM，而每年支出更高達兩百億美元、世界衛生組織（WHO）亦估計全球CAM每年產值達六百億美元且已有高達三分之二健康保險機構（HMO）表示願意負擔某些另類醫療支出等，因而使得中醫診治一致性越來越受到醫學界熱切關注，且許多論文均開始探討中醫診斷一致性之問題。

如Minah et al.（2008）中針對中醫舌診研究中醫師自身（intra）與中醫師間（inter）對舌頭特徵觀察之一致性，由30位有經驗之中醫師針對問卷所提到之舌頭特徵，對給定之十張舌頭影像投影片進行觀察，並於一週後再度讓醫師觀察相同10張影像且塡寫問卷，藉此檢視醫師自身對舌頭特徵判讀之一致性（intra-agreement），結果顯示出大多數醫師自身之一致性皆在60%至70%區間中；Grant et al.（2005）中利用3位有經驗之中醫師對40位類風濕性關節炎病人進行診斷，結果顯示出醫師間之一致性（inter-agreement），最高只有35%，進而獲得針對特定疾病醫師間一致性並不高之結論；突顯自動分析一致性量測之重要性，自動分析之一致性量測爲臨床判讀儀器所不可或缺，可令醫師於臨床診治上使用此系統輔助診斷時更具信心。

自動化舌診系統一致性評估之參與醫師及研究對象，有對舌頭特徵辨識已有高度共識且平均資歷達5.5年之彰化基督教醫院中醫部舌診小組13位中醫師；未曾對舌頭特徵進行討論且無共識彰化基督教醫院中醫部14位實習中醫學生；系統一致性評估之實驗對象有彰化基督教醫院中醫部門診病患與中山大學學生。

問卷與實驗環境，參考相關文獻並與彰化基督教醫院中醫部舌診小組討論，制定舌診問卷九項主要特徵及其細項，舌色分為淡白、淡紅、紅、絳、紫黯；苔色分為白苔、黃苔、染苔；苔之程度分為無苔、薄苔、厚苔、剝苔；裂紋、朱點、瘀點或瘀斑和齒痕皆分為無、輕、中、重；津液分為無津、少津、平津、多津；舌形分為瘦小、適中、胖大。

問卷採電腦作答，電腦螢幕先經DatacolorSpyder 3 ELITE螢幕校色器校正其色彩，每位醫師電腦問卷中舌頭影像皆以亂序顯示，如圖39。

依據研究目的，本研究分為三大項目，自動化舌診系統與中醫師團隊自身一致性、自動化舌診系統與中醫師團隊外部一致性，與再教育後無共識中醫師團隊之自身和外部一致性，如圖40。

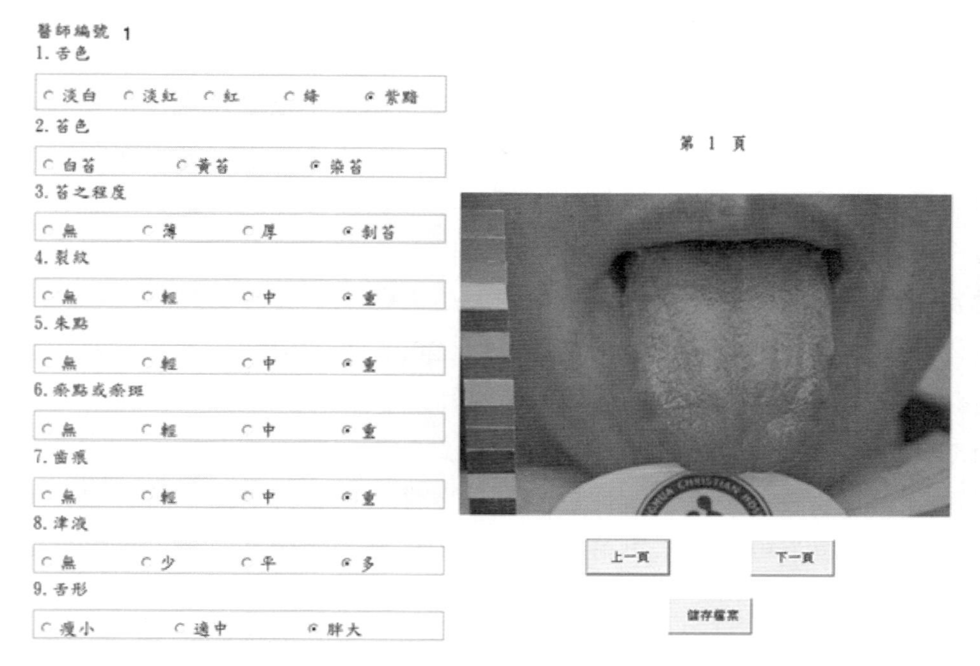

圖39　電腦舌診問卷。

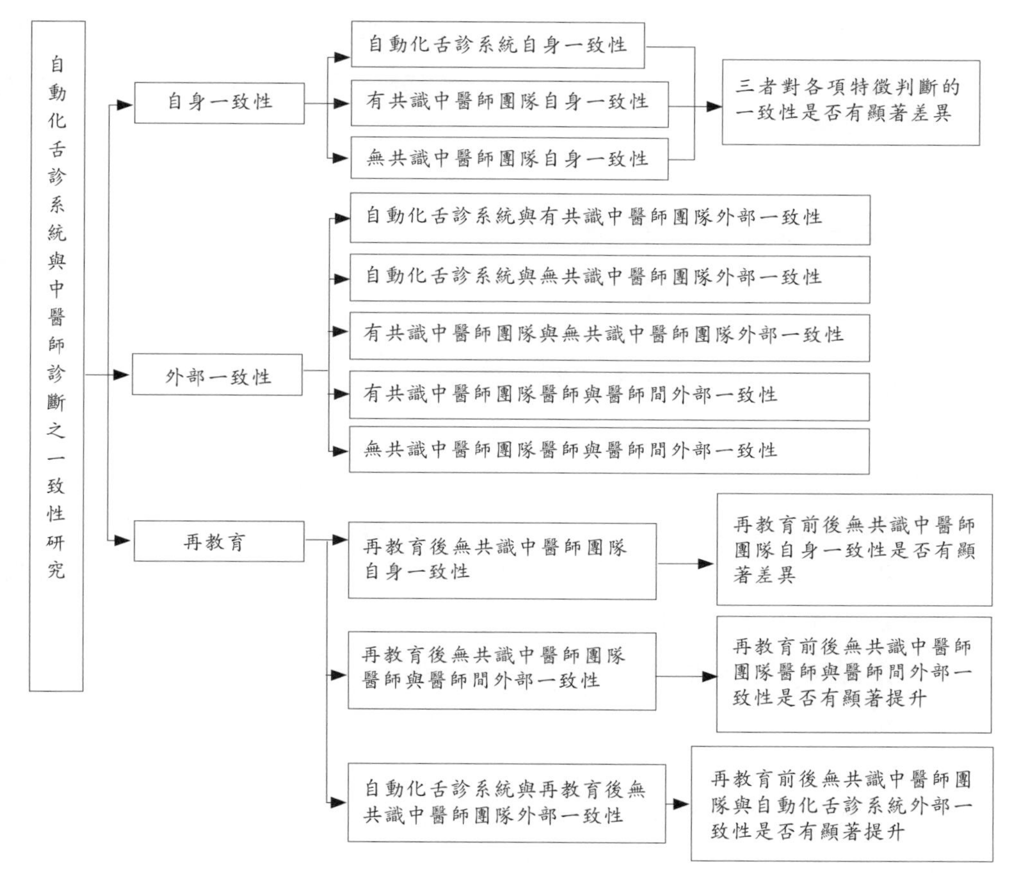

圖40　舌診一致性分析流程。

一致性測驗是由自動化舌診系統分析所獲取之特徵資訊，過過Kappa值評估一致性評測，中醫師視覺所辨識出來結果kappa值爲0.45（中等）。即使經過了頻繁討論，不同醫生的外部一致性只有達到中等度一致性程度（0.41）。此項指標指出觀察性診斷會被主觀性判斷根據個人知識、經驗、思考模式、診斷技巧、與顏色認知或是解釋而不同。

中醫師對於現階段舌頭影像判定沒有一定的標準。因此，即使醫師已被完善訓練過，但外部一致性結果表現kappa平均值還是只有0.64。自動化舌診系統貢獻在於對觀察舌頭影像有較好之一致性（0.93±0.063）。經本研究顯示，自動化舌診系統分析結果大致符合舌診專家判讀，能提供客觀及穩定判讀結果，將可提高中醫臨床診斷與醫療照護品質，使一般社會大衆對於中醫診斷更具信心。

4.5 第三階段：技術應用

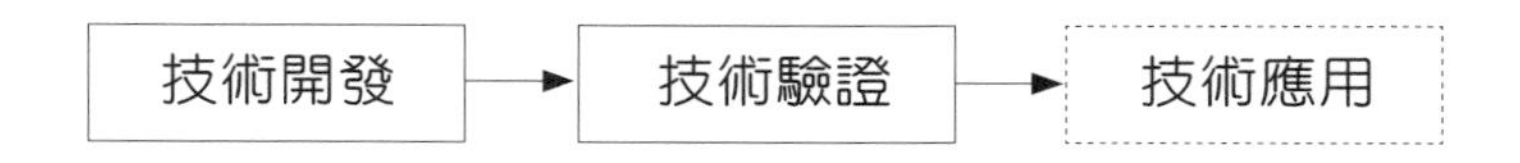

目前自動化舌診系統進入第三階段技術應用，實際應用在中國醫藥大學、彰化基督教醫院中醫部等處，對於其輔助診斷病症有極大幫助，除此之外，目前已收集多達數千張舌頭照片，透過大量科學化舌診系統特徵判讀，將系統應用於特定疾病之舌頭特徵診斷上，如建立乳癌預後之中醫舌診指標，這是首次嘗試運用中醫舌診於乳癌患者研究上，乳癌爲我國女性好發癌症排名第一位，其死亡率也自民國86年首次由女性癌症死因排名第5位躍升爲第4位，嚴重威脅女性健康。由於乳癌是多發性，即便治癒，乳癌依舊有一定機率復發或轉移，危害生命。爲了預知乳癌是否轉移，並早期治療病患以增加存活率，乳癌預後就相對重要。

透過擷取舌象特徵具高度一致性之自動化舌診系統，據以客觀評估乳癌病患於不同時期之舌象表現，並比較乳癌病患（實驗組）與正常人舌象（對照組）差異性，經由統計學之「特徵選取」（feature selection）方法，自各項舌頭特徵中，挑選對於乳癌預後之最佳部分特徵組合，分析歸納統計其特徵，期待透過中醫舌診系統推導非侵入式之乳癌預後指標，準確進行乳癌預後評估，進而分析與輔助治療乳癌病患，同時提高患者存活率與生活品質。運用科學化中醫舌診，初步結果顯示正確率高達80%，觀察乳癌病患之舌象表現，進而推導乳癌預後之代表性舌診指標。

一方面，對現存之診斷儀器系統各自獨立、未經一致性證實之缺失，據中醫診斷理論望、聞、問、切四診合參概念，開發與制訂四診診斷儀器檢驗系統，由各項診斷系統分析自儀器所收集之資訊，其結果以數據或數位訊號輸出，輔助中醫師進行診斷。欲將四診儀器做為中醫師臨床時診斷之輔助工具，亦須經高可靠度之研究數據加以佐證，由專業之中醫師團隊與系統診斷結果進行一致性比較，透過統計學分析結果之準確度與可信度，奠定現代化儀器四診合參之穩固根基。

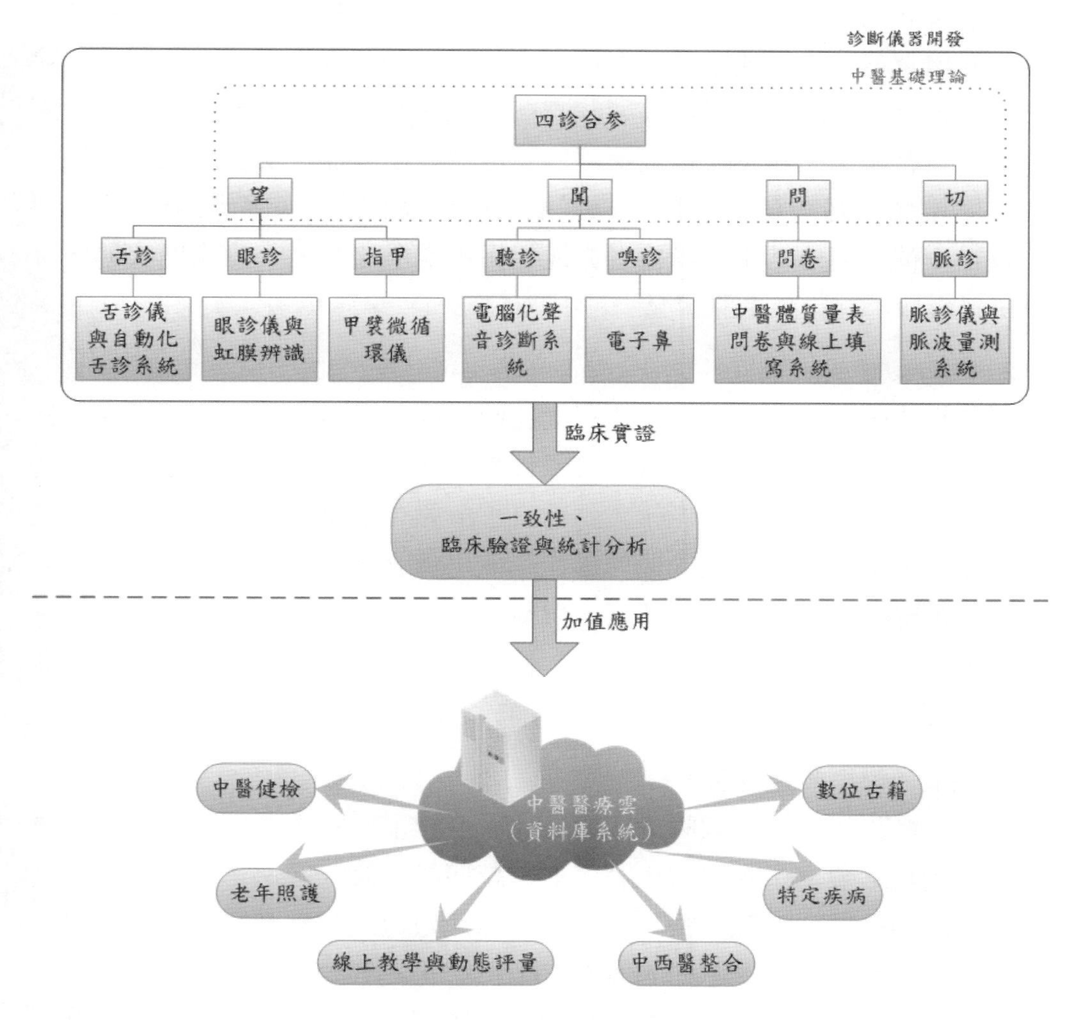

圖41　四診儀器整合與加值應用之執行架構。

建立中醫醫療雲端系統，透過資訊科技應用，提昇醫療服務品質，減少醫療資源浪費，促進院際間醫療資訊之整合。雲端系統之加值應用共計六大類：

1. 中醫健康檢查

中醫講求預防重於治療之觀念，疾病成型前，各種徵兆會反應在身體上，中醫師以望聞問切診斷方式分析人體異常，並對人體陰陽虛實寒熱表裡之表現調整養生方式以預防疾病發生。惟中醫檢查由醫師主觀判定，缺乏科學儀器實證理論，易被質疑診查結果之客觀性，目前健檢之罹病診斷依據多循西醫檢驗爲主。因此運用四診儀器輔助診療之檢查模式，提供醫師與健檢民眾客觀量化分析，以雲端系統即時儲存、更新醫師與儀器判讀資訊，彙整健檢結果；受檢者亦能使用雲端服務介面，查詢歷次健檢資料、建議以了解自身生理狀況。

2. 老年照護

網路技術之發展，即時、便利之遠距居家照護爲現代訴，由雲端科技結合中醫養生康復之專長與特色於慢性病和老年人之調養與復健，強調居家復健及預防措施，建議老年人生活自主，強化活動學習。設計一良好流程、互動式平台溝通管道、便於操作之使用者介面、個人健康診斷資料分析及決策支援與個人化衛教建議，爲幫助老年人生活自主，相關機構提供訓練，讓老年人學習使用資訊系統，懂得應用記憶支援、社群溝通及自助科技。

3. 線上教學與動態評量

結合網路資源及動態評量理論，建置一線上四診教學與評量系統，提供動態更新之豐富中介學習內容，如傳統四診理論、範例影像、相關論文等，佐以四診儀器系統判讀後之診斷影像或數位訊號爲教材，建立大量結果具高度一致性之標準題庫，有助於循標準化之客觀判別程序。教師可用此題庫製作四診動態評量試卷或相關知識學習，提高中醫教學與臨床應用價值，改善傳統上以課堂講解及固定試題爲主，無法視覺化學習狀況，以調整其不足。

4. 特定疾病

中醫診斷時以八綱概觀整體疾病，多無法明確診斷單一病症，臨床上針對單一疾病亦缺乏中醫客觀判斷指標。爲了解中醫醫學於特定病所表現病徵，進行特定疾病大量取樣與長期追蹤之研究，由雲端有系統地收集與儲存病歷資料及四診診斷、數據分析結果，取得之資訊依疾病類別分類，由疾病病程、症狀、四診系統判讀表現特徵、醫師診斷結果等項目相互比較，經統計學原理分析歸納特定疾病之鑑別依據。

5. 中醫數位古籍

進行古籍資料搜尋時多透過網路或傳統紙本閱讀，惟紙本書籍不易長久保存且容易失傳，部分書籍較難取得，而經網路搜尋工具之資料龐大，參差不齊，未將屬同一性質之典籍歸類，使尋找工作耗費大量時間與精神，即使是中醫藥學者專家，欲全盤了解且取得古籍中所有記載資料亦非容易；數位資料有易於檢索、重複使用和便於歸類與管理特性及網路無遠弗屆之便利，因此將中醫典籍數位化，並分類建立成電腦檔案儲存至雲端，對於中醫古典書籍之傳承、保存、運用皆有其優勢，同時建構搜索界面提供查詢服務，使用者可在短時間內取得所需資訊，另設置管理者書目擴增、修正操作，適時更新資訊。

6. 中西醫整合

國內中西醫療系統並存，民衆就醫同時使用兩種醫學之比率相當高，因此，評估療效與不良反應之整合中西醫臨床研究平台有其高度需要性。在健流程中整合中醫與西醫檢查方式，更基植於雲端系統上，結合西醫與中醫臨床診斷病歷資訊，中西醫師可循病患之儀器檢查數據、疾病、症狀、施行療程、改善狀況共同討論，藉由臨床研究資料執行彙整與分析，將有助於醫療照護品質之提升，進而節省健保醫療資源。

4.6 未來展望

傳統中醫深受中華民族天人自然觀之深遠影響，獨立發展出一套體用兼備且極具洞察特色之醫學。中醫運用望、聞、問、切四診，對病患進行詳細臨床觀察，依陰陽、表裡、寒熱、虛實八綱加以辨證論治，循中醫理、法、方、針灸、藥於臨床上具體應用。古籍指出學習中醫要體會傳神，若能結合現代科技，則更得客觀化、數據化及精確分析之妙，突破「在心易了，指下難明」之困境。

過去所研發之中醫輔助診斷設備，對分析結果之可靠性、一致性並未與臨床醫師經驗加以比較，因而屢受醫學人士質疑，更遑論將儀器辨證結果融合運用，其診斷易失之偏頗，片段而非全面，背離中醫四診合參之基本理念，相較於中國大陸、日本漢醫、韓國韓醫投入大量資源，積極擴展海外市場之來勢洶洶，僅能死守祖宗千年智慧，故步自封，江河日下，而徒嘆負負。期望自動化舌診系統之成功發展，其創新思維及高度一致性分析成果能成為有志中醫醫療器材研發者之典範，激勵後續四診儀器之持續問世，使中醫與現代科技結合，透過各式經驗證儀器，循標準程序，進行四診合參，加值應用於中醫健檢、中醫老年照護、中醫醫療雲端、四診網路教學與動態評量等系統，推廣傳統中醫與四診診斷儀器至國際，使中華傳統醫學於西方醫學中注入一股新思維，使台灣居於執現代化中醫牛耳之領導地位。

第五章 中醫治療學概論

醫師可以用三種方式來幫忙苦難的人：話語、藥與雙手。

「There are three ways by which one person, the physician, can help another person in distress: words, drugs and hands.」

——法蘭西斯 D. 莫爾（Francis D. Moore, 1913-2001）

二十世紀美國外科醫學泰斗

5.0 前言

治療，是爲了矯正健康問題所採取的作爲，一般承接在診斷之後進行。

在當代，我們擁有最多元的治療選擇，它們或傳統或現代，或簡單或複雜，或東方或西方，或憑藉各種不同的媒介等。這些各異的治療方式，除了顯示其作用方式、層次與目的等之不同，也反映了背後不同的思維觀念、醫學理論及診斷體系。

健康出現問題，往往是多層面、多因子所共同造成，其中至少涉及了機體平時的體質狀態、致病的因子（物理性、化學性、生物性等）、誘發因子、以及機體的抗病力和恢復力等，此外，機體從未病、潛伏（或亞健康）、進而發病、病重到康復、甚或死亡，也有著階段性，是一個動態的變化過程。矯正不同的因子，需要不同的治療方式；不同的階段，也應採取不同的治療方針。大體而言，我們所談的治療，是廣義的治療，包括了健康的維持與促進、疾病的預防、致病因子的去除、以及殘疾的復建等。

外界對中醫治療學的印象，往往僅止於中藥、針灸，有些概念，亦較爲籠統，例如中醫善於治本，長於調補等。應該說，這些都是中醫治療的內容，但僅是局部，而非全貌。

除了許多廣爲人知的治療模式外，眞正支撐起中醫治療學的，是其背後的思維，我們稱之爲「理法方藥（或理法方術、理法方針）」，這是一套融合了中醫的基本觀念、理論、診斷與治療的完整思維模式，四個環節看似各自獨立，實則環環相扣，其內在更是同氣相連。。

其中，中醫診斷與治療所構成的診治系統，又稱爲「辨證論治」。

本章將分別介紹中醫治療的特色、思維、治則、治法，以及治療模式，並特別針對方藥和針灸和傷科推拿等部分加以闡述。

5.1 中醫治療的特色

無論是與現代醫學或世界各地的傳統醫學相比，中醫的治療特色都非常突出。舉例來說，現代醫學的治療，以化學合成藥物和手術爲主要手段，治療的重心放在疾病，重視病理組織與實驗數據的變化，擅長處理器質性的病變；中醫學的治療，則多以較天然的藥物和侵入性較低的方式來進行，因爲治療的重心在身體感到不適的人，所以重視人體自癒力和抗病力，強調個體化治療。

中醫治療學的發展，是在整體、恆動與平衡等觀念下累積而成，在多年來發展出極富特色的治療模式。

我們將中醫治療的特色歸納爲人本、自然與中和三大項。

5.1.1 人本

人本所指的，是中醫強調個體化治療，注重生病的人，更甚過人的疾病。

正如我們反覆論及的，中醫診治的特色稱爲「辨證論治」，「辨證」的核心，即是辨別患者的體質狀態，以及現階段的病因、病位、病性、病勢，進而採取不同的治療方針與模式。

此外，下文將提到中醫有所謂三因制宜的治療原則，三因即「因人、因時、因地」，其中「因人」的部分，是說患者的性別、體質、年齡、情緒、飲食、起居，乃至於家屬親友等，都是中醫在治療時，相當重視的區塊。

5.1.2 自然

自然所指的，是天然、侵入性較低，以及順應自然環境的變化之方式，如中藥、針灸、徒手治療，如正骨、推拿、按摩等，都是非侵入性的模式。並且考慮四時節氣的變化等特色。

5.1.3 中和

《素問・至眞要大論》曾提出中醫治療時的重點：「大毒治病，十去其六；常毒治病，十去其七；小毒治病，十去其八；無毒治病，十去其九，穀肉果菜，食養盡之，無使過之，傷其正也。」

中醫治病的想法，不在將病菌或癌毒直接殺除，而是透過抑制與疏導的方式，寒者熱之，熱者寒之，虛者補之，實者瀉之的中和模式，讓人體自然恢復健康狀態。

5.2 中醫治療的思維

中醫診治疾病，是依「理、法、方、藥（或針、術）」的思維架構在進行。

其中的「理」，是指「明理」。理是事物運動變化的法則，在中醫學，人的性別，年齡，居住環境，生活作息等，體質，從健康、接觸病因、發病一直到痊癒的狀態變化，都依理而行。「明理」是一種綜合性的思維，過程中，不只涉及中醫基礎的理論（生理、病理）、診斷原理、治則、藥理等，現代科學的發現，以及現代醫學的知識，都是中醫在分析明理時的重要參考。具體來說，「明理」就是分析病機，辨證審因，釐清疾病的病因、病位、病性、病勢等的動態思維過程，理明後治療才能胸有成竹法。「法」，廣義的法泛指診法與治法，狹義的法則指治法而言。

最後關於方、藥的內容，會在後續的內文中介紹。

5.3 中醫的治則

治則，是治療的大原則，是治療的理念，相當於戰略的層次。

中醫重要的治則，有扶正祛邪、治病求本、三因制宜、未病先治等四大項。

5.3.1 扶正祛邪

中醫治病，首先要辨別正邪。

大凡引起疾病、造成機體傷害的一方，是邪氣；而抵禦邪氣、促進機體復原的一方，是正氣。邪與正，處於對立、衝突的狀態，邪正之間進退攻防的過程，即產生疾病。

中醫治療的理念，就在帶領、協助與保護正氣，成功退敵。

《孫子兵法》說：「昔之善戰者，先爲不可勝，以待敵之可勝。不可勝在己，可勝在敵。故善戰者，能爲不可勝，不能使敵之必可勝。」

《內經》說「邪之所湊，其氣必虛。」也提到「正氣存內，邪不可干。」

5.3.2 治病求本

治標與治本

標本，是用來分清疾病的主次本末和輕重緩急的情況。

一般來說，標是指疾病的表象，本是指疾病的本質。治療疾病時，必須分清疾病的本質與表象的關係。因爲同一性質的疾病，常常可表現出各種不同的症狀，不同性質的疾病，有時也能表現出相同的症狀。因此，分清標本，才不至於被錯綜複雜變化多端的各種症狀所迷惑，才能抓住疾病的本質，給予適當的治療。俗語說：「擒賊先擒王」、「樹倒猢猻散」，就是這個道理。

標本的概念，是辨證的。所以在實際運用中，標本所指應隨具體的情況而異。如從病因與症狀來分，病因是本，症狀是標；從症狀本身來分，原發症狀是本，繼發症狀是標；從疾病新舊來分，舊病爲本，新病爲標。例如原有腎病，此病灶呈小便不利，全身水腫等症狀，後來又因腎病引起了肺病，繼發了咳嗽氣喘等症狀。在治療時，即應當先治其小便不利，小便正常則水腫消退，腎病減輕了，則由它引起的咳嗽氣喘等肺病症狀，也就自然消失了。這是治本而標自癒。

但在某些情況下，還有「急則治其標，緩則治其本」與「標本俱急，標本同治」的變通原則，分述如下：

1. 急則治標：是在標病甚急而可影響患者安危時，就必須先治其標，後治其本。例如，因脾病引起的腹水症，脾病是本，腹水是標。如果病情到了腹部脹滿、呼吸困難、二便不通的地步，如同洪水氾濫，不予疏濬，無法救其危急；此時就不可單用健脾固本之法，應以峻利瀉水，俟水退後再治其本。又如喉風症，咽喉腫閉，湯水難下，可以先用刺法砭出惡血，然後再按病的性質給藥。這也是急則治其標的例子。

2. 緩則治本：這是從根本上著手的治法。大多用於一般慢性病。如虛勞內傷，陰虛發熱咳嗽的病人。發熱咳嗽爲標（症狀屬標），陰虛是本（病因是本），故在治療上就用滋陰治本的方法，待陰虛好了，發熱咳嗽的症狀也就會自然消失。

3. 標本俱急，標本同治：這種治法，大多用於病情緊急之時。因在時間上、條件上已經不允許單獨治標或單獨治本，必須標本同治。例如，喘咳胸滿腰痛小便不利一身盡腫，雖然病本在甚，病標在肺，但由於水邪射肺，標本俱急，就需要同時用發汗利小便的治法來表裡雙解。

總之，在辨證施治中，分清標本是很重要的。標本不明，治無主次，療效一定不會顯著。在辨認疾病的標本時，還應注意在疾病發展過程中，標本的相互轉化關係，因此，在整個病程中，何者爲本，何者爲標，不能一成不變，應予靈活掌握。

5.3.3 三因制宜

三因，是指因時、因地、因人。

因時，是指與時間相關的一切因素，包含發病季節、時間、病程、乃至於治療的時辰等。

因地，主要指患者的居住環境，需細究其寒、熱、燥、濕、淨、污等等。

因人，則患者的性別、體質、年齡、飲食、起居、情緒、乃至於家屬親友等。

疾病是正氣與邪氣間進退攻防的過程，是動態的。臨床上，不只要考量三因，病種、病因、接受過的治療等等，都是影響病情的變數。

《孫子兵法》說「水無常形，兵無常勢」，病情是千變萬化、瞬息萬變的，正確診斷病因病機，是知己知彼的功夫，在治療時能通盤考量，對證下藥，才能百戰而不殆。

5.3.4 治未病

「聖人不治已病治未病，不治已亂治未亂。病已成而後藥之，亂已成而後治之，譬猶渴而穿井，鬥而鑄錐，不亦晚乎？」

《孫子兵法．謀攻》，有所謂「百戰百勝，非善之善者也；不戰而屈人之兵，善之善者也，……上兵伐謀，其次伐交，其次伐兵，其下攻城。攻城之法，爲不得已。」可見，病生方治，早已錯失了先機。

因此，成熟的醫者，在治療眼前的疾病時，更需幫患者擬定日後復健、預防與養生的計畫。此外中醫講究飲食宜忌、強調起居有節、勞逸適當，也與治未病的概念息息相關。

5.4 中醫的治法歸類

治法，即治療的方法、法門，是策略、戰術的層次。

疾病是千變萬化、瞬息萬變的，是故中醫治法亦有無窮的變化，但大方向不外兩類：正治與反治；具體的治法，傳統以八法來概括。

5.4.1 正治與反治

中醫正治與反治的概念，與兵法中的「奇與正」相當，八法，則可理解成八條計謀。

5.4.1.1 正治

正治，是指逆其疾病的證候性質而治的一種治療原則，故又名逆治。逆，是指所用方藥的性質與證候性質相反。

適用於疾病徵象（臨床表現）與疾病本質（如病因病機）一致的病證，如寒的病證見寒象，熱的病證見熱象，虛的病證見虛象，實的病證見實象。

正治是臨床常用的法則，其主要包括寒者熱之，熱者寒之，虛者補之，實者瀉之。俗語說，「兵來將擋、水來土淹」，都是正治的實例。

5.4.1.2 反治

反治，是順從疾病所出現的假象而治的一種治療原則，故又稱從治。從，是言其所用方藥的性質順從疾病的假象。所以反治指適用於疾病徵象（臨床表現）與疾病本質（如病因病機）不一致的病證，如眞寒假熱，眞熱假寒，眞虛假實，眞實假虛。

反治法，主要包括熱因熱用、寒因寒用，塞因塞用、通因通用。

《靈樞・逆順》就引「兵法」云：「無迎逢逢之氣，無擊堂堂之陣」，與《孫子兵法·軍爭篇》「無邀正正之旗，勿擊堂堂之陣。」大體相同。

正治與反治，僅是手段不同，其目標卻是完全一致的，都是要扶正袪邪，調和陰陽。其中反治的概念，也是中醫非常獨特的治病法，值得深入去體會。

5.4.2 八法

八法，是汗、吐、下、和、溫、清、補、消的總稱。

中醫治法在《素問・陰陽應象大論》中已有論述，漢代張仲景在《傷寒論》及《金匱要略》中也有關於治法具體運用的闡述，但未作歸納。歷代醫家透過臨床實踐，總結許多新的治法，並從不同角度對各種治法進行分類歸納。清代程鍾齡（即程國彭）在《醫學心悟》中，總結前人的經驗，根據疾病的陰、陽、表、裡、寒、熱、虛、實等不同性質，把常用的治療方法歸納爲「八法」。

汗法，是透過發汗以袪邪外出，解除表證的治法。

吐法，是運用具有催吐作用的方藥或方法，引起嘔吐，排除停留在胃及胸膈以上之病邪的治法。

下法，是瀉下大便，逐邪外出的治法。

和法是具有和解或調和作用的治法。當正邪僵持，疾病陷入僵局時，常是運用和法的時機。

溫法是治療寒證的治法。

清法是具有清解熱邪作用的治法。

消法是運用消導和散結作用的方藥，以治療氣、血、痰、食、水等所結成的病邪，使之漸消緩散的治法。

補法是能補益人體臟腑氣血陰陽不足的治法。當正氣餒弱，欲振乏力時，就需施以補法，來鼓舞正氣。

八法的出發點，都在祛邪扶正，調和陰陽。

根據臨床病證的具體情況，八法可單用、亦可兩法或多法互相配合使用，總之以病情需要爲原則。因此，臨床時會出現消補並用、攻補兼施、汗補並用、和下兼施等多種治法，當隨症施藥。具體治法是對具體病證施行的具體治療方法。

八法中的每一基本治法又包含多種治法。如汗法中有辛溫發汗法和辛涼發汗法等；補法中既有補陰、補陽、補氣、補血、補心、補腎、補肺、補脾、補肝之分，又有平補、峻補、滋補之別，更有補母生子之法等。臨床上疾病的性質往往是錯綜複雜的，如表裡同病、虛實夾雜等，單獨用某一治法不適用於這種複雜的病情，因此，八法常根據病情配合使用。如汗法同補法、下法、消法的並用，下法同補法的並用，清法同補法的並用等。

中醫的治法很多，八法只是常用治法的概括，還有許多治法很難歸屬到八法中去，如固澀法、重鎮安神法（即安神定志）、熄風法等。

5.5 中醫治療模式：中藥

中醫治療模式多元，例如透過物質進行物理作用（侵入或非侵入，例如推拿或手術）或化學反應（如藥物），或進行能量的傳遞、調節與疏泄，或透過人與人，甚至人與動物的互動等。

5.5.1 中藥基本知識

中藥是中醫所使用的藥物之總稱。凡是運用中醫藥學理論，說明作用機理，指導臨床應用的藥物，統稱爲中藥。

它以天然藥物及其加工品爲主要來源，包括植物藥、動物藥、礦物藥及部分化學、生物製品類藥物，由於其中植物藥較多，應用最廣泛，因而也有「本草」的稱謂。

古代中藥典籍和文獻資料十分豐富，並較完整保存和流傳下來，僅所載藥物已逾3000種，目前已達8000餘種，其宏富的資源是中醫藥學發展的物質基礎，其獨特的理論體系和應用形式，反映了歷史、文化、自然資源等方面的特點，記述了人民的聰明才智和對世界醫學的貢獻，成爲中華民族優秀文化寶庫中的一個重要內容。

5.5.1.1 中藥的產地、採收與炮製

1. 中藥的產地和採收

產地而言，天然藥材的分布和生產，主要依賴於產地的自然條件，因而其品質具有一定的地域性。古代醫藥學家在長期的應用和比較中發現，藥材產地的不同則品質有異，並逐漸形成了「道地藥材」的概念。即歷史悠久、產地適宜、品種優良、產量宏豐、炮製考究、療效突出、帶有地域特點的藥材，如四川的黃連、川芎，江蘇的薄荷、蒼朮，廣東的砂仁、木香，東北的人參、細辛，雲南的茯苓、滇三七，河南的地黃、山藥，山東

的阿膠等，都是著名的道地藥材。

從採收來看，採收時節與藥效及毒副作用關係密切，是否適宜，通常以藥用部位的成熟程度爲依據。如藥用植物，由於其葉、全草、花、花粉、果實、種子、根、根基、樹皮、根皮等部分均可入藥，所以在採收時節各有所宜，葉和全草類多在枝葉茂盛、花朵初開時採收，花和花粉類常於花蕾未放或花將開放時採集，果實和種子類通常在成熟時採摘，根及根莖類多在秋末或春初採收，樹皮和根皮多在春、夏時節剝取。總之，應在有效成分含量最多時採集。

2. 炮製

是指藥物在應用或製成各種劑型前必要的加工處理過程，包括對原藥材進行一般的修治整理和部分藥物的特殊處理，古代也稱爲炮炙。

炮製的作用是多方面的，主要有一、除去雜質，純淨藥材，如防風去掉蘆頭，黃柏刮淨粗皮等；二、切製飲片，便於調劑，將淨選後的中藥材，經過軟化、切削、乾燥等加工程序，製成一定規格的藥材（如片、段、絲、塊等），即「飲片」，使之便於臨床應用；三、乾燥藥材，利於貯藏，如白扁豆、赤小豆、桑螵蛸、露蜂房等不經炮製均難以久存；四、矯味、矯臭，便於服用，如酒製烏梢蛇、醋炒五靈脂、麩炒白殭蠶、水漂海藻等；五、降低毒副作用，保證用藥安全，如巴豆去油、醋煮甘遂、薑礬水製半夏等；六、增強藥物功能，提高臨床療效，如蜜炙百部、酒炒川芎、醋炒元胡、薑製黃連；七、改變藥物性能，擴大應用範圍，如地黃生用涼血，若酒製地黃可滋陰補血、生精塡髓，天南星性溫，能燥濕化痰，祛風止痙，若用牛膽汁製天南星則清化熱痰、熄風定驚，黑豆汁拌蒸製何首烏能滋補肝腎、澀精止崩，黃連水拌炒吳茱萸去其溫燥之性，以治肝火犯胃嘔吐等；八、引藥入經，便於定向用藥，如知母、黃柏、杜仲經鹽炒後，可增強入腎經的作用，柴胡、香附、青皮經醋炒後，增強入肝經的作用等。

炮製方法一般可分爲五類，一是修治，主要包括純淨、粉碎、切製三種方法。二是水製，即用水或其他液體輔料處理藥的方法，常用方法如洗、淋、泡、漂、浸、潤、水飛等。三是火製，是用火加熱處理藥物的方法，常用方法有炒、炙、煅、燙、煨、烘、焙等。四是水火共製，一般即用水又要用火的方法，常見的有蒸、煮、潬、淬、沌等。五是其他製法，如製霜、發酵、發芽等。

5.5.1.2 中藥藥性理論

中藥的藥性，也稱性能，是中藥作用的基本性質和特徵的高度概括。藥性理論是歷代醫家在長期的醫療臨床中，以陰陽、臟腑、經絡學說爲依據，根據藥物的各種性質及所表現出來的治療作用總結出來的用藥規律，它是中藥理論的核心，主要包括四氣、五味、歸經、升降浮沉、毒性等。

1. 四氣五味

四氣五味是中藥藥性基本理論之一。《神農本草經》中「藥有酸鹹甘苦辛五味，又有寒熱溫涼四氣」的記載，是有關中藥四氣五味的最早概括。氣與味是藥物性能的重要標誌，它對於認識中藥的共性和個性及臨床運用都有實際意義。

(1) 四氣

四氣，是指寒、熱、溫、涼四種不同的藥性，也稱爲四性。其中寒涼屬陰，而涼次於寒，溫熱屬陽，而溫次於熱。

藥性的寒熱溫涼，是由藥物作用於人體所產生的不同反應，以及所獲得的不同療效而總結出來的，它是與所治疾病的性質相對而言的。

一般來講，寒涼藥分別具有清熱瀉火、涼血解毒、滋陰除蒸、瀉熱通便、清熱利尿、清化熱痰、清心開竅、涼肝熄風等作用；而溫熱藥則分別具有溫裡散寒、暖肝散結、補火助陽、溫陽利水、溫經通絡、引火歸源、回陽救逆等作用。

《素問・至眞要大論》云：「寒者熱之，熱者寒之」。《神農本華經》也言：「療寒以熱藥，療熱以寒藥。」均指出了運用四氣理論指導臨床用藥的原則，即寒涼藥用以治陽熱證，溫熱藥用以治陰寒證。

具體而言，寒涼藥主要用於治療實熱煩渴、溫毒發斑、血熱吐衄、火毒瘡瘍、熱結便秘、熱淋澀痛、黃疸水腫、痰熱喘咳、高熱神昏、熱極生風等一系列陽熱證；而溫熱藥主要用於治療中寒腹痛、寒疝作痛、陽痿不舉、宮冷不孕、陰寒水腫、風寒痹證、血寒經閉、虛陽上越、亡陽虛脫等一系列陰寒證。

由於寒與涼，溫與熱均有程度上的不同，因而用藥時也要注意，藥力不及則不能取效，藥力太過反傷正氣，對於寒熱錯雜或眞寒假熱、眞熱假寒等複雜情況，尤應妥當用藥。

此外，四氣之外還有一類平性藥，它是指寒熱界限不很明顯，藥性平和、作用較緩的一類藥物，如黨參、山藥、甘草等，但實際上也有偏溫偏涼的不同，如甘草性平，生用性涼，炙用性偏溫，所以平性仍未超出四氣的範圍，是相對而言的，它不是絕對的平性，因此仍稱四氣而不稱五氣。

(2) 五味

五味的理論在春秋戰國時代即已出現，用以指導飲食調養，其作爲藥性理論最早見諸於《黃帝內經》和《神農本草經》中，其中後者還以五味配合四氣，共同標明每種藥物的藥性特徵，開創了先標明藥性，後論述效用的本草編寫先例，從而爲五味學說的形成奠定了基礎。

所謂五味，是指藥物有酸、苦、甘、辛、鹹五種不同的味道，因而具有不同的治療作用。五味的產生，雖源於口嘗，但更重要的則是透過長期的臨床實踐觀察，從不同藥物作用於人體所產生的不同反應和獲得不同的治療效果總結歸納出來的味道。即五味不僅是藥物味道的反映，更重要的是對藥物作用的高度概括，而後者構成了五味理論的主要內容。

五味具有不同的陰陽和五行屬性，《黃帝內經》認爲辛甘淡屬陽，酸苦鹹屬陰，《尚書・洪範》所謂：「酸味屬木、苦味屬火、甘味屬土、辛味屬金、鹹味屬水」。五味所代表的藥物作用及主治病證如下：

辛「能散、能行」，即具有發散、行氣、活血、開竅、化濕等作用。常用於表證、氣滯、血瘀、竅閉、神昏、濕阻等證。一般解表藥、行氣藥、活血藥、開竅藥，化濕藥多具有辛味。

甘「能補、能和、能緩」，即具有補益、和中、調和藥性和緩急止痛的作用。常用於正氣虛弱、肢體諸痛、調和藥性、中毒解救等幾個方面。一般滋養補虛、調和藥性、制止疼痛的藥物多具有甘味。

酸「能收、能澀」，即具有收斂、固澀的功效。常用於體虛多汗、肺虛久咳、久瀉腸滑、遺精滑精、遺尿尿頻、崩漏帶下等證。一般固表止汗、斂肺止咳、澀腸止瀉、固精縮尿、固崩止帶的藥物多具有酸味。

苦「能泄、能燥、能堅」，即具有清瀉火熱、瀉降氣逆、通瀉大便、燥濕祛濕、瀉火存陰等作用。常用於治療熱證、火證、實證喘咳、嘔噁、便秘、濕證、陰虛火旺等證。一般清熱瀉火、降氣平喘、降逆止嘔、通利大便、清熱燥濕、苦溫燥濕、瀉火存陰的藥物多具有苦味。

鹹「能下、能軟」，即具有瀉下通便、軟堅散結的作用。常用於大便燥結、瘰癧痰核、癭瘤、癥瘕痞塊等證。一般瀉下或潤下通便及軟化堅硬、消散結塊的藥物多具有鹹味。另有「鹹走血」之說，則是指有些鹹味藥偏入血分，具有清熱涼血解毒之功。

淡「能滲、能利」，即具有滲濕利小便的作用。常用於水腫、腳氣及小便不利等證。利水滲濕藥物多有淡味。由於《神農本草經》未提及淡味，後世醫家多主張「淡附於甘」。

澀與酸味藥作用相似，常用於治虛汗、泄瀉、尿頻、遺精、滑精、出血等證，本草文獻常以酸味代表澀味功效，或與酸味並列，標明藥性。

四氣和五味是中醫學用來辨識藥物功效的重要依據，同一藥物又同時具有氣與味，因此兩者必須結合起來以說明藥物的作用。大體而言，氣味相同的藥物，作用大多相近，如辛溫藥物多具有發散風寒的作用，甘溫的藥物多具有補氣助陽的作用，但可因氣味之偏而作用有主次之別；氣味不同的藥物，作用不同，如黃連苦寒，可清熱燥濕，黨參甘溫，可補中益氣；而氣同味異或味同氣異的藥物，作用則同中有異，異中有同；對於一藥兼有數味，則常有名種治療作用。

總之，藥物的氣味所表示的藥物作用及氣味配合的規律，是較複雜的，因而要掌握好藥性，既要熟悉四氣五味的一般規律，又要掌握每一種藥物氣味的特殊治療作用，以及與氣味配合的規律。

2. 升降浮沉

是指藥物在人體內作用的不同趨向，它是與疾病的病機或證候所表現出的趨勢或趨向相對而言的。升與降、浮與沉都是相對立的作用趨向，升指上升、升提，降是下降、降逆，浮是升浮、上行而發散，沉是重沉、下行泄利。

一般而言，升浮藥都能上行向外，具有升陽舉陷、發散表邪、宣毒透疹、湧吐開竅等作用；而沉降藥則都能下行向內，具有清熱瀉下、潛陽熄風、降逆止嘔、利水滲濕、重鎮安神、降氣平喘、消積導滯等作用。

利用藥物升降浮沉理論指導臨床用藥，也必須參照病位與病勢靈活運用。具體而言，一是順應病位而治，即病位在上在表者宜升浮不宜沉降，病位在下在裡者宜沉降不宜升浮；二是逆其病勢而治，即病勢上逆者，宜降不宜升，病勢下陷者，宜升不宜降。

總之，臨床要考慮藥物升降浮沉的性能及作用的部位才能選到最適當的藥物，發揮因勢利導，祛邪外出的作用，從而調整臟腑氣機的紊亂，治癒疾病。

影響藥物升降浮沉的因素主要有藥物的氣味、厚薄、質地等，並受到炮製和配伍的影響。

一般來講，凡味屬辛、甘、淡，性溫熱的藥物大都具有升浮之性；凡味屬苦、酸、鹹、性寒涼的藥物，多具有沉降之性；從藥材的質地上，花、葉、皮、枝等質輕的藥物多為升浮藥，而種子、果實、礦物、貝殼及質重者多為沉降藥。

此外，有些藥物會具有雙向性的作用，而炮製與配伍也可以改變藥物的升降浮沉之性，如酒製則升、薑炒則散、醋炒收斂、鹽炒下行等，而少量升浮藥配大量沉降藥可加強沉降之性，沉降藥在大量升浮藥中能隨之上升。說明升降浮沉之性並非是固定不變的。

3. 歸經

是指藥物會對機體某部分產生選擇性作用，即藥物主要會對某經（經是代指臟腑或經絡）或某幾經發生明顯的作用，而對其他經則作用較小，甚或無作用。

歸經指明了藥物治病的適用範圍，說明藥效所在，藥物的歸經不同，治療作用也就不同。

藥物歸經的認識始於先秦，經過歷代醫家將藥物對臟腑、經絡病變的作用進行歸納，使之條理化、系統化後，至金代劉完素（河間）形成了藥物的歸經理論。

歸經是以臟腑、經絡理論爲基礎，以所治具體病證爲依據，總結出來的用藥理論。由於經絡能溝通人體內外表裡，四肢百骸，使體表與臟腑的疾病可以相互影響，因而某些部分的病變具有共性，並通過某經反映出來，如喘咳、胸痛可見於肺經病變，脅痛、抽搐可見於肝經病變，應用相應藥物，治癒相應某經的病變，即認爲某藥歸這一經，因而歸經理論具體指出的藥效所在，是從長期療效觀察中總結出來的。

此外，還有依據藥物自身的特性，即形、色、氣味，稟賦等的不同，進行歸經的方法，如味辛、色白入肺、大腸，味苦、色赤入心、小腸等都是以藥物的色與味作歸經依據的。而磁石色赭質重入肝，桑葉、菊花輕浮入肺，則是以藥物的質地輕重作爲歸經的依據。

掌握中藥的歸經理論，即有利於臨床辨證選藥，也有助於區別功效相似的藥物。

但在運用時，必須依據臟腑經絡相關學說，注意臟腑病變的相互影響，以及與四氣五味、升降浮沉學說的結合，才能做到全面準確。

四氣五味說明藥物的寒熱屬性和治療作用，升降浮沉說明藥物的作用趨向，而歸經理論則反映了藥物的治療作用與病變所在的臟腑經絡部位有機地聯繫。

然而，由於歷代醫家對一些藥物功效的觀察存在認識上的差異，以及藥物品種的混亂，也出現了本草文獻中對某些藥物歸經的記載不一的現象，因而承認歸經理論的科學性，又看到它的不足之處，這是正確對待歸經理論的態度。正如徐靈胎所說：「不知經絡而用藥，其失也泛，必無捷效；執經絡而用藥，其失也泥，反能致害。」

4. 毒性

古代常把「毒藥」一詞作為一切藥物的總稱，並且把藥物的毒性看作是藥物的偏性，故《周禮》有「醫師掌醫之政令，聚毒藥以供醫事」的說法，《類經》也說：「藥以治病，因毒為能，所謂毒者，因氣味之偏也。」「大凡可辟邪安正者，均可稱為毒藥，故曰毒藥攻邪也。」這是毒藥的廣義含義，也說明毒性就是藥物的偏性。

古代還把毒性看作是藥物毒副作用大小的標誌，《素問・五常政大論》云：「大毒治病，十去其六；常毒治病，十去其七；小毒治病，十去其八……」綜上所述，古代藥物毒性的含義較廣，既認為毒藥是藥物的總稱，毒性是藥物的偏性，又認為毒性是藥物毒副作用大小的標誌。

後世本草書籍在其藥物性味下標明「有毒」、「大毒」、「小毒」等記載，則大都指藥物的毒副作用的大小。中藥的毒性仍需要留意，不可誤認為中藥大都直接源於天然藥材，因而毒性小，無副作用。

近數十年，已出現了大量中藥中毒的報告，僅單味藥引起中毒就達上百種之多，其中植物藥90多種，動物藥及礦物藥各10多種，特別是古代文獻中認為大毒、劇毒的固然有中毒致死者，小毒、微毒，甚至無毒的藥物，同樣也有中毒病例的發生，故臨床應用必須加以重視。

造成中藥中毒的主要原因有：一、用藥劑量過大或服藥時間過長，如砒霜、斑蝥、馬錢子、附子等毒性較大的藥物；二、誤用偽品，如誤以商陸代人參、獨角蓮代天麻使用；三、炮製不當，如使用未經炮製的生附子、生烏頭；製劑或服法不當，如烏頭、附子中毒，多因煎煮時間過短，或服後受寒，進食生冷；四、配伍不當，如甘遂與甘草同用、烏頭與瓜蔞同用而致中毒。

此外，個體差異與自行服藥也是引起中毒原因之一。有毒中藥的合理應用有時亦會產生佳效，如根據中醫「以毒攻毒」的原則，在保證用藥安全的前提下，也可採用某些毒藥治療某些疾病，例如：用雄黃外塗治療疔瘡惡腫和疥癬，就有很好的效果。

總之，應用毒性藥物時，必須非常謹慎，要根據病人的體質強弱和病情輕重，適當選用和確定劑量，應用有大毒的藥物（毒劇藥或高警訊藥），尤應嚴格控制劑量，並可通過要的炮製、配伍的品項、製劑等環節來減輕或消除其有害作用，以保證用藥安全。

5.5.1.3 中藥的應用

中藥的具體運用，主要包括配伍、禁忌、劑量、用法等內容。

1. 配伍

按照病情的不同需要和藥物的不同特點，有選擇地將兩種以上的藥物合在一起應用，叫做配伍。藥物的配伍應用是中醫用藥的主要形式。

人體的疾病複雜多變，或數病相兼，或表裡同病，或虛實並見，或寒熱錯雜，單味藥往往不能全面作用，而多種藥物經過得當的配伍，則能更好地發揮諸藥的綜合作用，或產生新的作用，從而適應複雜多變病情的需要，達到照顧全面，安全高效之目的。因此，掌握中藥配伍規律，對指導臨床用藥意義重大。

《神農本草經》將各種藥物的配伍關係歸納爲「有單行者，有相須者，在相使者，有相畏者，有相惡奔，有相反者，有相殺者，凡此七情，合和視之。」這七情中，除單行者外，都屬於藥物的配伍關係。

相須　即性能和功效相似的藥物配合應用，可以增強原有療效。如石膏和知母配伍以清熱瀉火，大黃與芒硝配伍攻下熱結，全蠍與蜈蚣配伍止痙定搐等。

相使　即以一種藥物爲主，另一種藥物爲輔，兩藥合用，輔藥可以提高主藥的療效。如黃耆配茯苓治脾虛水腫，大黃配芒硝治熱結便秘，石膏配牛膝治胃火牙痛等。

相畏　即一種藥物的毒性反應或副作用，能被另一種藥物減輕或消除。如半夏畏生薑，甘遂畏大棗，熟地畏砂仁等。

相殺　即一種藥物能減輕或消除另一種藥物的毒性或副作用。如生薑殺半夏毒，金錢草殺雷公藤毒，綠豆殺巴豆毒等。

相惡　即一種藥物能破壞或降低另一種藥物的某些功效。如人參惡萊菔子，生薑惡黃芩，吳茱萸惡甘草等。

相反　兩種藥物同用能產生劇烈的毒副作用。如甘草反甘遂，貝母反烏頭，細辛反藜蘆等。

總之，上述七情配伍除單行外，相須、相使有協同作用，能提高藥效，是臨床常用的配伍方法；相畏、相殺可以減輕或消除毒副作用，以保證安全用藥，是使用毒副作用較強藥物的配伍方法，也可用於有毒中藥炮製及中毒解救；相惡、相反則是配伍用藥的禁忌。

中醫還習慣把兩藥合用能起到協同作用，增強藥效，或消除毒副作用，或產生新作用等的配伍，統稱爲「藥對」或「對藥」。藥對配伍用藥的經驗，既發展了七情配伍理論，在臨床上也有很高的應用價値。

2. 用藥禁忌

中藥用藥禁忌，主要包括配伍、證候、妊娠、服藥禁忌等四個方面。配伍禁忌，主要指相反藥物的禁忌應用。

有關相反藥物的記載和認識，歷代醫家認識不盡一致，且從宋代開始，一些醫藥著作中，出現畏、惡、反名稱使用混亂的狀況，與《本經》之七情「相畏」的原義不同，作爲配伍禁忌的「十九畏」就是在這種情況下提出的。

目前公認的中藥配伍禁忌主要是金元時期所概括的「十八反」和「十九畏」，這裡的「畏」，不同於七情中相畏的畏，而是反的意思，累計37種反藥。「十八反歌」最早見於張子和的《儒門事親》：「本草明言十八反，半蔞貝蘞芨攻烏，藻戟遂芫俱戰草，諸參辛芍叛藜蘆」共載相反中藥18種，即：烏頭反貝母、瓜蔞、半夏、白芨、白蘞；甘草反甘遂、大戟、海藻、芫花；藜蘆反人參、丹參、玄參、沙參、細辛、芍藥。「十九畏歌」首見於明代劉純《醫經小學》：「硫磺原是火中精，朴硝一見便相爭，水銀莫與砒霜見，狼毒最怕密陀僧，巴豆性烈最爲上，偏與牽牛不順情，丁香莫與鬱金見，牙硝難合京三棱，川烏草烏不順犀，人參最怕五靈脂，官桂善能調冷氣，若逢石脂便相欺……」指出了19個相畏（反）的藥物；硫橫畏朴硝、水銀畏砒霜，狼毒畏密陀僧、巴豆畏牽牛子、丁香畏鬱金，川烏、草烏畏犀角（犀角屬禁用藥），牙硝畏三棱，肉桂畏赤石脂，人參畏五靈脂。

妊娠用藥禁忌，專指婦女妊娠期除中止妊娠及引產外，禁忌使用的藥物。古代多統稱爲禁忌藥，近代則多根據藥物對胎元損害程度將其分禁用與愼用兩類。屬禁用者多係毒性藥或藥性峻猛之品，及墮胎作用較強的藥；愼用藥則主要是活血祛瘀、行氣破滯、攻下導積、辛熱滑利等品。

禁用藥：水銀、砒霜、雄黃、輕粉、馬錢子、川烏、蟾酥、莪朮、芫花等。

愼用藥：牛膝、川芎、紅花、桃仁、枳實、大黃、附子、肉桂等。

凡禁用藥絕對不能使用，而愼用藥可以根據病情的需要，斟酌應用。但應注意辨證準確，掌握好劑量、療程、炮製與配伍，做到用藥有效而安全。

證候禁忌，指由於藥物的藥性不同，其作用各有專長和一定的適應範圍，使臨床用藥有所禁忌，稱「證候禁忌」。如麻黃辛溫發散，解表發汗力強，適用於外感風寒表實無汗證，而表虛自汗出者禁用；黃精質潤甘平，滋陰補肺，適用於肺虛燥咳及腎虛精虧者，而脾虛濕盛，中寒便溏者忌用等。

服藥飲食禁忌，指服藥期間對某些食物的禁忌，又稱忌口。一般在服藥期間，忌食生冷、油膩、腥羶、有刺激性的食物。

此外，病情不同，飲食禁忌也有區別，如熱性病忌食辛辣、油膩、煎炸類食物，寒性病忌食生冷，胸痹者忌食肥甘厚味，瘡瘍及皮膚病患者忌食腥羶發物及辛辣刺激性食品等。

5.5.2 方劑基本知識

方劑，即是在中醫理論指導下，在辨識臨床病證基礎上，依據相應治法和組方原則，確定適當藥物、劑量、用法，以防治疾病的一種用藥形式。

方劑是中醫學當中，「理、法、方、藥」的重要組成部分，它蘊含著辨證論治的思想精髓，是中醫藥物療法的主要形式。

方劑的出現已有幾千年的歷史。古代方書典籍浩如煙海，其中《五十二病方》是現存最早記載方劑的醫籍，其後歷代醫書不斷收載，使方劑逐漸豐富，至明代《普濟方》總集明以前方書，載方已達61739首，而當代大型的方劑典藉裡，更有收方達96592首之方書，相沿及今，在方劑、方論、證治機理、組方原理等方面都已形成較爲完整的理論體系，成爲中醫學的重要組成部分。

5.5.2.1 方劑與治法

辨證、治法與方劑有著密切的關係，辨證是治法的前提，治法是組方的依據，方劑是治法的體現，即「法隨證立」，「方從法出」。方藥與證候相符，才能取得預期的療效。

歷代醫家在長期的醫療實踐中制定了許多治法，以治療複雜多變的各種疾病。清代程鐘齡將諸多治法概括爲「八法」，其在《醫學心悟》中言：「論病之源，以內傷外感因字括之。論病之情，則以寒熱虛實表裡陰陽八字統之。而論治病之方，則又以汗和下消吐清溫補八法盡之」。

汗法是透過發汗解表，宣肺散邪的方法，使在表的邪氣隨汗而解的一種治法，主要適用於外感表證；吐法是透過涌吐的方法，使停留在咽喉、胸隔、胃腔的痰涎、宿食及毒物等從口吐出的一種治法，適用於病情急迫而又急需吐出之證；下法是透過蕩滌腸胃、排出糞便的方法，使停留在腸胃的有形積滯便出的治法，適用於內有積滯的病證；和法是透過和解與調和的方法，使半表半裡之邪，或臟腑、陰陽、表裡失和之證得以解除的治法；清法是通過清熱、瀉火、涼血等方法，使在裡之熱邪得以解除的治法，適用於治療熱證、火證、熱甚成毒及虛熱等證；溫法是透過溫裡祛寒的方法，使在裡之寒邪得以消散的治法，適用於實寒及虛寒之證；消法是通過消食導滯、行氣活血、化痰利水，以及驅蟲的方法，使氣、血、痰、食、水、蟲等所結成的有形之邪漸消緩散的治法；補法是透過補益的方法，恢復人體正氣的治法，適用於各種虛證。

上述八種治法，適應了表裡寒熱虛實的不同的證候。但病情變化繁多，因而常需數法合用，分清主次，靈活運用，使方證相合，才能收到佳效，如《醫學心悟》所言：「一法之中，八法備焉，八法之中，百法備焉。」

5.5.2.2 方劑的組成理論

組成方劑的藥物功用各不相同，只有透過合理的配伍才能發揮各藥之長，避各藥之短，使各具特色的藥物產生綜合作用，所謂「藥有個性之專長，方有合群之妙用」。歷代醫家經過長期醫療實踐，總結較完整的組方理論，主要包括組方原則和組成變化。

1. 組方原則

組方原則最早見於《黃帝內經》，其中《素問．至眞要大論》曾說：「主病之謂君，佐君之謂臣，應臣之謂使」，又說：「君一臣二，制之小也，君一臣三佐五，制之中也，**君一臣三佐九，制之大也。」雖然後世醫家對此認識不盡相同**，但均認識到藥物在方劑中的作用和地位不同，且存在相互的配伍關係，這種關係主要用君、臣、佐、使加以描述。

方劑中針對主病或主證，起主要治療作用的藥物稱爲**君藥**，它是方劑中所必須具有的藥物，藥力居方中之首。

臣藥意義有二，一是輔助君藥加強治療主病或主證的藥物；二是針對兼病或兼證起治療作用的藥物，其藥力次於君藥。

佐藥意義有三，一是佐助藥，即協助君、臣藥以加強治療作用，或直接治療次要的兼證；二是佐制藥，即用以消除或減緩君、臣藥的毒性與烈性；三是反佐藥，即根據病情需要，用與君藥性味相反而又能在治療中起相成作用的藥物。

使藥意義有二，一是引經藥，即能引方中諸藥直達病所的藥物；二是調和藥，即具有調和諸藥作用的藥物。

臨床應用時，應視病情與治法的具體要求，確定方劑中藥味的多少，及其君、臣、佐、使關係，只有辨證與治法相合，用藥適宜，組方合理，配伍嚴謹，主次分明，才能取得良好的治療效果。

2. 組成變化

方劑的組成雖然有一定的原則，臨床仍然要靈活變通，做到「師其法而不泥其方」。因爲疾病的變化是極複雜的，臨證組方唯有根據具體病情靈活化裁，加減運用才能切合每個患者當下的狀況。

其中方劑中藥味增減、各藥用量及方劑劑型的變化，對全方功效的影響尤爲突出。

在藥味的增減變化中，可以針對次要兼證的治療需要，對佐使藥進行加減，通常不會引起全方功效的根本改變，但臣藥的加減，由於改變了方劑的配伍關係，則會使全方的功效發生根本變化。如麻黃湯去桂枝後，由治外感風寒表實證之代表方，變爲治療風寒犯肺咳喘的基礎方，而麻黃湯加白朮後，則變成發汗祛風寒濕邪之方，爲治療痹證初起的主要方劑。

從藥量增減變化看，由於藥量變化決定著藥力的變化及各藥配伍關係變化，因而方劑的功能和主治必然隨之改變。如小承氣湯與厚朴三物湯藥物組成相同，但前方重用大黃，則爲攻下熱結之劑，主治陽明裡熱結實證；後方重用厚朴，爲行氣消滿之方，主治氣鬱大便不通之證。此外，劑型的變化，也與全方藥力的大小與峻緩有著密切的關係，如理中丸與人參湯的組成及用量完全相同，前者爲丸劑，治虛寒輕證，作用溫和以圖緩治；後者爲湯劑，治虛寒重證，作用峻猛以達速治。

5.5.2.3 方劑的應用

1. 劑型

首先是方劑的劑型。在方劑組成後，還需要根據病情與藥物的特點製成一定的形態，稱爲劑型。方劑的劑型歷史悠久，至明代《本草綱目》已達40餘種，近年來又研製了許多新的劑型，從而形成了豐富的理論和較爲完善的技術。現在常用的中藥劑型有湯劑、散劑、丸劑、膏劑、酒劑、丹劑、茶劑、露劑、錠劑、條劑、線劑、塗劑、栓劑、沖劑、片劑、糖漿劑、口服液、注射劑等，此外，顆粒劑、膠囊劑、氣霧劑等新劑型也在臨床上加以應用。

2. 煎煮法

煎藥方法也是方劑運用的一個重要環節，《醫學源流論》曾說：「病之癒不癒，不但方必中病，方雖中病，而服之不得其法，則非特無功，而反有害，此不可不知也。」由於湯劑是臨床最常用的劑型，因而煎藥方法，爲歷代醫家所重視，所謂「煎藥之法，最宜深講，藥之效不效，全在乎此」。

湯劑煎煮法，自商代伊尹創制湯液以來延用至今，經久不衰，其對煎具、用水、火候、煮法都有一定的要求。

煎具以砂鍋、瓦罐爲好，塘瓷罐次之，忌用銅、鐵器具；煎藥用水，以水質潔淨新鮮爲好；煎藥火候有文、武火之分，文火係指使溫度上升及水液蒸發緩慢的火候，武火（又稱急火），指的是使溫度上升及水液蒸發迅速的火候。

煎煮方法是先將藥材浸泡30到60分鐘，水量以高出藥面爲度。煎藥的火候和時間要根據藥物性能而定，一般而言，解表藥和清熱藥宜武火煎煮，時間宜短，煮沸後煎3到5分鐘即可；補虛藥需用文火慢煎，時間宜長，煮沸後再續煎30到60分鐘。

某些藥物因質地不同，煎法比較特殊，處方上需加以注明，如先煎、後下、包煎、另煎、溶化、泡服、沖服、煎湯代茶等。如對於質地堅實、藥力難於煎出之介殼或礦物類藥物，應打碎先煎；有些氣味芳香的藥物，應先進行浸泡，後下入鍋，並只煎5分鐘左右，稱爲先煎；某些藥物煎後因藥液混濁，或對咽喉有刺激作用及易於黏鍋的藥物要用紗布包好，再與它藥同煎，稱爲包煎；貴重藥爲避免其有效成分被其他藥物吸收，可切片、單煎取汁，再與他藥混合服用，稱單煎；對於膠質、黏性大而且容易溶解的藥物，應單獨溶化，趁熱與煎好的藥液混合均勻，頓服或分服，稱爲烊化或溶化；某些芳香或貴重藥，不宜加熱煎煮的，應研爲細末，用藥液或溫水沖服，稱爲沖服。

3. 服法

服藥方法對方劑的療效也有一定的影響，應根據病情、病位、病性和藥物的特點決定服用方法。在服藥時間上，一般疾病在上焦宜食後服，病在下焦宜食前服，補益藥與瀉下藥宜空腹服，安神藥宜睡前服。在服用方法上，湯劑一般一日一劑，分2到3次溫服，也可根據病情需要靈活服用，或小量頻服，或一日一服，或一日數服，甚至一日連服二劑，或煎湯代茶服，以及寒藥熱服，熱藥冷服和反佐服藥法。

此外，服藥後的調養也是用法的內容之一，如飲食宜忌，生活調護等，它不僅直接影響藥效，而且關係到機體的康復。

5.5.2.4 方劑的分類

對方劑的分類，歷代不盡相同，以病證分類者首推《五十二病方》，確切以組成分類的以明代施沛的《祖劑》爲先，以治法分類者始於北齊徐之才的「十劑」，此外還有以病因分類、以臟腑分類等不同方法，繁簡不一。當代則採取以法統方的原則，將方劑分爲解表、瀉下、和解、清熱、溫裡、補益、固澀、安神、開竅、理氣、治燥、祛濕、祛痰、消食、驅蟲、湧吐等類別。

5.5.3 鍼刺基本知識

5.5.3.1 輸穴

腧穴是臟腑、經絡之氣輸注於體表的部位，古代也有「砭灸處」、「節」、「會」、「骨孔」、「氣穴」、「穴位」等不同名稱。腧穴多歸屬於不同的經絡，而經絡又隸屬於相應臟腑，因而腧穴、臟腑間相互聯繫，不可分割。

腧穴的發展大致經歷了無定位、定名、定位及系統分類等階段。最初人們主要是通過對於病痛部位的按摩、捶擊或針灸，發現並記錄這些位置，即「以痛爲輸」。隨著對這些體表位置及相應治療效應認識的深入，進而對其固定和命名，經歷代醫學家的整理及分類，以及經絡學說的逐步形成，最終認識到腧穴、經絡、臟腑的特定聯繫，經反復修正和完善後，分別歸屬各經。

1. 腧穴的名稱和主治作用

腧穴的名稱，不僅具有其醫學的特定意義，也是古代燦爛文化的一部分，它是古人以其部位及作用爲基礎，結合自然界多種事物及醫學理論，採用取類比象的方法而制定的。

主要方法有：依據所在部位命名，如腕旁的腕骨、乳下的乳根、脊間的脊中等；依據治療作用命名，如治療目疾的睛明、光明，治水腫的水分、水道，治臟腑疾患的肺俞、心俞等；結合中醫學理論命名，如陽溪、陰郄、氣海、百會等；利用地貌天體命名，如承山、大陵、水溝、上星、日月、太乙等；參照動植物的名稱命名，如膝下的犢鼻、胸腹部的鳩尾、眉端的攢竹等；借助建築物名稱命名，如神闕、印堂、志室等。

腧穴的主治作用，主要表現爲本經腧穴能治療本經病，表裡經腧穴能治療互爲表裡的兩經病，鄰近經穴配合能治療局部疾病。各經腧穴的主治既有其特殊性，又有其共同性，其主要表現：

一是近治作用，這是一切腧穴主治作用所具有的共同特點，即指能夠治療該穴所在部位及鄰近組織、器官的病症，如眼區各穴均能治療眼科疾病，耳周疾病可以選用耳旁各穴。

二是遠治作用，這是十四經腧穴主治作用的基本規律，在十四經腧穴中，尤其是十二經脈在四肢肘膝關節以下的腧穴，不僅能治療局部病證，而且還可治療本經循行所及的遠隔部位的臟腑、組織、器官的病證，有的甚至具有影響全身的作用。

三是特殊作用，指針刺某些腧穴時，由於機體的狀態和針刺手法不同，可起著雙相的良性調節作用。此外，有些腧穴的治療作用還具有相對的特異性。

2. 腧穴的分類

腧穴分爲十四經穴、奇穴、阿是穴三類。十四經穴簡稱「經穴」，即分布於十二經脈及任、督二脈上的腧穴。經穴具有主治本經病證的共同作用，因此分別歸納於十四經系統中，它們是腧穴的主要部分，現有的361個經穴中，絕大部分是晉代以前發現的。

奇穴是指既有一定的穴名，又有明確的位置，但尚未列入十四經系統的腧穴，又稱「經外奇穴」，這些腧穴對某些病證具有特殊的治療作用。奇穴與經絡系統有一定聯繫，其中一部分位列於經絡之中。

阿是穴又稱壓痛點、天應穴、不定穴等。這一類腧穴既無具體名稱，又無固定位置，而是以壓痛點或其他反應點作爲針灸部位。阿是穴多位於病變部位的附近，也可出現在與病變距離較遠的特殊部位。

3. 特定穴及其意義

特定穴是指若干類具有特殊治療作用的經穴。它們的主治功能各不相同，各有特定的名稱和含義。

五輸穴　即十二經脈分布在肘、膝關節以下的井、滎、輸、經、合穴，簡稱「五輸」。其分布次序是從四肢末端向肘膝方向排列的，古代醫家把經氣在經脈中運行的情況，比作自然界的水流，以說明經氣的出入和經過部位的深淺及其不同作用。即「所出爲井，所溜爲滎，所注爲輸，所行爲經，所入爲合」。

原穴 原穴是臟腑原氣經過和留止的部位。十二經脈在四肢各有一個原穴，又名「十二原」，在六陽經，原穴單獨存在，排列在輸穴之後，在六陰經，則以輸穴作爲原穴。

絡穴 即聯絡之意，絡脈從經脈分出的部位各有一個腧穴叫做絡穴。絡穴具有聯絡表裡兩經的作用。十二經的絡穴均位於四肢肘膝關節以下，加之任脈絡穴鳩尾位於腹，督脈絡穴長強位於尾骶部，脾之大絡大包穴位於胸脅，共十五穴，故稱爲「十五絡穴」。

俞穴、募穴 俞穴是臟腑經氣輸注於背腰部的腧穴；募穴是臟腑經氣彙聚於胸腹部的腧穴，它們均分布於軀幹部，與臟腑有密切的關係。

八會穴 即臟、腑、氣、血、筋、脈、骨、髓的精氣聚會的八個腧穴。分布於軀幹部和四肢部。

郄穴 是各經經氣深集的部位。十二經脈及陰陽蹻、陰陽維脈各有一個，計十六個，多分布於四肢肘膝關節以下。

下合穴 指手足三陽六腑之氣下合於足三陽經的六個腧穴，主要分布於下肢膝關節附近。

八脈交會穴、交會穴 八脈交會穴是指奇經八脈與十二經脈之氣相交會的八個腧穴，它分布於腕踝關節的上下；交會穴是指兩經以上的經脈相交或會合處的腧穴，多分布於軀幹部。

4. 腧穴的定位方法

骨度分寸法 將人體不同部位的骨骼尺寸用作定取腧穴的折算長度，不論男女、老少、高矮、胖瘦均可按這一標準測量，這種腧穴定位方法，稱爲骨度分寸法。

自然標誌取穴法 根據人體自然標誌而定取穴位的方法稱「自然標誌定位法」。人體的自然標誌有兩種，一種是不受人體活動影響的、固定不移的標誌，如五宮、指甲、乳頭等，稱爲固定標誌；另一種是需要採取相應的動作姿勢才會出現的標誌，包括皮膚的皺襞、肌肉部的凹陷、肌腱的顯露及某些關節間隙等，稱作「活動標誌」。

手指同身寸法　是以患者的手指爲標準來定取穴位的方法。因各人指的長度和寬度與其他部位有著一定的比例，所以可用患者本人的手指來測量定穴，醫者既可根據病人的高矮胖瘦作出伸縮，也可用自己的手指來測定穴位。具體方法不一，各有一定的適應範圍，如中指同身寸法，是以患者的中指中節屈曲時側兩端紋頭之間作爲一寸的長度，來衡量其他部位，適用於四肢部取穴的直寸和背部取穴的橫寸；拇指同身寸法，是以患者拇指指關節的橫度作爲一寸長度，來量取其他部位，適用於四肢部的直寸取穴；橫指同身寸法，又名「一夫法」，是讓患者將食指、中指、無名指和小指併攏，以中指中節橫紋處爲准，四指橫量作爲3寸。

簡便取穴法　是臨床一種簡便易行的方法，如垂手中指端所指處取風市穴，兩手虎口自然平直交叉，在食指端到達處取列缺等。

5.5.3.2 刺法

刺法和灸法是兩種不同的治病方法。刺法亦稱針刺法，是利用金屬製成的針具，使用一定的手法，刺激人體腧穴，透過刺激腧穴，作用於經絡、臟腑，達到調和陰陽，扶正祛邪，疏通經絡，行氣活血等功效，實現防治疾病的目的。

1. 針刺的工具

針，是刺法治療的主要治病工具，古代即有九針，其形狀、名稱、用途各不相同。目前的針具材質有金、銀、合金、不銹鋼等種類，而且製針的工藝和形狀亦有區別，臨床常用的有毫針、三棱針、皮膚針、皮內針等多種，其使用方法亦有差別。

毫針是針刺治病的主要針具，臨床應用最爲普遍。目前台灣主要使用拋棄式、不鏽鋼材質的毫針，其規格按粗細和長短劃分。

2. 針灸前的準備

針具的選擇應依照病情及病人的性別、年齡、胖瘦、體質、病情、病位、腧穴等因素，選擇長短、粗細適宜的針具。《靈樞・官針》篇中說：「九針之宜，各有所爲，長短大小，各有所施也」，如男性、體壯、形肥、病深者，用針可稍長稍粗，而女性、體弱、形瘦而病變部位較淺者，則所選針具宜短宜細；所用針具的長度以刺入腧穴應至深度後，針身略露出皮膚爲宜。

另外患者在針刺時擺位是否適當，對取穴的正確性，針刺的操作、留針以及防止暈針、滯針、彎針等都有很大影響。選擇體位的依據主要根據腧穴的所在部位，選擇適當的體位，既有利於腧穴的正確定位，又便於針刺的操作和較長時間的留針而不致疲勞。對於初診、精神緊張或年老體弱及病重者，均應儘量採取臥位防止暈針等不適。中醫還強調大饑、大飽、大汗、酒後及過勞不針因爲上述情況都會大大增加暈針發生的機會。

最後，針刺前尙必須進行醫師手部及針刺部分的消毒，以防發生感染。

3. 毫針刺法

(1) 進針法

針刺進針時，常需左右手配合操作。其中用於持針操作的手稱爲刺手，主要作用是掌握針具，施行手法操作。持針方式，一般爲拇、食、中三指挾持針柄，其狀如持毛筆，按壓所刺部位或輔助進針的手稱爲押手，其作用在於固定腧穴位置，協助刺手操作。對於右手操作的人，一般右手稱爲刺手，左手稱爲押手。傳統常用的進針方法有如下四種。

a. 指切進針法：又稱爪切進針法，用左手拇指或食指切按在腧穴位置的旁邊，右手持針，緊靠左手指甲面將針刺入腧穴。此法適用於短針的進針。

b. 夾持進針法：或稱拼指進針法，即用左手拇、食二指持捏消毒乾棉球，夾住針身下端，將針尖固定在所刺腧穴的皮膚表面位置，右手撚動針柄，將針刺入腧穴。此法適用於長針的進針。

c. 舒張進針法：用左手拇、食二指將所刺腧穴部位的皮膚向兩側撐開，使皮膚繃緊，右手持針，使針從左手拇、食二指的中間刺入。此法適用於皮膚鬆弛部位的輸穴。

d. 提捏進針法　用左手拇、食二指將針刺腧穴部位的皮膚捏起，右手持針，從捏起的上端將針刺入。此法主要用於皮肉淺薄的部位的腧穴的進針。

以上各種進針方法在臨床上應根據輸穴所在部位的具體特點，及針刺深淺和手法的要求靈活選用，以利於進針和減少病人的疼痛。目前台灣主要以針管拍針法進針，並視需要結合上述各法。

(2) 針刺的角度和深度

在針刺操作過程中，掌握正確的針刺角度、方向和深度，是增強針感、提高療效、防止意外事故發生的重要環節。同一腧穴由於針刺的長度、方向、深度不同，所產生針感的強弱、感傳方向、治療效果常有明顯的差異。

針刺的角度是指進針時針身與皮膚表面所形成的夾角。直刺是針身與皮膚表面呈90°左右垂直刺入，適用於人體大部分腧穴；斜刺是針身與皮膚表面呈45°左右傾斜刺入，適用於肌肉淺薄處或內有重要臟器或不宜直刺、深刺的腧穴；平刺即橫刺，也稱沿皮刺，是針身與皮膚表面呈左右沿皮刺入，適用於皮薄、肉少部位的腧穴。

針刺的深度是指針身刺入人體內的深淺程度。雖然每一腧穴針刺深度各不相同，需遵循下列原則：在體質方面，身體瘦弱宜淺刺，身強體肥者宜深刺；在年齡方面，年老體弱及小兒嬌嫩之體，宜淺刺，四肢、臀、腹及肌肉豐滿處的腧穴宜深刺，在適當的深度時，病人可能會出現酸、麻、重、脹、電竄等所謂的「針感」，而醫師指下若出現針有被吸住或下沉之感（古稱如魚吞鉤）則是所謂的「得氣」。

一般認爲針刺時若能出現針感和得氣，療效會較爲顯著。

(3) 行針

行針，也稱運針，是指針刺入腧穴後，爲達得氣、調節針感及進行補瀉而行使的各種針刺手法，行針手法分爲基本手法和輔助手法。

基本手法是針刺的基本動作，主要有提插和捻轉兩種手法。

a. 提插法：指針入輸穴一定的深度後，使針在穴內進行上、下進退的操作方法。針從淺層向下刺入深層爲插，由深層向上退到淺層爲提。可因提插幅度、層次、頻率、操作時間產生不同刺激量，出現不同的治療效應。

b. 捻轉法：指針刺進入腧穴一定深度後，以刺手拇指和中、食指持針柄，進行一前一後的來回旋轉捻動。捻轉的角度、頻率決定不同的刺激量，亦需根據病情、腧穴特性及治療目的而靈活掌握。捻針時必須注意不能單向轉動，以免針身牽纏肌纖維，造成疼痛或滯針。此兩種手法既可單獨應用，也可配合應用，應根據具體情況靈活掌握。

輔助手法是進行針刺時用以輔助行針的操作方法，常用以下幾種：

a. 循法：是以左手或右手於所刺輸穴的四周或沿經脈的循行部位，進行徐和的循按或循攝的方法。此法在未得氣時，可通行氣血，行氣催氣，在針下過於沉緊或滯針時可宣散氣血，使針下徐和。

b. 刮柄法：以刺手或押手的拇指或食指指腹抵住針尾，用食指或拇指的指甲緣，由上而下或由下而上地頻頻刮動針柄，產生輕微震顫。注意按觸針尾的指腹只起固定針尾的作用，不應用力下壓，該法可加強得氣和促使得氣傳散。

c. 彈柄法：是將針刺入腧穴的一定深度後，以手指輕輕叩彈針柄，使針身產生輕微的震動，使經氣運行。

d. 搓柄法：是將針刺入腧穴一定深度後，以右手拇、食、中指持針柄單向捻轉，如搓線狀，搓2～3週或3～5週，但搓時應與提插法同時配合應用，以免發生纏針。此法有行氣、催氣和補虛瀉實的作用。

e. 搖柄法：是將針刺入腧穴一定深度後，手持針柄進行搖動。本法既可自深而淺隨搖隨提，也可不進不退，左右搖擺。用於瀉邪或催氣、行氣。

f. 震顫法：是將針刺入輸穴後，右手持針柄，用小幅度、快頻率的提插捻轉使針身產生輕微的震顫。此法可促使提氣或增強扶正祛邪的作用。

(4) 針刺補瀉

它是根據《靈樞・經脈》：「盛則瀉之，虛則補之，熱則疾之，寒則留之，陷下則灸之」這一針灸治病的基本理論原則，所確立的兩種不同的治療方法。《靈樞・九針十二原》說：「虛實之要，九針最妙，補瀉之時，以針為之一。」《千金要方》也云；「凡用針之法，以補瀉為先。」都強調了針刺補瀉的重要性。

補法是指能增強人體正氣，使低下的功能恢復旺盛的方法。瀉法是指能疏泄病邪使亢進的功能恢復正常的方法。

針刺補瀉就是透過針刺腧穴，採用適當的手法，以激發經氣，最終實現扶正祛邪恢復機體的陰陽平衡狀態。補瀉效果的產生，主要取決於以下三個方面：一是腧穴的特性，即腧穴具有特殊法，有些適宜於補虛，如關元、氣海、足三里等均具有強壯作用；有些適宜於瀉實，如少商、十宣等均具有瀉實的作用。二是針刺手法，這是產生補瀉作用，促使機體內在因素轉化的主要手段。三是機體狀態也可直接影響到經氣的激發。

古代針灸醫家在長期的醫療臨床過程中，創造和總結出了不少的針刺補瀉手法，如撚轉補瀉、提插補瀉、疾徐補瀉、迎隨補瀉、呼吸補瀉、開闔補瀉、平補平瀉等單純的手法。此外，還有燒山火、透天涼、青龍擺尾、白虎搖頭、蒼龜探穴、赤鳳迎源等多種複式手法。

(5) 留針與出針

留針是將針刺入腧穴行針施術後，使針留置穴內稱為留針。其目的是為了加強針刺的作用和便於繼續行針施術。留針時間一般為得氣後10到20分鐘，但對特殊病症，如急性腹痛、破傷風、頑固性疼痛或痙攣性病證，可適當延長留針時間，甚至達數小時。總之，留針時間當視病情的實際需要，靈活掌握，不可拘泥。

出針時，多先以左手拇指、食指按住針孔周圍皮膚，右手持針作輕微撚轉，慢慢將針提至皮下，然後將針起出，用消毒乾棉球揉按針孔，以防出血。出針後，醫師應囑患者略作休息，並應檢查針數，以防遺漏。

5.5.3.3 針刺注意

針刺治病，雖然比較安全，但如操作不愼，或犯刺禁等也會出現一些異常情況，常見的如暈針、滯針等。暈針是指針刺過程中病人發生的暈厥現象。常因患者虛弱，精神緊張或疲勞、饑餓、大汗、大瀉、大出血，或施術手法過重等所致，應立即停止施術，使患者平臥休息，或刺人中、內關、足三里、關元等，若病情急重，亦可考慮配合其他急救措施。滯針是在行針進或留針後醫者感覺針下澀滯，捻轉、提插、出針均感困難而病人則感覺痛劇的表現，屬針刺部位肌肉過度收縮者，可延長留針時間，或加強周圍的循按，或在其附近加刺一針，如爲行針不當則應調整行針手法。

此外，操作不當也會發生彎針、斷針、血腫、氣胸、感染等情況，臨床治療必須細心、謹愼、準確、規範施術，避免意外事故的發生。

5.5.4 灸法基本知識

灸法主要是用艾葉點燃後在人體皮膚上進行燒灼或熏烤，借灸火的熱力給人體以溫熱刺激，通過經絡腧穴的作用，以達到治病、防病目的的一種方法。《醫學入門》所謂：「藥之不及，針之不到，必須灸之。」即強調了它的重要作用。

5.5.4.1 灸的原料

灸的原料很多，但以艾爲主。艾屬菊科多年生草本植物，艾葉氣味芳香而易燃，以其灸治，具有溫通經絡，行氣活血，祛濕逐寒，消腫散結，回陽救逆及防病保健作用。正如《名醫別錄》所言：「艾味苦，微溫，無毒，主灸百病」。艾灸即是用乾燥的艾葉，搗製後除去雜質，即可成純淨細軟的艾絨，曬乾收藏，以備應用。

5.5.4.2 常用的灸法

1. 艾炷灸

是將純淨的艾絨製成小如麥粒，大如半截橄欖的艾炷，點燃後以施灸，每燃完一個艾炷，叫做一壯，分為直接灸與間接灸兩類。

直接灸是將大小適宜的艾炷，直接放在皮膚上施灸的方法，可分為瘢痕灸和無瘢痕灸。

若施灸時需將皮膚燒傷化膿，5到6週後灸瘡自癒，癒後留有瘢痕者則稱為瘢痕灸，常用於治療哮喘、肺癆、瘰癧等慢性疾患；若灸至皮膚紅暈不起泡，皮膚無燒傷化膿，不留瘢痕者稱為無瘢痕灸，常用於虛寒性疾患的治療。

間接灸是用藥物將艾炷與施灸腧穴部位的皮膚隔開，進行施灸的方法，根據間隔物的不同而有不同的名稱。

隔置鮮薑片施灸者，稱為隔薑灸，適用於因寒而致的嘔吐、腹痛、腹瀉及風寒濕痹等；隔置大蒜片施灸者，稱為隔蒜灸，適用於瘰癧、肺癆及腫瘍初起等的治療；用純淨的食鹽填敷臍部，或於鹽上置薑片施灸者，稱為隔鹽灸，具有回陽救逆，固脫之功，多用於治療傷寒陰證，或吐瀉並作，或中風脫證等；將中藥附子研粉後，酒調為餅，隔置施灸者稱為隔附子餅灸，多用於治療命門火衰而致的陽痿、早洩或瘡瘍久潰不斂等病證。

2. 艾卷灸

主要是將艾絨摻入溫陽散寒、活血通絡的藥物粉末，以細草紙卷成直徑1.5cm的圓柱形艾卷後，點燃施灸的方法。分為溫和灸和雀啄灸兩類。

溫和灸使患者局部有溫熱感而無灼痛為宜，一般每處灸5到7分鐘，至皮膚紅暈為度，多用於灸治慢性病；雀啄灸在施炎部位一上一下活動施灸，形如鳥雀啄米，多用於治療急性疾病。

此外太乙針灸、雷火針灸等也屬於艾卷灸的範圍。

3. 溫針灸

是針刺與艾灸結合應用的一種方法，即針刺進入腧穴並得氣後，將艾粒插在針柄上，或將艾絨捏於針尾上點燃後施灸。適用於既需要留針，又適宜於艾灸的病證。

此外，灸法還有溫灸器灸、燈草灸、白芥子灸等多種。

5.5.4.3 施灸注意

施灸一般遵循先上後下、先外後內、先背後腹、壯數先少後多，艾炷先小後大的順序；實熱證、陰虛發熱者，多不宜灸療；顏面、五官等重要部位不宜瘢痕灸；此外，施灸局部的常規護理也應有所注意。

總之，針灸的方法十分豐富，功效及主治各有所宜。

除了上述外，其他如三棱針、皮膚針、皮內針、火針、頭針、耳針、電針、拔罐等，也爲針灸治療的重要內容。

5.5.5 傷科推拿基礎知識

推拿，古代也稱按摩、按蹺等，其中尤以按摩一詞應用最廣，許多地區至今仍在沿用。

這是因爲早期的傷科推拿手法種類較少，且以按和摩兩法最爲常用，故合稱以爲名。推拿一詞首見於明代，如《小兒推拿方脈活嬰秘旨全書》、《小兒推拿秘訣》等著作就將推拿一詞應用於書名。隨著治療範圍的擴大，經驗的積累，手法的豐富，以及手法分類的漸趨合理，按摩一詞漸被推拿所取代。可以說這一名稱的演變，標誌著推拿發展史上的一個很大進步。

推拿是人類最古老的自然療法之一，也是中醫治療體系中的重要組成部分。其對人體的治療作用，源於與自然作戰所產生和生活實踐中，能減輕或消除某些疼痛的樸素認識，隨著有意識、有目的地將其應用於醫療臨床，隨著多方面的不斷總結、豐富、完善和提高，逐漸形成了推拿治療體系。其形成時間約爲二千多年前的先秦兩漢時期，其有關方法和理論，

《黃帝內經》和《黃帝岐伯按摩十卷》等當時的著作，已有較爲系統和詳細的記載。

推拿是一種古老的醫治疾病的方法，可謂源遠流長，代有發展。早在戰國秦漢時期，推拿療法已被普遍應用，在《黃帝內經》中就記載了以其治療痹證、痿證、口眼歪斜和胃痛等，並描述了有關的按摩工具，如「圓針」「鍉針」，已佚的第一部按摩專著《黃帝岐伯按摩十卷》也成書於此期；魏、晉、隋、唐時期，已設有按摩專科和專科醫師，治療方法日漸豐富，治療病種不斷增多，並於這一時期相繼傳入韓國、日本、印度等國家；宋、金、元時期，推拿運用的範圍更加廣泛，比較重視對推拿療法的分析，使推拿療法的理論有了進一步提升；明代，推拿學術進一步發展，在治療小兒疾病方面經驗頗豐，形成了小兒推拿的獨特體系，並有諸多小兒推拿專著問世，其中《小兒按摩經》可稱爲現存最早的推拿書籍；清代太醫院雖不設推拿科，但民間發展及應用廣泛，也有不少推拿專著問世，此期對推拿手法治療傷科疾病做了較系統的總結，在臨床經驗、推拿理論、推拿適應證和治療法則等方面均有了比較系統和全面的闡述；近年來，推拿療法進一步發展，且開展了推拿專業的高等教育，並多次舉行推拿學術經驗交流，從而使這一古老的醫術不斷發揚光大，在崇尚回歸自然的今天，更顯示出勃勃生機。

5.5.5.1 推拿的作用原理

推拿療法屬於中醫外治法的範疇，是指透過一定的手法作用於人體體表的特定部位，調節機體的生理和病理狀態，達到療效的治療方法。其作用原理，可分爲基本原理、對傷筋的治療原理、對調整氣血及內臟功能的基本原理。

推拿治療的基本原理，一是透過外力作用糾正解剖位置的異常，尤其是關節錯位、肌腱滑脫等因解剖位置異常而致的病症；二是透過推拿對失調的系統內能進行調整，使其恢復正常而治癒疾病；三是透過適當的刺激和能量傳遞作用於體表的特定部位，對機體失常的生物資訊加以調整，從而發揮對病變臟器的調整作用。總之，推拿治療的基本原理不外乎是「力」、「能」和「資訊」三方面的作用，它們多綜合作用於人體，最終發揮治療作用。

推拿療法對傷筋具有獨到的治療作用。所謂傷筋是指人體各個關節、筋絡、肌肉受外來暴力撞擊，或強力扭轉，或牽拉壓迫，或因跌撲閃挫，或是勞力過度等因素所引起的損傷，如無骨折、脫位或皮肉破損者均稱爲傷筋。由於傷筋多以疼痛爲主要症狀，乃經脈受損，氣血不通所致，所謂「不通則痛」，故治療的關鍵在於「通」。推拿作用於傷痛部位，通過舒筋通絡、理筋整複、活血祛瘀等機制，使經脈暢達，氣血通暢，經氣周流，宗筋舒緩，從而緩解疼痛，治癒傷筋。中醫「通則不痛」的理論，在傷筋的推拿治療中可具體化爲「鬆則通」、「順則通」、「動則通」三個方面，「鬆」、「順」、「動」三者有機結合，不可分割。

推拿療法還能調整機體的氣血功能和內臟狀態。透過推拿作用於體表局部，以通經絡、行氣血、濡筋骨、利關節，並將有關訊息傳及相關臟腑發揮調節作用；推拿又可健運脾胃，加強胃腑功能，以旺氣血生化之源；疏通經絡，加強肝的疏泄功能，促進氣機的調暢，使人體氣血充盈而調暢，《靈樞・平人絕穀篇》說：「血脈和利，精神乃居。」

在推拿治療中，不同的手法作用於機體所產生的效應有補、瀉之別，必須根據病情及治療需要，把手法的輕重、方向、快慢、刺激的性質及治療的部位結合。一般認爲，作用時間性較短的重手法，多產生瀉的作用，可抑制臟腑亢奮狀態；作用時間較長的輕手法，多產生補的作用，可增加臟腑的功能。此外，手法的頻率和作用方向與補、瀉也有一定的關係。

推拿治療臟腑病證時，除選擇適宜的手法外，必須作用於相應的施術部位，方有佳效。其中相關體表的特異點和腧穴尤爲重要，如五輸穴、原穴、絡穴、郄穴、背俞穴與腹募穴、八會穴、八脈交會穴等。

5.5.5.2 推拿手法簡介

推拿手法是指用手或肢體的其他部分，按各種特定的技巧動作，在機體體表進行治療操作的方法。

推拿手法的基本要求可概括爲八個字，即持久、有力、均匀、柔和。持久是指手法能按要求持續運用一定時間；有力是指手法必須具有一定的力量，並按病人體質、病證、病位等不同情況而增減；均匀是指手法動作要有節奏規律，速度及壓力均匀；柔和是指手法要輕而不浮，重而不滯，不生硬粗暴或用蠻力，動作變換自然。臨證之時，當如《醫宗金鑒》所說：「一旦臨證，機觸於外，巧生於內，手隨心轉，法從手出。」

推拿手法種類繁多，名稱各異。有的手法相似而名稱不同，如按法，壓法等；有的名稱相同，而手法相異，如一指禪推法與推法；更有由兩種手法組成的複合手法，如按摩、按揉等；有的以手法命名，如推、拿、按、摩、擦、拍……等；有的以手法作用命名，如順、理、疏、和……等，使手法與名稱不易明確。現根據推拿手法的運用形態，將其歸納爲擺動類、摩擦類、振動類、擠壓類、叩擊類和運動關節類等六大類手法，而每類又各有數種手法組成。

具體而言，以指或掌、腕關節協調的連續擺動爲主要動作的手法稱擺動類手法，其中主要包括一指禪推法、纏法、滾法、揉法等；以掌、指或時部附在體表，作直線或環旋移動爲主要動作的手法稱摩擦類手法，其中主要包括摩法、擦法、推法、搓法、抹法等；以較高頻率的節律性輕重交替刺激，持續作用於人體爲主要動作的手法，稱振動類手法，其中主要包括抖法、振法等；用指、掌或肢體其他部分按壓或對稱性擠壓體表爲主要動作的手法稱擠壓類手法，其中主要包括按、點、捏、拿、擒和採蹺等法；以手掌、拳背、手指、掌側面、桑枝棒等叩打體表爲主要動作的手法稱叩擊類手法，其中主要包括拍、擊、彈等法；對關節作被動性活動爲主要動作的一類手法稱爲運動關節類手法，其中主要包括搖法、背法、扳法、拔伸法等。

5.5.5.3 推拿的基本治法

推拿的治療作用，是透過不同的手法作用於患者體表的特定部位或穴位而實現的。因此，其療效的取得與手法作用的性質和量，以及被刺激部位或穴位的特異性有密切關係，必須把手法和部位結合起來加以運用，才能取得良好的效果。

根據手法的性質和作用量及治療的部位，所產生的不同治療作用加以區分，推拿的基本治法有溫、補、通、瀉、汗、和、散、清八法。分述如下：

1. 溫法

本法有補益陽氣的作用。多運用擺動類、摩擦類、擠壓類等手法，以較緩慢而柔和的節律施術，作用的常用部位如腹部、腰部及關元、氣海、足三里、中脘、腎俞、命門等腧穴，適用於陰寒虛冷的病證。治療時，手法連續作用時間稍長，患者有較深沉的溫熱等刺激感，如《素問・舉痛論》所言：「寒氣客於背俞之脈……故相引而痛，按之則熱氣至，熱氣至則痛止矣。」臨床應用中，如按、摩、揉中脘、氣海、關元，擦腎俞、命門，可以溫補腎陽，健脾和胃，扶助正氣，散寒止痛。

2. 通法

本法有祛除病邪壅滯之作用。多運用擠壓類和摩擦類手法，直接施術於病痛部位，或肩井、脾俞、胃俞、肝俞等背俞穴，以治療經絡不通所引起的疾病。施術中，宜剛柔兼施，取位準確，多有佳效。如《素問・血氣形志篇》所謂：「形數驚恐，經絡不通，病生於不仁，治之以按摩醪藥」，《厘正按摩要術》也云：「按能通血脈」、「按也最能通氣」。臨床應用中，如推、拿、搓法作用於四肢能通調經絡；拿肩井可以通氣機，行氣血；點、按背部俞穴可通暢臟腑之氣血。

3. 補法

本法有補益氣血、津液，增強臟腑機能之作用。通常以擺動類、摩擦類手法為主，較輕柔作用於腹部、腰部以及脾經、胃經、膀胱經、腎經等經穴，適用於臟腑功能不足，或氣血虧損等虛證。施術時，手法宜輕柔、持久，不宜過重刺激，如《素問・調經論》所謂：「按摩勿釋，著針勿斥，移氣於不足，神氣乃得復」。明・周於蕃也說：「緩摩爲補」，「輕推、順推皆爲補」。臨床應用上，補益脾胃時，常以一指禪推法、摩法、揉法在腹部，特別是中脘、天樞、氣海、關元等腧穴順時針方向施術，再於背部重點是胃俞、脾俞等穴施用按法、擦法，可以健脾和胃，補中益氣；補腰腎時，可在命門、腎俞、志室等穴施用一指禪推法或擦法，再用摩法、揉法、按法治療腹部的關元、氣海，可以培補元氣以壯命門之火。

4. 瀉法

本法具有通腑瀉實的作用。多應用擺動類、摩擦類、擠壓類手法施術於腹部及胃經、脾經等部位，施術時手法頻率由慢逐漸加快，可刺激量稍強，適用於下焦實證。由於其作用和緩，故體質虛弱，津液不足而大便秘結者，亦能應用，這也是推拿瀉法之特長。臨床上對於食積便秘，可用一指禪推、摩神闕、天樞兩穴，再揉長強，以通腑瀉實；陰虛火盛，津液不足，大便秘結者，可用摩法以順時針方向在腹部治療，通便而不傷陰。

5. 汗法

本法具有祛風散寒的作用。多應用擠壓類和擺動類手法中的拿法，按法，一指禪推法等施術於膀胱經及督脈及其腧穴，如風池、風府、合谷、外關、大椎、肺俞等，適用於風寒外感和風熱外感兩類病證。對於風寒外感者，施術時，先以由輕至重的拿法，宜持久而深入，使全身汗透以達祛風散寒的目的；對於風熱外感者，施術時，多用輕拿法，宜柔和而輕快，使腠理疏鬆，汗毛豎起，肌表微汗潮潤而病解。

6. 和法

本法具有調脈氣、和氣血、和解表裡的作用。常運用振動類及摩擦類手法施術於肝經、膽經、脾經、胃經、膀胱經、任脈和督脈等部位及腧穴。適用於邪在半表半裡證，或氣血不和、經絡不暢、所引起的肝胃氣痛，月經不調，脾胃不和，周身脹痛等證。施術時多平穩而柔和，頻率稍緩。臨床上治療經絡不暢，可在四肢及背部施以手滾法、一指禪推、按、揉、搓等方法，或用輕柔的拿法作用於肩井等；若用於和脾胃、疏肝氣，則可一指禪推、摩、揉、搓諸手法施術於兩脅部的章門、期門，腹部的上脘、中脘，背部的肝俞、胃俞、脾俞等部位，達到氣血調和，表裡疏通，陰陽平衡的目的。

7. 散法

本法具有消結散瘀之功效。多以擺動類及摩擦類手法爲主，施術於積結瘀滯部位，適用於臟腑結聚，氣血瘀滯諸證。施術時，手法要求輕快而柔和。推拿中散法有其獨到之處，其主要作用是疏通結聚，不論有形或無形的積滯，散法都可使用。

8. 清法

本法具有清熱瀉火作用。手法一般是用擠壓類、摩擦類手法施術於督脈、膀胱經及具有瀉熱作用的腧穴，適用於氣分或血分實熱諸證。施術時，運用剛中有柔的手法，在所取的穴位、部位上進行操作，達到清熱除煩的目的。臨床治療時，氣分實熱者輕推督脈以清瀉氣分實熱；氣血虛熱者輕擦腰部，以養陰清火；血分實熱者，重推大椎至尾椎，以清熱涼血；有實熱者，輕推背部膀胱經，以清熱解表。

5.5.5.4 推拿注意

若局部皮膚破損、潰瘍、骨折、腫瘤、出血等，應避免在此施行推拿。

1. 身心放鬆。按摩時除思想應集中外，尤其要心平氣和，要求做到身心都放鬆。

2. 取穴準確。掌握常用穴位的取穴方法和操作手法，以求取穴準確，手法正確。

3. 用力恰當。因爲過小無法發揮應有的刺激作用，過大易產生疲勞，且易損傷皮膚。

4. 循序漸進。推拿手法的次數要由少到多，推拿力量由輕逐漸加重，推拿穴位可逐漸增加。

5. 持之以恆。無論用按摩來保健或治療慢性疾病，都不是一兩天就有效的，常須積以時日，才逐漸顯出效果，所以應有信心、耐心和恒心。

除上述注意事項外，還要掌握推拿保健的時間，每次以20分鐘爲宜。最好早晚各一次，如清晨起床前和臨睡前。爲了加強療效，防止皮膚破損，在施推拿術時可選用一定的藥物作潤滑劑，如滑石粉、香油、按摩乳等。

推拿後有出汗現象時，應注意避風，以免感冒。此外，在過饑、過飽、酗酒或過度疲勞時，也不要作保健推拿。

第六章　統計軟體 R 的簡介

6.0 前言

活在二十一世紀，眞可以用一個成語來形容『瞬息萬變』。以前從來沒聽過土石流可以毀掉一個村莊，也沒聽過最賺錢的銀行會連鎖倒閉，甚至一個世上最幸福的國家之一的冰島竟然會破產。要不是物理限制，進步到奈米時代可以說已經把電腦晶片不知道推到第幾代了。那麼，從我開始學統計的時候算起，我接觸統計至少有二十年的歷史了；這二十年來，統計進步了嗎？它是不是能像電腦一樣的普及呢？

爲什麼電腦可以普及呢？主要原因是它節省了許多費力工作的時間，包括寄信、收信、甚至購物，電腦在這方面的貢獻的確很大，有形無形縮短了時間與距離。在筆者讀大學的時代，電腦才剛起步，所以大部分的計算工作都要交代給只能做加減乘除的小型計算機，一直到可以做指數、對數甚至計算三角函數的計算機出來，雖然簡化了許多原來的計算工作，距離現在可以達到的程度，還是很遠。統計在當時只能靠小型的計算機以及查表來算信賴區間及做檢定（聽說現在仍有一些學校還在規定學生一定要用古老的計算機慢慢將答案給「**按**」出來），雖然列爲數學系必修，大部分學生對於統計還是十分陌生，加上一些其他領域的朋友來詢問一些實際的統計問題時，我們只能無助的搖頭，更加深了我們認爲自己無法讀好統計的錯覺。這樣的學習方式，只能用幾個字來形容——無助又無奈。

如何讓學生喜愛統計像喜愛電腦一樣呢？我個人認爲，不可能；但是，我們可以讓大家擺脫那種無法去應用統計在實際問題的遺憾，方法是——教大家怎麼用。統計的普及應用牽涉到以下的幾個重要工作：一、資料的蒐集與呈現，二、著手合理簡單的實驗設計，三、統計模型以及推論，四、統計分析與報告的呈現，五、統計軟體的正確使用與解讀。我們將逆著順序來介紹這幾個重要的工作，首先我們要介紹的是一個免費實用的工具——R。

R與Splus都屬於同一種語言，然而R卻是免費的。差別在於，Splus可以使用像Excel那種活頁簿，將資料直接輸入在表格中，然後利用滑鼠點選要使用的功能視窗，然後就做好你想要或者是你不想要的統計分析。正如SPSS一樣，因為方便，所以Splus就需要收費。

R是為統計分析而設計的，然而它需要寫一些小小的程式，對於寫程式心懷恐懼的人，自然寧願選擇昂貴的SPSS，或者利用Excel那些無關痛癢的統計分析功能來做一些無關緊要的分析了。坊間介紹R程式的中文書很少（我相信會越來越多），有的也只是介紹一些無法解決實際問題的統計方法或教你畫一些圖表，然後你就以為已經會用R做統計分析了。

筆者有一些想法的時候，總喜歡利用R或Matlab（很貴，但很值得），來做一些電腦模擬以測試自己的一些想法是否行得通。剛開始，我會被一些語法困住，但是只要給我一個下午，通常就會有好事發生。我可以藉助電腦的快速計算來猜測一些結果，然後再用邏輯證明這些猜想是對的。我並不是一個很會寫程式的人，但R的語法實在很簡單，簡單到只要一個禮拜，你就可以寫一些比較長的程式來使用。一個統計學家如果會寫Fortran，他就會覺得：比較起來，R實在太方便了。我不想浪費時間來介紹R的發展歷史，因為那沒有太大意義，我想現在就來下載並安裝R吧！準備好了嗎？*Fahren Wir!*（*Let's Go!*）

6.1 如何下載安裝R

首先，你需要來到R的官方網http：//www.r-project.org/，你會看到左面有這一列，

About R

What is R?

Contributors

Screenshots

What's new?

Download, Packages

CRAN

R Project

Foundation

Members & Donors

Mailing Lists

......

然後進入Download, Packages下的CRAN，點左鍵進去之後會看到Cran Mirrors，也就是R放在每個不同國家供人下載的地方，選到台灣的兩個站台Taiwan：

http://cran.cs.pu.edu.tw/

Providence University, Taichung

http://cran.csie.ntu.edu.tw/

National Taiwan University, Taipei

第一個在靜宜大學，第二個則是在台大。我個人偏愛靜宜大學，然而有些人偏愛台大，假設你點進去台大，你會看到這個畫面。

The Comprehensive R Archive Network

Frequently used pages

Download and Install R
Precompiled binary distributions of the base system and contributed packages, **Windows and Mac** users most likely want one of these versions of R: • Linux • MacOS X • Windows
Source Code for all Platforms
Windows and Mac users most likely want the precompiled binaries listed in the upper box, not the source code. The sources have to be compiled before you can use them. If you do not know what this means, you probably do not want to do it! • **The latest release** (2009-06-26): R-2.9.1.tar.gz (read what's new in the latest version). • Sources of R alpha and beta releases (daily snapshots, created only in time periods before a planned release). • Daily snapshots of current patched and development versions are available here. Please read about new features and bug fixes before filing corresponding feature requests or bug reports. • Source code of older versions of R is available here. • Contributed extension packages
Questions About R
• If you have questions about R like how to download and install the software, or what the license terms are, please read our answers to frequently asked questions before you send an email.

What are R and CRAN?

……

點進去Windows裡面，就會出現下面這個畫面：

R for Windows

This directory contains binaries for a base distribution and packages to run on i386/x64 Windows.

Note: CRAN does not have Windows systems and cannot check these binaries for viruses. Use the normal precautions with downloaded executables.

Subdirectories:

base	Binaries for base distribution (managed by Duncan Murdoch)
contrib	Binaries of contributed packages (managed by Uwe Ligges)

Please do not submit binaries to CRAN. Package developers might want to contact Duncan Murdoch or Uwe Ligges directly in case of questions / suggestions related to Windows binaries.

You may also want to read the R FAQ and R for Windows FAQ.

Last modified: April 4, 2004, by Friedrich Leisch

然後，你點入base裡面，會出現下面的畫面

R-3.0.0 for Windows

Download R 3.0.0 for Windows (36 megabytes)
- Installation and other instructions
- New features in this version: Windows specific, all platforms.

If you want to double-check that the package you have downloaded exactly matches the package distributed by R, you can compare the md5sum of the .exe to the true fingerprint. You will need a version of md5sum for windows: both graphical and command line versions are available.

Frequently asked questions

- How do I install R when using Windows Vista?
- How do I update packages in my previous version of R?

然後，點進去Download R 3.0.0 for Windows (36 megabytes) 會出現一個問你要執行或儲存的畫面，你按執行就可以了。下載成功的話，你的桌面上會有一個R的捷徑，下面會呈現R的版本，然後你就可以開始使用R了。第一次安裝的時候，R會將一些套裝（packages）裝載在它的library子目錄下，我們以後用到的時候會介紹一下。

6.2 簡單運算與陣列

我們先來做一些幼稚動作，讓你有一些成就感。在R的視窗下，你會看到這一排字：

```
R version 3.0.0 (2013-04-03) -- "Masked Marvel"
Copyright (C) 2013 The R Foundation for Statistical Computing
Platform: i386-w64-mingw32/i386 (32-bit)

R is free software and comes with ABSOLUTELY NO WARRANTY.
You are welcome to redistribute it under certain conditions.
Type 'license()' or 'licence()' for distribution details.

R is a collaborative project with many contributors.
Type 'contributors()' for more information and
'citation()' on how to cite R or R packages in publications.

Type 'demo()' for some demos, 'help()' for on-line help, or
'help.start()' for an HTML browser interface to help.
```

```
Type 'q()' to quit R.

>
```

請在>後面輸入x=c(1, 2, 3)試試看，你已經將1, 2, 3三個數所構成的向量放入x的位置中，你只要在>之後輸入x，就可知道結果：

```
> x=c(1,2,3)
> x
[1] 1 2 3
```

我們可以做加減乘除法嗎？當然！

```
> (2+5)*6/3-2
[1] 12
```

答案是12。這當中的*是乘法，/是除法。我們可以用1/x同時將1,2,3的倒數求出來

```
> 1/x
[1] 1.0000000  0.5000000  0.3333333
```

我們也可以求出一些相關的函數值，如log()

```
> log(x)
[1] 0.0000000  0.6931472  1.0986123
```

這三個值分別是1,2,3的log值。我們再造一個向量y=c(4,3,2,1)，x和y可以相加嗎？請看

```
>  y=c(4,3,2,1)
> x+y
[1] 5 5 5 2
Warning message:
In x+y : longer object length is not a multiple of shorter object length
```

因爲x與y的維度不同，所以它們在勉強相加後雖然也有結果，但只有前面三個分量可以參考，R也會給一些警告的訊息。

R也可以計算複數，例如你要得到$(3\times\sqrt{-1}+2)\div\sqrt{-2}$，你可以輸入

```
> (3*sqrt(-1+0i)+2)/(sqrt(-2+0i))
[1] 2.12132-1.414214i
```

如果我們要造一個數列1,2,3,...,100，我們是否一定要用c(1,2,...,100))這麼麻煩的指令呢？不需要，你可以用seq(a,b,by=c)來造出任何一個等差數列，a是首項，b是末項，c是公差，例如你要造出1,2,3,......,100，可以用：

```
> x=seq(1,100,by=1)
```

你要造出1000以內的奇數項可以用：

```
> x=seq(1,999,by=2)
```

我們也可以造出1到100的等差級數和：

```
> y=seq(1,100,by=1)
> cumsum(y)
 [1]   1   3   6  10  15  21  28  36  45  55  66  78  91 105
 [15] 120 136 153 171 190 210 231 253 276 300 325 351 378 406
 [29] 435 465 496 528 561 595 630 666 703 741 780 820 861 903
 [43] 946 990 1035 1081 1128 1176 1225 1275 1326 1378 1431 1485 1540 1596
 [57] 1653 1711 1770 1830 1891 1953 2016 2080 2145 2211 2278 2346 2415 2485
 [71] 2556 2628 2701 2775 2850 2926 3003 3081 3160 3240 3321 3403 3486 3570
 [85] 3655 3741 3828 3916 4005 4095 4186 4278 4371 4465 4560 4656 4753 4851
 [99] 4950 5050
```

cusum()這個函數就是用來算累積和的。

若要造出平方和的級數，則可用：

```
> ys=y^2
> cumsum(ys)
 [1]     1     5    14    30    55    91   140   204   285   385
 [11]   506   650   819  1015  1240  1496  1785  2109  2470  2870
 [21]  3311  3795  4324  4900  5525  6201  6930  7714  8555  9455
 [31] 10416 11440 12529 13685 14910 16206 17575 19019 20540 22140
```

```
[41]  23821  25585  27434  29370  31395  33511  35720  38024  40425  42925
[51]  45526  48230  51039  53955  56980  60116  63365  66729  70210  73810
[61]  77531  81375  85344  89440  93665  98021 102510 107134 111895 116795
[71] 121836 127020 132349 137825 143450 149226 155155 161239 167480 173880
[81] 180441 187165 194054 201110 208335 215731 223300 231044 238965 247065
[91] 255346 263810 272459 281295 290320 299536 308945 318549 328350 338350
```

你可以用$\frac{n(n+1)(2n+1)}{6}$去測試一下你所得到的是否正確，例如最後一項$\frac{100\times(100+1)(2\times100+1)}{6}=338350$

```
> 100*(100+1)*(2*100+1)/6
[1] 338350
```

很簡單，不是嗎？

若不知道末項，例如，我們想造出一個首項爲5，公差爲3，共有50項的等差數列，可以用：

```
> a=seq(length=50,from=5,by=3)
```

我們有時候會想知道全班50個學生中，有多少學生的成績是超過85分的，我們如何使用R來測知呢？首先我們要輸入全班成績，存放在一個我們比較容易記住的目錄下的文字檔；例如，d：/score.txt然後利用scan()打開它：

```
> x=scan(file="d:/score.txt")
> x
 [1]  3 73 70 81 80 28 21 64 22 14 63 19 23 86 37 67 79 50 52 48 11 62 57  1
[25] 74 88 24 96 78 31 35  6 58 47 95 42 83 55 10 16 13 68 97 17 44 84 85 61
[49] 77 32
```

然後，再用邏輯運算來判讀這些成績有哪些超過85分的：

```
> great= x>85
```

結果可以由輸入great名稱，得到：

```
> great
```

```
 [1] FALSE FALSE FALSE FALSE FALSE FALSE FALSE FALSE FALSE FALSE FALSE
FALSE
[13] FALSE  TRUE FALSE FALSE FALSE FALSE FALSE FALSE FALSE FALSE FALSE
FALSE
[25] FALSE  TRUE FALSE  TRUE FALSE FALSE FALSE FALSE FALSE FALSE  TRUE
FALSE
[37] FALSE FALSE FALSE FALSE FALSE FALSE  TRUE FALSE FALSE FALSE FALSE
FALSE
[49] FALSE FALSE
```

然後，我們可以來計算超過85分的學生人數：

```
> sum(great)
[1] 5
```

如果我們相知道70以下60分以上的人數，則可用：

```
> rrr= (x<70)&(x>60)
> rrr
 [1] FALSE FALSE FALSE FALSE FALSE FALSE FALSE  TRUE FALSE FALSE  TRUE
FALSE
[13] FALSE FALSE FALSE  TRUE FALSE FALSE FALSE FALSE FALSE  TRUE FALSE
FALSE
[25] FALSE FALSE FALSE FALSE FALSE FALSE FALSE FALSE FALSE FALSE FALSE
FALSE
[37] FALSE FALSE FALSE FALSE FALSE  TRUE FALSE FALSE FALSE FALSE FALSE
TRUE
[49] FALSE FALSE
> sum(rrr)
[1] 6
```

表示一共有6個人，上面的&記號代表「且」。那「或」要如何表示呢？例如我們要看成績大於80分或小於30分的總人數，可以用：

```
> sum((x>80)|(x<30))
[1] 24
```

符號|就代表「或」。

如果我們想看1到20號同學的成績，可用：

```
> x[1:20]
 [1]  3 73 70 81 80 28 21 64 22 14 63 19 23 86 37 67 79 50 52 48
```

如果想看全班的平均成績就可以用：

```
> mean(x)
[1] 50.54
```

假如我們想將全班成績用五列、每列10名的矩陣方式呈現出來，可以怎麼做呢？

```
> xarray=array(x,dim=c(5,10))
> xarray
     [,1] [,2] [,3] [,4] [,5] [,6] [,7] [,8] [,9] [,10]
[1,]    3   28   63   67   11   88   35   42   13    84
[2,]   73   21   19   79   62   24    6   83   68    85
[3,]   70   64   23   50   57   96   58   55   97    61
[4,]   81   22   86   52    1   78   47   10   17    77
[5,]   80   14   37   48   74   31   95   16   44    32
```

我們也可以使用：

```
> xarray=matrix(x,5,10)
```

得到相同的結果。

我們可以利用：

```
> z=matrix(0,5,6)
```

得到一個5×6的0矩陣，在後面介紹迴圈的章節中，我們可以看看這種功能的用處。

我們可以造出兩個矩陣A及B，如下所示：

```
> x=sample(1:9,15,replace=TRUE)
```

```
> A=matrix(x,3,5)
> y=sample(1:12,10,replace=TRUE)
> B=matrix(y,5,2)
```

我們知道A爲一個3×5矩陣，B爲一個5×2矩陣，而sample()這個函數使我們可以隨機造出固定範圍的亂數，例如，A中的每一個數的範圍爲介於1到9之間的整數。我們接著要來介紹矩陣間的乘法運算，

```
> A %*% B
     [,1] [,2]
[1,]  134   73
[2,]   68   33
[3,]  115  102
```

%*%這個運算代表舉陣相乘，如果我們要將A中的每一個元素都平方起來，我們可以用：

A*A或A^2達到相同的目的。

```
> A*A
     [,1] [,2] [,3] [,4] [,5]
[1,]    9    4    9   81    9
[2,]    4    1   16    9    1
[3,]   25    1    4    4   49
```

但是，當我們用A%*%A就會產生問題了，因爲A的維度是3×5，所以A對自己做矩陣乘法是不運許的，除非它是方陣，你可以輸入

```
> A%*%A
```

錯誤在A%*%A：非調和引數。

你可以看到錯誤訊息「錯誤在A%*%A：非調和引數」。

我們也可以利用矩陣，來解聯立方程式$\begin{cases} 2a+b=-7 \\ 3a-5b=9 \end{cases}$。首先，我們將這個方程式表式呈矩陣型式爲$\begin{bmatrix} 2 & 1 \\ 3 & -5 \end{bmatrix}=\begin{bmatrix} -7 \\ 9 \end{bmatrix}$，令$A=\begin{bmatrix} 2 & 1 \\ 3 & -5 \end{bmatrix}$, $r=\begin{bmatrix} -7 \\ 9 \end{bmatrix}$，則這

個方程式可以表示爲：

$Ax = r$，我們的目的是解出 x。R程式如下所示：

```
> A=matrix(c(2,1,3,-5),2,2)
> r=matrix(c(-7,9),2,1)
> x=solve(A,r)
> x
        [,1]
[1,] -0.6153846
[2,] -1.9230769
```

所以解爲a=-0.6153846，b=-1.9230769。

事實上，利用solve(A)可求出A的反矩陣：

```
> solve(A)
              [,1]          [,2]
[1,]  0.38461538   0.2307692
[2,]  0.07692308  -0.1538462
```

所以我們利用：

```
> solve(A)%*% b
             [,1]
[1,] -0.6153846
[2,] -1.9230769
```

也可以求出解來。

前面我們用scan()將資料讀入，另外一種讀入的方式是用read.table()，它與scan不同的地方是，它保留了資料原來的格式。利用scan()，我們得到的結果是：

```
> x1=scan(file="d:/score.txt")
Read 50 items
> x1
 [1]  3 73 70 81 80 28 21 64 22 14 63 19 23 86 37 67 79 50 52 48 11 62 57  1
```

```
[25] 74 88 24 96 78 31 35  6 58 47 95 42 83 55 10 16 13 68 97 17 44 84 85 61
[49] 77 32
```

然而，若我們使用read.table()，得到的結果則是：

```
> x2=read.table("d:/score.txt")
> x2
  V1  V2 V3  V4 V5 V6 V7 V8 V9 V10
1  3  73 70  81 80 28 21 64 22  14
2 63  19 23  86 37 67 79 50 52  48
3 11  62 57   1 74 88 24 96 78  31
4 35   6 58  47 95 42 83 55 10  16
5 13  68 97  17 44 84 85 61 77  32
```

是個5×10的矩陣。

```
> dim(x2)
[1]  5 10
```

6.3 迴圈與條件語句

if (...) else (...)條件句

這是常用的假設語句，它的語法與其他軟體的用法差不多，一個相關的語句是ifelse(a,b,c)，a代表條件，b代表資料，c代表若a的條件不符合則擬採取的動作，例如：

```
> x=rnorm(10)
> x
 [1]  0.9200540  0.6895123 -0.8020590 -0.5990489 -0.9340263 -1.3823429
 [7] -2.1362480  0.8908312  0.5417540 -2.3081294
> ifelse(x>=0,x,-x)
 [1] 0.9200540 0.6895123 0.8020590 0.5990489 0.9340263 1.3823429 2.1362480
 [8] 0.8908312 0.5417540 2.3081294
```

x=rnorm(10)造出10個標準常態分布的亂數，ifelse(x>=0,x,-x)表示條件爲$x \geq 0$；若$x < 0$，則將那些項換成$-x$。這個作用與對x取絕對值相當：

```
> abs(x)
 [1] 0.9200540 0.6895123 0.8020590 0.5990489 0.9340263 1.3823429 2.1362480
 [8] 0.8908312 0.5417540 2.3081294
```

for迴圈

for迴圈在我們這本書的使用頻率相當高，因爲它是一個相當方便的函數，我們現在要簡單介紹一下for迴圈的用法。

我們以一個例子來說明：假設我們想要寫一個算的函數，我們可以用for迴圈如下所示：

```
fac=function(x){
 ret=1
 for (i in 1:x) {ret=ret*i}
 return(ret)
 }
```

我們可以在任和編輯軟體上鍵入上面的指令後，將它貼到R上面，就會得到一個階乘的函數。我們輸入：

```
> fac(100)
[1] 9.332622e+157
```

得到100階乘爲9.332622e+157。

有名的Stirling公式如下，請寫一個程式來說明這個近似公式（練習）：

$$n! \approx \sqrt{2\pi} n^{n+\frac{1}{2}} e^{-n}$$

提示：π函數的指令爲pi，e爲自然指數，它的指令爲exp(1)。

```
> pi
[1] 3.141593
> exp(1)
[1] 2.718282
```

正所謂「師父引進門，修行在個人」，如果你不畏挑戰，努力嘗試，相信讀完本書後，你也可以成爲R程式達人哦！

上面所用到的R函數及語法，基本上涵蓋了最常用的功能，然而尚未包括如何使用圖形或製作基本函數的方法，我們將在後面的章節中依序介紹。希望你已經建立一些信心，不在那麼排斥寫程式。

6.4 敘述統計量（descriptive statistics）

假設你有一筆資料，你必須先判斷的第一件是資料的型態。在一些常見的資料中，通常我們需要對許多組資料的平均數、出現頻率、比例，或一些有興趣的指標做比較。例如，市面上有兩種藥劑，能否設計一個統計方法來比較兩者的藥效對於醫師而言是一件很重要的工作。針對不同的資料，我們需要不同的統計方法，典型的資料型態區分可由下圖表現出來。

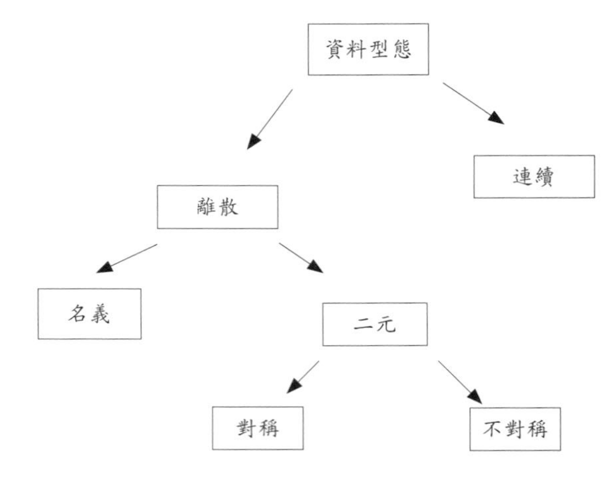

圖1　資料型態分類。

另外，若我們根據量性或質性做分類，則可粗分爲圖2。

本章主要考慮連續型資料的平均值或中位數等統計量的估計，其他離散型的資料，以及混和資料的相關統計問題，我們將在後面幾章討論。

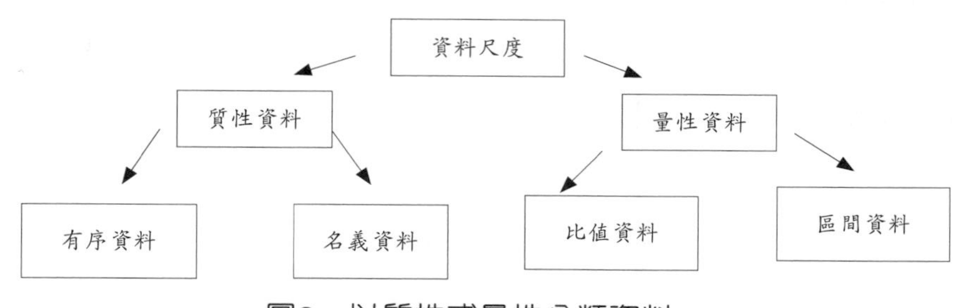

圖2　以質性或量性分類資料。

首先，假設我們有一筆出生月份的資料，假設共有35名學生：

```
10 11  2  5 9 12 6 8 3 7
12  5  3 10 4 10 1 3 1 1
 5 12  5  1 1  8 4 7 9 5
 9  7  1 10 1
```

如果我們要描述每個月份出生的頻率，最常使用的就是枝葉圖（stem-and-leaf plots），假設我們將這筆資料存在d：/birthmonth.txt中，我們先用scan()將它讀進來：

```
> bir=scan(file="d：/birthmonth.txt")
Read 35 items
```

然後，用stem()函數就可以得到：

```
> stem(bir)

 The decimal point is at the |

  0 | 0000000
  2 | 0000
  4 | 0000000
  6 | 0000
```

```
8 | 00000
10 | 00000
12 | 000
```

我們怎麼讀這個表呢？首先我們看開頭是8的那一列，|之後有5個圈，代表8和9一共出現5次。除了枝葉圖之外，另外一種常見的方法稱爲條樣表（strip charts），它的函數是stripchart()

```
> stripchart(bir, method="stack", xlab="birth month", pch=1, offset=1, cex=2)
```

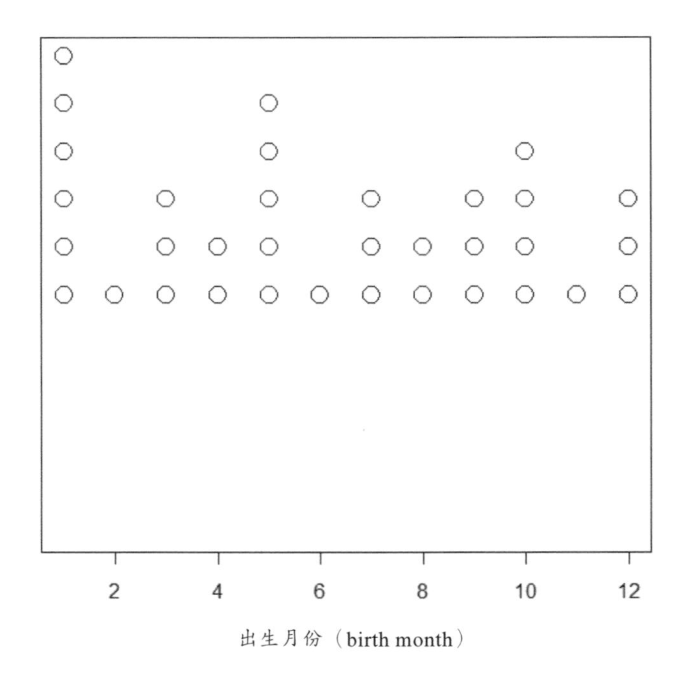

圖3 出生月份條樣表。

這個圖顯然比枝葉圖清楚，事實上它應該是與直方圖同一型，只不過它比較適合樣本數較小的情況。

長條圖（barplot）常被用來顯示一些次數或比例資料。例如當我們有一份關於H1N1的在各大洲的調查的資料，我可以使用長條圖來顯示每一大洲的重症及死亡人數，我們也可以將死亡人數除以重症人數來得到每一個區域因重症而死亡的比例並加以比較。

我們也可以將死亡人數除以感染H1N1的人數來得到致死率，我相信亞洲的致死率應會比歐洲或美洲的致死率來得低。假如有A、B、C三種泡麵，我們想要知道這三種品牌的市場接受度，我們可以做一個簡單的調查，假設喜好A品牌的民眾有54個，喜好B品牌的有36個，喜好C品牌的有70個，我們如何用長條圖呈現呢？以下是R程式的作法：

```
> brand=c(54,36,70)
> names(brand)=c("A","B","C")
> barplot(brand,main="喜好品牌")
```

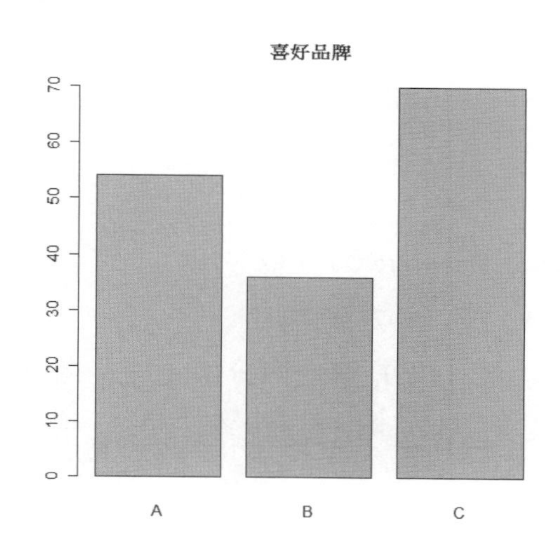

我們也可以用下列指令來做出圓餅圖。

```
> pie(brand,main="喜好品牌")
```

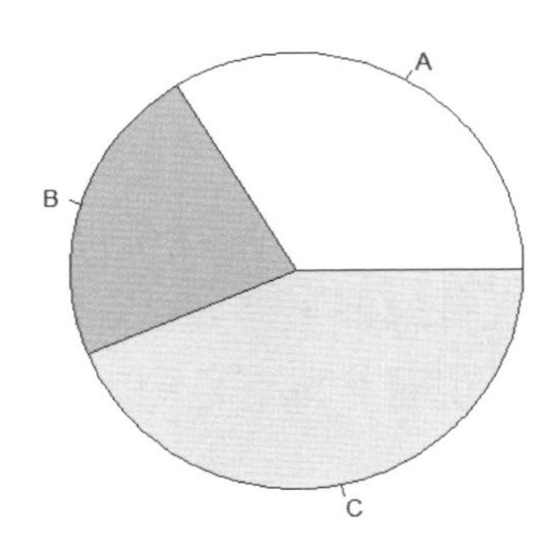

假設我們有一筆關於身高體重的資料，我們想要用兩個量來代表這筆資料的整體情況，則我們可以怎麼做呢？爲了方便，我們利用亂數來模擬某系大一新生的身高資料：

```
> x=rnorm(100,mean=175,sd=6)
```

我們可以使用：

```
> summary(x)
  Min.  1st Qu. Median  Mean  3rd Qu.  Max.
 154.9   171.6   175.4   174.7   177.9   190.7
```

馬上可以得到最小值 154.9, 第一四分位 171.6, 樣本中位數 175.4, 樣本平均數174.7，第三四分位177.9以及最大值190.7。我們也可以將直方圖畫出來：

```
> hist(x)
```

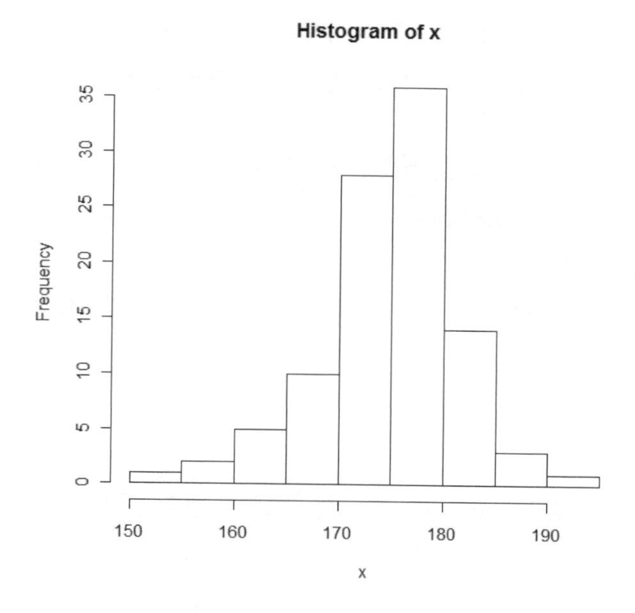

實際上我們多半不知道代表母體的分布的一些相關參數，例如期望值（expectation）、變異數（variance）、標準差（standard deviation）、歪斜度（skewness），以及峰度（kurtosis）。所以，我們就需要透過一些適當的統計量來估計這些相關的參數。在估計的過程中，我們也常會問一些相關的問題，例如他們的信賴區間爲何、或測量誤差等一些相關的估計問題。

樣本平均數（sample mean）的定義爲資料的算數平均，假設資料值爲 $X_1, \ldots X_N$，則樣本平均爲

$$\overline{X}=\frac{X_1+\cdots+X_N}{N} \qquad (6.1)$$

這個定義大概在中小學的時候我們就學過了。

樣本平均值是理論期望值（expectation）的一個樣本表現，它原來的定義是代表母體分布的隨機變數的所有可能值，關於密度函數的加權總和：

$$E(X)=\begin{cases}\int xf(x)dx\text{，當母體分布為連續型態}\\ \sum_x xfx(x)\text{，當母體分布為離散型態}\end{cases}，$$

其中$f(x)$爲母體分布的機率密度函數（probability density function）。根據大數法則（law of large numbers），當樣本規模很大時，也就是n很大時，$\overline{X}$的值會相當靠近$E(X)$。

然而，光靠樣平均數有時並無法眞實的反應資料的趨勢，例如有兩組分數如下所示：

A: 92,88, 12,8

B: 51,49,47,53

A組與B組的平均數皆爲50，然而B組的分數較爲集中，A組的分數較分散，所以我們還需要有一個離均量（dispersion）來描述資料的集中程度，這個量就稱爲變異數（variance）。樣本變異數是理論變異數的一個近似，它的定義如下所示：

$$S^2=\frac{(X_1-\overline{X})^2+(X_2-\overline{X})^2+\cdots+(X_n-\overline{X})^2}{n-1}$$

可以解釋爲：樣本與平均數距離的平方的平均值。而變異數的平方根就定義爲標準差（standard deviation），也就是說：

$$SD=\sqrt{S^2}$$

請注意在樣本變異數的定義式中，分母是除上n-1而不是n，原因是當樣本小的時候，如果分母是除以n的話，估計結果是有偏差的（biased），而且它的偏差（bias）是不可忽略的。當然，樣本若夠大的話，則無論除以n或n-1都沒有關係。如果你看到上面的計算之後，覺得有一點氣餒的話，希望下面的動作會提振你一點士氣：在R環境之下，我們來做一些模擬；首先，我們先來生成100個代表身高的亂數（平均數爲175，標準差爲6）

```
> x=rnorm(100,mean=175,sd=6)
```

我們只要輸入mean(x)，就可以得到樣本平均數，輸入var(x)就可以得到樣本變異數。

```
> mean(x)
[1] 174.9820
> var(x)
[1] 35.1291
```

我們分別來看當平均數不同或變異數不同的時候，資料的一些相關圖形會如何呈現。我們再造一個樣本大小為100的亂數，假設它的平均數為170，標準差也是6：

```
> mean(x1)
[1] 169.8394
> var(x1)
[1] 27.62468
```

然後，我們畫出兩筆資料的直方圖來比較一下：

```
> hist(x)
> hist(x1)
```

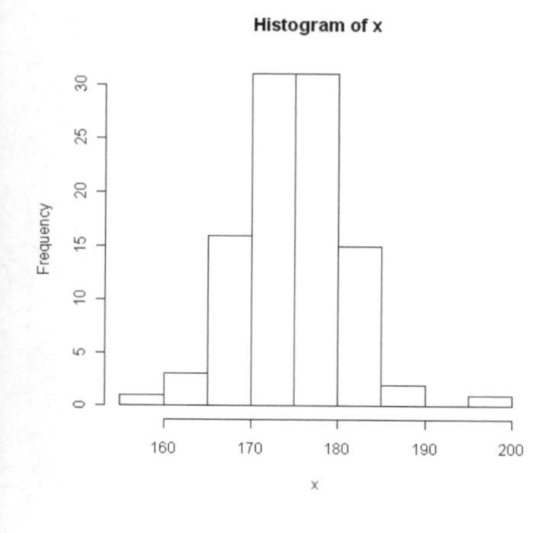

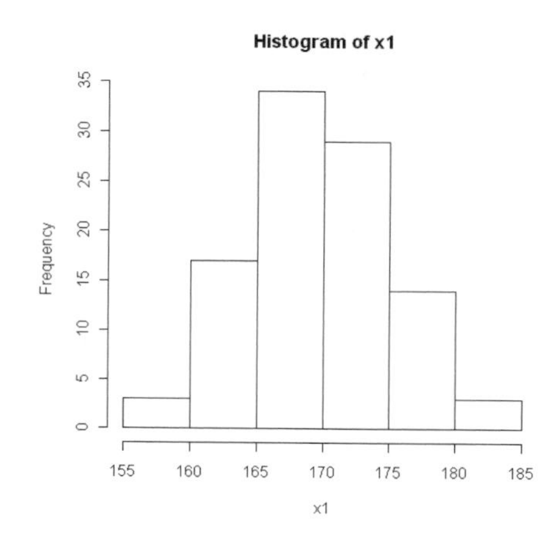

第七章 各種抽樣方法

7.0 前言

在台灣這種藍綠界限涇渭分明的社會中，每到選舉的的時候總會有一大堆的民意調查，例如：施政滿意度、民眾痛苦指數、候選人民意支持度……等。然而，兩邊人馬都不相信敵對陣營的民調資料，這裡關係到一個很重要的問題，那就是到底抽樣出來的**樣本**（sample）是否就可以代表全部的民意呢？這是相當重要而且有趣的問題。如何取出一個具有代表性的樣本？這個樣本要多大？1000個人接受電話訪問夠嗎？以下我們將逐一探討。

在中醫的研究當中，正如前面兩章所言，中醫的診斷與治療方法都牽涉到許多重要的問題，這些問題當然跟中醫從業人員如何接受中醫方面的訓練以及他們各人的努力程度有關。當我們鎖定了一個研究方向，我們必須設計一個實驗來作資料收集與分析，例如，我們想要了解類風溼性關節炎的病患他們的舌診資料的各個特徵是否與一般人有差異，我們就必須去蒐集這類病人的舌診資料。然而，甚麼樣本可以有代表性呢？須要多大的樣本才夠呢？所謂一個樣本，是指一些從**母體**（population）中選出來的**觀察值**（observations），而母體代表我們想要研究的所有可能的對象。例如，我們想要了解彰化地區成年人的就業狀況，那麼，所有彰化地區20歲以上的居民就是研究的母體，假如我們在火車站前利用問卷的方式選擇50人來調查他們就業狀況，那麼這50人就稱爲一個樣本，這個樣本大小（sample size）爲50。

7.1 變數與測量

一個**隨機變數**（random varialbe）為隨機抽取的樣本中衡量相關主體的某項特質（例如身高、體重、智商……等），這項特質可由測量得知。例如：彰化師大每年修讀教育統計課程的人數、彰化師大數學系一年級學生智商、彰化縣H1N1重症病患人數、馬英九總統的民意支持度，我們有時會簡稱隨機變數為變數或變項，一個隨機變數表現在樣本當中就是觀察值，它會因為每次選取的樣本不同，而展現不同的觀察值；因此，如何選取一個具有代表性的樣本，對於該隨機變數的特質的了解具有相當關鍵的影響。一般而言，根據可否**量化**（quantification），我們可以將我們所研究的資料分為**量性資料**（quantitative）或**質性資料**（qualitative）。在質性資料中，當變項的測量尺度內容為非數值，沒有固定順序或規則時，例如：婚姻狀態（單身、已婚、離婚、喪偶）、政黨傾向（無黨、民進黨、國民黨、全民最大黨……等）它的區分關鍵在於「性質」而非「量」，它的觀察質類別稱為名目尺度（nominal scale）。定量變項是指可將之數值化或區分大小的一個變項；

例如：年收入、身高、體重、智商……等，其觀察值類別稱為**區間尺度**（interval scale）。而有一種變項既可將之視為質性變項，亦可將之視為量性變項，我們將之稱為**順序類別變項**（ordinal categorical variable）；例如：滿意程度（很滿意、滿意、普通、不滿意、非常不滿意），英檢程度：初級、中級、中高級、高級，舌形資料中的胖、中、瘦……等。事實上，有時候為了方便，我們可以將質性資料量化；例如，以1代表成功，0代表失敗。我們也可以將量性資料質化；例如，在電影分級方面，6歲以下只能收看普遍級，6至12歲只能收看保護級以下的，12歲至18歲只能收看輔導級以下的，18歲以上才能收看限制級。這些資料的分類及收集與當時的研究目的、經費、研究對象以及使用的統計方法有關。

另外的一種分類方式與我們使用何種統計模型，以及資料的數質性質有關。這一種分類法將資料分為**離散型**（discrete）及**連續型**（continuous）變數，通常離散型的變數取值都是可數的（countable），例如正整數1,2,……，而連續型變數則可能取值在任何實數。然而，這樣的分類方式也不是絕對的，例如身高或體重，它們本來都屬於連續型的變數，但是因為測量和記錄上的方便，我們通常只會記錄到整數的位置；而也有人針對離散型資料加以細分，或者使用內插法，讓連續型模型的方法可以使用，例如，我們可以用Do、Re、Mi、Fa……等來記錄音階，然而更精密的方法是用聲音的頻率，以十二平均律計算，並以中央C之上的A作為440Hz時，中央C的頻率約261.6Hz。我們做一個綜合整理，資料的分類大至可分為「離散」v.s.「連續」、「量性」v.s.「質性」、「名目」v.s.「順序」v.s.「區間」，我們要抽取樣本前，一個很重要的預備就是界定母體資料的性質，我們才能珍對這些資料的特性做出正確的統計推論及分析。

7.2 隨機與非隨機抽樣

隨機抽樣的基本精神在於保證從母體當中，抽出任一個樣本的機率皆相等。最簡單的一個相反例子是call in節目中所取的樣本，通常在政論節目中會call in進去的觀眾，與會去收看該電視台的觀眾的政治立場有關，也就是說另外一種政治立場的人根本不會去收看該節目，因此節目中所提的問題就不會有任何客觀的統計推論結果。在電話民調中，若抽樣的方法沒有採用隨機化的標準程序，結果也不具客觀性。

再舉一個例子，例如我們想要知道一般人對於中醫療效的看法，如果選擇的問卷位置是醫院的中醫部或中醫診所，那肯定得不到一般人對中醫的看法，因為會選擇在中醫部或中醫診所就診的人本來就比較相信中醫的療效。反之，如果抽樣的地方是在西醫診所或醫院的話，那也無法得到一個客觀的樣本。有一些資料的取得可以經由實驗，我們稱為實驗資料（experimental data）；而另外有些資料則無法由實驗取得，例如由問卷或電訪的方式，我們稱為觀察資料（observational data）。許多實驗資料都是為了了解某種治療方法或藥物是否具有療效，所以會將這些病人分為實驗組及對照組，然後根據抽血或病人的恢復情況來判斷該種治療的效果，而規劃整體實驗過程就稱為**實驗設計**（experimental designs）；換言之，為了要獲得各種情境或處置（treatment）之下的實驗資料，我們必須進行周密的計畫，使得我們可以比較客觀進行統計分析。

然而，想要完美的進行一項實驗設計已獲得資料並不是對每一種情況都是可行的。例如：我們若想要了解人在長期曝露於陽光下是否會導致皮膚癌的發生，然後我們就將兩組隨機抽取的人，一組令其外出必定撐傘，另一組則不准撐傘，觀察20年後罹患皮膚癌的比例。一則觀察時間太長，一則因為工作關係本來有些人就不容易曬到太陽（例如長期在冷氣房的人，或上大夜班的人），而有些人則是要天天曬太陽（例如在工地工作的人），而這些人可能因為換工作、健康因素或遷移至外地而無法被長期觀察，這時候就需要藉助一些比較合理的觀察資料了。

7.3 不同的抽樣方法

1927年在英國有一本相當特別的書出版，這本書的內容是41,600個數字四個一組，每頁分為數行，一共26頁。這本書僅僅是一些毫無意義的數字集合而成，然而在當時的專業書中，它卻是一本暢銷書。這本書的作者是Leonard Henry Caleb Tippett（8 May 1902-9 November 1985），他是一個物理學家也是一個統計學家，他與R.A.Fisher, Emil Gumbel是當代關於極值理論（extreme value theory）的先鋒，有名的 Fisher-Tippet分布就是以他與Fisher而命名的。或許在當時，有許多人都覺得花許多錢去編輯或購買這類隨機亂數的書，是一個荒唐的決定，就好像花大錢去買垃圾或買雜訊一樣。然而，隨機數的生成在現代科學的進展上，扮演一個很重要的角色，特別在統計抽樣上的應用，更是無可取代的重要。

7.3.1 簡單隨機抽樣（simple random sampling）

簡單隨機抽樣的基本精神在於保證從我們手中的抽樣底冊（sampling frame）中，每一個個體被抽出來的機率都是一樣的。以前會根據底冊中有多少個體加以編號，然後取適當的亂數表，再根據亂數表選取被觀察的個體。現在幾乎沒有人在使用亂數表了，我們可以使用R軟體從編號101～200之間隨機抽出10個號碼，作法如下所示：

```
> x=sample(101：200,10)
> x
[1] 197 190 159 187 183 130 163 106 118 105
```

Sample()這個指令就是抽樣的指令，()當中的101～200是指抽樣的範圍，當中的10是指抽出的個數（樣本大小）。所以，我們使用R軟體就可以很輕易的隨機選取一些號碼，以進行實驗或觀察。

如果想要重複抽取，就要加上replace=TRUE。例如，我們可以做一個簡單的丟銅板實驗，丟5000次銅板中，我們想要估計出現正面的機率，因為你不可能真的去丟銅板5000次，但是你可以藉由電腦模擬來執行。為了加強估計的準確度，我們先自行丟銅板30次，假設出現12次正面、18次反面，我們用1來代表正面、0代表反面，則這30次投擲的結果可用下列方式表示

```
> tt=c(rep(1,12),rep(0,18))
> tt
[1] 1 1 1 1 1 1 1 1 1 1 1 1 0 0 0 0 0 0 0 0 0 0 0 0 0 0 0 0 0 0
```

然後我們再執行

```
> xx=sample(tt,5000,replace=TRUE)
> mean(xx)
[1] 0.3904
```

就得到5000次的銅板投擲中出現正面的機率，大約為0.39。如果不經過這個步驟的話，要投擲銅板5000次並記錄它的話，就變得相當麻煩了。

上面的步驟事實上是統計中重抽（resampling）的一個概念，後來的拔靴法（bootstrapping）也是這樣的想法，關於拔靴法的相關資料可參閱Bradley Efron and Robert Tibshirani (1994). *An Introduction to the Bootstrap*. Chapman & Hall/CRC. ISBN 9780412042317.

7.3.2 系統抽樣法（systematic sampling）

假設樣本大小爲n，母體大小爲N，系統抽樣法的步驟如下：

1. 我們取 $k=\frac{N}{n}$ ；
2. 任意由底冊中的前k個觀察値中選擇一個起始値；
3. 由起始的樣本開始，每隔k個就挑出來當作樣本觀察値。

步驟中的k値稱爲跳數（skip number）。我們舉一個簡單的例子說明；假設我們想要了解火力發電廠附近居民的健康狀況，因爲受限於經費，我們只能從3萬居民中抽出200位居民進行健康檢查。此時n=200, N = 30,000, k = 30,000/200 = 150。我們就從前面150號中隨機選出一個號碼，假設選出的是55號，則下一個選出的將是55+150 = 205號，再下一個將是205+150 = 355號，……，依此類推。系統抽樣法不但簡單，又可以提供具有代表母體能力的樣本，所以是一個不錯的抽樣法。它與簡單隨機抽樣不同的地方在於，它不可能抽到相鄰的號碼。但這種抽樣法也有它的罩門，面對具有週期型的資料而言（例如股票交易日，5剛好是週期），若跳數k剛好與週期相等，那可能會抽出一些性質較相近的資料，這樣的樣本就無法具有代表性了。所以，我們需要了解想要研究的母體的性質，以免使用不當的抽樣方法。

7.3.3 分層抽樣法（stratified sampling）

假設在母體當中存在著幾個不同的層級，而這些層級人口分布的比例不一樣，我們就可以根據每個層級的比例來抽樣，這樣的抽樣法稱爲等比例抽樣（proportional sampling）；如果有某些特定層級所佔的比例很少，我們無法根據比例來抽樣，這時候我們就需要選擇非等比例抽樣（disproportional sampling）。不論等比例抽樣或非等比例抽樣，根據不同層級選擇不同的簡單隨機抽樣，就稱爲層級抽樣。例如：我們想了解閩南族群與客家族群的地中海型貧血的人口比例是否有差異，我們可以根據閩南族群及客家族群在台灣總人口中所佔的比例，決定由各個族群中抽取多少的樣本觀察值。但是，有時候某些層級佔的比例相當小的時候，我們就不能完全照人口比例來抽樣了；例如，我們想知道蘭嶼存放核廢料是否影響達悟族罹患癌症的比例，當我們想將其他地區的居民與居住在蘭嶼的達悟族居民罹癌的比例作比較的時候，我們就不能根據人口比例去抽樣，因爲全部達悟族人約只有2000人，而其他地區的居民則約二千三百萬。這時候我們可以從其他區域隨機選取200人，然後從蘭嶼選取200人，然後做比較，這樣的抽樣法就是非比例的分層抽樣。

7.3.4 群集抽樣法（cluster sampling）

前面所提到的抽樣法，都需要相當的經費，實施起來也有很多的限制。這些方法都需要一個完整的底冊以進行抽樣，然而由於人口的快速遷移，我們往往無法掌握原來底冊的準確性，這時候我們就需要一種不需要倚賴詳細底冊資料的抽樣方法，而群集抽樣法便是提供這樣的條件下的抽樣方法。群集抽樣就是將母體分成許多小群集，然後隨機抽出某一群集作爲抽樣的對象。例如我們想知道彰化市民對於政府居家照護的政策實施滿意度，我們可以將彰化市分爲幾個小的行政區（幾個鄰），假如隨機抽出一個里，就說西勢里好了，就針對西勢里某幾個鄰的每個居民進行訪談。

這樣的抽樣法雖然很方便，然而有時候它抽取的樣本往往無法有代表性。例如，如果我們選出來的群集剛好是居住在帝寶的居民，他們的經濟條件、收入、工作性質都是比較相近的，他們具有群集的特徵，而這使得這個群集無法有代表性。所以群集抽樣也是一種比較可能產生偏差的方法，如果想得到比較不會偏差的結果，或許就需要比較大的樣本。

前面所提到的抽樣方法都各有各的特色與限制，事實上，方法是死的，但運用的人是活的。如何將幾種方法組合起來，配合實際的條件，又能使樣本具有代表性，有賴於縝密的設計。而將各種方法綜合起來的方法就稱爲**多步驟抽樣**（multistage sampling, Thompson (1992)），若以相同的樣本大小而言，通常分層抽樣的結果會比較正確，而群集抽樣則比較會有偏差。

7.4 調查及設計實驗

一般來說，對於一個研究人員來說，他所感到的困擾不只在於事後的資料分析，事前的設計或調查如何進行或許更困擾他們。接下來我們將逐步探討如何設計一個實驗或作一份調查，以保證我們所做的研究的正確性與正當性。

美國的西方電器公司和頌廠（Hawthorn plant of Western Electric）曾經做過一個試驗，他們將牆壁漆上綠色，結果生產力提升了。後來他們將牆壁掛上一些海報，結果生產力也提升了。最後，他們想知道哪一項比較會影響生產力，所以又將牆壁漆成灰色，而結果是生產力竟然也提升了。於是，這些工程師發現，只要人感覺到被注意了，不論是哪種形式的注意，他的行爲就會改變。這樣的效應衍伸至後來的**支持藥劑效應**（placebo effect），也就是在開發新藥的時候，爲了了解新藥的治療效果，在病人不知道所吃的藥是什麼的情況下，將病人分爲兩組，其中一組服用新藥，另一組則服用一些維他命或胃藥之類沒有療效的藥物（稱爲**支持藥劑**），然後再比較兩組是否有顯著差異。

只有病人單方面不知道服用的藥品的試驗方法稱爲**單盲法**（single-blind study）。然而，就算是一個相當有效的治療方法，可能因爲是一種新方法或新藥，已經習慣於傳統方法的醫師或病人可能無法接受這樣的治療方式。例如，假設某位年輕的醫師自己研發出一種比較無痛的肝癌腫瘤手術，它可能無法決定是否採取這樣的治療方式，即使他研擬出一套非常合乎科學期刊要求的抽樣方式，如果醫院方面比較資深的醫師不同意這樣做的話，由於抽樣的偏差（例如，他們只同意對於病危的病人施行這種手術），這個新方法可能反而得到比較「不好」的結論。事實上，一個理想的實驗應同時要求醫師也不能選擇哪些病人該服用支持藥劑，因爲有時醫師會根據自己的習慣或偏好來決定哪些病人使用支持藥劑，所以如果一個實驗同時不讓病人及醫師知道服用的藥物，是比較客觀的方法；而這樣的方法就稱爲**雙盲法**（double-blind study）。在病人不知道被編在哪一組，而醫師也不知道他所治療的病人哪一個接受新藥的情況之下，進行這個新療法或新藥物的醫學研究是比較客觀的方式。

在你準備開始蒐集資料前，請先做好下列的預備工作：（P.I.Good (2005) Introduction to statistics through resampling methods.Wiley-Interscience.）

1. 提出你的**試驗目的**（objective）以及想要從事甚麼樣的研究。

在醫學上試驗目的通常是：新藥的療效、新手術的存活率、……等。

2. 定義你要研究的母體（population）。取到正確的母體才能知道該實驗的適用性；例如，你想要研究未婚男女對於愛滋病知識瞭解的程度，那你研究的母體就很明確定義爲「未婚男女」，這個實驗中的觀察值就不適合採用已婚男女的觀點。

3. 列出所有可能的**變異**（variation）來源。造成變異的來源可能來自於所處的環境、觀察者、被觀察者及測量的工具等。統計上常用四種方法來對付個體與個體、觀察者與觀察者之間的變異：

(1) 控制（controlling）。研究的環境——包括觀察者、被觀察者、使用的儀器或測量工具都應當盡量前後一致。

(2) 分區（blocking）。可以根據性別、年齡、工作、嚴重程度……等，將母體分成幾個小組。

(3) 測量（measuring）。像膽固醇、或者血中含氧濃度、等連續値資料，無法加以分區，然而這些數值的測量的可能誤差可以用一些統計方法來校正。

(4) 隨機化（randomization）。這是避免樣本偏差或不夠代表性的方法，事實上大部分的醫學雜誌審稿都要求抽樣需要敘述隨機化的過程。

4. 決定你要如何處理每一個變異來源，敘述你要測量甚麼、如何測量，定義試驗的**單位**（unit）以及所有的**試驗終點**（end points）。試驗終點是臨床試驗中一個很重要的參考指標，它決定了一項試驗是否應該中止。試驗終點可分爲**主要終點**（primary endpoint）、**複合終點**（composite end point），以及**次要終點**（secondary end point）。主要終點是判斷藥物療效和主要毒副作用最重要的觀察指標，大規模臨床試驗要求採用所有原因所導致的死亡率（all-cause mortality）或者總死亡率（total mortality）作爲試驗的主要終點，任何藥物或者療法，都不能以增加總死亡率爲代價；例如，即使某種治療心臟的藥物可以大大降低心肌梗塞的機率，但若同時增加肝癌的機率而導致總死亡率可能增加的話，那這樣的藥物試驗就應該中止。複合終點中各事件的重要性並不一致；我們也可以將主要的副作用列入複合終點中，如溶栓療法的伴隨的大出血事件。在一些附屬研究（sub-study）中，風險和獲益（risk and benefit）、費用和效果（cost and effec-

---

註：也有人將終點事件分爲療效終點（efficacy end point）和安全性終點（safety end point）；而且療效終點又可分爲主要療效終點和次要療效終點。如在抗栓藥物對腦血栓栓塞事件影響的研究中，可以將腦血栓栓塞事件作爲主要療效終點，而將因栓致殘作爲次要療效終點。

終點事件按其重要性和客觀性可分爲硬終點（hard endpoint）和軟終點（soft endpoint），如死亡和心肌梗死是硬終點，而難以控制的心絞痛和緊急血運重建等則爲軟終點。

（參考來源、http://tw.knowledge.yahoo.com/question/question?qid=1306052413481）

tiveness）評價也可能成爲分析的主要複合終點。次要終點的規定不一，可隨觀察或研究目的不同而有所變化，有些帶有很大的主觀性，有的與主要終點在時間方面不同，也可以是一些替代終點（surrogate end point）。替代終點如冠狀動脈造影、心律失常的發作、血液動力學變化等有時與主要終點事件如死亡不一致。

5. 建立你要檢定的假設，並列出所有可能的實驗結果以及你將如何根據每個實驗結果做出結論。檢定的目的不再於證明或推翻假設，它的目標在於根據資料判斷原先的假設要成立的機率是否太低，以至於說明這個假設的立論薄弱。我們通常會將「沒有改變」或「沒有差異」當作我們試著要推翻的假設。

6. 仔細描述你想要如何抽取一個具有代表性的樣本。我們之前所談論的幾種抽樣方法可以當作參考，也可以嘗試在理論正確的基礎下調整原來的方法以配合所設計的試驗。當我們要設計一個比較性的試驗，被分配到實驗組與控制組的生理條件需要相近，例如兩個要被比較的對象如果其中一個的條件爲：45歲、已婚、不吸菸、不喝酒，我們最好也選擇一個條件相仿的對象，而如果你選擇只有10歲的對象來配對的話，就不合適了。

7. 描述你如何保證這些受試者或被觀察者之間彼此是獨立的。例如，在研究居住環境是否影響產生過敏氣喘的症狀的研究中，你如何從過敏氣喘的兒童中，選出隨機樣本來，他們不是來自於同一個家族。但是，有時我們會使用到相同受試者的相關性資料，例如我們想知道接受某種針灸治療的療效，可以觀察同一個病患治療前後的改善程度。

7.5 淺談檢定與樣本大小

傳統的醫學研究中，關於臨床試驗樣本大小的決定都是根據假設檢定的顯著性（significance）以及容忍多大的估計誤差（error of etimation），另外一個考量則是在決定顯著水平（level of significance）及估計誤差後該檢定的檢定力（power of testing）。假設我們想要了解氣喘病患合併某一種中醫治療方法，是否可以改善他的生活品質（quality of life），假設該生活品質量表的測量分數是連續分布且是常態分布，針對實驗組與控制組（不使用中醫輔助療法）作比較，根據前一節我們討論的步驟，我們必須先設定要檢定的假設，標準的假設有兩個：不變假設（或稱爲無差異假設，null hypothesis）及另類假設（或替代假設，alternative hypothesis）。在這個問題當中，我們假定實驗組的平均分數爲μ_T而控制組平均分數爲μ_C，則不變假設及替代假設可設爲

$$H_0: \mu_T - \mu_C = 0 \quad \text{v.s.} \quad H_1: \mu_T \neq \mu_C$$

H_0代表沒有療效或沒有差異，H_1則代表有療效或者有差異。對於醫學研究者而言，檢定的目的通常是想要凸顯新藥或替代療法的療效，因此就希望透過一些統計的方法來了解，假設H_0是正確的（也就是說新藥或新療法沒有特別療效），從資料呈現的關於這樣事件發生的機率是否小到可以凸顯H_0立論的薄弱。對於這兩個假設，我們所做的決定都有可能存在的風險，這個風險在我們做錯決定的時候產生。我們可能做出錯的決定，如下所示：

第一型：H_0正確卻拒絕它
第二型：H_0錯誤卻沒拒絕它

當我們做假設檢定時，最重要的工作之一就是降低這兩型的錯誤機率。我們將在第六章詳細討論關於如何降低假設檢定中的這兩型錯誤機率的方法，我們也將再討論更多關於假設檢定的理論以及在中醫研究上的應用。在實際的探討中，我們可以容許的最大第一型錯誤機率記爲α，我們將α稱爲**「檢定規模」**（test size），或**顯著水平**（significance level）。同樣的，我們可以容許得第二型錯誤機率記爲β，而$1-\beta$就稱作該檢定的**檢定力。在固定樣本大小之下，我們無法同時降低這兩型錯誤的機率。**通常一個醫學試驗中，檢定力至少要求在0.8以上，也就是說第二型錯誤機率在固

定的顯著水平α之下，不可以超過0.2。

因爲第二型錯誤機率是建立在假設H_0是錯的的基礎上，所以我們必須先決定一個值d_α，如果樣本平均的差$\bar{d} > d_a$的話，我們就拒絕H_0。

7.5.1 比較獨立兩組常態分布連續資料的樣本大小

那我們如何決定樣本大小呢？我們先討論在比較兩組常態分布連續資料時所需的樣本大小。首先，我們假設：

$$\delta = \mu_T - \mu_C \quad 且$$

$$\Delta_{Norm}(\delta, \sigma) = \frac{\delta}{\sigma} \text{ ，}$$

其中σ爲實驗結果的標準差。假如我們容忍最大的$\alpha = 0.05$，$\beta = 0.2$，在雙邊假設檢定下，我們所需的樣本數爲：

$$n_{Norm} = \frac{2[z_{\alpha/2} + z_\beta]^2}{\Delta^2_{Norm}(\delta, \sigma)} \qquad (\mathbf{7.1})$$

在（7.1）中的z_a代表的意義是一個指標，對於標準常態分布的變數而言，這些變數會超過z_a的機率爲a。例如，常態分布變數超過$z_{0.025}$的機率爲0.025。那麼，我們如何求出z_α呢？假設$\alpha = 0.025$，利用R，我們可以鍵入：

```
> qnorm(1-0.025)
[1] 1.959964
```

假設$\delta = 10$，$\alpha = 0.05$，$\beta = 0.2$，$\sigma = 30$，則根據（7.1），我們可得到這個檢定的樣本數約需：

$$n_{Norm} = \frac{2[z_{0.025} + z_{0.2}]^2}{\Delta^2_{Norm}(10, 30)}$$

我們可以用R建立一個函數：

```
> samp=function(a,b,d,s)
{n=2*(qnorm (1-a/2)+qnorm(1-b))^2/(d/s)^2; n}
```

然後輸入：

> samp(0.05,0.2,10,30)然後按Enter

就得到：

[1] 141.2798

也就是說，這個試驗最少需要的樣本大小為141。

7.5.2 實例——使用SF36量表了解小兒氣喘使用中醫輔助的療效

使用SF36量表來了解一般健康狀況，它的分數範圍介於0（很差）與100（很好）之間。假設我們每5分就設一個等級，那我們就可以令$\delta = 5$。我們如何得知σ呢？我們可以從一群3到12歲的兒童所做的SF36量表分數中，隨機抽出200位（當然你可以選取超過200位，或者取全部的資料），然後看他們的標準差。假設標準差為25。我們希望$\alpha = 0.05$，$\beta = 0.15$，則使用我們前面建立的R函數可得：

```
> samp(0.05,0.15,5,25)
[1] 448.9199
```

至少需要的樣本數為449。

在過去，z_α的取得需要借助於查表，這20年的科技進步也提升了統計的發展。過去需要很辛苦的查表，現在只要輸入簡單指令，答案就全部跑出來。

7.5.3 使用非參方法比較獨立兩組連續資料

當生活品質資料（quality-of-life data）為連續資料，然而卻不是常態資料的時候，最常被用來比較兩組獨立資料的方法是曼-惠尼（Mann-Whitney）U-檢定，或是等價的Wilcoxon等級和檢定。假設我們有兩組生活品質量表結果的獨立樣本。

$$X = (X_1, \cdots, X_m)\text{及}$$
$$Y = (Y_1, \cdots, Y_m)$$

假設我們想要檢定「X和Y來自相同的分布」對「Y具有較高的觀察值」的單邊假設，我們就要使用**曼-惠尼U檢定**（MW's U testing），其統計量定義如下所示：

$$U = \sum_{j=1}^{n}\sum_{i=1}^{m} I\,(Y_j > Y_i)\ ,$$

$I(Y_j > X_i)$這個函數稱為***Y*值超過*X*值的指標函數**（the index that the value of Y is greater than the value of X）。$\frac{U}{mn}$代表*Y*值超過*X*值的近似機率；然而，在檢定的過程還沒結束之前，我們是不知道它的值的，因為我們的樣本大小根本還沒選定。Noether（1987）得到一個計算MW檢定所需的樣本規模：

$$n_{Noether} = \frac{[z_{\alpha/2} + z_{\beta}]^2}{6(p_{Noether} - 0.5)^2} \qquad (7.2)$$

跟前面所遇到的問題一樣，因為我們並不知道$p_{Noether}$的實際值，所以使用Noether所建議的樣本大小公式的時候就會產生困難。解決這個問題的方法有兩個：一、第一個就是使用$p_{Noether}$的經驗值，也就是先訂出一個我們感到比較舒服的樣本大小，例如$n_{pre} = 100$，然後將這筆資料得到的經驗$p_{Noether}$代入；另外，在一些假設之下，也有一些人使用拔靴的模擬法（bootstrapping simulation, Walter and Campbell 2005）來得到$p_{Noether}$。當兩組資料為常態分布（事實上就是因為不是常態資料，所以才使用MW檢定啊！），Simonoff等人（1986）得出：

$$p_{Noether} = P\,(Y > X) = \Phi\,(\frac{\hat{\mu}_Y \hat{\mu}_X}{(\hat{\sigma}^2_Y + \hat{\sigma}^2_X)^{1/2}}) \qquad (7.3)$$

其中$\hat{\mu}_X$, $\hat{\mu}_Y$分別代表*X*與*Y*的樣本平均，$\hat{\sigma}^2_X$與$\hat{\sigma}^2_Y$則分別代表*X*與*Y*的樣本變

異數。同樣的問題來了，根本還不知道樣本該取多大，怎麼求出$\hat{\mu}_X$, $\hat{\mu}_Y$, $\hat{\sigma}_X^2$與$\hat{\sigma}_Y^2$？

7.5.4 比較獨立的兩組比值檢定所需樣本大小

假如我們想比較兩組的治癒率，當我們將樣本分爲兩組，我們會觀察每一組的治癒率，然後檢定兩組的治癒率是否相等。我們所蒐集的資料會是類似0（代表無效）1（代表有效）這種性質的二位元資料，這種檢定所需的樣本數爲：

$$n_{Bin} = \frac{(z_{\alpha/2} + z_{\beta})^2[\pi_T(1 - \pi_C) + \pi_C(1 - \pi_T)]}{(\pi_T - \pi_C)^2} \quad (7.4)$$

同樣的問題發生在我們根本不知道π_T及π_C的值。

假設$\pi_T = 0.45$, $\pi_C = 0.57$，在要求檢定力$1 - \beta = 0.8$，顯著水準$\alpha = 0.05$之下，所需的樣本數可用R程式如下：

1. 你可以在R的視窗之下的檔案開啓「建立新的命令稿」它會出現一個未命名的空白檔，你就輸入下列指令：

```
samp.ratio=function(a,b,pt,pc) {n=(qnorm(1-a/2)+qnorm(1-b)) ^ 2*
(pt*(1-pc)+pc*(1-pt))/(pt-pc) ^ 2; n};
print(c("the required sample size for ratio data is",
samp.ratio(0.05,0.2,0.35,0.25)))
```

2. 然後按滑鼠右鍵，選擇「全部選取」，畫面反白。

3. 再按右鍵選取「執行程式列或選擇項」。

4. 出現結果如下所示：

```
> samp.ratio=function(a,b,pt,pc) {n=(qnorm(1-a/2)+qnorm(1-b)) ^ 2*
+ (pt*(1-pc)+pc*(1-pt))/(pt-pc) ^ 2; n};
> print(c("the required sample size for ratio data is",
+ samp.ratio(0.05,0.2,0.35,0.25)))
```

```
[1] "the required sample size for ratio data is"
[2] "333.577388709836"
```

程式第二行出現+號是因爲第一行及第二行是連續的。我們會得到所需樣本約爲n≒334。

另外，治療結果的差異也可以藉由勝率（OR, odds ration）表示出來，它的定義如下所示：

$$\mathrm{OR}=\frac{\frac{\pi_T}{1-\pi_T}}{\frac{\pi_C}{1-\pi_C}}=\frac{\pi_T(1-\pi_C)}{\pi_C(1-\pi_T)} \tag{7.5}$$

我們可以算出根據OR而得到的的樣本大小。

$$n_{OR}=\frac{2(z_{\alpha/2}+z_{\beta})^2/(\log OR)^2}{\bar{\pi}(1-\bar{\pi})} \tag{7.6}$$

而$\bar{\pi}=(\pi_T+\pi_C)/2$　。

我們來比較一下（7.4）及（7.6）算出來的結果，假設我們用同樣的α, β, π_T, π_C，

```
> samp.or=function(a,b,ptt,pcc) {n=2*(qnorm(1-a/2)+qnorm(1-b))^2/
+ (log((ptt/(1-ptt))/(pcc/(1-pcc))))^2/(((ptt+pcc)/2)*(1-(ptt+pcc)/2)); n};
> print(c("the required sample size for ratio data is",
+ samp.or(0.05,0.2,0.35,0.25)))
[1] "the required sample size for ratio data is"
[2] "325.019023794145"
```

使用OR算出所需樣本大小約爲325，這樣得到的樣本大小與使用（7.4）得到的樣本大小334差不多。

7.5.5 有序類別資料所需樣本數

在生活品質（QoL, quality of life）量表中，如果使用有序變數資料的話，我們通常會使用曼-惠尼（Mann-Whitney）的U統計量來進行檢定。Whitehead（1993）提出一個計算有序變數資料有效樣本大小的方法，這個方法是假設這些有序資料，是建立在使用勝率作計算的情況下。假設我們將病人分成實驗組T（treatment group）及控制組C（control group）；如果QoL量表採用k個有序等級$y_1, \cdots, y_k$，我們可以假設p_{iT}為這些觀察值會落在實驗組第i類中的機率，C_{iT}為落在實驗組第i類以下的預期累積機率。也就是說，假設你要測量的分數為Y，

$$p_{iT} = Pr(Y = y_i)，且$$
$$C_{iT} = Pr(Y \le y_i)。$$

所以，當我們以第i類為基準時，我們可以得到對應的勝率為

$$OR_{O,i} = \frac{\frac{C_{iT}}{(1 - C_{iT})}}{\frac{C_{iC}}{(1 - C_{iC})}} \quad (7.7)$$

假設實驗組與控制組的測量結果一樣的話，在假設每一類為基準的情況下我們都可以得到一樣的勝值（odds）。Whitehead的方法假設這些資料有固定勝率（也就是$OR_{O,\,i} = OR_{O,\,j},\ i \neq j$），它們具有相當小的對數勝率（log odds ratio）以及大樣本，而這些是在QoL研究中一些戲劇性的效果不太可能發生的情況。假設顯著水平為α，檢定力要求為$1 - \beta$，則雙邊檢定（two-sided test，我們至後將在第六章提及）所需的樣本數為

$$n_{Or} = \frac{6[(z_{\alpha/2} + z_\beta)^2/(\log OR_{Or})^2]}{\left[1 - \sum_{i=1}^{k} \bar{\pi}_i^3\right]} \quad (7.8)$$

其中$OR_{Or} = OR_{O,\,i}$，對所有$i = 1, 2, \cdots\cdots, k$.

我們舉一個例子來說明：假設我們將SF36的分數分為四組，0-24、25-49、50-74及75-100。我們想要設計一個雙組研究來比較這兩組的QoL分數，我們相信如果只有比較兩組的平均分數並不適合，所以我們想利用這四組分數的類別資料來做比較。我們假設控制組當中約有50%的人有較好的身體功能（physical functionning），也就說他們的SF36分數介於75到100之間。我們希望中醫治療的介入可以使得治療組中這個等級的人所佔的比例提高至少為65%。我們使用（7.7）可得到：

$$OR_{O,j} = \frac{0.5/(1-0.5)}{0.65/(1-0.65)} = 0.538$$

由（7.7）我們可以得到：

$$C_{iT} = \frac{OR_{O,i}\, C_{iC}}{OR_{O,i}\, C_{iC} + (1 - C_{iC})} \tag{7.9}$$

假設這四類的比例為：

QoL分數	p_{iC}	C_{iC}
0-24	0.15	0.15
25-49	0.18	0.33
50-74	0.17	0.50
75-100	0.5	1

我們就可以得到C_{iT}，進而得到π_{iT}如下

$$C_{1T} = \frac{0.538 \times 0.15}{0.538 \times 0.15 + (1 - 0.15)} = 0.087\text{，}$$

$$C_{2T} = \frac{0.538 \times 0.33}{0.538 \times 0.33 + (1 - 0.33)} = 0.210\text{，}$$

$$C_{3T} = \frac{0.538 \times 0.50}{0.538 \times 0.50 + (1 - 0.50)} = 0.350\text{，}C_{4T} = 1$$

$\pi_1 = 0.087, \pi_2 = 0.123, \pi_3 = 0.140, \pi_4 = 0.65$。

我們可以利用公式（7.8）算出所需樣本數約為171，以下是這個計算

所需的R程式：

```
> cc=c(0.15,0.33,0.5,1)
> or=1/(0.65/0.35)
> or
[1] 0.5384615
> ct=(or*cc)/(or*cc+(1-cc))
> ct
[1] 0.08677686 0.20961887 0.35000000 1.00000000
> pt=diff(ct)
> pt
[1] 0.1228420 0.1403811 0.6500000
> pt=c(ct[1],pt)
> pt
[1] 0.08677686  0.12284202  0.14038113  0.65000000
> n=6*((qnorm(0.975)+qnorm(0.8))^2/(log(or))^2)/(1-sum(pt^3))
> n
[1] 170.6589
```

7.5.6 QoL調查所需樣本數

生活品質量表所需的樣本數決定於使用計分的等級，例如7等級的量表會將所要測量的生活品質分爲：極度不好、非常不好、不好、普通、好、非常好、極度好。而對於等級數比較少（小於7個等級）的量表，並且有比較多的比例是屬於上部或下部等級的話（例如這些等級加起來的比例占50%或更高），我們建議使用Whitehead有序類別變數樣本數n_{Or}。如果等級比較多類，大部分的等級都有人，而落在比較極端等級的比例比較小的話（例如SF-36的分數介於0到100之間），則建議使用n_{Norm}或$n_{Noether}$。利用電腦模擬的結果發現，當QoL分數的分布對稱，且落在極端的病人比例很低的話，在平均數不同的對立假設下，使用t-檢定比使用MW檢定具有較大的檢定力，這時候使用n_{Norm}就比較合理。假如QoL分數的分布比較不對稱，那使用MW檢定就比使用t檢定來得合適，這時就建議使用$n_{Noether}$。然而，因爲使用Noether的方法牽涉到P(Y>X)這樣的機率，所以比較難以詮釋。

7.5.7 相關樣本比較所需樣本大小

當我們想要比較兩組的平均療效是否不同的時候，我們除了將病人分爲實驗組與控制組之外，有時候我們也會觀察同一組病人接受另類醫學治療前後的差別。前者將病人分成獨立的兩組，後者則使用相同的病人在不同時間點的資料，所以這樣的資料前後具有相關性，我們稱之爲「成對資料」（paired data）。我們接下來要討論的是如何計算具有成對資料研究所需的樣本大小。

假設我們預期試驗前後成對資料平均的差距爲δ，前後資料的差距的標準差爲σ，並假設 $\Delta = \dfrac{\delta}{\sigma}$ 在要求顯著水平爲α，檢定力爲$1 - \beta$的情況下，所需樣本大小爲

$$N_{pairdata} = \frac{(z_{\alpha/2} + z_{\beta})^2}{\Delta^2} + \frac{z_{\alpha/2}^2}{2} \tag{7.10}$$

練習、請寫出一個R函數來計算成對資料所需的樣本大小。

事實上，我們有比較簡單的公式來計算顯著水準爲$\alpha = 0.05$，檢定力爲$1 - \beta = 0.8$的樣本大小。

$$N_{pairdata} \approx 2 + \frac{8}{\Delta^2} \tag{7.11}$$

Machin等人（1997）建議應將成對資料的相關係數考慮進來，也就是應該將Δ設爲

$$\sigma_{diff} = \sigma\sqrt{2(1-\rho)}$$

$$\Delta = \frac{\delta}{\sigma_{diff}}$$

我們舉例說明這個樣本大小的公式。假設我們想要使用SF36來了解使用三伏天後的過敏症狀有沒有改善。假設在過去的研究中，我們得到尚未利用三伏天治療時的SF36分數的標準差為27，我們期待使用三伏天後的差異為10分。利用小規模取樣得到的成對資料間的相關係數$\rho = 0.7$，；則經由公式計算之後 $\sigma_{diff} = \sigma\sqrt{2(1-0.7)} = 20.914$ ，所以 $\Delta = \frac{10}{21} = 0.476$ ，所需樣本大小為

$$N_{pairdata} = \frac{(1.96+1.2816)^2}{0.476^2} + \frac{1.96^2}{2} = 48.29$$

大約是50個。

7.6 醫學研究的道德議題

我們前面講到在抽樣過程中，有許多的因素會導致錯誤的結論，在醫學研究上，有時候研究人員會為了讓自己的研究發現比較「突出」而假造資料，甚至為了應負研究計劃結案的壓力而抄襲別人的成果。除了這種造假的偏誤所產生的危險之外，另外一種危險性產生於研究人員「刻意」遺漏一些重要的訊息，而這些訊息往往會大大抵消了研究成果的重要性。例如我們常看見一些醫藥廣告中常常刊登一些好像很具權威的研究報告來誇大藥物的療效，然而這些廣告忽略了一些事實，那就是這種藥物或食品的副作用。

David S.Moore的書Statistics（天下文化曾翻譯這本書，書名【統計，讓數字說話】，由淡江大學鄭惟厚教授翻譯），書中提到一位擔任〈新英格蘭醫學期刊〉顧問的統計學家John Bailer，在歷經十多年的論文審查過程中發現的現象：「當我從統計觀點來評論這些文章時，很明顯可以看到，

重要資訊常常付之闕如，而遺漏的部分幾乎總有一種很實際的效應，它會使作者的結論看起來比它時計該有的還要強。」任何一種新藥或新的治療方法的開發，在人體實驗的過程中都有一定的風險；因此，進行研究的機構必須設立制度審查委員會（IRB, institutional review board），事先審查將進行的研究計劃，以保護受試對象免於研究過程中可能遭受的傷害。

第八章 常用的統計分布

8.0 前言

許多坊間的書介紹統計方法，主要會教導如何使用統計軟體將得到的資料做分析，其中最多使用到的軟體是SPSS。這個軟體固然方便，功能也很強大，然而使用這個軟體分析資料之後，我們應該如何來判斷分析結果呢？假如使用某些統計方法的一些預設（assumption，例如：常態性、大樣本……等。）沒有滿足的話，則直接使用這樣的統計方法做分析應該注意的事項則需要被強調；這就好像有些心臟病患者使用阿斯匹靈一樣，雖然它的確具有療效，然而阿斯匹靈的副作用（例如傷胃）也須被告知。

本章的目的將介紹我們常使用的一些統計量背後相關的母體分布，並且簡單介紹爲什麼使用這些分布，以及甚麼情況下使用這些分布是正確的選擇。本章對於想要正確應用統計方法於醫學領域的研究人員而言，相當的重要；然而，凡是有價値的事物總是需要大家多付出時間與體力，如果時間相當有限，而又想要好好掌握統計分析的過程的話，就可以請教一些統計方面的專家，並了解自己使用的方法是否合宜。當然，若是時間許可的話，我建議讀者好好花時間來讀這章，它決定了你能否打通研究中統計分析的任督二脈。

談到統計，就不能不談到母體的相關分布。統計方法正不正確，決定於它背後的機率理論。對於大樣本而言，最重要的兩個機率理論分別爲：**大數法則**（law of large numbers）與**中央極限定理**（central limit theorem）。大數法則是關於統計參數估計量（或統計量）是否收斂的重要結果，中央極限定理則決定了統計量的漸進常態性質（asymptotic normality），對於計算信賴區間與假設檢定而言，它是支撐其正當性的一個重要定理。如果說**常態分布**（normal distribution）是統計中最重要的分布，我想應該沒有人會反對；而大部分的統計檢定問題幾乎都與常態分布有關。除了常態分布之外，我個人覺得最重要的分布是**二項分布**（binomial distribution），二項分布與常態分布的一個不同之處在於：二項分布是**離散值分布**（discrete distribution），而常態分布則是**連續值分布**（continuous distribution）。

以下我們將就離散值分布及連續值分布來分類母體的分布，並且說明即使分布形態不同，它們之間也有相當密切的關係。中醫統計雖然有一大部分探討類別資料變數（categorical variable），但是它的統計分析過程中也會用到常態分布等連續形的分布。爲了討論具有不確定性的觀察值，我們引進**隨機變數**（random varialbe）的概念：在樣本中衡量相關主體的某項特質，這項特質可由測量得知；例如：彰化師大每年修讀教育統計課程的人數、彰化師大數學系一年級學生平均智商、彰化縣H1N1重症病患人數、馬英九總統連任的民意支持度。我們有時也會簡稱隨機變數爲變數或變項。根據變數可否量化的觀點，我們可以將資料分爲質性資料（qualitative data）與量性資料（quantitative data）。

質性資料（qualitative data）考慮的是非數值資料，它的區分在於性質而不在數值；例如：婚姻狀態（單身、已婚、離婚、喪偶）、政黨傾向（無黨、民進黨、國民黨、全民最大黨……等），在中醫裡面所討論的變項多半屬於這一類。另外，身高、體重、血脂肪指數、尿酸指數等這一類具有明確數值的，就稱爲量化資料。有一種資料既可視爲質性資料又可視爲量化資料，我們稱之爲順序資料（ordinal data），例如我們討論舌診資料時，舌形資料可分爲胖、中、瘦，這樣的資料既可當作分類資料，又可賦予數值；例如，可令胖的值等於3、中的值等於2、瘦的值等於1。另外，根據變項的取值範圍及方式，我們可分爲離散變數與連續變數。離散變數著名的有：博努力分布（Bernoulli distribution）、二項分布（binomial distribution）、卜阿松分布（Poisson distribution）、幾何分布（geometric distribution）等；較重要的連續分布則有：常態分布（normal distribution）、t-分布、F-分布、卡方分布、指數分布（exponential distribution）、伽碼分布（gamma distribution）等。而卡方分布與指數分布皆爲伽碼分布的特殊情況，足見伽碼分布的重要性。以下我們將一一介紹這些常見的分布以及它們適用的場合與模型，首先我們來看與療效、問卷或民意支持度有關係的一種離散型分布——二項分布。

8.1 機率密度函數、分布函數、期望值、變異數、中位數

這個小單元將介紹一些在統計領域中常聽到的術語，剛開始可能會有一些不適應，建議您做個小小的散步，然後回想本書介紹的一些概念，相信必有助益於您熟悉這些觀念，將來再聽到這些術語，必不會再恐懼。首先，我們來介紹樣本空間（sample space），顧名思義，樣本空間與樣本有關，這個空間就是所有可能取出的樣本觀察值所成的集合。例如，罹患某種疾病的可能情況爲{有罹病、無罹病}，舌診資料中舌形的可能集合爲{胖舌、中舌、瘦舌}，丟銅板的可能情況爲{正面、反面}，……等。對一個病人而言，如果我只觀察他的某種症候的特徵的話，用來討論的變數（或變項）就只有一個；但若是探討多種病徵的話，我們就需要許多變項。有時候，討論的變項中可能只有某幾類與我們感興趣的病徵有關，其他的就沒有太顯著的關係；當然，這有賴於一些額外的統計分析來界定。

接下來，我們要介紹甚麼是機率。「機率」（probability）是一種對事件發生可能性的一種量測（measure），所以它必須滿足一些關於量測的基本性質。例如以下的報導：

台灣口腔癌發生率爲世界第一，口腔癌常好發在中壯年男性，對家庭帶來的打擊及對社會和國家經濟的衝擊，不容忽視。發生口腔癌的主要原因是嚼食檳榔，同時也與抽菸、喝酒息息相關。台灣每百位口腔癌患者就有88位有嚼檳榔，若愛抽菸、喝酒罹患口腔癌的機率高達123倍。基隆市衛

生局建議民眾每2年可做一次口腔黏膜檢查，預防口腔癌。（優活健康網記者談雍雍／綜合報導，http://www.uho.com.tw/hotnews.asp?aid=16420）

報導當中的「罹患口腔癌機率」就是量測「罹患口腔癌的可能性」，這樣的機率如何得知呢？我們知道一個人要嘛得癌，要嘛不得癌，甚麼叫做「罹癌機率」呢？這正是統計當中讓我們比較難以理解的部分，也是我們難以量測的部分。我們將在邏輯迴歸的那個單元中，仔細的來探討這方面的問題。一個合理的機率應該滿足下列幾個條件：

首先，機率是一個定義在事件上的正值函數，它衡量一個事件發生的機率；其次，所有事件總合的機率應該等於1，所以沒有那種「百分之兩百的機率」；最後，也是最重要的，不可能同時存在的事件，它們總合的機率等於機率的總和。

對於可以重複實驗的事件而言，想要知道它的發生機率的方法就是觀察它發生的頻率（frequency）。例如，假設我們知道一個投擲銅板出現正面（人頭）的機率等於p，我們如何求出p呢？最簡單的做法就是一直重複丟銅板N次，假設出現正面的次數是H次，則p的值大約就是$\frac{H}{N}$。這又是為什麼呢？這是根據機率的大數法則，在Kolmogorov及Levy之前，De Moivre及Laplace等人曾經使用非常優美的計算來得到大數法則與中央極限定理（參考Chow and Teicher的書（1997））。不論大數法則或中央極限定理，我們都需要認識兩個基本的母體參數：**期望值**（expectation）和**變異數**（variance）。

期望值的定義很簡單，它代表隨機變數的一個平均值的「理想值」，它將隨機變數所取的值乘上會取到該值的機率總合算出來。例如，如果玩骰子遊戲，出現單數點的機率皆為1/12，出現雙數點的機率皆為1/4，則出現點數X的期望值

$$E(X) = (1+3+5)/12+(2+4+6)/4 = 3.75。$$

請注意，期望值不一定等於變數可能出現的值，這也是大家不太容易接受

的。同樣的故事發生在下列的醫學報告，我們看了之後會比較習慣於平均死亡人數非爲檢整數，或感染某疾病平均人數不爲整數的報導：

我們以結腸及直腸癌2006年在台中市西屯區、及花蓮縣鳳林鎮的資料爲例來加以說明：2006年西屯區年中人口爲194,222人、結腸及直腸癌死亡人數爲20，故其粗死亡率爲（20/194222）= 10.3人／每十萬人口，而年齡標準化死亡率可查詢得到爲11.94人／每十萬人口（詳細計算請參本報22期）；反觀2006年花蓮縣鳳林鎮年中人口爲12,851人、結腸及直腸癌死亡人數爲2人，故其粗死亡率爲（2/12851）= 15.6人／每十萬人口，而年齡標準化死亡率可查詢得到爲7.19人／每十萬人口。

（梁文敏與葉懿諄（2008），
http://www2.cmu.edu.tw/～biostat/epaper/paper_025.html）

變異數（variance）的目的在於衡量資料點距離中心點（通常爲期望值或中位數）的分散情況，所以它可以用來衡量資料的集中情形。例如我們要比較兩種減肥藥的效果，如果我們抽樣的兩組：一組的重量偏重，另外一組環肥燕瘦皆有。則第一組的變異數可能比第二組的變異數小，第一組的減肥效果檢定結果也比較具有參考性。另外，當我們估計好平均數（或期望值）的時候，我們也需要了解這個樣本的變異數，然後估計信賴區間，因爲樣本都有隨機性，單一估計值無法得到一個代表性的結論。一個變項如果具有隨機性，就可以由一個機率的隨機變數（random variable）來描述它。這個所謂隨機變數具有它可能發生的「值」的機率，而描述這個機率的函數就稱爲機率密度函數（probability density function）或機率質量函數（probability mass function）。例如，假設X代表丟擲公平骰子一次出現的點數，則它的值出現爲1、2、3、4、5、6的機率各爲1/6，這個機率密度函數就可以訂爲：

$$f(k) = \frac{1}{6}, k = 1, 2, \cdots\cdots, 6$$

當然，不同的變項具有不同的分布，所以具有不同的機率密度函數。一個隨機變數取值的範圍若爲離散型態的，就稱爲離散型隨機變數（discrete random variables）；例如二項分布或幾何分布，他們取值範圍爲「非負整數（0, 1, 2, ……）」。另外一種型態爲連續型隨機變數（continuous random varialbes），例如常態分布（取值爲所有實數）、指數分布（取值爲所有非負實數）。這些特定的隨機變數都有屬於他們的機率密度函數以及分布函數，下一節我們將針對一些常用的隨機變數來介紹這兩個常見到的函數。有了機率密度函數之後，我們嘗試使用普遍在大學使用的統計書關於期望值與變異數的定義：

假設隨機變數X的機率密度函數爲$f(x)$，若X爲離散型則

$$X\text{的期望值} = \mathbf{E(X)} = \sum_{k \in S} kf(x) \quad (\mathbf{8.1})$$

$$X\text{的變異數} = VAR(X) = E(X - E(X))^2 = \sum_{k \in S} f(k)(k - E(X))^2 \quad (\mathbf{8.2})$$

期望值與變異數都是理論的假設值，如果我們承認某個抽樣的母體有所謂的分布特徵的話，那麼建立在這個母體之上的所有隨機抽樣都會具有相同的期望值與變異數。那我們應該如何得到眞正的期望值或變異數呢？答案是？不可能得到眞正的期望值或變異數。但是，如果抽取的樣本夠大的話，我們可以利用大數法則（law of large numbers）來得到它們的近似值。

中位數（median），位於隨機變數分布的中間位置，也就是說不比它大的機率不小於1/2，不比它小的機率也不小於1/2。例如我們投擲一個公平的骰子，射出現任何一面的機率都是1/6，則它的中位數可能爲大於3且小於4的任意數，這種情況之下，它的中位數不是唯一的。然而，對於連續分布的變數而言，它的中位數是唯一的；例如，假設變數X爲[0,1]上的均勻分布，則表示它落在任何[0,1]中的位置的機率都是均等的，此時[0,1]的中點0.5就是X的中位數，因爲：

$$P(X \geq 0.5) \geq 0.5\text{且}$$
$$\mathrm{P}(\mathrm{X} \geq 0.5) \geq 0.5$$

沒有其他[0, 1]之間的值具有這樣的性質。

基本上，如果我們手邊有一筆資料X_1, ……, X_n，我們先將這些觀察值排序爲$X_{(1)} \leq X_{(2)} \leq \cdots \leq X_{(n)}$，此時$X_{(1)}$爲最小值，$X_{(n)}$爲最大值。

當n爲奇數，它們的樣本中位數（sample median）規定爲$X_{\left(\frac{n+1}{2}\right)}$，而當$n$爲偶數時，它們的樣本中位數規定爲$\frac{1}{2}(X_{(n)}+X_{(n+1)})$。例如，假設我們有下列資料

21, 20, 15, 14, 16, 15, 19, 16, 18, 19

我們先將它們排序爲14, 15, 15, 16, 16, 18, 19, 19, 20, 21

```
> x=c(21,20,15,14,16,15,19,16,18,19)
> sort(x)
 [1] 14 15 15 16 16 18 19 19 20 21
```

因爲

```
> length(x)
[1] 10
```

所以樣本大小$n = 10$，所以其樣本中位數爲$\frac{16+18}{2}=17$。我們亦可直接下指令

```
> median(x)
[1] 17
```

另外，有一種根據Beta分布來計算中位數的方法，稱爲Harrell-Davis估計法，我們將在本章最後一節討論。以下，我們將根據資料的形態來介紹一些常用的分布。

8.2 離散型分布

8.2.1 二項分布

假設我們丟一個銅板30次，則出現10次正面的機率爲何？這種問題我們在高中時代就知道答案了，沒錯，就是$C_{10}^{30}p10(1-p)^{20}$。二項分布的定義雖然很簡單，卻是很重要的一種分布，它的正式定義如下：

一個取值在{0, 1, 2, ……}的隨機變項X在滿足下列條件之下稱爲參數爲n, p的二項分布，記作$X \sim Bin(n, p)$：

$$f(k)=P(X=k)=\text{（}X=k\text{的機率）}$$
$$=\binom{n}{k}p^k(1-p^k), k=0, 1, 2, \cdots, n. \quad (8.3)$$

這裡的$f(k)=P(X=k)$稱爲X的機率密度函數。在二項分布中，決定機率密度函數的參數（parameter）有兩個：n, p。當我們知道了機率密度函數之後，就可以求出它的分布函數（distribution function）

$$F(x)=P(X\leq x)=\sum_{k=0}^{x}P(X=k) \quad (8.4)$$

了。

在還沒有電腦的時代，二項分布的機率密度函數不容易得到，更不用談它的分布函數了。現在有電腦軟體可以使用，我們可以使用不同的方式來估計這些密度函數，例如$Bin(n, p)$，當$n=20, p=0.45, k=7$，則：

$$f(7)=\binom{20}{7}0.45^7(1-0.45)^{13}=0.1220721$$

$\binom{n}{k}$是指從n個東西中挑出k個（不管順序）的方式，它等於：

$$\binom{n}{k}=\frac{n!}{k!(n-k)!}\ 。$$

$f(7)$這個值是如何算出來的呢？利用R只要輸入：

>choose(20,7)*0.45^7*0.55^13按「Enter」鍵，即可得

[1] 0.1220721

這個囉嗦的指令可以用一個比較簡單的來代替：

```
> dbinom(7,20,0.45)
[1] 0.1220721
```

雖然有一點囉嗦，我們還是來算一下它的期望值與變異數。

$$\text{期望值 } E(X)=\sum_{j=0}^{n} jP(X=j)=\sum_{j=0}^{n} j\binom{n}{j}p^j(1-p)^{n-j}=np \text{ ,}$$

$$\text{變異數 } \operatorname{var}(X)=E[(X-E(X))^2]=np(1-p) \text{ .}$$

根據大數法則，樣本平均會收斂到隨機變數眞正的平均數，也就是它的期望值。所以，假如我們丟銅板很多次，每次出現的結果用X_i, $i=1, 2, \cdots\cdots$, 表示，其中

$$P(X_i=1)=p, P(X_i=0)=q=1-p \text{，則}$$

$$S_n=\sum_{j=1}^{n} X_i \sim Bin(n,p) \text{ 。} \tag{8.5}$$

當次數很大（$n\rightarrow\infty$），$\frac{1}{n}S_n\rightarrow p$。在這裡的$X_i$的分布稱爲Bernoulli分布，它可視爲投擲銅板一次的結果，它的期望值$E(X_i)=p$，而二項分布$Bin(n, p)$的隨機變數期望值爲np。同樣的，X_i的樣本變異數定爲

$$V_n=\frac{1}{n-1}\sum_{j=1}^{n}(X_i-\overline{X})^2 \text{ ，當}n\text{很大，} \tag{8.6}$$

$$V_n\approx Var(X) \text{。（「}\approx\text{」代表「近似」）}$$

二項分布與Bernoulli分布應用最多的地方在於民意調查；在中醫的研究中，事實上我們也會有興趣於了解根據四診（望、聞、問、切）的判別，例如如何將病人歸類於八綱（陰、陽、表、裡、寒、熱、虛、實）。例如，假設病人的脈象中呈現遲脈（脈來遲緩，一息不足四至，或每分鐘60

次以下），則大多數爲寒證，但有時也可能是「極熱似寒」，必須小心。那是否脈象具遲脈者，皆爲病徵？答案是不一定，例如運動員的脈遲而有力，不一定爲病脈。所以我們可以反過來問：「在寒證病人中，有多少比例的病人他的脈象屬於遲脈？」，我們可以用簡單**隨機抽樣**蒐集多數個位於同年齡層、診斷爲寒證的病人，然後統計當中有多少人的脈象爲遲脈，這些脈象爲遲脈的病人所佔的比例，即爲眞正比例的近似值。

8.2.2 多項分布（multinomial distribution）

假如某個計數（counting）的變數取值不只兩類，而是兩類以上，我們無法用二項分布來描述它。例如，我們想要知道台灣北中南三區口腔癌病患的分布情形，對第i個病人，我們可以令$y_i = (y_{i1}, y_{i2}, y_{i3})$，其中$y_{ij}$爲這個病人落在第j區的指示函數（indicator function），也就是說，如果第i個病人落在第j區的話，$y_{ij} = 1$，否則$y_{ij} = 0$。如果$j = 1, 2, 3$分別代表北、中、南的話，第i個病人來自於南部就可以用$y_i = (0, 0, 1)$來表示。所以，想知道北區的口腔癌病患的人數，只要求出$n_1 = \sum_{i=1}^{n} y_{i1}$即可，這裡的$n$代表口腔癌病人的總人數。事實上$n_i$是一個隨機變數，我們事先並不知道它是多少；假如病人總數n固定的話，我們只要知道北部與中部的人數就夠了，不需要知道南部病人的人數。

比較一般性的假設是，假設我們考慮k種可能的類別，每個類別的個數爲$N_1, N_2, \cdots, N_k$，如果我們觀察的病人中，他們落在第j類的機率爲p_j的話，則$N_1, N_2, \cdots, N_k$的分布爲多項分布，它們機率密度函數爲

$$f_{N_1, \cdots, N_k}(n_1, \cdots, n_k) = \frac{n!}{n_1!\, n_2! \cdots n_k!} p_1^{n_1} p_2^{n_2} \cdots p_k^{n_k} \qquad \textbf{(8.7)}$$

事實上，$p_k = 1 - (p_1 + p_2 + \cdots + p_{k-1})$，而$E(N_i) = np_i$，$var(N_i) = np_i(1 - p_i)$，且其共變異數$cov(N_j, N_k) = -np_jp_k$。我們可以用R程式很輕易的算出多項分布的機率密度函數，例如當$n_1 = 10, n_2 = 20, n_3 = 15$，$p_1 = 0.2, p_2 = 0.5,$

$p_3 = 0.4$，我們只需輸入：

```
> N=c(10,20,15)
> p=c(0.1,0.5,0.4)
> dmultinom(N,sum(N),p,log=F)
[1] 0.001061022
```

8.2.3 Poisson分布

此分布與計數（counting）也有關係，但是通常是在等待（waiting）之下的計數。Poisson分布的應用極廣，它有時候也可以被用來取代繁複的二項分布機率的計算，但大部用來描述稀少事件（rare event）發生的次數；而既然是稀少事件，表示連續兩次發生的間隔時間不可能太短。將單位時間觀察發生的次數視爲一個正整數值的隨機變數，若長時間觀察的話就可視爲一隨機過程（stochastic process），此時我們稱爲Poisson過程。

一個取值在$\{0, 1, 2, \cdots\}$的隨機變數Y，如果它的密度函數$f_Y(y)$爲以下型態的話，就稱爲具有Poisson分布、強度爲λ的隨機變數：

$$f_Y(y) = \frac{\lambda^y e^{-\lambda y}}{y!}, y = 0, 1, 2, \cdots\cdots$$

強度λ代表的意義事實上就是單位時間內發生次數的平均值，例如我們觀察地震主震的發生次數，如果觀察單位是2年，則$\lambda = 1.5$就代表每兩年平均有1.5次的主震。那麼，Poisson分布在醫學上可以應用在哪裡呢？以下，我們將舉一個例子。

例1.　醫院在凌晨到早晨8：00時，需要多少位醫師輪值接生呢？

這個問題可以先考慮爲：凌晨到早晨8：00時，大約會有多少新生兒誕生呢？事實上，Poisson可以準確的預測嬰兒的在一天中某個時段的平均誕生率。假設某個醫院每年平均有3000個嬰兒誕生，其中的1/3在凌晨時段誕生（其實這只是一個假設值，我們可以由醫院的實際資料來得到比例）。那麼，每天嬰兒的出生率約爲$3000\times\frac{1}{3}\div 365 = 2.74$。假設每天凌晨時段嬰兒的出生數爲$y$，$P(y)$代表出生數爲$y$的機率，則：

$P(0) = 2.74^0e^{-2.74}/0! = 0.065$

$P(1) = 2.74^1e^{-2.74}/1! = 0.177$

$P(2) = 2.74^2e^{-2.74}/2! = 0.242$

$P(3) = 2.74^3e^{-2.74}/3! = 0.221$

…

我們可以利用R來得到這些值：

```
> y=c(0,1,2,3,4)
> py=dpois(y,2.74)
> py
[1] 0.06457035 0.17692275 0.24238417 0.22137754 0.15164362
```

指令dpois（n, lambda）代表強度爲lambda時，會發生n次的機率。如果我們問，一年中平均有幾天的凌晨時段會有超過6個嬰孩誕生？答案就是，將365（天）乘上「超過6個嬰孩誕生的機率」。首先我們算出低於6個嬰孩誕生的機率爲：

```
> ppois(5,2.74)
[1] 0.9399991
```

上述指令ppois（n, lambda）表示Poisson分布的分布函數，

```
ppois(5, 2.74)
```

代表出生嬰兒不大於5個的機率，因此平均有幾天的嬰兒出生數會超過6個的答案就是：

```
> 365*(1-ppois(5,2.74))
[1] 21.90032
```

大約22天。

與Poisson分布息息相關的隨機過程稱爲Poisson過程，它的應用在於描

述「隨著時間的變動，稀有事件的發生次數」；例如，我們可以看，1990年之後，台灣地區發生地震主震的次數，則很合理的假設是：短時間來看，發生次數與發生時間成正比。沒有交集的兩個時間範圍內會發生多少次地震是彼此獨立的，而且發生次數的分布都是強度與時間成正比的Poisson分布。

Poisson分布有一個很有趣的特徵：它的期望值$E(X) = \lambda$，它的變異數也是$var(X) = \lambda$。這表示甚麼？這表示當代表發生頻率的強度λ越大的時候，它的變異數也跟著變大，參數λ就更不容易估準確。所以，頻率過高的情況（例如上網人數），就不適合利用Poisson分布來描述。

另外，Poisson分布與多項分布（以及二項分布）有一些關聯性。假設Y_1代表台灣每天車禍死亡人數，Y_2代表生病死亡人數，Y_3代表自殺死亡人數，Y_4代表其他意外死亡人數，則我們可以使用Poisson模型來描述Y_1, Y_2, Y_3, Y_4。我們可以假設它們都是Poisson分布，其強度參數分別爲λ_1, λ_2, λ_3及λ_4，則$N = Y_1 + Y_2 + Y_3 + Y_4$依舊是Poisson分布，且其強度參數爲$\lambda_1 + \lambda_2 + \lambda_3 + \lambda_4$。然而，若是我們考慮$N = n$的條件下，$Y_i$, $i = 1, 2, 3, 4$的值都不會超過n，所以都不是Poisson分布；然而，$N = n$之下的條件分布卻變成多項分布的形式

$$
\begin{aligned}
&P\,[Y_1 = n_1, Y_2 = n_2, Y_3 = n_3, Y_3 = n - n_1 - n_2 - n_3 \,|\, N = n] \\
&= \frac{P[Y_1 = n_1, Y_2 = n_2, P_3 = n_3, Y_3 = n - n_1 - n_2 - n_3]}{P[N = n]} \\
&= \frac{\dfrac{\lambda_1^{n_1} e^{-\lambda_1}}{n_1!} \cdot \dfrac{\lambda_2^{n_2} e^{-\lambda_2}}{n_2!} \cdot \dfrac{\lambda_3^{n_3} e^{-\lambda_3}}{n_3!} \cdot \dfrac{\lambda_4^{n - n_1 - n_2 - n_3} e^{-\lambda_4}}{n_4!}}{[(\lambda_1 + \lambda_2 + \lambda_3 + \lambda_4)^n e^{-(\lambda_1 + \lambda_2 + \lambda_3 + \lambda_4)}/n!]} \\
&= \frac{n!}{n_1!\, n_2!\, n_3!\, n_4!} \pi_1^{n_1} \pi_2^{n_2} \pi_3^{n_3} \pi_4^{n_4}
\end{aligned}
\qquad (\mathbf{8.8})
$$

其中的$\pi_i = \dfrac{\lambda_i}{\lambda_1 + \lambda_2 + \lambda_3 + \lambda_4}$，$i = 1, 2, 3, 4$。

8.3 連續型分布

8.3.1 均勻分布

均勻分布（uniform distribution）是一種理想的分布，也是一種簡單的分布，雖然我們將這個分布放在連續型分布這裡，它其實也有離散型。均勻分布是生成所有分布亂數的功臣，對它有興趣的不只統計學家，連研究計算機的專家，也對這種分布有興趣。因爲我們討論的是這個分布的特性，而不是如何利用這種分布的亂數來生成其他分布的亂數，我們僅就醫學上可能使用到的部分來說明。首先，我們想要從一堆病歷中，隨機選出符合臨床研究條件的病人來參與某個研究計畫，根據第七章的簡單隨機抽樣，我們先將所有符合條件的病人編號，然後利用亂數表選出我們想要的人數。簡單隨機抽樣的精神就是抽出任何一組樣本的機率都要相同，而均勻分布就符合這個特性。

一個具有均勻分布的隨機變量X的密度函數爲下列型態：

$$f(x)=\frac{1}{b-a}, x \in (a, b)$$

當然，x的範圍可以是閉區間，端看實際情況而定。最簡單的情形是$a = 0, b = 1$，此時它的分布函數$F(X) = x, x \in (a, b)$。另外，假設我們想知道在某段時間內，病人會來掛急診的時刻，我們也可以使用均勻分布來描述。

另外，我們可以使用預產期來說明離散型均勻分布。例如，我們若知道某孕婦的預產期約在六月12日至六月18日那周，則她眞實的生產時間有可能是這七天的任何一天，也就是說這七天任何一天生產的機率可假設爲1/7。

■8.3.2 指數分布（exponential distribution）

前面我們提到Poisson分布是在描述單位時間內，稀有事件發生的次數；這裡我們要介紹與Poisson分布關係相當密切的分布——指數分布。指數分布常被用來描述Poisson過程相鄰兩次事件發生的間隔時間；例如：我們想要知道癌症病人第一次手術與化療之後，第二次再動手術之間的間隔時間，我們可以某個程度上假設指數分布模型。假設變量具有指數分布，它的機率密度函數爲

$$f(x) = \lambda e^{-\lambda x}, x > 0$$

它的期望值$E(x)$爲$\dfrac{1}{\lambda}$，其中λ爲一正數，它代表的意義是「單位時間內發生的頻率」，因此，平均間隔時間爲它的倒數$\dfrac{1}{\lambda}$是一個很合理的結果。它的變異數爲$var(X) = \dfrac{1}{\lambda^2}$。

我們可用下列的方式來模擬Poisson過程：先造出由指數分布所決定的等待時間，然後再據此造出對應的Poisson過程。假設跳躍點（事件發生次數）有十個，事件發生頻率爲$\lambda = 0.3$。

```
> n=10;# define the number of jumps
> inter=rexp(n,rate=0.3); #lambda=0.3
> wt=c(0,cumsum(inter))
> y=seq(from=0,to=n,by=1)
> plot(wt,y,type="s")
```

發生次數n=10，頻率=0.3

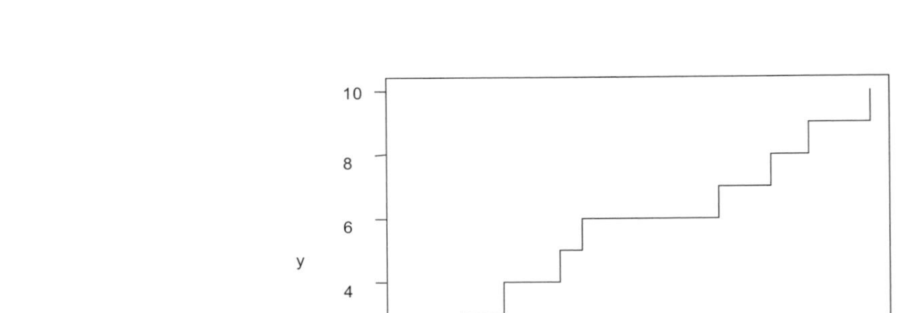

圖8.1　以指數分布為等待時間所生成的Poisson過程

在這個程式中，我們生成了10個強度爲0.3的指數分布亂數，假設它們分別爲$t_1, t_2, \cdots\cdots, t_n$，令 $T_n = \sum_{j=1}^{n} t_j$, $n = 1, 2, \cdots 10$，且$T_0 = 0$。這裡的Poisson過程可以定爲

$$N_t = \sum_{n=1}^{10} 1_{(T_n \leq t)} \quad \textbf{(8.9)}$$

這是一個計數過程，只要到達一個新事件發生的時間T_n，計數就增加1，一直到第10個事件發生爲止。

8.3.3 常態分布（Normal Distribution）

所有我們見過的分布中，不論是在社會科學、自然科學、乃至於藝術與人文，最常看到的分布應該就是常態分布了。所謂的常態分布，它是一種「連續型」的分布，它的形狀是對稱於平均數的鐘形（Bell shape，見圖8.2）

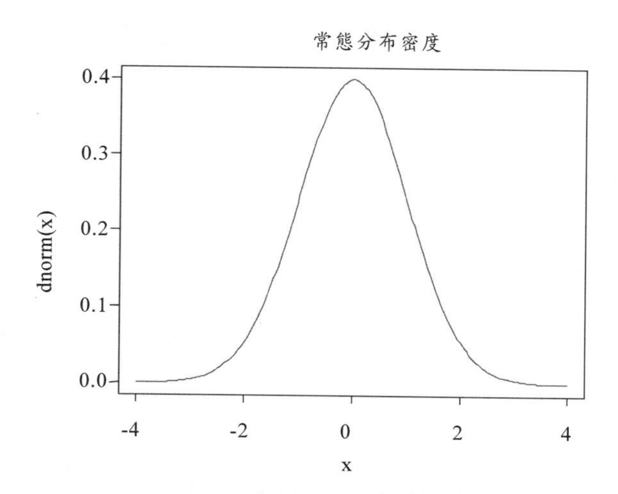

圖8.2　標準常態分布的密度函數圖形。

上圖可由下列R指令畫出

```
> x=seq(-4,4,length=200)
> plot(x,dnorm(x),type='l',col='red',main='常態分布密度')
```

將來我們要講到的卡方檢定、t檢定、f檢定（包含ANOVA），在小樣本的情況下都需要「樣本來自常態分布」的假設。一個隨機變數X如果具有以下的機率密度函數，則它的分布稱爲爲具有平均數μ標準差σ的常態分布

$$f(x)=\frac{1}{\sqrt{2\pi\sigma^2}}e^{-\frac{(x-\mu)^2}{2\sigma}}, x\in(-\infty,\infty) \qquad (8.10)$$

我們記做$X\sim N(0,\sigma^2)$。

它的分布函數爲

$$\Phi(\mathrm{x})=\int_{-\infty}^{u}f(u)du, u\in(-\infty,\infty) \qquad (8.11)$$

很可惜的是，並沒有一個已知形態的函數可以來表示$\Phi(x)$；然而，電腦科技如此進步的今天，我們可以很精確的求出$\Phi(x)$的近似值。過去，在求信賴區間或求檢定的p值的時候，總需要很麻煩去查表，現在只要一個指

令，立即可以得到，例如：如果我們要求出$\Phi(1.4)$，可用

```
> pnorm(1.4)
[1] 0.9192433
```

同樣的，我們也可以求出機率密度函數的值$f(1.5)$，

```
> dnorm(1.5)
[1] 0.1295176
```

假如z_α代表一個使$\Phi(x)$的值爲$1-\alpha$的數，當$\alpha=0.025$，我們可以求出z_α

```
> qnorm(1-0.025)
[1] 1.959964
```

，這代表一個隨意選出的常態亂數不大於1.96的機率為0.975。

統計與常態分布的關係實在太密切了，先講一些小樣本檢定中需要的常態分布條件：t檢定、F檢定（包括變異數分析），……等這些常用的檢定，都必須假設抽樣母體分布爲常態分布的前提。大樣本方面，即使樣本並非來自於常態分布母體，我們也會盡力要求統計量要滿足中央極限定理，這樣我們就可以用「漸進常態」來處理它。還有我們很熟悉的卡方檢定（chi-sqaure test），卡方分布事實上就是將獨立的標準常態平方相加得到的。在後面的單元中，我們會介紹邏輯迴歸（logistic regression），另外一種常用的替代模型爲**二元常態概率模型**（probit model）。這個模型考慮0-1的二元反應變數Y以及連續型的解釋變數X：在已知X的情況下，$Y=1$或0的機率可表示爲

$$P(Y=1|X)=\Phi(X\beta) \tag{8.12}$$

其中 $\Phi(x)=\int_{-\infty}^{x}\frac{1}{\sqrt{2\pi}}e^{-\frac{t^2}{2}}dt$ 代表標準常態分布的機率分布函數，β爲未知參數。例如，假設解釋變數$X=(X_1, X_2, X_3)$，我們估計的β值爲$\hat{\beta}=(0.3, -0.57, 1.2)$，則當解釋變數的觀察值爲$x=(2.95, 6.44, 1.85)$時，反應變數Y的預測機率爲$\Phi(x\hat{\beta})=0.286$，可用R程式計算如下：

```
> b=c(0.3,-0.57,1.2)
> x=c(2.95,6.44,1.85)
```

```
> pnorm(sum(b*x))
[1] 0.2857649
```

因此，常態分布的機率密度函數雖然看起來有一點煩，卻值得我們花一些時間來了解它。幸運的是，拜今日電腦科技的發達之賜，關於常態分布的一些運算只要熟悉相關指令即可，不需要查表或使用古代那種計算機拼命地按。

與常態分布相關的分布還有卡方分布（χ^2 distribution）、t分布、F分布……等這些常見的分布，所以相當重要。將來我們要講到的信賴區間，都與這些分布有相當密切的關係。

8.3.4 汙染常態分布（contaminated normal distribution）

假設你正在比較使用針灸來改善睡眠與使用音樂來改善睡眠的效果，你可能會假設病人來自常態分布的母體。如果你檢定的結果，兩種方法的差異並不顯著，在這種情況下，使用任何常用的檢定方法，不論有沒有常態分布的假設都不重要。然而，如果使用我們常用的檢定方法（例如t-檢定），得到的結果是顯著差異，雖然有些情況以常態分布的樣本假設可能不一定需要；但有些情況違反常態分布，卻可能造成嚴重的誤判。

假如你的樣本似乎來自常態分布，但是它的尾部機率（tail probability）比常態分部來得「厚」（heavy），這可能會對它的變異數產生很大的影響。早在1805年，數學家Laplace就已經討論了後尾分布。後尾分布可能會產生一個難以檢測差異的效應；這是因爲當我們使用檢定時，必須驗證由資料所得的統計量是否正常，或者產生這樣的資料是很「稀有」（rare）的事件。而通常，那些所謂的「稀有事件」總是伴隨絕對值比較大的統計量（例如，Z-統計量>1.96的機率只有0.025）。衡量比這些資料所得的統計量還「極端」的機率值稱爲p值（p-value），這就是爲什麼當p值越小，則差異越顯著的原因。然而，當我們考慮的統計量來自厚尾分布的時候，即使統計量的值已經很大了，比這個統計量還極端情況的機率，可能並不小。

汙染常態分布（又稱**混合常態分布**）考慮的是幾個常態分布的混合（a mixture of two normal distributions）。假設我們想要了解針灸治療失眠的效果，我們研究的病人中有一部分人（母體A）來自於標準常態分布，另一部份人（母體B）則來自於平均數爲0，標準差爲$\sigma > 1$的常態分布。假設這些病人來自於母體A的機率爲0.9，來自於母體B的機率爲0.1。我們可以分兩個步驟來說明：

步驟一：袋中放兩種球，抽中A球的機率爲0.9，抽中B球的機率爲0.1。我們先隨機從袋中抽取一個球，若其標號爲A，則他就是來自於母體A；反之，則是來自母體B。

步驟二：假設步驟一中抽中的是標號爲A的球，則隨機從標準常態分布中選出一個亂數；若抽中的是標號爲B的球，則選取平均數爲0，標準差爲σ的隨機亂數。

我們舉例說明，設$\sigma = 9$，

我們隨機選取一個[0,1]之間的均匀隨機亂數Y，

1. 如果$Y < 0.1$，則從$N(0, 81)$抽出一個亂數來；
2. 如果$Y \geq 1$，則從$N(0, 1)$抽出一個亂數來。

例如，使用R，

在命令稿中編輯：

```
y=runif(1);
if (y>=0.1){z=rnormf(1)}else
   {z=rnorm(1,mean=0,sd=9)};
print(c(y,z))
```

按右鍵「全選」，再按一次右鍵「執行程式」，可得：

```
> y=runif(1);
> if (y>=0.1){z=rnorm(1)}else
+     {z=rnorm(1,mean=0,sd=9)};
```

```
> print(c(y,z))
[1]  0.01658313 -13.82219235
```

重做一次，可能會得到：

```
> y=runif(1);
> if (y>=0.1){z=rnorm(1)}else
+     {z=rnorm(1,mean=0,sd=9)};
> print(c(y,z))
[1] 0.8390911 0.3607744
```

對於較詳細的演算法以及R程式，我們將它跟參考網頁放在附錄中。

8.3.5 Beta分布

我們在介紹中位數的時候，曾經將我們手邊的資料X_1, ……, X_n排序。這樣的排序所得到的數列$X_{(1)}, X_{(2)}, \cdots, X_{(n)}$有沒有一些相關的分布呢？例如，若$X_1, \cdots, X_n$為[0, 1]上的均勻分布，則其第$k$個有序統計量$X_{(k)}$的機率密度函數為

$$f_{n,k}(x)=\frac{n!}{(k-1)!(n-k)!}x^{k-1}(1-x)^{n-k}, x\in[0, 1]$$ 。

因此，對於中位數而言，我們有較好的估計方法，稱為Harrel-Davis法，它將使用到Beta分布的分布函數。

基本上，我們考慮的Beta分布，它的機率密度函數如下：兩個參數$\alpha>0, \beta>0$，

$$f_{\alpha,\beta}(x)=\frac{\Gamma(\alpha+\beta)}{\Gamma(\alpha)\Gamma(\beta)}x^{\alpha-1}(1-x)^{\beta-1}, x\in[0, 1]$$ 。

當$\alpha=\beta=1$，Beta分布就退化為均勻分布。

我們可用下列指令畫出Beta分布的機率密度函數圖形：

```
> x <- seq(0, 1, length = 100)
> plot(x,dbeta(x,3,5),type='l')
```

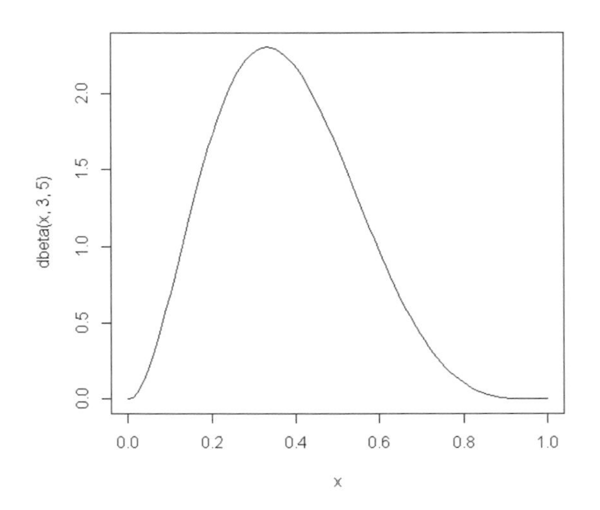

假設你有一筆資料，Harrell-Davis的中位數估計量R程式$X_1, \cdots\cdots, X_n$，排序後爲$X_{(1)}, X_{(2)}, \cdots\cdots, X_{(n)}$；又假設$Y$爲Beta分布的隨機變數，我們假設

$\alpha=\beta=\dfrac{n+1}{2}$　，且：

$$c_i=P\left(\frac{i-1}{n}<Y\leq\frac{i}{n}\right),\ i=1,2,\cdots,n$$

所以c_i就是Beta分布的隨機變數介於$\dfrac{i-1}{n}$與$\dfrac{i}{n}$之間的機率，而Harrell-Davis的中位數估計量就定爲：

$$Med_{HD}=\sum_i c_i X_{(i)}$$

我們可以執行下列的R程式：

1. 首先，寫一個Harrell-Davis估計量的函數，

```
HDmed=function(data){
n=length(data);
b=seq(from=0,to=1,by=1/n); #分隔點i/n
cb=pbeta(b,(n+1)/2,(n+1)/2); #計算Beta分布在每一個區間 [(i-)/n, i/n] 的機率
```

```
res=sum(diff(cbv*sort(data)); #Harrell-Davis的加權和
return(res)}
```

例如，我們使用8.1節的資料：

21,20,15,14,16,15,19,16,18,19

我們執行上列函數之後，輸入：

```
HDmed(x)
> HDmed(x)
[1] 17.18345
```

與我們原來得到的中位數17差不多。

事實上，Parrish（1990）以及Dielman, Lowry, and Pfaffenberger（1994）比較了許多種估計中位數的方法，他們發現Harrell-Davis的方法比較準確。

附錄 汙染常態分布的R程式

參考網址

http：//www.stat.wmich.edu/wang/R/codes/rcnorm.R

```
# cpu.time：time (in seconds) to evaluate an expression expr
# rcnorm：the least time-consuming contaminated normal random
#       variate generator
# rcnorm1, rcnorm2, rcnorm3, rcnorm4, rcnorm5 are more time-consuming
#        versions (arranged in increasing order of cpu time)
#
# Contaminated normal：(1-prob)F(q;mean,sd1) + (prob)F(q;mean,sd2)
#    where F(.) is the c.d.f.of respective normal distribution.
#
```

```
# n---sample size
# meanva numeric vector of length 1 for mean
# sd1---standard deviation of base normal distribution
# sd2---standard deviation of contaminating normal distribution
# prob---a numeric vector of length 1 for contamination probability
#
# Note：if you wish to allow for vector version for sd1 and sd2, then
#      rcnorm3 gives you just that

"cpu.time" <-
function(expr) sum(system.time(expr)[1：2])

# For cpu.time used in Unix/Linux of MacOS：
#
#   cpu.time <- function(expr) sum(system.time(expr)[-3])
#
# which accounts for time spent in child processes (more accurate)

"rcnorm" <-
function(n, mean=0, sd1=1, sd2=2, prob=0.2)
{sd <- sample(c(sd1,sd2), n, replace=T,
                        prob=c(1-prob,prob))
 rnorm(n, mean, sd)
}

"rcnorm5" <-
function(n, mean=0, sd1=1, sd2=2, prob=0.2)
{ans <- NULL
```

```
 for(i in 1 : n){
  ans <- c(ans, if(rbinom(1,1,prob)) rnorm(1,mean,sd2)
                else rnorm(1,mean,sd1))
 }
 ans
}

"rcnorm4" <-
function(n, mean=0, sd1=1, sd2=2, prob=0.2)
{ans <- numeric(n)
 for(i in 1 : n)
  ans[i] <- if(rbinom(1,1,prob)) rnorm(1,mean,sd2)
                else rnorm(1,mean,sd1)
 ans
}

"rcnorm3" <-
function(n, mean=0, sd1=1, sd2=2, prob=0.2)
{sd <- ifelse(rbinom(n, 1, prob), sd2, sd1)
 rnorm(n, mean, sd)
}

"rcnorm2" <-
function(n, mean=0, sd1=1, sd2=2, prob=0.2)
{ans <- rnorm(n, mean, sd1)  # non-contaminated normal
 heads <- rbinom(n, 1, prob)  # heads for contamination
 if ( sum(heads) > 0 ){ # any contamination?
  heads <- as.logical(heads)
```

```
 ans[heads] <- mean + ((ans[heads]-mean)/sd1) * sd2
 }
 ans
}

"rcnorm1" <-
function(n, mean=0, sd1=1, sd2=2, prob=0.2)
{sd <- sd1 + rbinom(n, 1, prob)*(sd2-sd1)
 rnorm(n, mean, sd)
}

#
# The following is a running example for CPU times of obtining
#  contaminated normal random variates of size 500,000 for each
#  of rcnorm, rcnorm1, rcnorm2, rcnorm3.
#  Each is run 20 times and minimum cpu time is printed to get
#  a reasonable estime of cpu time for each function.
#   > ct <- numeric(20)
#   > rfun <- list(rcnorm=rcnorm, rcnorm1=rcnorm1, rcnorm2=rcnorm2,
#   +             rcnorm3=rcnorm3)
#   > for(i in 1 : 4){
#   +  for(j in 1 : 20) ct[j] <- cpu.time(rfun[[i]](500000))
#   +  cat("CPU time for", names(rfun)[i], "is", min(ct), "\n")
#   + }
#   CPU time for rcnorm is 0.17
#   CPU time for rcnorm1 is 0.3
#   CPU time for rcnorm2 is 0.4
#   CPU time for rcnorm3 is 0.75
```

第九章 信賴區間與假設檢定

9.0 前言

假設檢定的理論背景與信賴區間的理論背景息息相關，差別在於報告的陳述。以下我們將先行介紹信賴區間的概念。信賴區間的概念乍看之下好像是一個Fisher提出的**置信機率**（fiduciary probability）概念的推廣，但其實在簡單的數學推導下，隱含一個不易被說清楚的概念。

Fisher想要將機率與信心結合起來，所以發明了這種以機率爲基礎來說明在樣本誤差下所建立的**隨機區間**（stochastic interval）可以涵蓋眞實的參數值的信賴機率。最簡單的解釋爲，在給定信賴機率$1-\alpha$下，我們想要根據手邊的樣本造出一個區間，照這個方法所造出的區間會涵蓋眞正的參數（例如平均數、變異數、相關係數）的機率（信心）爲$1-\alpha$。因此，這樣的區間與所取的樣本有關，它事實上是一個隨機區間，剛開始被尼曼（J.Neyman, 1894到1981）提出來的時候，幾乎沒有人可以認同這種思維方式。

從理論出發，信賴區間的使用是機率論裡面的**中央極限定理**（Central Limit Theorem）應用，它相信不論估計什麼樣的參數，只要用對估計量，估計量與眞實值的差距在適當的**正規化**（normalization）之下，其分布應該遵守常態分布。就其應用來說，它給出一個「暫時的」範圍，當反覆進行這些抽樣步驟時，長久來看，這些暫時的範圍可以涵蓋眞實的參數值的機率約爲$1-\alpha$。

Fisher的置信機率在針對複雜的參數時（例如標準差），就會失效；然而，無論在多複雜的情況，尼曼的方法卻從沒失敗過。尼曼認爲，例如95%信賴區間，不應該從每個單獨出現（前面所講的「暫時的」範圍）

的結論來看，應該將它視爲一個過程：如果研究者總是計算95%的信賴區間，他將發現，相關參數的眞實值落在所求區間的機會約爲總次數的95%。

9.1 平均値的信賴區間

在敘述統計中，我們最常遇到的參數之一就是所謂的平均數（mean）。理論平均數在統計學中有時也被稱爲**期望值**（expectation），而根據觀察而計算出來的平均數則被稱爲**樣本平均數**（sample mean）。例如，假設觀察值$x_1, x_2, \cdots, x_n$來自於常態分布，則$\bar{x}=\dfrac{1}{n}\sum_{j=1}^{n}x_j$ 稱爲$x_1, x_2, \cdots, x_n$的樣本平均數。先前我們介紹過常態分布的一些簡單概念與性質；假如一隨機樣本$X_1, \cdots, X_n$來自於常態分布母體，它們的期望值爲μ、變異數爲σ^2，我們可以記爲

$$X_1, \cdots, X_n \approx i.i.d.N(\mu, \sigma^2) \tag{9.1}$$

則$\dfrac{\bar{X}-\mu}{\sqrt{\dfrac{\sigma^2}{n}}}$爲標準常態分布，我們稱之爲$X_1, \cdots, X_n$的正規化（normalization）。這個重要的轉換，在早期沒有電腦的時代，扮演關鍵的角色，因爲研究者可以根據標準常態的分布函數來製表，然後根據查表，得到一些相關機率的值。假如我們隨機挑出一個標準常態亂數（也就是服從常態分布的亂數），這個數介在−1.645與1.645之間的機率大約是0.9，我們可以利用下列實驗來檢查：

```
> x=rnorm(1000)  #生成1000個標準常態亂數
> y=abs(x) > 1.645  #找出絕對值超過1.645的數
> sum(y)  #計算絕對值超出1.645那些數的總個數
[1] 98
```

```
> 1 - sum(y)/length(x) #算出絕對值不超過1.645的數所佔的比例
[1] 0.902
```

我們可以看出介在−1.645與1.645之間的亂數大約占了0.902，非常接近0.9。同樣的，一個標準常態亂數介於−1.96與1.96之間的機率爲0.95，介於−2.58與2.58之間的機率爲0.99。而大部分的標準常態亂數都落在−3與3之間。

我們定義z_α爲一個實數，它會使$P(Z < z_\alpha) = \alpha$，也就是說，比z_α小的亂數出現的機率爲α，其中Z爲一個標準常態分布的隨機變數，這樣的z_α稱爲常態百分位數（normal quantile）。假如我們想找兩個數a, b使$P(a < Z < b) = 1 - \alpha$，一個合適的選法是取$a = z_{\alpha/2}, b = z_{1-\alpha/2}$，因爲對於連續型變數而言$P(a < Z < b) = P(Z < b) - P(Z < a)$，所以$P(z_{\alpha/2} < Z < z_{1-\alpha/2}) = P(Z < z_{1-\alpha/2}) - P(Z < z_{\alpha/2}) = (1 - \alpha/2) - \alpha/2 = 1 - \alpha$。

在過去，想要知道一些已知分布的百分位數，唯一的途徑只有查表，我們有幸生於電腦發明的時代，可以利用一些電腦軟體，特別是免費軟體R，下一個指令就可以知道z_α：

例如α=0.95，

```
> qnorm(0.95)
[1] 1.644854
```

所以，若想求出a, b使$P(a < Z < b) = 1 - \alpha = 0.95$ ，只需鍵入：

```
> 0.05/2
[1] 0.025     #代表α/2=0.025
> qnorm(0.025)
[1] -1.959964
> qnorm(1 - 0.025)
[1] 1.959964
```

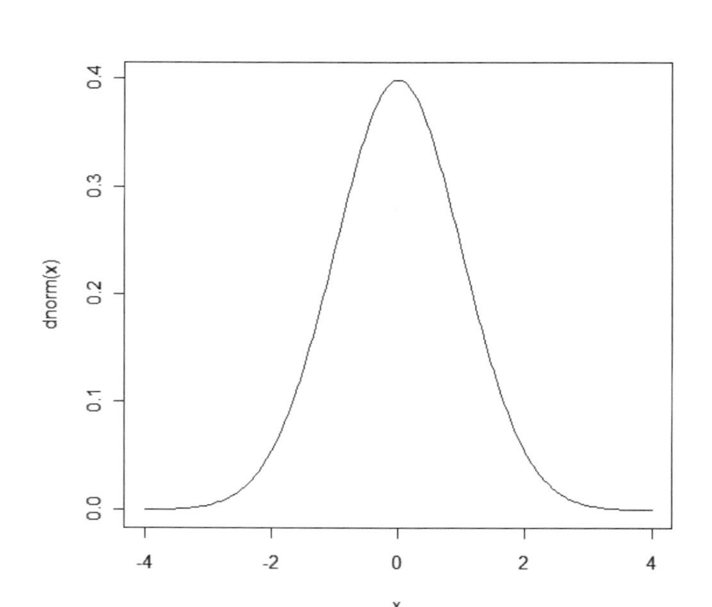

圖1　標準常態機率密度

我們再回到原來的問題，假如一隨機樣本$X_1, \cdots, X_n$來自於常態分布母體，它們的期望值爲μ、變異數爲σ，則$\frac{\overline{X}-\mu}{\sqrt{\frac{\sigma^2}{n}}}$爲標準常態分布。因此

$$1-\alpha=P\left(z_{\alpha/2}<\frac{\overline{X}-\mu}{\sqrt{\frac{\sigma^2}{n}}}<z_{1-\alpha/2}\right)=P\left(z_{1-\alpha/2}<\sqrt{\frac{\sigma^2}{n}}<\overline{X}-\mu<z_{1-\alpha/2}\sqrt{\frac{\sigma^2}{n}}\right)$$
$$=P\left(\overline{X}-z_{1-\alpha/2}\sqrt{\frac{\sigma^2}{n}}<\mu<\overline{X}+z_{1-\alpha/2}\sqrt{\frac{\sigma^2}{n}}\right) \quad (\mathbf{9.2})$$

這裡我們用到$z_{\alpha/2}, = -z_{1-\alpha/2}$。由（9.2），我們得出期望值$\mu$的雙邊$(1-\alpha)\times 100\%$**信賴區間**（two-tailed $(1-\alpha)\times 100\%$ confidence interval）爲$\left(\overline{X}-z_{1-\alpha/2}\sqrt{\frac{\sigma^2}{n}}, \overline{X}+z_{1-\alpha/2}\sqrt{\frac{\sigma^2}{n}}\right)$或記做$\overline{X}\pm z_{1-\alpha/2}\sqrt{\frac{\sigma^2}{n}}$。

例1. 假設某班體重如下所示：

53.65, 45.38, 45.36, 45.68, 45.54, 45.33, 46.12, 40.28, 44.26, 46.20, 44.33, 44.84, 41.02, 47.09, 41.51, 43.00, 44.24, 42.48, 39.00, 43.31, 44.00, 43.35, 48.01, 43.78, 43.91, 46.15, 46.60, 50.23, 40.11, 49.14, 41.91, 50.72, 45.50, 46.04, 44.33, 43.55, 47.73, 45.26, 49.56, 46.20

已知變異數 = 9，求平均體重的95%雙邊信賴區間。我們知道$1 - \alpha = 0.95$，所以$\alpha/2 = 0.25$，$1 - \alpha/2 = 0.975$。

我們可以利用R如下所示：

```
> xt = c(53.65, 45.38, 45.36, 45.68, 45.54, 45.33, 46.12, 40.28, 4.26, 46.20, 44.33, 44.84, 41.02, 47.09, 41.51, 43.00, 44.24, 42.48, 39.00, 43.31, 44.00, 43.35, 48.01, 43.78, 43.91, 46.15, 46.60, 50.23, 40.11, 49.14, 41.91, 50.72, 45.50, 46.04, 44.33, 43.55, 47.73, 45.26, 49.56, 46.20)
> xtbar=mean(xt)
> SE=3/sqrt(40);     # ∵ sqrt(σ^2/n) = sqrt(9/40)
> zs=qnorm(0.975)
> ci=c(xtbar-SE*zs,xtbar+SE*zs)
> ci
[1] 44.19261 46.05199
```

以上舉的例子假設變異數是已知的，但大部分的情況變異數是未知的。其實，即使不知道變異數，我們仍然可以用樣本變異數去代替，然而，我們在此時使用的分布就不是常態分布，而是與自由度有關的t分布。t分布的隨機變量形式如下所示：

$$T = \frac{Z}{\sqrt{V^2/r}} \tag{9.3}$$

其中Z為標準常態，V^2為自由度r的卡方分布，且Z與V^2為統計獨立。在前一章我們曾介紹過一個相當重要的觀念，若$X_1, \cdots\cdots, X_n \sim i.i.d. N(\mu, \sigma^2)$，則$\overline{X}$

與樣本變異數 $S^2 = \frac{1}{n-1}\sum_{i=1}^{n}(X_i - \overline{X})^2$ 爲統計獨立，且$(n-1)S^2/\sigma^2 \approx \chi^2(n-1)$，因此 $\frac{(\overline{X}-\mu)/\sqrt{\sigma^2/n}}{\sqrt{(n-1)S^2/(n-1)\sigma^2}} = \frac{(\overline{X}-\mu)}{\sqrt{S^2/n}}$ 爲一個自由度n-1的t分布隨機變量。我們以例1的數據來說明。

例2. 假設某班體重如下所示：

53.65, 45.38, 45.36, 45.68, 45.54, 45.33, 46.12, 40.28, 44.26, 46.20, 44.33, 44.84, 41.02, 47.09, 41.51, 43.00, 44.24, 42.48, 39.00, 43.31, 44.00, 43.35, 48.01, 43.78, 43.91, 46.15, 46.60, 50.23, 40.11, 49.14, 41.91, 50.72, 45.50, 46.04, 44.33, 43.55, 47.73, 45.26, 49.56, 46.20

假設不知道變異數，求平均體重的95%雙邊信賴區間。我們知道$1-\alpha = 0.95$，所以$\alpha/2 = 0.25$，$1-\alpha/2 = 0.975$。

$$
\begin{aligned}
1-\alpha &= P\left(t_{0.025}(40-1) < \frac{\overline{X}-\mu}{\sqrt{\frac{S^2}{n}}} < t_{0.975}(40-1)\right) \\
&= P\left(\overline{X} - t_{0.975}(39)\sqrt{S^2/n} < \mu < \overline{X} + t_{0.975}(39)\sqrt{S^2/n}\right)
\end{aligned} \tag{9.4}
$$

所以，由（9.4）我們可得出平均數的雙邊95%信賴區間。我們仍然使用R來計算：

```
> xtbar=mean(xt)
> tscore=pt(0.975,df=39)
> tscore
[1] 0.8322153
> tscore=qt(0.975,df=39)
> tscore
[1] 2.022691
```

```
> SE=sqrt(var(xt)/40)
> SE
[1] 0.4717837
> ci=c(xtbar-tscore*SE,xtbar+tscore*SE)
> ci
[1] 44.16323 46.07177
```

表示雙邊95%信賴區間為(44.16323, 46.07177)。當然，若每次都要去計算這些繁複的量，則現代電腦科技所帶來的方便性就無法看出來了。作為一個具有指標意義的統計軟體R，當然就必須配備這種方便的指令來計算信賴區間。所以，我們也可以考慮另一種簡單的方式，利用t檢定的指令，如下所示：

```
> t.test(xt)
 One Sample t-test
data： xt
t = 95.6318, df = 39, p-value < 2.2e-16
alternative hypothesis：true mean is not equal to 0
95 percent confidence interval：
 44.16323 46.07177
sample estimates：
mean of x
 45.1175
```

簡單的函數t.test()不但可以算出平均數45.1175，也可以算出信賴區間95 percent confidence interval：

```
 44.16323 46.07177
```

計算出來的結果與我們之前所算出的結果一致。儘管很方便，筆者仍然希望讀者們可以先逐條算出相關統計量的方法，這樣較容易有信賴區間的具體概念；使用函數t.test()，可以用來驗算擬逐條計算的結果是否正確。

行文至此，相信大家對於如何得到平均值的信賴區間的具體作法已經有相當清楚的概念了。假設根據某個樣本做出來的95%信賴區間為[2.34, 3.55]，有一種錯誤的說法如下所示：「平均值的眞實值落在2.34與3.55之間的機率為0.95。」為什麼這樣不對呢？因為這樣好像平均值的眞實值不是固定的，或者說它是隨機的，但事實上原來我們假設它是一個常數。眞實的平均值要不然就落在[2.34,3.55]中，要不然就落在區間之外，不會有95%的機會落在[2.34,3.55]中。信賴區間是隨機的，然而平均值的眞實值卻不是。

前面所介紹的隨機樣本都是來自常態分布，那對於非常態分布的資料我們可以求出相關的信賴區間嗎？這可以由中央極限定理來解答。

中央極限定理（Central Limit Theorem）
假設隨機樣本$X_1, X_2, \cdots, X_n$，它們有共同的期望值與變異數。當n很大的時候，$\dfrac{\bar{X}-\mu}{\sqrt{\dfrac{\sigma^2}{n}}}$的分布與標準常態近似。

根據中央極限定理，對於大樣本的平均數而言，我們可從（9.2）裡面得到一個給定信賴水平之下的信賴區間，而並不需要要求這個樣本的資料分布為常態分布。我們在使用的時候，常常也不知道眞實的變異數是多少，但是在樣本夠大的時候，我們可以根據大數法則使用樣本變異數

$$s^2=\frac{1}{n-1}\sum_1^n (x_i-\bar{x})^2 =\frac{1}{n-1}[(x_1-\bar{x})^2+(x_2-\bar{x})^2+\cdots+(x_n-\bar{x})^2]$$

來逼近眞正的變異數σ^2，此時$\dfrac{\bar{X}-\mu}{\sqrt{\dfrac{s^2}{n}}}\approx N(0, 1)$，也就是說它近似常態分布。此時，我們可以求出95%的信賴區間為：

$$[\bar{x}-1.96\sqrt{s^2/n}, \bar{x}+1.96\sqrt{s^2/n}] \qquad \textbf{(9.5)}$$

我們以200筆各有120個均勻分布的亂數來作實驗，看看它們的平均數在正規化後，是不是會接近常態分布。

```
> m=200;
> n=120;
> y=rep(0,m);
> for (i in 1:m) {x=runif(n);y[i]=(mean(x)-0.5)/sqrt(var(x)/n)}
> hist(y,probability=TRUE);
> lines(density(y),col='red')
```

在模擬後的結果，我們看它的直方圖（圖9.2）接近鐘型（bell shape）。

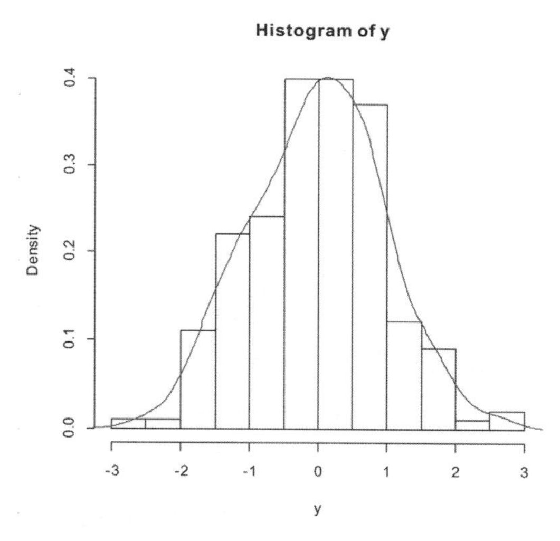

圖2　由均勻變數來看平均數的中央極限定理。

9.2 比值的信賴區間

比值的信賴區間多半應用在選舉時候選人的民意支持度調查，例如2012總統大選前，有許多人曾接到詢問支持哪一位候選人的電話；而我們在電視新聞中，看到除了列出候選人的民意支持度外，有的電視台還會介紹抽樣方法、樣本大小、信賴水平，甚至是信賴區間的相關訊息。除了選舉民調外，比值又可用於了解一般民眾對某個議題或政策的認同度。在醫學上，通常會想知道某種疾病的流行率，雖然這一類問題有時會牽涉到很複雜的統計方法，但是它的主要想法還是來自比值及相關的統計量。前面我們介紹過二項分布：假設丟銅板100次（樣本大小爲100），每一次出現正面的機率爲0.3（成功機率$p = 0.3$），則出現12次正面的機率應爲：

$$\binom{100}{12}p^{12}(1-p)^{100-12} = \binom{100}{12}0.3^{12}0.7^{88}$$

利用漸進常態分布得到的信賴區間只有一個概念，就是利用：

$$\frac{\text{(估計量} - \text{眞實值)}}{\text{標準誤}} \approx \text{標準常態分布} \qquad (9.6)$$

來得到一個機率值，這個機率值就是我們前面介紹過的信賴水平。關於比值的估計量，我們可用下列的例子說明：

例3. 衛生署資料顯示，18年來肺癌高居女性十大癌症死亡率之首，女性肺癌平均每天奪走6位女性的生命。

（http：//www.canceraway.org.tw/uploads/200501.pdf）

衛生署統計資料（92年台灣地區女性主要癌症死亡原因）

癌症死亡原因	順位	死亡人數	每十萬女性人口死亡率	死亡百分比%
肺癌	1	2,156	19.49	16.76
肝癌	2	1,922	17.37	14.94
結腸直腸癌	3	1,589	14.36	12.35
女性乳癌	4	1,381	12.48	10.73
子宮頸癌	5	932	8.42	7.24

資料來源：衛生署癌症登記小組

在2006年，歐洲有一項針對肺癌比例的研究

- 男性未抽菸得肺癌的風險爲0.2%（女性爲0.4%）
- 曾抽過菸的男性的肺癌的風險爲5.5%（女性2.6%）
- 目前仍抽菸的男性得肺癌的風險爲15.9%（女性9.5%）
- 抽很多菸的男性（每天最少五根菸）得肺癌的風險爲24.4%（女性18.5%）

（參考http://lungcancer.about.com/od/Lung-Cancer-And-Smoking/f/Smokers-Lung-Cancer.htm）

早在加拿大的一項研究指出，抽菸的男性罹癌的風險爲17.2%（女性爲11.6%），而未抽菸的男性僅爲1.3%（女性爲1.4%）。我們如何得到這些數據呢？來源大致有兩個：一、利用問卷調查，二、統整醫院的就診資料。第一種方法是比較偷懶的方法，通常能得到的回報很有限；第二種方法則牽涉到較複雜的統計方法，但是可以得到較客觀又可靠的結果。假設我們針對某個教學醫院的病歷資料來探討，且已針對性別及是否抽菸分類過，通常我們在考慮給定信賴水平下，可以分別針對這些分類隨機抽樣。

	抽菸組	未抽菸組
男性抽樣人數	265	250
男性患肺癌人數	35	4
女性抽樣人數	255	250
女性患肺癌人數	30	6

所以，男性抽菸者的到肺癌的比例爲35/265 = 0.132 = 13.2%，男性未抽菸者罹癌的比例則爲4/250 = 1.6%，女性抽菸者的到肺癌的比例爲30/255 = 0.118 = 11.8%，女性未抽菸者罹癌的比例則爲6/250 = 0.024 = 2.4%。然而，因爲這是抽樣結果，一定會有抽樣誤差，我們還是需要估計其信賴區間。對一般抽樣調查而言，假設樣本大小爲n（很大），調查結果得到比值

爲$\hat{p}$，則95%信賴區間爲：

$$\hat{p} \pm 1.96\sqrt{\hat{p}(1-\hat{p})/n} \tag{9.7}$$

這是因爲這種比例的抽樣調查與二項分布有關，所以會出現$\hat{p}(1-\hat{p})$，而（9.7）中的1.96爲95%信賴區間的專屬係數。就這個調查的女性抽菸者得到肺癌比例的95%信賴區間爲

```
> c(0.118 - 1.96*sqrt(0.118*(1 - 0.118)/255),0.118+1.96*sqrt(0.118*(1 - 0.118)/255))
[1] 0.07840309 0.15759691
```

假如我們設定一個隨機樣本研究的誤差幅度（margin of error）爲$w=|\hat{p}-p|$，則在要求95%的信賴水平之下，我們需要使用多大的樣本呢？答案就在第（9.7）中。由第（9.7）可得

$$w^2=\frac{1.96^2p(1-p)}{n}\text{，所以}$$

$$n=\frac{1.96^2p(1-p)}{w^2} \tag{9.8}$$

例如，我們若想要知道某種疾病的流行率p，則所需之樣本大小除了w之外，我們尚須知道p，而p正是我們想估計的，所以我們不可能事先得知。在要求嚴謹的科學試驗中，我們可取$p = 0.5$，因爲（9.8）式中的分子$p(1-p)$最大值產生在$p = 0.5$的時候。此時$n \approx \frac{1}{w^2}$，變成一個相當簡單的公式。如果我們容許的誤差幅度爲0.02，則所需樣本數約爲2500。

如果某民意調查機構想要了解某位候選人的民意支持度，且希望誤差範圍控制在0.05內，則利用電話訪談約需$n = 1/(0.05)^2 = 400$個對象。以每通電話5元的成本來算，他至少需要大約2000元；當然，如果只有50%的人願意接受採訪，光是電話成本就需要4000元。所以，民意調查的成本非常可觀。如果某個調查是針對某種疾病的話，那耗費的人力成本就更可觀了。所以，在統計研究的領域中，出現了一門分支，稱爲序貫分析（sequential analysis），這種統計方法可以決定停止繼續取樣的規則及步驟，並大大縮減樣本數，對於不易取得樣本的研究幫助很大。

9.3 中位數的信賴區間

當母體分布成偏斜（skew）的形態，平均數或許就不是一好的「中心點」，因爲它比較容易受到離群值（outlier）的影響；特別是，當母體呈現厚尾分布時，平均數也容易受到影響。如果分布成對稱的話，平均數將會等於中位數（median）。理論上，隨機變數X的中位數m_X是一個固定的參數，它滿足：

$$P(X \geq m_X) \geq \frac{1}{2}\text{，且} P(X \leq m_X) \geq \frac{1}{2} \quad (9.9)$$

也就是說，它處於一個「居中」的位置。中位數比較不容易受到離群值的影響，例如下列一筆身高資料：

165,167,166,166,169,160,159,167,165,166

它的平均數爲165，中位數爲166。

```
> x=c(165,167,166,166,169,160,159,167,165,166)
> mean(x)
[1] 165
> median(x)
[1] 166
```

我們加一個離群值190進去，平均數增爲167.27，但是中位數仍維持爲166。

```
> x1=c(x,190)
> mean(x1)
[1] 167.2727
> median(x1)
[1] 166
```

中位數的信賴區間主要有兩種求法，這兩種求法皆與中位數的估計方法有關。

9.3.1 樣本中位數的信賴區間

假設$X_1, \cdots\cdots, X_n$爲一個隨機樣本，其$p \times 100$百分位數ξ_p，$0 < p < 1$，定爲使分布函數$F(x) \geq p$的最小的那個x。因此，若$p = \frac{1}{2}$，ξ_p就是中位數。一般而言，我們會將$X_1, \cdots\cdots, X_n$由小到大排序爲$X_{(1)} \leq \cdots\cdots \leq X_{(n)}$，然後以$X_{[np]}$來當作$p \times 100$百分位數$\xi_p$的估計量，其中$[np]$爲比$np$小的最大整數；例如，若$n = 45$，$p = 0.35$，則$np = 15.75$，所以$[np] = 15$。關於百分位數的中央極限定理告訴我們，當$k \approx np$，則：

$$\sqrt{n}\,(X_{n,k} - \xi_p) \sim N(0, \frac{p(1-p)}{f(\xi_q)}) \qquad (9.10)$$

這裡的$X_{n,\,k} = X_{(k)}$，因爲我們固定n後，$X_{(k)}$爲第k個有序統計量（ordered statistic），而$f(x)$爲(X_n)的共同機率密度函數。這時候，我們估計的$(1 - \alpha) \times 100\%$信賴區間就是：

$$X_{n,\,k} \pm z_{\alpha/2}\sqrt{\frac{p(1-p)}{nf(\xi_p)}} \qquad (9.11)$$

問題是，我們通常不知道到(X_n)的分布函數；所以，除非我們知道(X_n)的分布，否則就無法用這個方法得到中位數的信賴區間。例如，如果我們知道(X_n)的分布爲常態分布，$n = 45$，$X_{n,\,k} = 14$，平均數爲3，標準差爲2.7，則我們可求出其95%信賴區間爲：

```
> ci=c(14 - 1.96*sqrt(0.5^2/(45*dnorm(0,mean=3,sd=2.7))),
14+1.96*sqrt(0.5^2/(45*dnorm(0,mean=3,sd=2.7)))
> ci
[1] 13.48253 14.51747
```

9.4 檢定的意義

前面我們介紹的信賴區間是關於一些特定值的區間估計，在給定信賴水平之下，根據手邊的樣本，我們就可以得到平均數或比值的信賴區間。然而，早於信賴區間被提出之前，假設檢定（hypothesis testing）早就被用來檢驗假設的值是否合理，因爲它報告的是一個值，而非一個需要複雜解釋的區間，所以在醫學研究中反而比較受到注意與歡迎。

關於假設檢定，比較常見的有：平均數差異的檢定、比值差異的檢定，以及分配差異的檢定，本章將只討論平均數差異與比值差異的檢定。假設我們觀察到一個樣本$x_1, x_2, \cdots\cdots, x_n$，例如使用某種中藥飲片三個月後，參與研究之女性體重的改變，我們怎麼知道這種飲片確實有減重效果呢？另外，我們想知道尿毒病患者的舌頭瘀點個數與正常人的是否有差異，我們可以如何執行檢定呢？統計的假設檢定只能幫助我們決定要不要拒絕某個公開的假設，本身並無預測效果。它的精神就有如數學證明中的反證法：在數學證明中，我若想證明某個命題是錯的，我只要舉出一個反例就可以。而統計若想證明某個假設是錯的，就要指出目前的資料在假設「正常」的條件之下，其實「很不正常」。這些要用來拒絕原來假設的資料，必需落在一個特定的區域，才能顯出它的確不尋常，這個區域我們稱爲**棄卻區**（rejection region）。例如：若一個人此時在高雄，那麼他同時也在台北的機率爲0，然而10分鐘後他在台北的機率就高一些了，但是這件事發生的機率仍舊很低。所以，在給定的假設之下，若獲得一個發生機率「極低」的資料，則表示原來的假設並不合理，需要加以拒絕。

9.4.1 檢定母體平均數

與信賴區間不同的是，信賴區間是要得到某個參數在某個指定機率內的「範圍」；而檢定的目的是要判斷在某個可容許的「錯誤機率」下，我們有興趣的參數是否落在某個範圍。

假設檢定包含五個要素：**預設**（assumption）、**假設**（hypothesis）、**檢定統計量**（statistics）、**p-值**，以及**結論**。預設主要針對母體的一些性質，例如：母體分布、抽樣方法、樣本大小……等。在小樣本t-檢定中，母體的分布通常假設為常態分布；而比較兩組平均數是否有差異時，抽樣的兩組往往要檢驗它們的變異數是否相等，在這個前提下平均數的比較才有意義。

假設則分為虛無假設H_0（null hypothesis）以及對立假設H_1（alternative hypothesis），事實上這種檢定的模式來自英國法庭的論證方式：當你想證明某人有罪，你必須先假設他無罪。不像台灣的媒體，總是不論有沒有罪，就私加罪名。所以，虛無假設總是假設「沒有差異」，「沒有改變」，……；而根據資料所得到的統計量則是證據，而證據是否充分（或顯著則要參考相關的訊息：如「p-值」或「拒絕區域」）。「假設」是我們要驗證的命題，但如何驗證呢？主要根據我們所蒐集的樣本。這些樣本提供給我們關於想要驗證命題的線索，例如：中醫減重方法大致分成三種，分別是**中藥**、**針灸**及**埋線減重**。我們想要知道哪一種方法的效果最好，所以就必須將減重病人隨機分為三組：中藥組（A組）、針灸組（B組）、埋線組（C組），為期各兩個月。首先，記錄各組病人的原始體重，然後兩個月後記錄各組病人治療後的體重。假設A組、B組、C組的治療前後體重差距的平均數分別為μ_A、μ_B及μ_C。虛無假設和對立假設可分別假設為：

$$H_0：\mu_A = \mu_B = \mu_C； \tag{9.12}$$
$$H_1：\mu_A \neq \mu_B，\text{或}\mu_A = \mu_C，\text{或}\mu_C \neq \mu_B。$$

這裡虛無假設的意義是「三種方法的減重程度沒有差異」，對立假設的意義則是「至少有兩組的減重程度有差異」。在（9.12）中的假設問的是「有沒有差異」；「大於」是差異，「小於」也是差異，所以無論是「大於」或「小於」，都是代表「有差異」，這樣的檢定叫做「**雙邊檢定**」（two-sided testing）。相對於「**雙邊檢定**」，我們也可以使用檢定單邊差異的「**單邊檢定**」（one-sided testing）。如果我們想要問的是某種減肥藥是否達到「減輕重量」的目標，我們假設d為使用減肥藥前後的體重差異，這時我們就可以假設：

$$H_0 : d \geq 0 \text{ v.s. } H_1 : d < 0 \qquad \textbf{(9.13)}$$

我們希望看到減肥藥是否眞的有效果（d < 0），我們就要先假設它沒有效果（$d \geq 0$）。

很多人以為「假設檢定其實就是看p-值」，但是對p-值的意義是什麼也不是很了解。事實上，在得到p-值之前，我們需要得到相對應的統計量，稱為「檢定統計量」。例如，我們想要知道使用中醫埋針的方法是否可以達到「顯著的」減重效果，需要計算參與病患的「平均減輕體重」，而這個「平均減輕體重」就是我們要得到p-值的檢定統計量。這個統計量是由我們手邊的樣本所得到的，理論上，我們必須研究它「屬於」或「近似」哪一種分布；這時候，預設就變得很重要了。除此之外，我們在大樣本的情況下，最常使用的就是「中央極限定理」，也就是大樣本平均近似常態分布的性質；而在小樣本情況下，隨機樣本假設的母體分布非常重要，特別在罕見疾病的極少數可使用的病歷資料中，如果樣本具有常態性，則相關的統計量都會屬於已知的重要分布之一（例如：t-分布、卡方分布、F-分布……）。

圖3中，我們可以看見標準常態分布的密度函數圖形；如果我們的檢定統計量可以調整至標準常態分布的話，這個圖形曲線下方限定範圍的面積，就代表觀察的統計量落在這個範圍內的機率。如果在這個範圍內的機率很小的話，就代表會看到這些資料的機率很小。例如，假設檢定平均數：

$$H_0 : \mu \leq 0 \text{ v.s. } H_1 : \mu > 0$$

假如將圖3中的z當作一個「門檻」的話，因為超過的機率很小，所以如果我們觀察的統計量超過的話，那表示這樣的統計量在虛無假設下，來自一個「罕見」的事件。所以，在給定一個機率的標準（例如0.05）下，我們應該「拒絕」虛無假設。如果我們得到檢定統計量爲2.38，根據這個圖形，這樣的情況發生的機率必然不大於「常態分布不小於2.38的機率」，我們可以用R函數pnorm()來看看：

```
> z=2.38
> 1 - pnorm(2.38)
[1] 0.008656319
```

所以會看到這樣的樣本的機率最大爲0.008656319 < 0.05.這個機率值0.008656319就稱爲p-値，而這裡的標準0.05就稱爲顯著水平。因此，在顯著水平0.05之下，我們得到一個比它小的機率，所以我們應該拒絕H_0。

9.4.2 利用p値做檢定

我們舉一個簡單的例子來說明，假如想知道使用舌診儀所判讀的九個舌面特徵，對於乳癌病患與正常人而言是否有差別，每項指標都有它代表的意義。在以下的範例中，我們將以朱點數量來比較乳癌病人與正常人的差異。我們可以發現，因爲使用大樣本的原因，我們可以使用近似常態的z-檢定（R程式則是直接使用t檢定t.test這個函數）；另外，我們也使用非參數（或非母數的方法，利用Wilcoxon-Mann-Whitney檢定，Wilcox.test）。我們發現不論哪一種檢定，得到的結論都是一樣的。

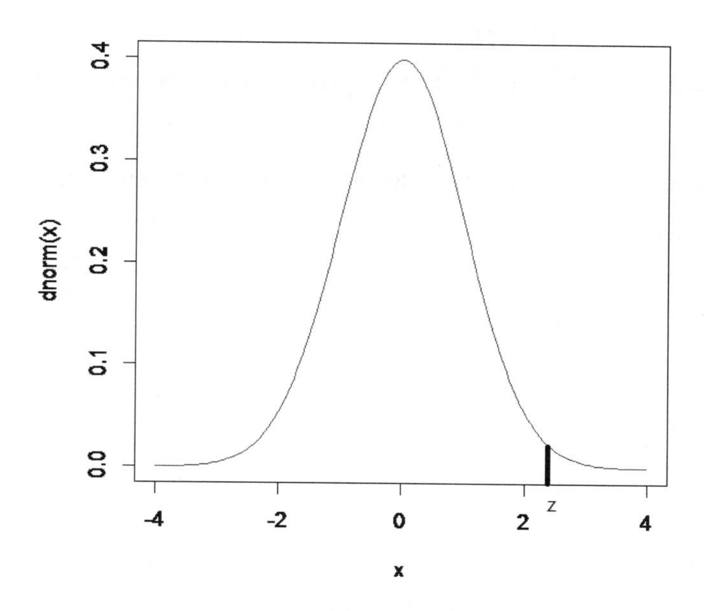

圖3　標準常態分布密度函數。

例4.　彰基乳癌病人與正常病人舌診資料分析

我們蒐集了彰基中醫部病人約120人（實驗組60人，對照組60人）的舌診資料，利用舌診儀針對朱點數量來做檢定。我們想要知道罹患乳癌病人與正常病人的舌面朱點數量有無差異。

我們可以針對兩組的母體分步來做一些預設；我們想要檢定的假設：

$$H_0：\mu_1 = \mu_2 \text{ v.s. } H_1：\mu_1 \neq \mu_2， \qquad (\mathbf{9.14})$$

其中，μ_1代表實驗組舌頭朱點數量的平均數，μ_2代表對照組舌頭朱點數量的平均數。我們使用得顯著水平爲0.05。

我們將附錄的資料，利用read.table讀進來，如下所示：

```
> x=read.table('F：/tongue.txt', header=T)
> x1=x[,1] #將第一行當作x1
> x2=x[,2] #將第二行當作x2
```

我們可以分別畫出x1及x2的直方圖，如下所示：

> hist(x1,probability=T,main='The histogram of the red spots on the tongues of patients with breast cancer')

> hist(x2,probability=T,main='The histogram of the red spots on the tongues of patients without breast cancer')

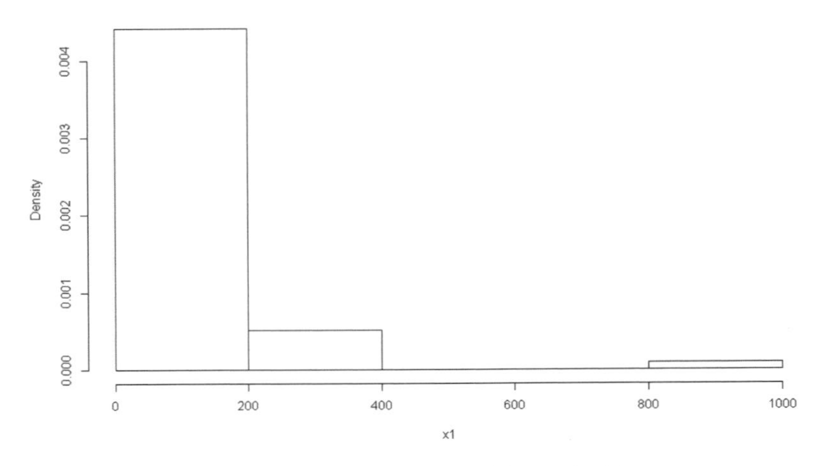

圖4　乳癌病患舌頭朱點數量直方圖。

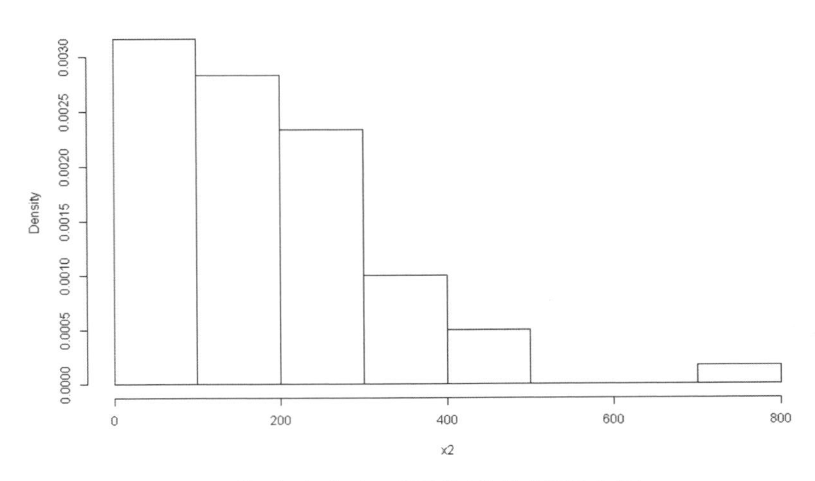

圖5　非乳癌病患舌頭朱點數量直方圖。

我們由這兩個直方圖可知，資料的母體不是來自常態分布，但是因爲屬於大樣本，所以我們也可以直接使用t檢定，如下所示：

```
> t.test（x1,x2, alternative= 「two.sided」,conf.level=0.95）

        Welch Two Sample t-test

data: x1 and x2
t = -2.7181, df = 117.998, p-value = 0.007556
alternative hypothesis:true difference in means is not equal to 0
95 percent confidence interval:
 -124.48474  -19.54859
sample estimates：
mean of x mean of y
 115.0333  187.0500
```

在t.test()中，使用alternative = 「two.sided」表示雙邊檢定，conf.level = 0.95表示顯著水平爲0.05（信賴水平爲0.95）。我們得到一個很小的p-值 = 0.007556。檢定統計量爲t = −2.7181；自由度df = 117.998，這是因爲我們沒有假設兩個樣本的變異數相等。我們可以看一下這兩組資料的敘述統計量以及盒子圖。

```
> summary(x1)
  Min.1st Qu. Median    Mean 3rd Qu.   Max.
  0.00   23.75   89.00  115.00  161.80  997.00
> summary(x2)
  Min.1st Qu. Median    Mean 3rd Qu.   Max.
  4.00   82.75  163.50  187.00  259.20  759.00
> boxplot(x1,x2,main='boxplots for the two samples')
```

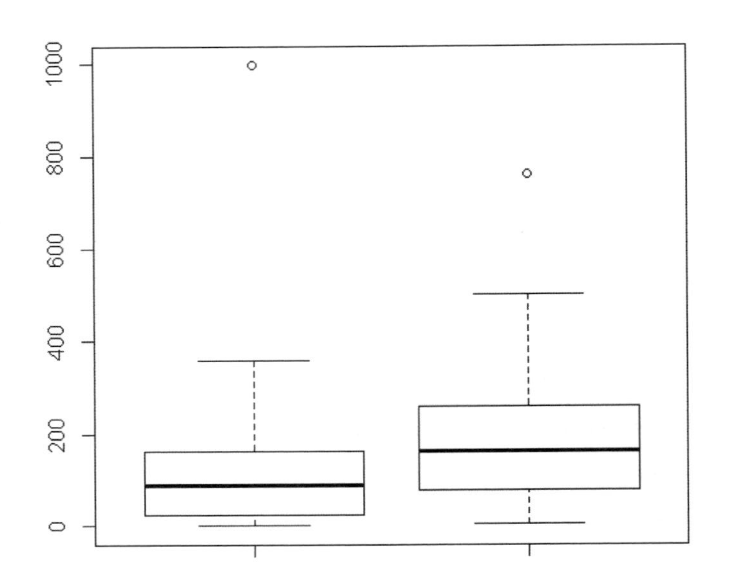

圖6　實驗組與對照組資料的盒子圖。

它們的變異數分別是：

```
> var(x1)
[1] 21136.2
> var(x2)
[1] 20984.12
```

其實相當接近，所以我們在使用t檢定的時候，可以假設它們的變異數相等，在原來t檢定的指令t.test()中加入var.equal = T即可：

```
> t.test(x1,x2,alternative='two.sided',var.equal=T,conf.level=0.95)


        Two Sample t-test


data: x1 and x2
t = -2.7181, df = 118, p-value = 0.007556
alternative hypothesis:true difference in means is not equal to 0
```

```
95 percent confidence interval:
 -124.4847  -19.5486
sample estimates:
mean of x mean of y
 115.0333  187.0500
```

它的p-值還是很低，表示差異很顯著，而且我們可以看到自由度df = 118(= 60 + 60 − 2)爲整數。

除了t-檢定外，因爲樣本常態分布的性質可能不對，我們可以使用非參檢定（nonparametric testing）；在這裡，我們想使用的是Wilcoxon-Mann-Whitney檢定，它的R函數爲wilcox.test()。

```
> wilcox.test(x1,x2)


        Wilcoxon rank sum test with continuity correction


data： x1 and x2
W = 1128.5, p-value = 0.0004283
alternative hypothesis：true location shift is not equal to 0
```

關於這個檢定，我們將在第十二章再詳加討論。值得注意的是，這裡我們也得到一個相當小的p值。根據這個小的p值，我們可以做一個結論：在顯著水平$\alpha = 0.05$之下，我們應該拒絕「兩組資料的朱點數量相等」的假設。

對於一個近似標準常態分布的統計量而言，它的絕對值超過1.96的機率爲0.05。也就是說，它大於1.96或小於−1.96的機率是0.05。如果我們使用雙邊檢定的話，只要這個檢定統計量的值超過1.96或小於−1.96時，就達到了顯著性差異的標準，此時我們就可以拒絕H_0。但是對於單邊檢定而言，只要近似常態分布的統計量超過1.65或小於−1.65，則它的p值就已經低於顯著水平0.05。可見，同樣的顯著水平之下，單邊檢定比較容易拒絕H_0；因此，嚴格起見，我們仍會建議使用雙邊檢定，以確保我們所要檢定的命題可以比較「被嚴格」拒絕。

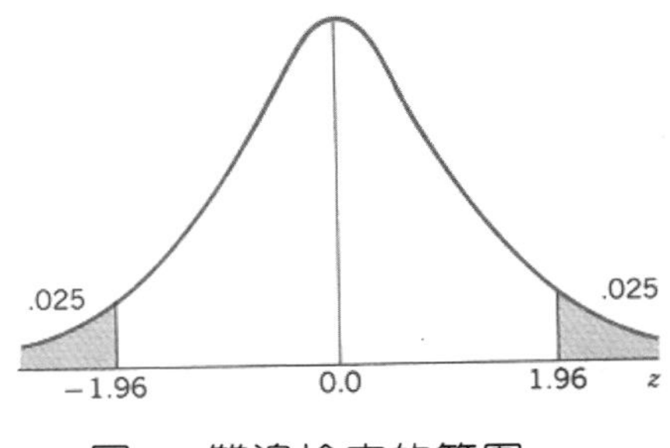

圖7　雙邊檢定的範圍。

上面我們選擇使用的是雙邊檢定，如果使用的是單邊檢定，假設：

$$H_0\text{: } \mu_1 \geq \mu_2 \text{ v.s. } H_1\text{: } \mu_1 < \mu_2$$

我們使用的檢定R函數則變成：

```
> t.test(x1,x2,alternative='less',var.equal=T,pair=F,conf.level=0.95)


      Two Sample t-test


data： x1 and x2
t = -2.7181, df = 118, p-value = 0.003778
alternative hypothesis：true difference in means is less than 0
95 percent confidence interval：
    -Inf -28.09078
sample estimates：
mean of x mean of y
 115.0333  187.0500
```

這裡的p-值立即減半，所以比較起來，它越容易使我們拒絕H_0。

以上我們的討論僅止於實例的探討，以下將介紹檢定的基本學理及一些重要的觀念。雖然這樣的介紹對於許多對統計感到陌生或恐懼的人而言，會感到相當吃力；然而，久而久之，當你習慣一些術語和推導過程後，會較能正確的使用檢定。

9.4.3 二項比例的大樣本檢定

譚氏[1]將125例失眠患者辨證分爲4型（心脾兩虛、心腎不交、痰熱擾心、心肝火旺）進行治療，並與西藥安定治療30例作療效對比觀察。結果顯示：中醫辨證分型治療組總有效率爲92%，對照組爲73.3%，2組差異有顯著性意義（$p < 0.05$）。錢氏等[2]對90例失眠症進行了辯證，分爲5型：肝鬱化火型、痰熱內擾、陰虛火旺、心脾兩虛、心虛膽怯，並進行了中藥論治，其總體治癒率爲32.22%，顯效率36.67%，總有效率93.33%；與成藥組進行比較後，證明了辨證用藥的臨床效果顯著大於用成藥者。（韓旭：中醫治療失眠症的臨床研究概要，http：//www.haodf.com/zhuanjiaguan-dian/hanxu9998_927842646.htm）

這個研究報告使用了所謂「比例的大樣本檢定」，我們雖然不知道這裡的p值是如何得到的，但是我們可以從這個例子來「逆推」原來的資料。當然，這裡並沒有很清楚的告訴我們：治療的總有效率是如何估計的？所謂的「有效治療」標準是甚麼？我們又如何界定這個標準？而這些當然也是很重要的訊息，因爲篇幅的關係，我們將在下一本書中好好討論這些在醫學上很重要的「標準」。

假設我們將對照組（服用成藥）的治癒率73.3%當作標準，然後只針對實驗組病人來檢定中醫對於失眠的總治癒率是否超過73.3%。假設中醫治癒的比例爲p，虛無假設的比例$p_0 = 0.733$，則檢定的假設爲單邊：

$$H_0：p \le p_0 \text{ v.s } H_1：p > p_0$$

假設總共有$n = 125$個病患，中醫治癒的病患約有$k=n\hat{p}=125\hat{p}$個人，在這個例子中一共有$125\times0.92 = 115$個人被治癒。當$p_0 = 0.733$，所以如果我們將這個例子中被治癒的病人數當作二項分布$Bin(n, p_0)$，則它的變異數爲$np_0(1 - p_0)$，根據中央極限定理：

$$\frac{\hat{p}-p_0}{\sqrt{\frac{p_0(1-p_0)}{n}}}\approx N(0, 1) \tag{9.15}$$

我們的檢定統計量就是$z=\frac{\hat{p}-p_0}{\sqrt{\frac{p_0(1-p_0)}{n}}}$，而$\hat{p}=\frac{k}{n}$。如果顯著水平訂爲0.05，則：

$$z=\frac{(0.92-0.733)}{\sqrt{0.733\times(1-0.733)/125}}=4.73$$

```
> (0.92 - 0.733)/sqrt(0.733*(1 - 0.733)/125)
[1] 4.725949
> 1 - pnorm(4.725949)
[1] 1.145216e-06
```

這個p值遠小於我們所訂的0.05，於是我們拒絕H_0。問題是，這眞的是實際狀況嗎？

如果我們還原這個研究的原始資料，將此資料當作兩組獨立樣本來作雙樣本檢定，我們可以如何進行呢？

首先，我們將實驗組被治癒的人數k_1當作二項分布$Bin(\mathrm{n}_1, p_1)$，對照組被治癒的人數k_2當作二項分布$Bin(n_2, p_2)$。我們想要檢定：

$$H_0：p_1 = p_2 \text{ v.s. } H_1：p_1 \neq p_2$$

事實上，我們可以將H_0重寫爲$H_0：p_1 - p_2 = 0$，將H_1重寫爲$H_1：p_1 - p_2 \neq 0$。我們可以很容易知道：

$$E(k_1/n_1)=p_1，E(k_2/n_2)=p_2$$

$$var\,(k_1/n_1)=\frac{p_1(1-p_1)}{n_1},\ var\,(k_2/n_2)=\frac{(p_2(1-p_2))}{n_2}\quad。$$

假設治療組（實驗組）與對照組的病患爲統計獨立，則：

$$var\,(\widehat{p}_1-\widehat{p}_2)=var\,(\widehat{p}_1)+var\,(\widehat{p}_2)$$

$$=\frac{p_1(1-p_1)}{n_1}+\frac{p_2(1-p_2)}{n_2}\quad，其中\ \widehat{p}_i=\frac{k_i}{n_i},\ i=1,2。$$

由中央極限定理可以知道：

$$\frac{(\widehat{p}_1-\widehat{p}_2)-(p_1-p_2)}{\sqrt{\mathrm{var}(\widehat{p}_1-\widehat{p}_2)}}\approx N(0,1) \tag{9.16}$$

也就是說，假如H_0爲眞，則$p_1-p_2=0$，且：

$$var\,(\widehat{p}_1-\widehat{p}_2)=\frac{p_1(1-p_1)}{n_1}+\frac{p_2(1-p_2)}{n_1}=p(1-p)(\frac{1}{n_1}+\frac{1}{n_2})\text{，其中}p=p_1=p_2。$$

所以

$$\frac{(\widehat{p}_1-\widehat{p}_2)}{\sqrt{\frac{p(1-p)(n_1+n_2)}{n_1n_2}}}\approx N(0,1) \tag{9.17}$$

問題是，此時的p應該是多少呢？如果，$p_1=p_2$的話，在大樣本的情況下，我們可以將p視爲將兩組病人合併討論之整體治癒的比例$\frac{k_1+k_2}{n_1+n_2}$，這是因爲在大樣本的情況下：

$$p\sim\frac{k_1+k_2}{n_1+n_2} \tag{9.18}$$

所以，我們的檢定統計量就是：

$$\frac{(\widehat{p}_1-\widehat{p}_2)}{\sqrt{\frac{p(1-p)(n_1+n_2)}{n_1n_2}}}\sim\frac{(\widehat{p}_1-\widehat{p}_2)}{\sqrt{\frac{(k_1+k_2)(n-k_1-k_2)}{n_1n_2n}}}\text{，這裡的}n=n_1+n_2。 \tag{9.19}$$

這個例子中的$k_1 = 115$，$k_2 = 22$，$n_1 = 120$，$n_2 = 30$，所以觀察的檢定統計量爲：

$$\frac{(\hat{p}_1 - \hat{p}_2)}{\sqrt{\frac{(k_1 + k_2)(n - k_1 - k_2)}{n_1 n_2 n}}} = 3.917847$$

我們得到p值爲8.93×10^{-5}，R程式如下：

```
> k1=115
> k2=22
> n1=120
> n2=30
> p1=k1/n1
> p2=k2/n2
> p=(k1+k2)/(n1+n2)
> z=(p1-p2)/sqrt(p*(1-p)*(n1+n2)/(n1*n2))
> z
[1] 3.917847
> 2*(1 - pnorm(z))
[1] 8.934349e-05
```

由於這個p值很小，表示有相當顯著的統計差異性，所以我們應該拒絕H_0。

9.4.4 型一錯誤與型二錯誤（type I error and type II error）

假設檢定的執行過程中，我們可能會犯以下兩種錯誤：

型一（Type I）：H_0正確，你卻拒絕它

型二（Type II）：H_0錯誤，你卻不拒絕它。

我們可以參考下表：

	正確決定	錯誤決定
H_0正確	不拒絕H_0	拒絕H_0
H_0錯誤	拒絕H_0	不拒絕H_0

我們感到興趣的地方在於：發生型一及型二錯誤的機率爲何？我們先從型一錯誤機率來看。假設我們手邊有一筆資料，這筆資料由隨機變數X_1, X_2, ……, X_n，觀察值爲x_1, x_2, ……, x_n，假設我們想執行的檢定假設爲：

$$H_0：\mu = 0 \text{ v.s. } H_1：\mu \neq 0$$

其中，μ代表這個樣本眞實的平均數。假設H_0是正確的，假如n很大的話，由中央極限定理可知：

$$\frac{1}{\sqrt{ns_n^2}}\sum_{i=1}^{n}(X_i-\mu)=\frac{1}{\sqrt{ns_n^2}}\sum_{i=1}^{n}X_i \approx N(0, 1)$$

其中，s_n^2爲這筆資料的樣本變異數，$N(0, 1)$代表標準常態分布。

我們令$z=\frac{1}{\sqrt{ns_n^2}}\sum_{i=1}^{n}x_i$，所以定：

$$p = P(N(0, 1) \geq z)$$

這個機率p就稱爲p值。顯著水平α就是我們所能容許的最大p值，也是我們能容許犯型一錯誤機率的最大值。例如，如果顯著水平是0.01，而且$p < 0.01$的話，我們會拒絕H_0；也就是說如果H_0是正確的話，我們一旦拒絕H_0，則犯型一錯誤的機率最多就是0.01。一般而言，我們將型一錯誤機率定爲α，事實上它是我們「所容許犯型一錯誤的最大機率」。

我們定：

$$\beta = P\text{（型二錯誤）}$$
$$= P\text{（在}H_0\text{爲誤的情況下，不拒絕}H_0\text{）}$$

我們另外定義$1-\beta$ = P（在H_0錯誤之下拒絕H_0）爲「**檢定力**」（power

of testing）。

如果H_0：$\mu = 0$的假設是錯誤的話，例如，如果眞實的$\mu = 0.3$，而我們得到的$z = 1.5$的話，在顯著水平$\alpha = 0.05$下，我們並沒有拒絕$\mu = 0$，也就是說我們犯了型二錯誤。那型二錯誤機率如何求出呢？

假如樣本大小$n = 100$，$\alpha = 0.05$，樣本的標準差$\sigma = 1$，則：

$$1-\beta = P\left(N(0,1) > z_{0.05} - \frac{\sqrt{n}(\mu-\mu_0)}{\sigma}\right)$$
$$= P\left(N(0,1) > 1.65 - \frac{\sqrt{100}(0.3-0)}{1}\right)$$
$$= P(N(0,1) > 1.65 - 3) = P(N(0,1) > -1.35)$$

```
> 1 - pnorm(-1.35)
[1] 0.911492
```

所以，這個檢定的檢定力爲0.911492，而型二錯誤機率則爲0.088508。

假設我們固定α，只有增加樣本大小n，才能增加檢定力降低型二錯誤機率。當眞實的μ與假設的μ_0很靠近時，檢定力就會降低，就好像如果兩個人長得很像，我們越不容易分辨出來。所以，型二錯誤通常較容易產生在眞實μ的跟假設的μ_0很接近的時候。要同時降低型一錯誤與型二錯誤機率的方法，只能從加大樣本做起。

如果我們將樣本大小增加爲256，則檢定力增爲0.999。

```
> 1 - pnorm(1.65 - sqrt(256)*0.3/1)
[1] 0.9991836
```

反過來說，如果我們只要檢定力達到0.8，顯著水平達到0.05，我們需要多大的樣本呢？

我們可以列式，如下如示：

$0.8 = P\left(N(0,1) > 1.65 - \frac{\sqrt{n} \times 0.3}{1}\right)$，所以：

$1.65 - \frac{\sqrt{n} \times 0.3}{1} = -0.8416$

$\Rightarrow n \sim 69$

```
> ((1.65-qnorm(0.2))/0.3) ^ 2
[1] 68.97974
```

9.5 Harrell-Davis中位數相等的檢定

Parrish（1990）比較了10種檢定中位數的方法，他發現Harrel-Davis法無論是考量偏差（bias）或精確度（accuracy）都是比較好的方法。有興趣的讀者可以參考Parrish（1990）。

附錄

乳癌病人（tongE）與正常人（tongC）的朱點數量資料。

實驗組（tongue Exp）	控制組（tongue ctl）
140	4
149	266
28	185
109	21
169	190
105	47
89	54
2	112
7	263
126	210
45	167
186	117

實驗組（tongue Exp）	控制組（tongue ctl）
357	152
214	123
197	123
168	234
113	128
13	49
18	12
6	100
56	30
997	45
89	9
348	100
27	155
7	252
134	350
161	472
122	759
122	281
10	21
79	54
21	453
21	499
25	391
195	162
47	96
5	210

實驗組（tongue Exp）	控制組（tongue ctl）
85	165
311	244
247	142
24	300
8	253
230	306
62	43
174	304
32	391
24	40
164	40
136	64
137	129
3	89
101	245
54	179
79	260
192	215
94	168
0	259
15	387
23	104

第十章 線性迴歸與相關係數

10.0前言

在醫學文獻中，早就有記載血脂肪與血中尿酸濃度之間有相當密切的關係，特別是對於痛風病患而言，他們通常也伴隨著三酸甘油脂過高的症狀。當我們說兩種檢測值有著相當高的相關性時，指的是什麼意思呢？如果我知道一個人的膽固醇或三酸甘油脂的指數，我能否預知他的尿酸指數呢？這一章，我們將探討相關性的測量及由一種數值預測另一種相關數值的方法。

10.1線性關係

以下是某醫院病患的TP（post 1）與HF（post1）的散布圖。

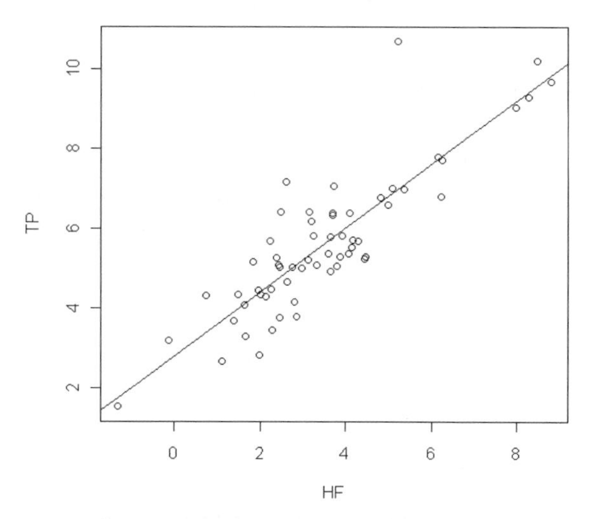

圖1 TP與HF的散布圖及迴歸線。

加上這一條直線後，我們可以看見，HF與TP之間似乎有一種線性的關係。然而，當我們將這條線拿掉，如圖2，我們又會有一點懷疑，因爲全部的點並不在同一條線上，他們只是在某條線的「附近」。這是否因爲即使兩者眞的有線性關係，也會有一些誤差項（error terms），使得這些點不能完全落在一條線上？

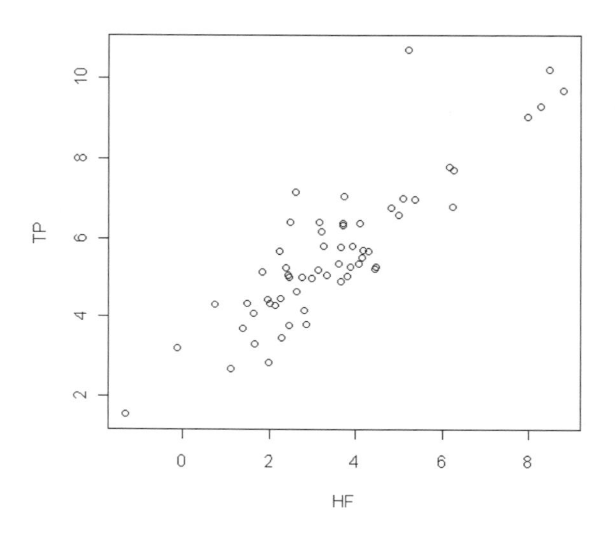

圖2　TP與HF的散布圖。

我們在國中的時候，學過二元一次方程式，算是正式學到兩個變數之間的關係，而這種簡單的線性關係曾被用來描述並預測許多類似的現象。例如，我們假設某個學生每月固定存零用錢$\beta = 300$元，三年（$X = 12 \times 3 = 36$）後他一共存了$300 \times 12 \times 3 = 10800$元，如果他一開始有壓歲錢$\alpha = 1000$元，則他總共有：

$$Y = \alpha + \beta X = 1000 + 300X$$

Y隨著X而變動，而且「毫無意外」！

回到圖2，我們可以觀察到下面這幾個特徵：

1. 任何一條直線都無法準確描述TP與HF之間的關係；

2. TP似乎隨著HF的增加而增加，雖然不是線性關係，它的變動卻也不是完全非線性；

3. 若用線性關係來描述TP與HF之間的關係，我們需要引進誤差項（error terms）的隨機概念。

事實上，這個問題曾經在1809年被德國數學家高斯（Carl Gauss，《天體運動論》）考慮過，也在1806年被法國數學家樂讓德（Adrien-Marie Legendre）所獨力解決，他們所使用的方法稱爲最小平方法。這個方法的概念很簡單，我們從統計的觀點來解釋它。首先，我們假設Y與X關係不是單純的線性，而是帶有誤差項ε，而這個誤差項具有某一種未知的統計分布。雖然如此，Y隨著X而變動的趨勢大抵仍是線性的；因此，若我們想要使用一條直線來描述Y與X關係，也需要將誤差項ε的影響引進模型中。我們假設存在兩個常數α，β，使得：

$$Y = \alpha + \beta X + \varepsilon \qquad \textbf{(10.1)}$$

若我們觀察到$(X_1, Y_1), (X_2, Y_2), \cdots, (X_n, Y_n)$，也可得到這個模型假想的誤差項。

$$\varepsilon_i = Y_i - \alpha - \beta X, i = 1, 2, \cdots, n.$$

一個好的模型的誤差必須最小，所以我們需要找到適當的測度來衡量模型的誤差程度，最小平方法就是利用這種精神，設法找出**誤差平方和**SSE（sum of square errors）最小值，也就是最小化。

$$SSE = \sum_{j=1}^{n} (Y_i - \alpha - \beta X_j)^2 \qquad \textbf{(10.2)}$$

我們可以利用微分來得到α與β的估計量，因爲SSE是α與β的二次函數，所以它們的最小值必定產生在導數爲0的地方。

我們令：

$$\frac{\partial SSE}{\partial \alpha} = 0, \frac{\partial SSE}{\partial \beta} = 0 \qquad \textbf{(10.3)}$$

得到 $\hat{\alpha}=\bar{y}-\hat{\beta}\bar{x}$, $\hat{\beta}=\frac{S_{xy}}{S_{xx}}$時，SSE會有最小值。式子當中的：

$$S_{xy}=\sum_{i=1}^{n}(x_i-\bar{x})(y_i-\bar{y}),$$
$$S_{xx}=\sum_{i=1}^{n}(x_i-\bar{x})(x_i-\bar{x})=\sum_{i=1}^{n}(x_i-\bar{x})^2 \qquad (\mathbf{10.4})$$

$\bar{x}=\frac{1}{n}\sum_{i=1}^{n}x_i, y=\frac{1}{n}\sum_{i=1}^{n}y_i$ 分別爲X與Y的樣本平均。

爲了讓大家有一個具體的概念，我們使用tphf.txt這個檔案的資料來試試看，首先我們假設將檔案存在D槽。

```
> tphf=read.table('D:/tphf.txt');
```

當我們讀進來這個檔案的資料後，輸入：

```
> tphf
```

則可以看到這筆資料的形態，如下所示：

```
     V1     V2
1  3.320  5.07
2  8.780  9.69
3  4.300  5.67
4  2.450  3.77
5 -1.300  1.52
6  4.460  5.28
7  5.350  6.99
……
```

```
> HF=tphf[,1];
> TP=tphf[,2];
```

將這裡的HF當作X，TP當作Y，利用

```
> plot(HF,TP)
```

就可以畫出像圖2那樣的散布圖。由（10.4）我們可以看出，$\frac{1}{n}S_{xy}$相當於X與Y的**共變異數**（covariance），$\frac{1}{n}S_{xx}$則爲X的變異數；這告訴我們，迴歸直線的斜率$\hat{\beta}$和X與Y的共變異數有關，也跟X的變異數有關。我們順便來介紹相關係數ρ_{xy}（correlation coefficient）的概念。

$$\rho_{xy}=\frac{S_{xy}}{\sqrt{S_{xx}\,S_{yy}}} \tag{10.5}$$

我們可以發現，相關係數也跟共變異數有關，基本上它是把共變異數**標準化**（standardized）的結果，目的是不要讓X與Y所使用的單位影響它們之間相關性的估計。例如，我們探討身高與體重之間的關係的時候，身高單位使用公尺、體重單位使用公斤所得到的共變異數，與身高單位使用公分、體重單位使用公剋所得到的共變異數並不相同；然而，若我們使用相關係數，則無論使用何種單位，都會得到相同的值。因此，使用相關係數比使用共變異數，更適合來測量兩個變量之間的相關性。

我們現在就用R來計算。

```
> x=HF;y=TP;
> sxy=sum((x-mean(x))*(y-mean(y)))
> sxx=sum((x-mean(x))2)
> b=sxy/sxx
[1] 0.8019095
> a=mean(y)-b*mean(x)
> a
[1] 2.801582
```

所以$\hat{\alpha}$ = 2.801582，$\hat{\beta}$ = 0.8019095，所求出來的那條線$Y = \hat{\alpha} + \hat{\beta}X = 2.801582 + 0.8019095X$就叫**迴歸線**（regression line）。我們可以發現，誤差項不見了。這是否表示以後不再有模型誤差？不是的，這只能說這條迴歸線代表一個趨勢，我們可以根據這條線來作預測，並且不管目前的X值有沒有落在我們的觀察值中，我們都可以根據Y與X的關係來使用X預測Y的落點，我們稱X爲**解釋變數**（explanatory variable）或**獨立變數**（independent variable），Y爲**反應變數**（response）或**相關變數**（dependent variable）。當HF的值爲3.32的時候，TP的預測值爲：

```
> a+3.32*b
[1] 5.463922
```

請注意，這裡的預測值並不等於它的觀察值5.07，這是因爲迴歸模型的預測是一種平均趨勢，它會忽略誤差項，因此我們可以利用 $\widehat{\varepsilon}_i = y_i - \widehat{\alpha} - \widehat{\beta} x_i$ 來預估誤差項，我們稱 $\widehat{\varepsilon}_i$ 爲**殘差項**（residual）。**我們使用小寫x_i來代表變量X_i的觀察值，使用大寫X_i來代表變量本身。**

由（10.5），我們可以得到相關係數ρ的估計量$\widehat{\rho} = 0.8706418$

```
> corr=sxy/sqrt(sxx*syy)
> corr
[1] 0.8706418
```

我們也可以使用R的內建程式

```
> corr=cor(x,y)
> corr
[1] 0.8706418
```

事實上，X與Y是否具有顯著的相關性ρ，我們可藉由以下的步驟來作檢定：

1. 虛無假設H_0：$\rho = 0$
2. 對立假設

   雙邊H_a：$\rho \neq 0$，單邊H_a：$\rho > 0$或H_a：$\rho < 0$
3. 檢定統計量

   $$t = \widehat{\rho}\sqrt{\frac{n-2}{1-\widehat{\rho}^2}}$$

   若一些理想的假設（例如常態分布及獨立性），假設正確的話t統計量就會具有自由度$df = n - 2$的t分布。

4. 由3.中的t統計量可以得到一個p值，若p值小於顯著水平（例如0.05），則拒絕H_0：$\rho = 0$。

前面所列的一大堆算式是爲了讓大家有一個具體的計算概念，目的是讓大家知道自己在算什麼。當然，R程式有針對迴歸的內建函數lm(.)，我們可以使用：

```
> z=lm(y~x);
> z
Call：
lm(formula = y~x)
Coefficients：
(Intercept)        x
   2.8016     0.8019
```

可以得到$\widehat{\alpha}$及$\widehat{\beta}$，若再加上

```
> abline(z)
```

就可以在原來圖10.2的散布圖上加上迴歸線，就會成爲圖10.1。

線性迴歸的預測雖然不是最好的，但與只使用Y的平均數來作預測相較，它的誤差還是較小的。何以見得呢？假設我們使用$\overline{Y}$來預測Y，其誤差平方和爲：

$$\begin{aligned} TSS &= \sum_{i=1}^{n}(y_i-\overline{y})^2=\sum_{i=1}^{n}(y_i-\widehat{y}_i+\widehat{y}_i-\overline{y})^2 \\ &= \sum_{i=1}^{n}(y_i-\widehat{y}_i)^2+\sum_{i=1}^{n}(\widehat{y}_i-y_i)^2 \\ &= \mathrm{SSE}+\mathrm{SSR} \end{aligned} \quad (\mathbf{10.6})$$

我們稱TSS爲總平方和（total sum of squares），SSR爲迴歸平方和（sum of squares for regression）。事實上，（10.6）的第三個等式並不顯然，需要花一些時間驗證，當然這不在本書的範圍；而：

$$SSR=\Sigma(\widehat{\alpha}+\widehat{\beta}x_i-\overline{y})=\widehat{\beta}^2\Sigma(x_i-\overline{x})^2=\frac{S_{xy}^2}{S_{xx}} \quad (\mathbf{10.7})$$

10.2線性迴歸的ANOVA分析

在我們介紹ANOVA的那一章，我們提到了F統計量，分子分母都是將某種平方和除以它們的自由度，這樣的量我們稱爲**均方**MS（mean square），所以：

$$MS = \frac{SS}{df}$$

當我們計算總平方和的均方時，我們取自由度n-1；然而，假如我們考慮迴歸模型的話，因爲我們需要估計參數β，且在SSR中有一個相關的自由度，所以計算均方時，需要損失一個自由度，所以SSE的自由度$df = n - 2$，此時：

$$MSE = \frac{SSE}{n-2} \quad (10.8)$$

以下我們列出ANOVA與線性迴歸的對應關係：

表1

來源（source）	df（自由度）	SS	MS
迴歸 （迴歸均方）	1	$\frac{S_{xy}^2}{S_{xx}}$	MSR
誤差 （誤差均方）	$n-2$	$S_{yy} - \frac{S_{xy}^2}{S_{xx}}$	MSE
總和	$n-1$	S_{yy}	

我們可以使用aov()這個指令，來執行針對迴歸的ANOVA分析，如下所示：

```
> aov(lm(y~x))
```

```
Call：
  aov(formula = lm(y~x))
Terms：
                    x  Residuals
Sum of Squares  144.51257  46.13293
Deg.of Freedom          1        58
Residual standard error：0.8918494
Estimated effects may be unbalanced
```

請注意，我們原來的樣本大小爲n = 60，而殘差項（residual，也就是表1中的誤差那一列）的自由度$df = n - 2 = 58$。總平方和$TSS = S_{yy} =$ 190.6455，可用R程式計算，如下所示：

```
> sum((y-mean(y))^2)
[1] 190.6455
```

迴歸平方和SSR爲：

```
> ssr=(sxy)^2/sxx
[1] 144.5126
```

正是執行aov後，x下面的平方和（sum of squares）。所以誤差平方和SSE爲：

$$SSE = TSS - SSR = 190.6455 - 144.5126 = 46.1329$$

正好與執行aov之後，residual下面所出現的平方和一樣。所以誤差均方MSE（mean square error）等於：

$$MSE = \frac{SSE}{n-2} = 0.7953948$$

以R程式計算，如下所示：

```
> mse=(190.6455 - 144.5126)/(58)
> mse
```

```
[1] 0.7953948
```

它的平方根稱爲**殘差項的標準誤**（residual standard error），與執行aov()之後的residual standard error一樣。

同樣的，我們也可以算出MSR（mean squares of regression）；因爲x的自由度是1，所以其MSR = SSR = 144.5126。

最後，我們使用summary()來看執行迴歸分析的結果：

```
> z=lm(y~x);
> summary(z)


Call：
lm(formula = y~x)


Residuals：
    Min       1Q     Median      3Q      Max
-1.5574   -0.5827  -0.1136   0.3567  3.7205
Coefficients：
             Estimate Std.Error   t value   Pr( > |t|)
(Intercept)   2.80158   0.23707   11.82    < 2e-16 ***
x             0.80191   0.05949   13.48    < 2e-16 ***
---
Signif.codes: 0 '***' 0.001 '**' 0.01 '*' 0.05 '.' 0.1 ' ' 1
residual standard error: 0.8918 on 58 degrees of freedom
Multiple R-squared: 0.758,     Adjusted R-squared: 0.7538
F-statistic: 181.7 on 1 and 58 DF,  p-value:  <  2.2e-16
```

10.3 線性迴歸模型的預測效果

我們在前面講過，線性迴歸模型主要用來做預測；*X*之所以稱爲解釋變數，是因爲它可以用來「預測」或「解釋」反應變數Y。我們問一個最極端的情況，「在什麼時候，有沒有X的觀察值都無所謂？」也就是說，什麼時候，完全沒有解釋Y的能力？合理的答案是：模型（10.1）中的$\beta = 0$。這時候，有沒有使用線性迴歸模型的預測，跟只使用Y的樣本平均$\bar{Y}$一樣。

假設Y與X有線性關係，$\hat{\beta}$是β的最小平方估計量，則$\hat{\beta}$的期望值爲：

$$E(\hat{\beta}) = \beta$$

且它的估計標準誤SE爲：

$$SE = \sqrt{\frac{\sigma^2}{S_{xx}}} \qquad \textbf{(10.9)}$$

當中的σ^2爲誤差項ε_i的變異數。一般σ^2是未知的，我們通常會用MSE去估計σ^2，而我們使用的是以下t統計量：

$$t = \frac{\hat{\beta} - \beta}{\sqrt{MSE/S_{xx}}} \qquad \textbf{(10.10)}$$

它的自由度是$n - 2$，也就是MSE的自由度。接下來，我們的工作是檢定斜率β是否爲0：

1. 虛無假設H_0：$\beta = 0$
2. 對立假設H_a：$\beta \neq 0$（雙邊假設）
3. 檢定統計量：

$$t = \frac{\hat{\beta}}{\sqrt{MSE/S_{xx}}}$$

4. 拒絕區域$t > t_{\alpha/2}(n - 2)$或$t < -t_{\alpha/2}(n - 2)$。
5. p-值 = 2×自由度爲$n - 2$的t-分布會超過檢定統計量t的機率。

以上面的例子來說，我們使用summary()這個指令來看迴歸z = lm(y~x)的結果，當中x那裡的t-value(=13.49)就代表這裡的t統計量，那裡的Pr(> |t|) = < 2e-16***就代表這裡的p-值。

我們也可以算出β的95%雙邊信賴區間。

$$\hat{\beta} \pm t_{0.025}(n-2)SE$$

其中，$t_{0.025}(n-2)$代表自由度爲$n-2$的t分布的$100\times(1-0.025)=97.5$百分位數。這裡的SE爲summary(z)中x的std.Error = 0.05949，$t_{0.025}(n-2)$爲：

```
> qt(0.975,df=58)
[1] 2.001717
```

所以信賴區間爲：

```
> ci=c(b-t*0.05949,b+t*0.05949)
> ci
[1] 0.6828178 0.9209822
```

並沒有包含0，所以表示有95%的機率，如此抽樣的樣本中，眞實的β值涵蓋在這區間中，而這區間並不包含0。所以我們可根據此結果來拒絕H_0，並做出「在顯著水平0.05之下，$\beta\neq 0$」的結論。

利用MSE及MSR我們可以得到一個F統計量

$$F=\frac{MSR}{MSE} \tag{10.11}$$

上面使用summary(z)得到的結果中，

```
F-statistic: 181.7 on 1 and 58 DF, p-value: <  2.2e-16
```

這一行顯示了F統計量，這個統計量可由以下的R程式所獲得。

```
> F.st=144.51257/0.7953948
> F.st
[1] 181.6866
```

事實上，這裡的F統計量可以用來檢定虛無假設$H_0：\beta=0$。其p-値可由

```
> 2*(1-pf(181.6866,1,58))
[1] 0
```

而得，所以我們拒絕$H_0：\beta=0$。上面的pf(181.6866,1,58)代表自由度爲1和58的F分數不大於181.6866的機率。

記得我們之前定義的X與Y的相關係數ρ_{xy}嗎？我們定義為$\rho_{xy}=\frac{S_{xy}}{\sqrt{S_{xx}S_{yy}}}$，因此$|\rho_{xy}|\leq 1$。當我們將SSR除以TSS的時候，我們得到：

$$\frac{SSR}{TSS}=\frac{S_{xy}^2}{S_{xx}S_{yy}}=\left(\frac{S_{xy}}{\sqrt{S_{xx}S_{yy}}}\right)^2=\rho_{xy}^2 \quad \textbf{(10.12)}$$

剛好是Y與X相關係數的平方。SSR/TSS代表由Y對X迴歸的變異量占總變異量的比例，也就是使用迴歸模型可以「解釋」的比例，當這個比例越大，表示使用迴歸模型來預測的結果越適合。我們將（10.12）式中的SSR/TSS定義為判別係數（the coefficient of determination），這個係數可以讓我們了解有沒有必要在那種情況下，使用迴歸模型來預測Y。當我們使用summary(z)，會得到一個量Multiple R-squared：0.758，這個量就是判別係數，我們通常會將它定作R^2，在本章的這個例子中，$R^2 = 0.758$。一個大的R^2就代表一個好的配適度，然而是不是R^2比較小就代表X與Y的關係較弱呢？這倒不一定，因為R^2所表示的是「線性關係」，假如X與Y的關係為非線性的話，它們可能得到相當小的R^2，但實際上相關性可能不弱，如圖3中，如果我擷取的資料剛好落在C與D之間的話，則直線的斜率$\beta = 0$，然而這表示X與Y是有關係的。

我們可以使用t統計量或F統計量來檢定這種線性關係的顯著性，然而我們通常要針對使用的模型做一些假設：

1. Y與X必須有下列的線性關係。

$$Y = \alpha + \beta X + \varepsilon$$

2. ε必須是獨立、平均數為0、變異數為有限，且為常態分布。

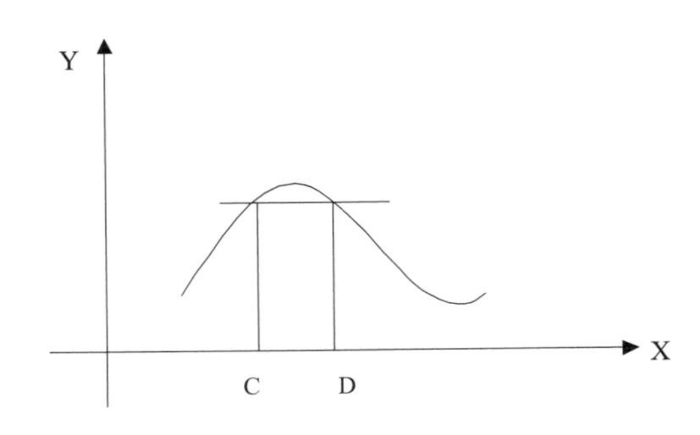

圖3　X與Y有非線性關係。

當這個誤差項本身在每次觀察時都不是獨立時（例如：每隔一段時間所做的重複觀察），我們有另外處理的方法。而常態分布的假設在大樣本的情況也可以動搖，只要仍舊保持平均數為0，且變異數為有限的假設即可，因為中央極限定理可以保證一些漸進常態的性質。如果我們想看看用迴歸模型所配適的結果，它得到的殘差項（residuals）是不是滿足常態分布的假設，我們可以使用：

```
> qqnorm(residuals(z))
> qqline(residuals(z))
```

我們就可以得到圖4這樣的qq-plot（翻為分位圖quantile-quantile plot），這個圖是將原來的資料排序之後當作y，與生成相當樣本大小的常態分布亂數排序之後當x，所畫成的x-y圖。理論上，如果兩個資料集的分布同屬一類的話，它們qq-plot會呈現近似直線的形狀；反之，所呈現的不會近似直線。圖4所呈現出來的結果好像不能眞正否決或肯定誤差項的分布為常態的假設，所以我們可進一步來看殘差項的直方圖。

```
> hist(residuals(z),probability=TRUE,breaks=0.5*(-4):8)
> lines(density(residuals(z)))
```

可得到圖4，從這個圖中，我們看到常態分布的假設似乎有些合理。

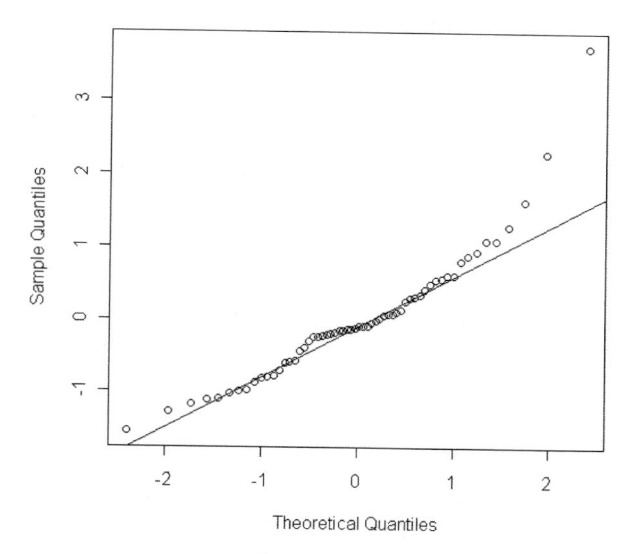

圖4　殘差項的常態分位圖。

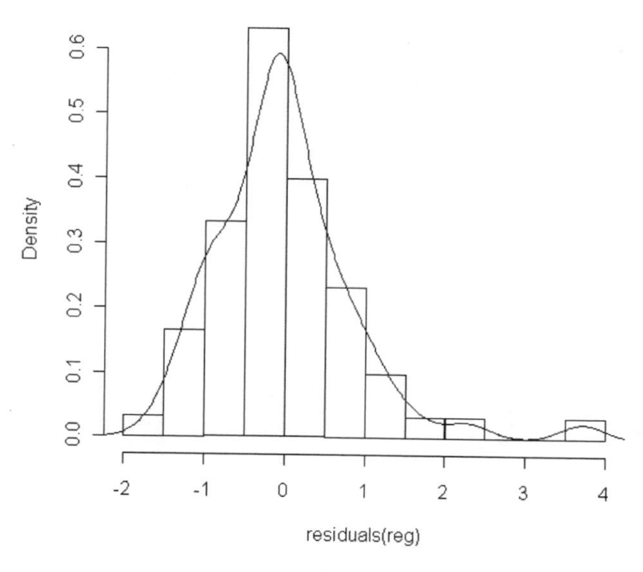

圖5　殘差項的直方圖。

針對常態性的檢定，由R程式提供以下的函數，讀者可自行參考：

ad.test	Anderson-Darling test for normality
cvm.test	Cramer-von Mises test for normality
lillie.test	Lilliefors (Kolmogorov-Smirnov) test for normality
pearson.test	Pearson chi-square test for normality
sf.test	Shapiro-Francia test for normality

我們也可以使用下一個指令，將剛剛幾個圖一起畫出來：

```
> par(mfrow = c(2, 2), pty = "s")
> plot(z)
```

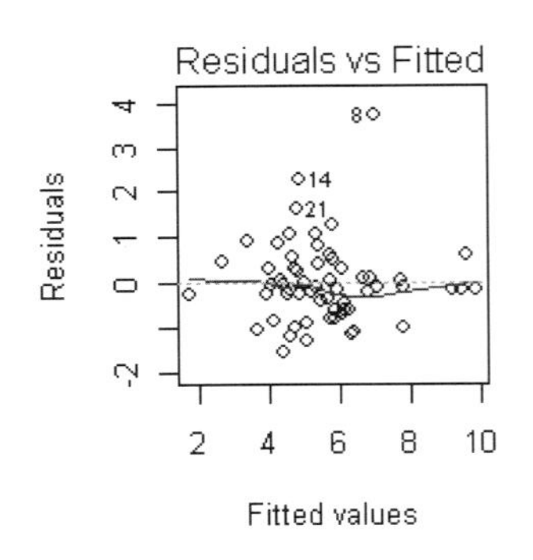

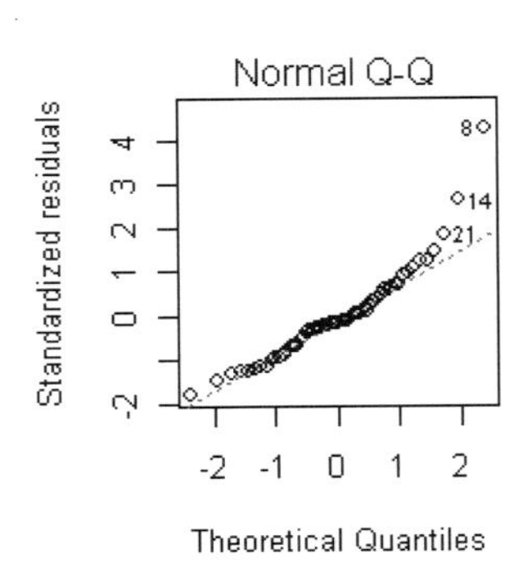

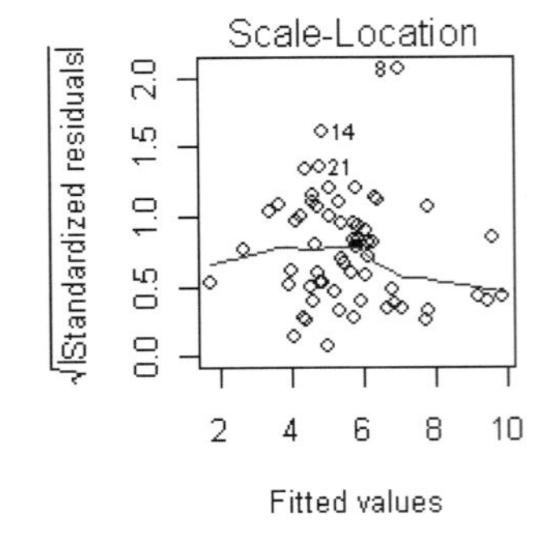

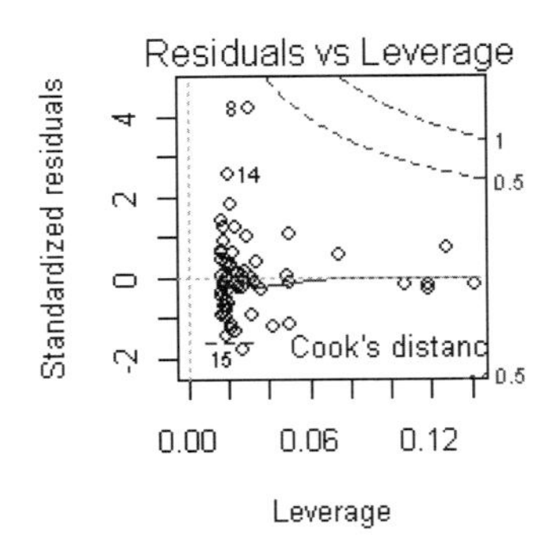

圖6　使用R得出的殘差項分析。

第十一章 多個變數的關聯性

11.0前言

我們在前一章介紹過如何判別兩個變數有沒有關聯性的方法，在大部分的情況下，會遇到較複雜，也較多樣的變項。線性迴歸的方法主要是爲了用簡單的方法作預測，不但表示兩個變數的關係，也可以用其中的一個變數X來當作解釋變數，對反應變數Y作出預測。通常影響Y的變項不會剛好只有一個，例如我們想要預測身高，通常會想知道哪些因素眞正影響到身高；比較常看到的因素是性別、體重、年齡、飲食習慣、居住區域……等。基本上，如果我們將這些因素好好的分類，它們可以分爲先天因素（基因）及後天因素（習慣、環境），性別及體重分布或許可以看爲先天因素[1]，年齡、飲食習慣、居住區域……等可視爲後天因素。我們可以簡單的假設

身高 $= \alpha + \beta 1 \times$ 先天因素 $+ \beta 2 \times$ 後天因素 $+ \varepsilon$（誤差項）。

在某些情況下，加入一些解釋變數的作法，並不能改善預測的效果，可能產生這種情況的原因有很多種，例如：加入的變數本身與反應變數是獨立的，加入的變數與其中一個變數有因果關係……等。我們可以控制大部分的解釋變數，然後再看看剩下來的變數與反應變數的關聯性如何。

---

1 基因基本上也決定了一個人是否較容易發胖。

11.1 多重線性迴歸（multiple linear regression）

11.1.1 多變量關係

兩個變數之間的關係有可能受到另一個變數的影響，通常我們會將這些關係分成以下幾個典型：

關係名稱	控制Z之後的結果
捏造的X、Y關係（spuriousness）	X、Y的關聯性會消失掉
鏈結關係：（chain relationship） Z為居間變數，X經由Z間接影響Y	X、Y的關聯性會消失掉
交互作用（statistical interaction）	X、Y的關聯性會隨著Z的水平而改變
多重原因（multiple causes）：X與Z分別是Y的原因	X、Y的關聯性不變
X直接或間接影響Y	X、Y的關聯性改變但不會消失掉

11.1.2 多變項迴歸分析（multiple regression analysis）

11.1.2.1 預測因子與迴歸項（predictor and regressors）

假設Y爲反應變數，我們使用總共p個預測因子（predictor），$Z_1, Z_2, \cdots\cdots, Z_p$。有時候我們無法直接觀察到這些預測因子，但我們可能可以藉由一些$Z_1, Z_2, \cdots\cdots, Z_p$的函數來了解Y。

假設Y與下列q個預測因子的已知函數$X_1(Z_1, Z_2, \cdots\cdots, Z_p), \cdots\cdots, X_q(Z_1, Z_2, \cdots\cdots, Z_p)$有以下的線性關係：

$$Y = \beta_0 + \beta_1 X_1(Z_1, Z_2, \cdots\cdots, Z_p) + \cdots\cdots + \beta_q X_q(Z_1, Z_2, \cdots\cdots, Z_p) + \varepsilon \quad (\mathbf{11.1})$$

我們稱$X_1(Z_1, Z_2, \cdots\cdots, Z_p), \cdots\cdots, X_q(Z_1, Z_2, \cdots\cdots, Z_p)$爲迴歸項（regressor）。從（11.1）我們可以知道，當p = q = 1時，Y就回復到簡易線性模型。p、q不一定要相等，q一定要大於1才能稱爲多變項迴歸（multiple regression）。ε是這個模型的隨機誤差項，通常假設其平均值爲0，變異數爲$\sigma^2 > 0$。

例1　一些多重線性迴歸模型：

・**具有兩個預測因子的簡易線性模型**

$$Y = \beta_0 + \beta_1 Z_1 e^{-5Z_2^2} + \varepsilon \tag{11.2}$$

此時的p = 2，預測因子爲Z_1, Z_2，迴歸項爲$X_1(Z_1, Z_2) = Z_1 e^{-5Z_2^2}$，因爲q = 1所以爲簡易線性模型。

・**具有單預測因子的多重線性迴歸模型**

$$Y = \beta_0 + \beta_1 Z_1 + \beta_2 Z_1^2 + \varepsilon \tag{11.3}$$

此時，p = 1，q = 2，所以爲多重線性模型。

・**加法模型**（additive model）

$$Y = \beta_0 + \beta_1 Z_1 + \beta_2 Z_2 + \varepsilon \tag{11.4}$$

此時p = q = 2，因爲預測因子以加法的方式影響反應變數，所以稱爲加法模型。

・**含一相乘項的模型**（a model with a product term）

當我們加入一個Z_1Z_2的相乘項進去加法模型時，這個模型就變成：

$$Y = \beta_0 + \beta_1 Z_1 + \beta_2 Z_2 + \beta_3 Z_1 Z_2 + \varepsilon \tag{11.5}$$

此時p = 2, q = 3。

・**完全平方模型**（a full quadratic model）

$$Y = \beta_0 + \beta_1 Z_1 + \beta_2 Z_2 + \beta_3 Z_1^2 + \beta_4 Z_1 Z_2 + \beta_5 Z_2^2 + \varepsilon \tag{11.6}$$

這模型通常用來近似那種比較複雜的預測因子函數的反應變數。

11.1.2.2 反應曲面（response surface）的意義

當我們考慮（11.1）所表示的模型時$Y = \beta_0 + \beta_1 X_1(Z_1, Z_2, \cdots\cdots, Z_p) + \cdots\cdots + \beta_q X_q(Z_1, Z_2, \cdots\cdots, Z_p) + \varepsilon$，它在已知迴歸項的條件期望值爲：

$$E(Y|X_1 = x_1, X_2 = x_2, \cdots\cdots, X_q = x_q) = \beta_0 + \beta_1 x_1 + \cdots\cdots + \beta_q x_q \quad \textbf{(11.7)}$$

可視爲$x_1, \cdots\cdots, x_q$的函數，我們根據這樣的關係將$y = \beta_0 + \beta_1 x_1 + \cdots\cdots + \beta_q x_q$所決定的曲面定義作迴歸項的**反應曲面**（response surface）。而（11.1）也可以定義爲已知預測因子的函數，因爲：

$$E(Y|Z_1 = z_1, \cdots\cdots, Z_p = z_p) = \beta_0 + \beta_1 X_1(z_1, \cdots\cdots, z_p) + \cdots\cdots + \beta_q X_q(z_1, \cdots\cdots, z_p) \quad \textbf{(11.8)}$$

所以

$$y = \beta_0 + \beta_1 X_1(z_1, \cdots\cdots, z_p) + \cdots\cdots + \beta_q X_q(z_1, \cdots\cdots, z_p), \quad \textbf{(11.9)}$$

可視爲$z_1, \cdots\cdots, z_p$的函數，我們也可定義（11.9）的所決定的曲面爲預測因子的反應曲面。

例2 （資料來源：鄭宗琳與吳宇眞合譯的『社會統計學』，五南出版社）

有一項研究針對佛羅里達州的Alachua鎭中，居民的心理健康與生命事件指標及社會經濟地位關係的關係。將心理健康的指標（精神傷害,impairment，如焦慮及憂鬱）視爲反應變數Y，生命事件指標（LES, life events score，三年內發生的重大負面事件）爲X_1，社會經濟地位（SES, socioeconomic status）爲X_2。對於這三個變項我們賦予一個分數當作指標，然後將Y對X_1及X_2作迴歸。Holzer（1977年）給予40個隨機樣本，如下所示：

Y	X_1	X_2	Y	X_1	X_2	Y	X_1	X_2
17	46	84	26	50	40	30	44	53
19	39	97	26	48	52	31	35	38

Y	X_1	X_2	Y	X_1	X_2	Y	X_1	X_2
20	27	24	26	45	61	31	95	29
20	3	85	27	21	45	31	63	53
20	10	15	27	55	88	31	42	7
21	44	55	27	45	56	32	38	32
21	37	78	27	60	70	33	45	55
22	35	91	28	97	89	34	70	58
22	78	60	28	37	50	34	57	16
23	32	74	28	30	90	34	40	29
24	33	67	28	13	56	41	49	3
24	18	39	28	40	56	41	89	75
25	81	87	29	5	40			
26	22	95	30	59	72			

我們使用R程式來做迴歸。首先，將資料存爲文字檔，例如我們可將這個檔案放在D槽，D:/impair.txt，格式爲

```
17   46   84
19   39   97
20   27   24
20   3    85
20   10   15
21   44   55
…    …    …
…    …    …
```

讀入檔案，命名爲imp：

```
> imp=read.table("D:/impair.txt")
```

我們若將imp打開，則會得到如下的格式：

```
> imp
  V1  V2  V3
1  17  46  84
2  26  50  40
3  30  44  53
4  19  39  97
…  …
```

我們依序將第一行存爲y，第二行存爲x1，第三行則存爲x2

```
> y=imp[,1]
> x1=imp[,2]
> x2=imp[,3]
```

我們首先來看看分別對X_1及X_2的迴歸結果：

```
> z1=lm(y~x1)
> plot(x1,y,main="Impairment  v.s.LES")
> abline(z1,col='red')
```

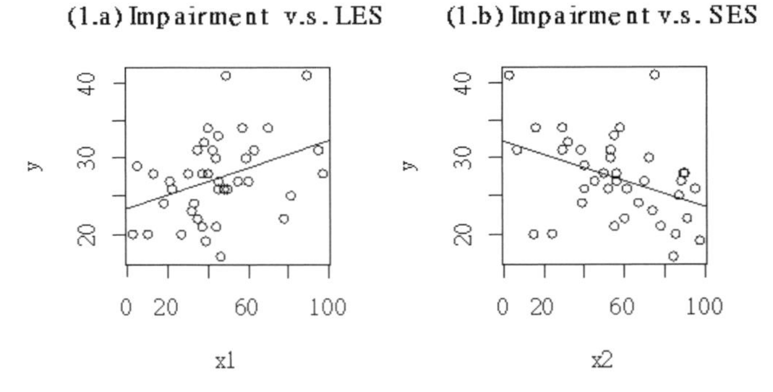

圖1　心理健康指標對生命事件指標的迴歸。

由圖1.a 可以看出，似乎精神傷害與生命事件指標有正向的關係，接下來我們利用summary來看一些檢定的統計量，

```
> summary(z1)
```

```
Call:
lm(formula = y~x1)
Residuals:
      Min       1Q   Median      3Q     Max
-10.4415  -3.6899  -0.5973  3.6215  13.2890
Coefficients:
            Estimate Std.Error t value Pr( > |t|)
(Intercept) 23.30949   1.80675  12.901 1.85e-15 ***
x1           0.08983   0.03633   2.472   0.018 *
Signif.codes: 0 '***' 0.001 '**' 0.01 '*' 0.05 '.' 0.1 ' ' 1
Residual standard error: 5.133 on 38 degrees of freedom
Multiple R-squared: 0.1385,    Adjusted R-squared：0.1159
F-statistic: 6.112 on 1 and 38 DF,  p-value：0.01802
```

雖然$R^2 = .139$不是很高，然而Y對X1的迴歸係數檢定的p值爲0.018，從預測方程及直線可以看出Y與X_1爲正相關。執行的結果告訴我們，β係數檢定的p值爲0.018，卻是顯著的。迴歸分析的結果告訴我們：

impairment = 23.3 + 0.0898 LES

也就是：

$$Y = 23.3 + .0898X_1 + e_1, \quad \textbf{(11.10)}$$

其中e_1爲預測誤差 $Y - \hat{Y}\big|_{X_1} = Y - E(Y|X_1)$ 。

我們可以用第13章的方法來看看這個模型配適的效果如何，順便檢驗一些相關的假設：

```
> par(mfrow = c(2, 2), pty = "s")
> plot(z1)
```

從圖2我們可以看出一些關於模型誤差項的分布假設基本上是合宜的。

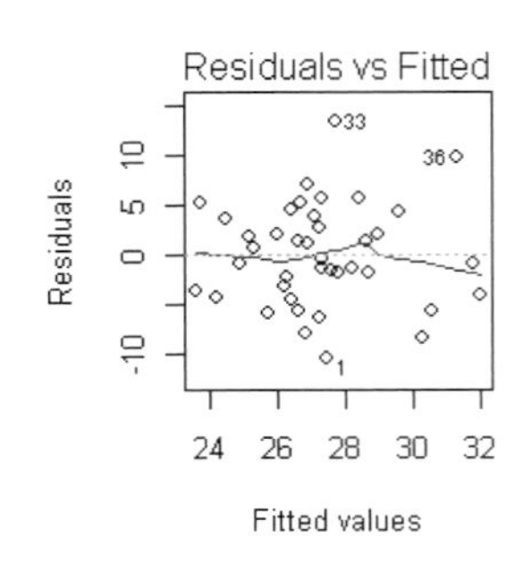

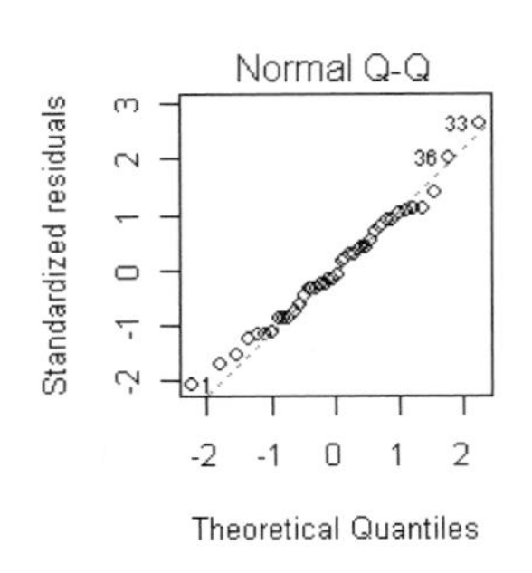

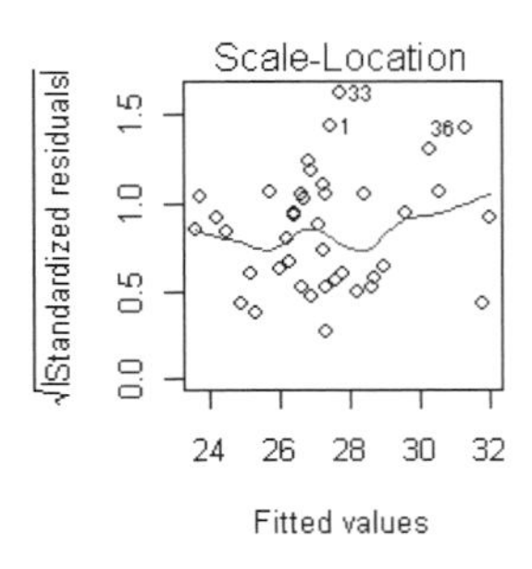

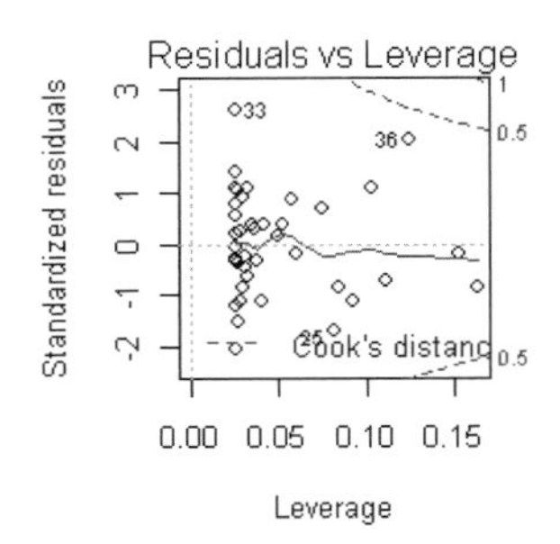

圖2　Y對X1迴歸的殘差項分析。

接下來，我們在來看看Y對X_2的迴歸：

```
> z2=lm(y~x2)
> plot(x2,y)
> abline(z2,col='blue')
```

我們看到圖1.b中，Y與X2似乎呈現負相關，

```
> summary(z2)

Call:
lm(formula = y ~ x2)

Residuals:
    Min      1Q  Median      3Q     Max
-10.8808 -2.7472  0.2939  2.7382 15.2838

Coefficients:
```

```
            Estimate Std.Error t value Pr( > |t|)
(Intercept) 32.17201   1.98765  16.186   < 2e-16 ***
x2          -0.08608   0.03213  -2.679   0.0109 *
---
Signif.codes: 0 '***' 0.001 '**' 0.01 '*' 0.05 '.' 0.1 ' ' 1
Residual standard error: 5.072 on 38 degrees of freedom
Multiple R-squared: 0.1589,    Adjusted R-squared: 0.1367
F-statistic: 7.177 on 1 and 38 DF,  p-value: 0.01085
```

執行的結果告訴我們，配適模型爲：

impairment = 32.2 - 0.0861 SES

也就是：

$$Y = 32.2 - .0861X_2 + e_2 \qquad (11.11)$$

其中e_2爲預測誤差 $Y - \hat{Y}\big|_{X_2} = Y - E(Y|X_2)$ 。

此時的R^2 = .159，也不是很顯著；與上面不同的是，預測方程的斜率是負的，表示Y與X_2爲負相關。

最後，我們使用y同時對x1及x2作迴歸

```
> z=lm(y~x1+x2)
```

我們可利用summary(z)來看執行的結果：

```
> summary(z)
Call:
lm(formula = y ~ x1 + x2)
Residuals:
   Min     1Q Median     3Q    Max
-8.678 -2.494 -0.336  2.887 10.891
Coefficients:
            Estimate Std.Error t value Pr( > |t|)
```

```
(Intercept) 28.22981    2.17422  12.984 2.38e-15 ***
x1          0.10326    0.03250   3.177  0.00300 **
x2         -0.09748    0.02908  -3.351  0.00186 **
---
Signif.codes： 0 '***' 0.001 '**' 0.01 '*'0.05 '.'0.1' '1

Residual standard error: 4.556 on 37 degrees of freedom
Multiple R-squared: 0.3392,     Adjusted R-squared: 0.3034
F-statistic: 9.495 on 2 and 37 DF,  p-value: 0.0004697
```

使用：

```
> layout(matrix(c(1,2,3,4),2,2)) # optional 4 graphs/page
> plot(Z)
```

來作模型的診斷，可得到下列圖形：

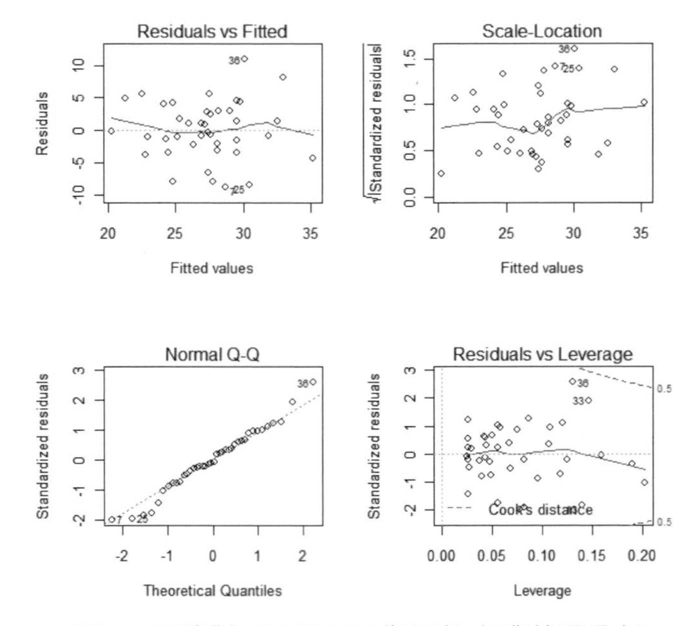

圖3　同時對LES及SES作迴歸之殘差項分析。

我們也可以使用pairs()這個函數，分別畫出y對x1及x2的迴歸圖（見圖4）。

```
> pairs(y~x1+x2,main='Simple Scatterplot Matrix')
```

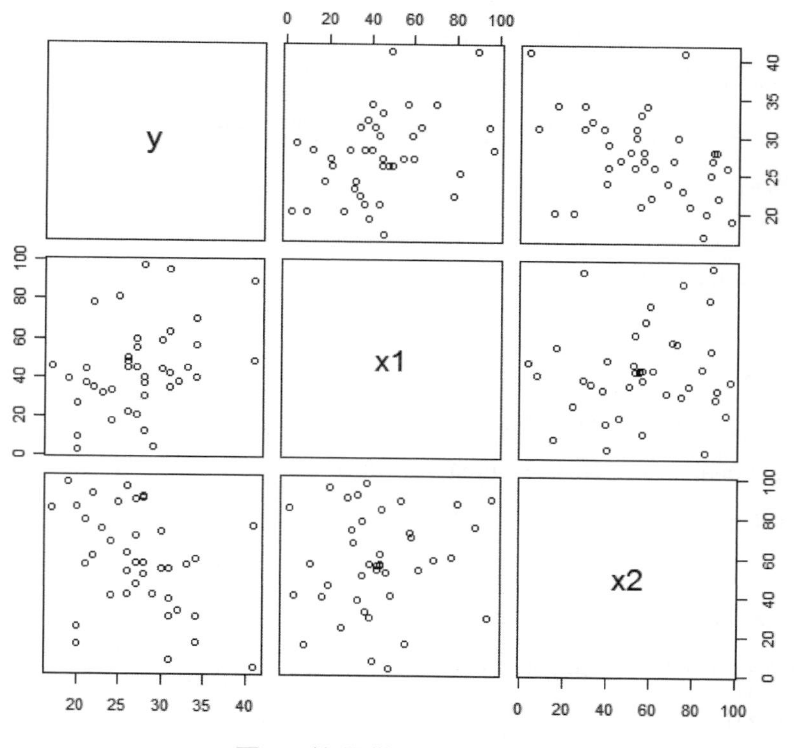

圖4　簡易散布矩陣圖。

這樣的圖稱爲**散布矩陣圖**（scatterplot matrix）。如果我們可以控制其中幾個解釋變數的值在某個小範圍內，然後看反應變數對某單一個解釋變數的散布圖，這種型態的圖稱爲調控圖（conditioning plot）。

由上面的分析結果可知，若將Y一起對X_1及X_2作迴歸[2]，可得到樣本預

2　我們仍然使用最小平方法，來得到截距及各個解釋變數的係數。

測方程為：

impairment = 28.2 + 0.103 LES - 0.0975 SES

也就是說真正的模型為：

$$Y = 28.2 + .103X_1 - .0975X_2 + e, \tag{11.12}$$

其中e為預測誤差 $Y - \widehat{Y}\Big|_{X_1, X_2} = Y - E(Y|X_1, X_2)$ 。

我們使用aov()，來看看迴歸模型的變異數分析：

```
> aov(z)
Call:
  aov(formula = z)

Terms:
                        x1       x2 Residuals
Sum of Squares  161.0484 233.1900  768.1616
Deg.of Freedom         1        1        37

Residual standard error: 4.556438
Estimated effects may be unbalanced
> aov(z1)
Call:
  aov(formula = z1)

Terms:
                        x1 Residuals
Sum of Squares   161.0484 1001.3516
Deg.of Freedom          1        38

Residual standard error: 5.133357
```

```
Estimated effects may be unbalanced
 > aov(z2)
Call：
  aov(formula = z2)

Terms:
                    x2 Residuals
Sum of Squares  184.6544  977.7456
Deg.of Freedom         1        38

Residual standard error: 5.072489
Estimated effects may be unbalanced
```

這個迴歸的執行結果有一項事實值得我們注意，就是它的SSR = 768.16比前面的Y，分別對X_1及X_2的迴歸的SSR（分別為1001.35及977.75）來的小，這表示一起用X_1及X_2來預測Y比單獨用X_1或X_2來預測Y來的好。

另外，我們所求得的X_1及X_2的係數也表示了它們與Y的正負相關性。而R^2 = .339也比個別求迴歸的R^2來得大。這裡的R^2就是我們在簡易迴歸中所說的判別係數，也就是相關係數r的平方。在多元迴規模型中的R^2稱為**多元判別係數**（coefficient of determination）或**變異百分比**（percentage of variance），R則是**多元相關係數**。回顧我們在前一章所介紹的，R^2的意義可解釋如下所示：

$$R^2 = 1 - \frac{\Sigma(\hat{y}_i - y_i)^2}{\Sigma(y_i - \bar{y})^2} = 1 - \frac{RSS}{TSS}$$
$$= \frac{\Sigma(\hat{y}_i - y_i)^2}{\Sigma(y_i - \bar{y})^2}$$

如果y與x的線性相關性很強，可以用一個線性迴歸方程來表示，預測的值 $\hat{y}_i$ 就會較接近實際狀況，自然R^2的值會較大。在醫學上，R^2 = 0.6已經相當高了，然而對於物理或其他工程上的應用而言，0.6算是不高的。

在報告中有一項R-Sq(adj) = .303，這是一項調整過的R^2，也是一個較不偏差的估計量。令ρ代表母體眞正的多元相關係數，R^2及調整的R^2-adj（adjusted R^2）都是ρ^2的估計量。R^2有逐漸向上偏離的趨勢，它經常會高估了ρ^2，因爲樣本資料會較靠近樣本預測方程，而較不靠近眞正母體預測方程。假如樣本數很小，或預測的變數個數很多，誤差就會比較大。調整過的R^2-adj定義如下所示：

$$R^2_{adj} = R^2 - MSE/s^2_Y = R^2 - [k/(n-(k+1))](1-R^2)$$
$$= \left(1 - \frac{MSE}{TSS/(n-1)}\right) \times 100\% \qquad \textbf{(11.13)}$$

例如，對於（11.12）這個預測方程而言，n = 40, k = 2, R^2 = .339，代入（11.13）就得到：

$R^2_{adj} = R^2 - [k/(n-(k+1))](1-R^2) = .303$，正是執行R程式之後所得到的$R^2$-adj值。從（11.13）我們可以看出，當k增加時，R^2-adj就減少，而R^2反而增加。爲了保證$R^2_{adj} \geqq 0$，必須規定$R^2 \geq k/(n-1)$；然而，我們也可以在$R^2 < k/(n-1)$的情況下，規定$R^2_{adj} = 0$。

我們總結R^2的意義如下所示：假設我們有如下的迴歸模型，

$$Y = X\hat{\beta} + \varepsilon$$

其中X可能爲向量，$\hat{\beta}$ 爲迴歸係數的估計量，ε爲估計殘差項。假設X與ε獨立，則var(Y) = var($X\hat{\beta}$) + var(ε)，R^2 = var($X\hat{\beta}$)/var(Y)，也就是說R^2代表迴歸項X可以解釋的變異量比例，這個比例越高，表示誤差項影響越小。

畫一個三角形來表示：

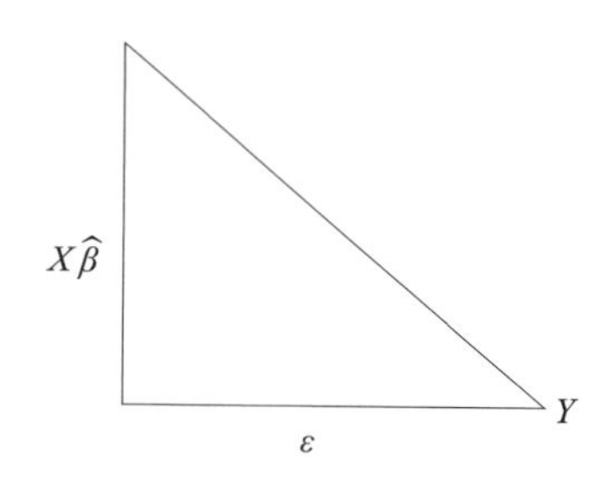

11.2多元共線性（multicollinearity）

當許多個解釋變數同時具有重疊性時，其中幾個重要的變數對於解釋反應變數，往往是具有決定性角色；當我們將這些重要的變數之一，與其他異於這些重要變數的其他變數之一作迴歸時，可能得到一個R^2相當接近於1的迴歸結果，這種狀況稱爲**多元共線性**。**多元共線性**會造成迴歸參數估計的標準誤差變大，我們可用簡單的含二解釋變數的迴歸模型來說明：

考慮：

$$Y=\beta_0+\beta_1 X_1+\beta_2 X_2+\varepsilon \text{。} \qquad (11.14)$$

β_1的樣本估計量$\hat{\beta}_1$之標準誤差爲：

$$\hat{\sigma}_1=\frac{1}{\sqrt{1-corr(X_1,X_2)}}\left[\frac{\sqrt{MSE}}{\Sigma(X_1-\bar{X}_1)^2}\right]$$

這意味隨著X_1及X_2的相關性增加，β_1的樣本估計量$\hat{\beta}_1$之標準誤差會變大，也就是說我們得到的迴歸方程的係數無法明確指出該解釋變數與反應變數的相關程度。

11.2.1 多變項迴歸係數推論

我們考慮模型（11.1）的係數推論，主要有兩種型態的推論：第一種爲獨立性檢定，其目的在於檢定每個解釋變數是否與反應變數Y相關；第二種爲部分相關性推論，其目的在於評估對於Y有顯著部分影響的解釋變數。

11.2.1.1 獨立性檢定

我們要檢定：

$$H_0：\beta_1 = \beta_2 = \cdots\cdots = \beta_k = 0 \text{ v.s. } H_1\text{至少有一個}\beta_i \neq 0 \quad (\mathbf{11.15})$$

令ρ代表母體眞正的多元相關係數，檢定（11.15）等於檢定

$$H_0：\rho = 0 \text{ v.s. } H_a：\rho \neq 0， \quad (\mathbf{11.16})$$

也等於檢定

$$H_0：\rho^2 = 0 \text{ v.s. } H_a：\rho^2 > 0 \quad (\mathbf{11.17})$$

相關檢定統計量爲

$$f = \frac{R^2/k}{(1 - R^2)/[n - (k+1)]} \quad (\mathbf{11.18})$$

這個統計量在無異假設下爲近似F分布，自由度爲k及$n - (k + 1)$，在例14.1.1中f觀察值爲9.49，所以p值幾乎爲0。所以我們應該拒絕H_0，也就是說，整體而言，X_1及X_2與Y是具有相關性的。

11.2.1.2 個別迴歸係數檢定

假如我們只針對特定變數的係數作檢定，我們要考慮的統計量就不是F統計量，而是t統計量了。例如，我們要檢定：

$$\mathrm{H_0}：\beta_1 = 0 \text{ v.s. } \mathrm{H_0}：\beta_1 \neq 0，$$

在常態分布的假設下，檢定統計量$t = \widehat{\beta}_1/\widehat{\sigma}_{\beta 1}$近似具有自由度df = n − (k + 1) = 40 − (2 + 1) = 37的t分布。因此，我們以許多方法來檢定β_1是否爲0，在例1中，t = $\widehat{\beta}_1/\widehat{\sigma}_{\beta 1}$ = .103/.03253.18，其p值爲.003。

我們可以從LES那一列看到相關統計量及p值的數據。

11.2.2 部分相關度（partial correlation）

假設我們考慮X_1, X_2與Y的關係，我們定義：

控制X_1之下，Y與X_2在調整X_1之下的部分相關度（sample partial correlation）為：

$$r(Y, X_2 \mid X_1) = \frac{corr(Y, X_2) - corr(Y, X_1)\,corr(X_1, X_2)}{\sqrt{(1 - corr^2(Y, X_1))(1 - corr^2(X_1, X_2))}} \quad (\mathbf{11.19})$$

Y與X_1在調整X_2之下的樣本部分相關度為：

$$r(Y, X_1 \mid X_2) = \frac{corr(Y, X_1) - corr(Y, X_1)\,corr(X_2, X_1)}{\sqrt{(1 - corr^2(Y, X_2))(1 - corr^2(X_1, X_2))}} \quad (\mathbf{11.20})$$

同樣，控制X_2之下，Y與X_1的樣本部分相關度（sample partial correlation）為：

$$r(Y, X_1 \mid X_2) = \frac{\hat{r}(Y, X_1) - \hat{r}(Y, X_1)\,\hat{r}(X_1, X_2)}{\sqrt{(1 - \hat{r}^2(Y, X_2))(1 - \hat{r}^2(X_1, X_2))}} \quad (\mathbf{11.21})$$

其中，$\hat{r}(.,.)$為Pearson相關係數。

我們以例1的數據來說明：控制X_2 = SES的情況下，我們先算出$\hat{r}(Y, X_1) = .372$、$\hat{r}(Y, X_2) = .399$及$\hat{r}(X_1, X_2) = .123$，所以Y與X_1 = LES的部分相關度為：

$$\begin{aligned} r(Y, X_1 \mid X_2) &= \frac{\hat{r}(Y, X_1) - \hat{r}(Y, X_2)\,\hat{r}(X_1, X_2)}{\sqrt{(1 - \hat{r}^2(Y, X_2))(1 - \hat{r}^2(X_1, X_2))}} \\ &= \frac{.372 - (-.399) \times (.123)}{\sqrt{[1 - (.399)^2][1 - (.123)^2]}} = .463 \end{aligned}$$

同樣的：

$$r(Y, X_2 \mid X_1) = \frac{\hat{r}(Y, X_2) - \hat{r}(Y, X_1)\,\hat{r}(X_1, X_2)}{\sqrt{(1 - \hat{r}^2(Y, X_1))(1 - \hat{r}^2(X_1, X_2))}}$$
$$= \frac{-.399 - (.372) \times (.123)}{\sqrt{[1 - (.372)^2][1 - (.123)^2]}} = -.483$$

我們可從網路上下載部分相關度的程式pcor.test()[3]，執行如下所示：

```
> pcor.test(y,x1,x2)
```

estimate	p.value	statistic	n	gn	Method	Use
0.4629842	0.001486704	3.177266	40	1	Pearson	Var-Cov matrix

```
> pcor.test(y,x2,x1)
```

estimate	p.value	statistic	n	gn	Method	Use
-0.4825715	0.0008039683	-3.351425	40	1	Pearson	Var-Cov matrix

基本上，部分相關度主要目的在於量測兩個變數在不受其他變數影響下的相關程度。我們會在本節後半部，討論一些部分相關度的性質，現在來分析多變量關係中的重要因素——**交互作用**（interaction）。

我們可以注意到，當考慮例1中的多變項迴歸模型的時候，也就是impairment = 28.2 + 0.103 LES − 0.0975 SES，基本上我們不能知道LES與SES是不是**同時影響**impairment，除非我們加入一項LES×SES。LES×SES這一項就稱爲交互項，多變項迴歸模型就變成：

$$Y = \beta_0 + \beta_1 X_1 + \beta_2 X_2 + \beta_3 X_1 X_2 + \varepsilon。$$

執行R程式如下所示：

```
> interact=x1*x2
> z.all=lm(y~x1+x2+interact)
> summary(z.all)

Call:
```

---

[3] 見http://www.yilab.gatech.edu/pcor.R。

```
lm(formula = y ~ x1 + x2 + interact)

Residuals:
   Min      1Q  Median     3Q    Max
-8.5117 -2.2323 -0.3881  2.9763 11.4088

Coefficients：
             Estimate Std.Error t value Pr( > |t|)
(Intercept) 26.036648   3.948826   6.594 1.13e-07 ***
x1           0.155865   0.085338   1.826   0.0761 .
x2          -0.060493   0.062674  -0.965   0.3409
interact    -0.000866   0.001297  -0.668   0.5087
---
Signif.codes: 0 '***' 0.001 '**' 0.01 '*' 0.05 '.' 0.1 ' ' 1

Residual standard error: 4.591 on 36 degrees of freedom
Multiple R-squared: 0.3472,     Adjusted R-squared: 0.2928
F-statistic: 6.383 on 3 and 36 DF,  p-value: 0.001396
```

interact那一項的p值（$= 0.5087$）可知，LES與SES的交互作用並不明顯。

11.3多變項迴歸模型的ANOVA

在前一章，我們討論了一些與迴歸有關的平方和：TSS、SSR及SSE。與平方和有關的統計量常見的有兩個：F統計量與卡方統計量，而對於迴歸模型而言，常用的則是F統計量。ANOVA使用的也是F統計量，我們不禁要問：迴歸模型可以應用到ANOVA嗎？它的一些相關假設為何？

在迴歸方程中，我們使用$X_1, X_2, \cdots\cdots, X_k$來預測$Y$，所以我們就要問，使不使用$X_1, X_2, \cdots, X_k$來預測$Y$是否有差別？在常態分布的假設下，考慮模型（11.9）中$q = k$，我們要檢定：

H_0：$\beta_1 = \beta_0 = \cdots\cdots = \beta_k = 0$對

H_a：其中至少有一個$\beta_i \neq 0$, i = 1, 2, ……, k。

檢定統計量爲：

$$F = \frac{MSR}{MSE} = \frac{SSR/k}{SSE/(n-k-1)}$$

TSS的自由度爲$n-1$，若假設模型中有k個迴歸項，則SSR的自由度爲k，所以SSE的自由度爲$n-k-1$。在例14.1中，我們可以使用下列方法，來得到F統計量及它所對應的p值：

```
> ssr=161.0484+ 233.1900
> sse=768.1616
> f=(ssr/2)/(sse/(40-2-1))
> f
[1] 9.49463
> pvalue=2*(1-pf(f,2,37))
> pvalue
[1] 0.0009393433
```

在summary(z)的分析結果中我們看到有一行

F-statistic: 9.495 on 2 and 37 DF, p-value：0.0004697

這裡的F-statistic: 9.495 on 2 and 37 DF與我們的計算結果相符，p值卻不太一樣；細心的人可以看出，我們算出來的0.0009393433好像是p-value: 0.0004697的兩倍，因爲我們採用雙邊檢定。

11.4 具有類別資料的迴歸模型

之前，我們討論的例子都是針對數值資料這樣的量化資料，如果涉及類別變數的資料，可以如何處理迴歸模型呢？例如：假設我們想知道一個人的智商與他的性別、種族、父母親的工作，以及飲食習慣有沒有關係，我們可以建立一個迴歸模型來描述它嗎？我們要用什麼方式將質性預測變數（qualitative variable）放入模型中呢？事實上，我們可以使用虛設變數（dummy variable）或指示變數（indicator variable）。

我們使用類風溼性關節炎病人的RF指數（Y）與「是否舌質黯」X_1，及「有無瘀點」X_2之間的關係，亦即：

$$X_1=\begin{cases}1 & \text{舌質黯}\\0 & \text{非舌質黯}\end{cases}，X_2=\begin{cases}1 & \text{有瘀點}\\0 & \text{無瘀點}\end{cases}。$$

假設我們的預測模型為：

$$E(Y|X_1, X_2)=\alpha+\beta_1X_1+\beta_2X_2\text{或}$$
$$Y=\alpha+\beta_1X_1+\beta_2X_2+\varepsilon,$$

其中ε是誤差項。

這個模型關於是否舌質黯及有無瘀點，共有四種排列組合：

A: $(X_1, X_2)=(1, 1)$

B: $(X_1, X_2)=(1, 0)$

C: $(X_1, X_2)=(0, 1)$

D: $(X_1, X_2)=(0, 0)$

A組代表既為舌質黯又有瘀點，B組代表舌質黯但無瘀點，C組代表非舌質黯但有瘀點，D組則代表既非舌質黯也無瘀點。所以：

A組的預期RF指數 $=\text{RF(A)}=\alpha+\beta_1+\beta_2$

B組的預期RF指數 $=\text{RF(B)}=\alpha+\beta_1$

C組的預期RF指數 $=\text{RF(C)}=\alpha+\beta_2$

D組的預期RF指數 = RF(D) = α

所以，當我們將A組的RF預期指數減去B組的RF指數，就得到：

$$RF(A) - RF(B) = \beta_2,\text{同理}$$
$$RF(A) - RF(C) = \beta_1,$$
$$RF(B) + RF(C) - RF(A) = \alpha$$

由此，我們就可以得出係數α, β_1, β_2的值。我們可以使用R函數中的glm()來作迴歸，如下所示：

我們將類風溼性關節炎病患的RF指數及舌質黯與瘀點的資料存在一個較易存取的文字檔中：

```
> rf=read.table('D:/radata.txt', header=TRUE)
> rf
       RF 舌質黯 瘀點
1  2190.0    1    1
2   104.0    0    0
3   159.0    1    1
4   218.0    1    1
5   169.0    0    0
6    29.3    0    1
7   218.0    1    0
...
```

接著利用glm作迴歸

```
> zz=glm(rf[,1]~rf[,2]+rf[,3])
> summary(zz)


Call:
glm(formula = rf[, 1] ~ rf[, 2] + rf[, 3])
```

```
Deviance Residuals:
    Min       1Q   Median       3Q      Max
-465.59  -198.61   -84.78    92.09  1642.81

Coefficients:
            Estimate Std.Error t value Pr( > |t|)
(Intercept)    131.1     106.1   1.236   0.2224
rf[, 2]        121.2     116.9   1.036   0.3051
rf[, 3]        294.9     113.4   2.600   0.0123 *
---
Signif.codes: 0 '***' 0.001 '**' 0.01 '*' 0.05 '.' 0.1 ' ' 1

(Dispersion parameter for gaussian family taken to be 151151.7)

    Null deviance: 8559632  on 51  degrees of freedom
Residual deviance: 7406435  on 49  degrees of freedom
AIC: 772.63

Number of Fisher Scoring iterations: 2
```

從分析的結果，我們發現RF的值與是否舌質黯並無顯著關係，卻與有無瘀點存在顯著的關係。我們也可以利用aov()函數分析，如下所示：

```
> aov(zz)
Call:
  aov(formula = zz)

Terms:
                  rf[, 2]   rf[, 3]  Residuals
Sum of Squares    131315 1021883   7406435
```

```
Deg.of Freedom          1          1          49

Residual standard error: 388.7824
Estimated effects may be unbalanced
```

第十二章 無母數統計方法（nonparametric statistics）

12.1列聯表（contingency tables）

假設（X, Y）為兩個類別隨機變量，其中X有m類，Y有n類，我們可用下表來統計發生在X為第i類、Y為第j類的頻率：

表1　列聯表格式

	Y			
	第一類	第二類	…	第n類
X				
第1類	N_{11}	N_{12}		N_{1n}
第2類	N_{21}	N_{22}		N_{2n}
⋮				
第m類	N_{m1}	N_{m2}		N_{mn}

我們稱表1為列聯表或交叉分類表（cross-classification table）。假設樣本大小為N，則：

$$N=\sum_i \sum_j N_{ij}$$

每一個N_{ij}, i = 1, 2, ……m, j = 1, 2, ………n，代表X為第i類、Y為第j類的次數。於是 $N_{i.}=\sum_{j=1}^{n} N_{ij}$ 就等於第i列的總和，稱為X變量的第i類邊際次數；$N_{.j}=\sum_{i=1}^{m} N_{i,j}$ 就稱為Y變量的第j類邊際次數。假設理論上發生X為第i類、Y為

第j類的機率爲π_{ij}，我們定義底下兩個邊際機率。

$$\pi_{i.}=\sum_{j=1}^{n}\pi_{ij},\ \pi_{.j}=\sum_{i=1}^{m}\pi_{ij},\ i=1,2,\cdots,m, j=1,2,\cdots,n \quad 。$$

很明顯的，

$$\sum_{i=1}^{m}\pi_{i.}=\sum_{j=1}^{n}\pi_{.j}=\sum_{i=1}^{m}\sum_{j=1}^{n}\pi_{ij}=1 \quad 。$$

我們再定義條件分布$\pi_{y=j|x=i}$及$\pi_{x=i|y=j}$，前者代表在已知X爲第i類的情況下，Y在第j類的機率，後者代表在給定Y在第j類的情況下，X在第i類的機率。以下爲幾個容易得到的等式：

1. $\pi_{y=j|x=i}=\pi_{ij}/\pi_{i.}$
2. $\pi_{x=i|y=j}=\pi_{ij}/\pi_{.j}$
3. $\sum_{i=1}^{m}\pi_{x=i|y=j}=\sum_{j=1}^{n}\pi_{y=j|x=i}=1$
4. 假設X與Y統計獨立，$\pi_{ij}=\pi_{i.}\pi_{.j}$。

在大樣本的情況下，

$$\pi_{ij}\approx\frac{N_{ij}}{N},\ \sum_{j=1}^{n}\pi_{y=j|x=i}\approx\frac{N_{ij}}{\sum_{j=1}^{n}N_{ij}},\ \sum_{i=1}^{m}\pi_{x=i|y=j}\approx\frac{N_{ij}}{\sum_{i=1}^{m}N_{ij}},$$

且$\pi_{i.}\approx\frac{\sum_{j=1}^{n}N_{ij}}{N}, \pi_{.j}\approx\frac{\sum_{i=1}^{m}N_{ij}}{N}$。因此若X與Y統計獨立，則：

$$\frac{N_{ij}}{N}\approx\frac{\sum_{j=1}^{n}N_{ij}}{N}\times\frac{\sum_{i=1}^{m}N_{ij}}{N}$$

是可用來檢定兩個類別變數是否獨立。

12.1.1 勝值（odds）與勝率（odds ratio）

勝率是類別資料關聯性分析的一個很重要的量。假設我們分析兩個變數（變數A及變數B），第一個變數有兩個類別——成功、失敗。假設第一列代表另一個變數的第一個類別，成功的機率爲π_1；第二列代表第二個類別，成功的機率是π_2。我們定義第一列（也就是變數B的第一類）成功的勝值爲：

勝值＝（第一類成功機率）÷（第一類失敗機率）

第二列（也就是變數B的第二類）成功的勝值爲

勝值＝（第二類成功機率）÷（第二類失敗機率）

變數B第一類對第二類的勝率，也就是這個列連表的勝率爲

$$\theta = （第一列的勝值）/（第二列的勝值）$$

表2　說明勝率的列聯表

變數A			
	成功	失敗	總數
變數B			
第一類	50	25	75
第二類	60	40	100
	110	65	175

例如表2中，第一列的勝值爲50/25 = 2，第二列的勝值爲60/40 = 1.5，因此變數B第一類對第二類的勝率爲θ = 2/1.5 = 4/3。我們可以從變數A或變數B中，任選一個當作反應變數，不論選的是什麼，勝率都是相同的值。我們將表2寫成較一般的形式。

表3

變數A			
	成功	失敗	總數
變數B			
第一類	N1	N2	N = N1 + N2
第二類	M1	M2	M = M1 + M2
	N1 + M1	N2 + M2	M + N

此時勝率 $\theta_1 = \frac{N1/N2}{M1/M2}$ 。

我們將變數A及變數B的角色互換，得到下列的列聯表

表4

變數B			
	成功	失敗	總數
變數A			
第一類	N1	M1	N = N1 + M1
第二類	N2	M2	M = N2 + M2
	N1 + N2	M1 + M2	N + M

此時，勝率 $\theta_2 = \frac{N1/N1}{M2/M2} = \theta_1$ 。

我們可以歸納出來幾個關於勝率的重點：

- 勝率將變數視爲對稱的。
- 勝率θ等於列聯表中對角線乘積的比值，所以也稱爲**交乘比率**（cross-product ratio）。
- 勝率可能取值任何非負實數。

・當$\pi_1 = \pi_2, \theta = 1$
・當$\pi_1 > \pi_2, \theta > 1$
・當$\pi_1 < \pi_2, \theta < 1$
・若θ與1相差很多，就代表兩個變數有較強的相關性

除非樣本很大，否則樣本勝率 $\hat{\theta}$ 的分布極不對稱。

我們可以考慮以下的假設：

H_0：$\pi_1 = \pi_2$ v.s. H_1：$\pi_1 \neq \pi_2$（雙邊）

或

H_0：$\pi_1 = \pi_2$ v.s. H_1：$\pi_1 > \pi_2$（單邊）

假設我們選擇顯著水平$\alpha = 0.05$，我們可以算出分數：

$$z = \frac{p_2 - p_1}{p(1-p)(1/n_1 + 1/n_2)}$$

而$p = \frac{x_1 + x_2}{n_1 + n_2}$，**爲綜合比例**（*pool proportion*）。

則單邊的拒絕區域爲$z > 1.65$或$z < -1.65$，雙邊的拒絕區域爲$|z| \geq 1.96$。

以上的例子是關於2×2列聯表算出來的勝值與勝率，我們也可以將之推廣到m×n的列聯表。我們可以針對兩個變量中的任兩個類別而得到一個勝率，X變量有m個類別，因此就有$\binom{m}{2}$種組合數；Y變量有n個類別，因此就有$\binom{n}{2}$種組合數。例如我們可以找第a、b列與第c、d行，則會有$\binom{m}{2}\binom{n}{2}$個像$\pi_{ac}\pi_{bd}/\pi_{ab}\pi_{cd}$的勝率。

12.2 卡方統計

我們之前介紹過許多重要的分布及它們的相關統計方法，例如二項分布、常態分布、t-分布、F-分布……等。特別是t-分布、F-分布，都與常態分布有關。接下來，我們要考慮的另一種重要的分布，也跟常態分布有

關，然而一般人並不是很清楚，那就是卡方分布。許多人的研究都需要用到卡方分布，特別當我們考慮無母數方法的時候，因爲沒有相關分布的假設，一些漸進常態性質就扮演很重要的角色。卡方近似基本上是常態近似的一個結果，理由是，一個具有自由度r的卡方分布，它的分布函數跟r個獨立的標準常態分布變數的平方和相當。也就是說，若X_1, ……, X_r爲來自標準常態的獨立隨機變數，則$\sum_{i=1}^{r} X_i^2$就是一個自由度爲r的卡方分布。卡方分布屬於伽碼分布族（gamma distribution），兩個獨立的卡方分布的和仍然是卡方分布，自由度爲原來的兩個自由度的和。

在許多的試驗中，我們常需要比較觀察的頻率與預期頻率的差別，預期頻率通常是根據一些假設的隨機模型。我們感到有興趣或者有意義的問題在於：觀察的頻率與預期頻率的差別是否顯著。配適度檢定是卡方檢定的一個相當重要的的應用，以下我們將詳細說明。

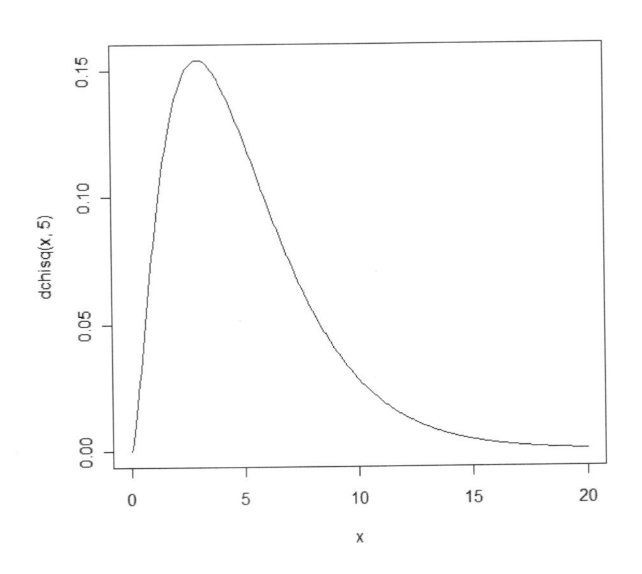

圖1　自由度為5的卡方分布密度函數。

12.2.1 無母數配適度檢定（Nonparametric Testing for Goodness of Fit）

這一章我們將使用無母數方法，來探討類別資料列聯表的相關檢定問題，主要在於比較每個細格（cell）的眞實個數與預期個數的配適程度。這類問題的資料型態爲類別變數的計次（count），目的在於明白這些資料出現的頻率是否與類別有關。舉例來說，假設有兩類資料，我們稱爲類別A與類別B；我們想知道這兩類發生的頻率是否相等。對於數值資料而言，t-檢定就可判別；然而對於類別資料而言，在樣本數夠大的情況下，我們可以利用一些漸進性質作爲檢定的基礎。

假設一般情況下，我們有k類資料，令$p_1, \cdots\cdots, p_k$爲這k類被隨機選取選中的機率。假設取樣的母體包含無限多個個體，則無論選取樣本後有沒有放回（有沒有重複取樣），選取落入每一類別個數的分布，皆爲多項分布（multinomial distribution）。令$X_1, \cdots\cdots, X_k$代表n次隨機抽取試驗之下，每一類別出現的次數，則$X_1, \cdots\cdots, X_k$遵循多項分布，利用數學式子表示就是：

$$\begin{aligned} P(X_1 = x_1, \cdots\cdots, X_k = x_2) &= \frac{n!}{x_1!\, x_2! \cdots x_k!} p_1^{x_1} \cdots\cdots p_k^{x_k} \\ &= \binom{n}{x_1} \binom{n-x_1}{x_2} \cdots\cdots \binom{x_k}{x_k} p_1^{x_1} \cdots\cdots p_k^{x_k} \end{aligned} \quad (12.1)$$

利用R語言，組合數$\binom{m}{n}$可藉由輸入下列語句得到：

```
> choose(m,n)
```

例如，對於二項分布（k = 2），令$p_1 = 0.3, p_2 = 0.7, n = 12$，則：

$P(X_1 = 4, X_2 = 8) = \binom{12}{4} 0.3^4\, 0.7^8$。藉由R可算出：

```
> choose(12,4)*0.3^4*0.7^8
[1] 0.2311397
```

利用以下指令，我們也可以得到相同的結果：

```
> dbinom(4,12,0.3)
[1] 0.2311397
```

12.2.2 皮爾生卡方檢定（Pearson's χ^2-testing，Karl Pearson 1895-1980）

皮爾生提出這個檢定方法是爲了檢驗在多項分布的假設下每一類別的發生機率是否相等。其無效假設（null hypothesis）如下所示：

H_0：$p_1 = p_{1,0}, p_2 = p_{2,0}, \cdots, p_k = p_{k,0}$，其對立假設如下所示：

H_1：至少有一個i, $i = 1, 2, \cdots, k$，使得$p_i \neq p_{i,0.}$。

檢定統計量爲：

$$\chi^2 = \sum_{i=1}^{k} \frac{[n_i - E_i]^2}{E_i} \qquad (12.2)$$

其中$E_i = np_i$爲每一細格的預期次數（expected cell count）。需注意的是，執行卡方檢定的時候，樣本數需要夠大。一般而言，每一細格的預期次數E_i不可以低於5。這個假設是爲了保證使用卡方近似（chi-square approximation）是合宜的。萬一樣本數不大，我們可以參考使用**費雪精確檢定**（Fisher's exact test）。在H_0爲眞的情況下，卡方統計量χ^2爲自由度k-1的近似卡方分布。

例1 陳醫師研究醫學多年，他想了解某種特定感冒是否與季節有關。下表是他對於診所病人的紀錄。

季節	春	夏	秋	冬
病人次	122	87	140	110

因爲要探討的是該種感冒是否與季節有關，無效假設及對立假設可陳

述如下所示：

H_0：$p_1 = p_2 = p_3 = p_4 = 1/4$

對H_a：至少有一個$p_i \neq \frac{1}{4}$　。

總病人數爲n = 122 + 87 + 140 + 110 = 459，因此在無效假設之下，每個季節的預期人數應爲459/4 = 114.75。

利用R程式執行，如下所示：

```
> x=c(122,87,140,110);
> pr=c(1/4,1/4,1/4,1/4);
> n=sum(x);
> chisq=sum((x-n/4)^2/(n/4));
> chisq
[1] 12.92157
```

其卡方統計量爲12.92157，而自由度爲4 − 1 = 3，我們可以根據這個統計量，計算出p值，如下所示：

```
> pchisq(chisq, df=4-1,lower.tail=F)
[1] 0.004809325
```

更方便的作法是直接使用R程式的卡方檢定指令，

```
> chisq.test(x,p=pr)
```

執行結果如下所示：

```
        Chi-squared test for given probabilities
data:  x
X-squared = 12.9216, df = 3, p-value = 0.004809
```

從執行的結果可以看出，兩種方式都達至相同的結論，那就是：p值太小，我們應該拒絕無效假設。結論是：該種感冒應與季節有關。

上面的例子主要在說明如何使用卡方檢定，接下來我們要來看一個眞實的歷史爭議，是關於孟德爾的豌豆實驗的資料是否爲造假的問題。

例2 孟德爾將純黃豆株與純綠豆株雜交，他預期第二代的雜交豆會有75%的黃豆與25%的綠豆，因爲他認爲純黃豆株是顯性的（dominant）。在他的一次試驗中，採集8023顆豆子，其中6022顆爲黃豆，2001顆爲綠豆。在他的假設下：

$$H_0：p1 = 0.75, p2 = 0.25,$$

預期的黃豆應爲8023×0.75 = 6017.25，預期的綠豆應有8023×0.25 = 2005.75。其Pearson統計量χ^2 = 0.015，p值 = .90，並不與孟德爾的假設抵觸，孟德爾還重複了許多這樣的實驗。然而，正因爲數據太漂亮了，費雪（R.A.Fisher）在1936年談到孟德爾的結果時，他利用卡方分布的可重製性質（reproductivity）發現，孟德爾的實驗結果完美到幾乎不可能。（參考J.F.Box (1978, pp.295-300), Freedman et al.(1978, pp.420-428, 478)）

12.2.3 等分布卡方檢定（The chi-square test of homogeneity）

新藥在上市之前，我們有興趣的是，到底使用這種新藥是否會顯著改善了病情。爲了執行一個統計試驗，病患會被隨機分配到治療組（treatment group）或支持藥劑組（placebo group）。假如我們收集到的資料是數值資料，在常態分布的假設下，可以使用t檢定來判斷兩組的顯著程度。然而，當我們獲得的是類別資料時，可以使用卡方檢定。利用列聯表記錄資料時，可將程度大小當作行變數，將組別當作列變數。假設p_{ij}爲第i類落在第j等級的機率，我們所要檢定的假設爲：

$H_0：p_{ij} = p_j$對所有i, v.s. $H_1：p_{ij} \neq p_j$對某個i, j

令n_i爲第i列的總次數，則第(i, j)欄的細格在無效假設之下，預期次數爲$n_i p_j$。設第j行的總次數爲C_j，則第(i, j)欄位的細格估計預期次數爲$E_{ij} = n_i \widehat{p}_j = \frac{n_i C_j}{n}$。

例3　利用草藥改善體質的卡方統計分析：

某種特別的草藥據說可以用來改善過敏體質，為了了解這種草藥是否具有這種特性，我們將病人分為兩組：一組使用這種草藥，另一組則使用支持藥劑。列變數使用的是：「使用此種草藥」及「使用支持藥劑」；行變數則使用過敏改善的程度。我們將結果置於下表：

表5　使用草藥改善過敏的列聯表

	嚴重變差	變差	沒有差別	變好	改善很多
使用草藥	0	1	4	8	2
使用支持藥劑	0	2	11	2	0

從表中，我們可以看出，雖然將嚴重程度分為五個等級，第一個及第五個等級的人數太少，並不顯著，所以我們將之分為三個等級：變差、不變，以及變好。執行R的結果如下所示：

```
> decoction=c(1,4,10)
> placebo=c(2,11,2)
> x=rbind(decoction,placebo)
> colnames(x)=c("worse","same","better")
> x
          worse same better
decoction     1    4     10
placebo       2   11      2
> chisq.test(x)
        Pearson's Chi-squared test
data:  x
X-squared = 8.9333, df = 2, p-value = 0.01149
Warning message:
```

```
Chi-squared approximation may be incorrect in: chisq.test(x)
```

我們得到很小的p值，然而警告的訊息是告訴我們預期的細格次數不可以低於5個，否則就違反了卡方檢定（利用卡方近似的一些規定）。那我們如何在這種情況下執行檢定呢？我們可以使用下列的模擬p值卡方檢定（simulated p-value chi-square testing）：

```
> chisq.test(x,simulate.p.value=TRUE)

    Pearson's Chi-squared test with simulated p-value (based on 2000
    replicates)

data:  x
X-squared = 8.9333, df = NA, p-value = 0.007996
```

我們依舊得到很小的p值，也就是說，這種草藥的確是有些治療效果的。

12.3 費雪精確檢定（Fisher's Exact Test，簡稱FET）

12.3.1 小樣本精確檢定

費雪精確檢定是一種無須分布假設的檢定，不同於我們之前使用的近似卡方檢定所需的大樣本，費雪檢定適用於小樣本。我們使用表6來說明費雪精確檢定的用法；我們要檢定的是

H_0：列變數與行變數為統計獨立，v.s

H_1：它們是統計相關的。

A + B及C + D稱為列邊際次數（row marginals），A + C與B + D稱為行邊際次數。觀察到這個表的機率為：

$$p=\frac{\binom{A+C}{A}\binom{B+D}{B}}{\binom{N}{A+B}}=\frac{(A+B)!(C+D)!(A+C)!(B+D)!}{N!\,A!\,B!\,C!\,D!} \qquad (12.3)$$

例如，若A = 2，B = 5，C = 3，D = 1，則：

$p=\frac{(2+5)!(3+1)!(2+3)!(5+1)!}{(2+5+3+1)!\ 2!\ 5!\ 3!\ 1!}=0.1818$ 。而費雪檢定則需將更極端的情況都包含進來；然而，什麼是更極端的情況呢？

表6　費雪精確檢定列聯表

行變數			
列變數	1	2	總次數
1	A	B	A + B
2	C	D	C + D
總次數	A + C	B + D	N = A + B + C + D

以下是費雪所提的一個簡單例子：

例4　（Agresti, 1990）

這個故事常被引用來說明實驗設計，大部分人將這個故事題名為「淑女與下午茶」。故事是說，在劍橋大學的一個午後，一群學者與家眷坐在充滿溫暖陽光的草皮上一起聊天，喝著下午茶。這時有一個淑女誇說，她可以分別所喝的奶茶是先放奶或是先放茶。費雪先生設計了一個試驗，來檢定該位淑女是否真能分辨先放奶或先放茶。首先，他們給了這位淑女8杯茶，其中有4杯先放奶，這位淑女需要將先放奶的那四杯找出來。因此，無效假設就必須假定「放奶和茶的順序與該位淑女的猜測獨立」，其對立假設則為「放奶和茶的順序與該位淑女的猜測有關」。那我們可否檢定這位淑女所言不虛呢？

首先，我們將這位淑女選取的結果，列表如下所示：

表7 淑女猜測結果

猜測			
事實	奶	茶	總數
奶	3	1	4
茶	1	3	4
總數	4	4	8

從這8杯裡面，挑出4杯的方式總共有$\binom{8}{4} = 70$種，在這些所有可能的方式中挑出的4杯，皆爲先放奶的情況只有1種，所以選出的四杯皆爲正確的機率爲1/70。挑出3杯正確另一杯錯誤的方式有$16 = \binom{4}{3}\binom{4}{1}$，其機率爲16/70。因此挑出的4杯中，至少有3杯正確的機率爲1/70 + 16/70 = 0.2429.

根據公式（12.3），觀察到表7的機率爲(4!4!4!4!)/(8!3!1!1!3!) = 16/70，然而更極端的情況，也就是4杯都挑對的情況，則可列表如下所示：

表8 淑女猜測結果

猜測			
事實	奶	茶	總數
奶	4	0	4
茶	0	4	4
總數	4	4	8

根據公式（12.3），觀察到此表的機率爲(4!4!4!4!)/(8!0!0!4!4!) = 1/70。

將所有更極端的情況都包含進來，則費雪檢定的p値爲1/70 + 16/70 = 17/70 = 0.2429。

利用R程式計算結果如下所示，

```
> tea=matrix(c(3,1,1,3),nr=2,dimnames=list(Guess=c("Milk","Tea"),Truth=c("Milk","Tea"
)))
> fisher.test(tea, alternative="greater")

        Fisher's Exact Test for Count Data

data:  tea
p-value = 0.2429
alternative hypothesis: true odds ratio is greater than 1
95 percent confidence interval:
 0.3135693       Inf
sample estimates:
odds ratio
6.408309
```

可注意到執行結果中的p值，與我們算出的機率一致，並不是很小，因此無法否定猜測與事實獨立的假設。

12.3.2 多切的改良精確檢定（Tocher's Modification, 1950）

過去，有相當多的文獻探討了費雪檢定的適切性，主要關鍵在於邊際次數假設爲固定是否合理？因爲邊際次數很容易改變，所以是否有一個檢驗的方法附加於原來的費雪檢定之上，讓這個檢定方法更可靠。多切（Tocher, 1950）就提出一個改良的方法：

1. 計算比所觀察次數表更極端情況的機率和$p_{extreme}$。
2. 計算觀察次數表的機率$p_{observe}$。
3. 假設顯著水平爲α。

4. 多切係數訂爲 $t_r = \frac{\alpha - p_{extreme}}{p_{extreme}}$ ，

5. 隨機抽取0～1之間的實數a，

6. 若$a < t_r$ 則拒絕H_0。

例如，在淑女茶的問題中，$p_{extreme} = 1/70$，$p_{observe} = 16/70$；若顯著水平設$\alpha = 0.05$，則 $t_r = \frac{0.05 - 1/70}{16/70} = 0.15625$。利用R隨機抽出0～1之間的亂數如下所示：

```
> r=runif(1)
[1] 0.2886985
```

因爲此數大於多切係數，所以我們無法拒絕H_0。當多切係數越大，表示越不容易觀察到比目前觀察到的更極端的情況，因此就傾向於拒絕H_0。

12.4 Kruskal-Wallis等級資料變異數分析

當我們想檢驗數個樣本是否來自相同母體時，如果我們拿到的是數值資料的話，會使用傳統的變異數分析來比較平均數。然而，若我們所得到的資料並非數值資料，而是等級資料時，Kruskal-Wallis**等級資料變異數分析**（簡稱爲KW ANOVA）就是一種常用的方法。

假設有n個被觀察者，他們的資料形式爲等級資料，等級由小到大排列，等級越高者越優。例如國中基測的英文成績，13級分優於12級分。假設某國中有k個班級，事實上，利用等級分數的K-W ANOVA，我們即可輕易知道這k個班級的程度有沒有差異；如果有很顯著的差異，很可能這個學校並非常態編班。K-W檢定統計量定義如下所示：

$$H = \frac{12}{n(n+1)} \sum_{i=1}^{k} \frac{R_i^2}{n_i} - 3(n+1) \qquad \textbf{(12.4)}$$

其中，k爲分組數，n_i, i = 1, 2, ……, k爲第i組的人數，$n = n_1 + \cdots\cdots + n_k$，$R_i$爲第i組的等級分總和。

則當每一組的人數都不少時，H會近似於自由度df = k − 1的卡方分布。若k = 3, $n_i \leq 5$，則KW檢定也有類似費雪精確檢定的機率表。

有時候，原始分數會出現相同的情況，那我們如何能分出等級來呢？例如原始分數為35, 23, 44, 44, 44, 60, 60, 75, 21, 20, 30, 35時，我們可以將之排序為20, 21, 23, 30, 35, 35, 44, 44, 44, 60, 60, 75。若不論其是否相等而直接分等級，則其對應等級如下所示：

原始分數	20	21	23	30	35	35	44	44	44	60	60	75
等級分數	1	2	3	4	5	6	7	8	9	10	11	12

我們需做一些調整，作法是將相同分數的幾個等級平均當作共同的等級，例如三個44分的分別為7、8、9級分，平均等級分數為(7 + 8 + 9)÷3 = 8，調整過的對應等級分數如下表所示：

原始分數	20	21	23	30	35	35	44	44	44	60	60	75
等級分數	1	2	3	4	5.5	5.5	8	8	8	10.5	10.5	12

只要有分數相同的情況〔也就是說有平秩資料（tied data）〕，H分數需做以下調整：

$$H_{tie} = \frac{\frac{12}{n(n+1)} \sum_{i=1}^{k} \frac{R_i^2}{n_i} - 3(n+1)}{1 - \frac{\sum_{i=1}^{k} T_i}{n^3 - n}} \qquad (\mathbf{12.5})$$

其中，t_j代表相同觀察值的個數。例如：若第i組的分數如上表所示，其中35分的有兩個，所以$t_{i1} = 2$，44分的有三個，所以$t_{i2} = 3$，60分的有兩個，所以$t_{i3} = 2$，因此這組的 $T_i = \sum_j (t_{ij}^3 - t_{ij}) = (2^3 - 2) + (3^3 - 3) + (2^3 - 2)$。

例5 攝護腺肥大（Benign prostatic hyperplasia）的治療方法比較（cf.Petrucelli, Nandram and Chen, 1999）

攝護腺肥大的病症好發在50歲以上中年男子，它的症狀起因於攝護腺腫大，壓迫尿道引起排尿困難，主要治療方法有：

1. 藥物治療（5-alpha reductase inhibitors (5-ARIs)，5-alpha還原酶抑制劑）最近發現，它有極高的風險導致攝護腺癌。（June 9, 2011, the U.S.Food and Drug Administration (FDA)）

2. 開刀（transurethral prostatectomy，經尿道前列腺切除術）

3. 新型微波治療（microwave treatment）

這三種方法皆在增加排尿的流量，我們將病人分為三組，分別使用這三種方法，來比較治療後尿流量增加的效果。

表9 攝護腺肥大治療法

治療法	每秒增加尿流量（ml/sec）						平均	標準差
藥物	1.1	1.4	1.3	1.9	1.6		1.46	0.31
開刀	4.0	5.2	5.0	4.7			4.73	0.53
微波	2.9	3.7	3.4	3.4	2.8	2.2	3.07	0.54

我們將這個資料整理成為等級分數，如下所示：

治療法	每秒增加尿流量$Y_{i,j}$	$Y_{i,j}$的等級
藥物	1.1	1
藥物	1.4	3
藥物	1.3	2
藥物	1.9	5
藥物	1.6	4

治療法	每秒增加尿流量$Y_{i,j}$	$Y_{i,j}$的等級
開刀	4.0	12
開刀	5.2	15
開刀	5.0	14
開刀	4.7	13
微波	2.9	8
微波	3.7	11
微波	3.4	9.5
微波	3.4	9.5
微波	2.8	7
微波	2.2	6

這裡的　$k = 3, n = 15, R_1 = 1 + 3 + 2 + 5 + 4 = 15,$

$R_2 = 12 + 15 + 14 + 13 = 54,$

$R_3 = 8 + 11 + 9.5 + 9.5 + 7 + 6 = 51$。所以

$$H = \frac{12}{15 \times 16}\left(\frac{15^2}{5} + \frac{54^2}{4} + \frac{51^2}{6}\right) - 3(15+1) = 12.375$$

$$H_{tie} = \frac{12.375}{1-(2^3-2)/(15^3-15)} = 12.397$$

因爲比較類的KW檢定統計量爲近似卡方分布，其自由度爲$k - 1 = 2$。

```
> 1-pchisq(12.397,df=2)
[1] 0.002032477
```

p值相當小，於是我們拒絕三組的平均等級相等的假設。以下是使用R程式來執行KW檢定的程序：

1. 輸入資料

```
> a=c(1.1,1.4,1.3,1.9,1.6)
> b=c(4.0,5.2,5.0,4.7)
> c=c(2.9,3.7,3.4,3.4,2.8,2.2)
```

2. 合併資料

```
> data=list(a,b,c)
```

3. 分組

```
> class=rep(1:3,c(5,4,6))
```

4. 執行檢定

```
> kruskal.test(data,class)

        Kruskal-Wallis rank sum test

data:  data
Kruskal-Wallis chi-squared=12.3971, df=2, p-value=0.002032
```

我們得到與前面直接計算相同的結果。

12.5Spearman等級相關係數（Spearman's Coefficient of Rank Correlation ρ）

量化資料對於統計分析非常方便，特別是當我們在研究變數之間的相關性質時，我們常會用相關係數來分析兩個變數之間的相關性。例如：我們常會想到的資料是關於身高與體重的測量資料，到醫院時，護理師會要求我們量身高體重或血壓，這些資料對於醫師開處方的藥量有一些重要的提示作用。然而，有時候我們無法獲得量化資料或提出一個有效客觀的量化方法，只能用等級來代替，例如：公司員工的表現、學生的品性、酒或茶的等級。

當我們分析的是數值資料，可以使用Pearson相關係數。例如，當我們對於某些病人的血脂肪X與尿酸Y作測量，得到測量資料X_1, ……, X_N和Y_1, ……, Y_N，則他們的Pearson相關係數定為：

$$\rho_{XY}=\frac{1}{N-1}\sum_{i=1}^{N}\left(\frac{X_i-\overline{X}}{S_X}\right)\left(\frac{Y_i-\overline{Y}}{S_Y}\right)$$
$$S_X^2=\frac{1}{N-1}\sum_{i=1}^{N}(X_i-\overline{X})^2 \text{ 且 } S_Y^2=\frac{1}{N-1}\sum_{i=1}^{N}(Y_i-\overline{Y})^2 \qquad (12.6)$$

大部分的數值資料皆可以使用這樣的相關係數，來得到兩個量之間的線性關係強度，而且這樣的相關係數對於有離群值（outlier）的情況下，無法有效衡量兩者的眞正相關性。所以，使用原始分數來得到Pearson相關係數，不見得是一個放諸四海皆準的方法，我們可以考慮使用等級分數（rank score），並建立一個合理的相關性測度。**Spearman等級相關係數**（又稱爲Spearman's ρ），**是一種等級分數的相關性測量，它的定義與Pearson相關係數相同，差別在於它使用等級分數。**

當我們接觸這一類資料的時候，我們如何分析兩個等級資料的相關性呢？首先，我們假設有一組樣本大小爲N的個體，$A_1, \cdots\cdots, A_N$，他們分別依照變數X及Y來分級，假設爲$X_1, \cdots\cdots, X_N$和$Y_1, \cdots\cdots, Y_N$。我們如何訂一個測量$X_1, \cdots\cdots, X_N$和$Y_1, \cdots\cdots, Y_N$相關性的量呢？首先，我們來看，若某個樣本在X的等級爲1, 2, 3, 4, 5，在Y的等級爲5, 4, 3, 2, 1，兩個等級次序恰好相反，如果我們直接將兩個等級的差相加起來，我們會得到總和爲0，那我們就得不到任何有意義的結果。所以我們不應該將等級的差直接相加，而是應該將它們差的平方相加，於是我們得到：

$$
\begin{aligned}
&(5-1)^2+(4-2)^2+(3-3)^2+(2-4)^2+(1-5)^2 \\
&=4^2+2^2+0+2^2+4^2 \\
&=40
\end{aligned}
$$

事實上，這是最極端的情況，也就是差的平方和最大的時候（爲什麼？）。對一般情況而言，假設第i個個體的兩個等級的差爲$d_i = Y_i - X_i$，全部個體的等級平方和就是$\sum_{i=1}^{N} d_i^2$。事實上，Spearman相關係數也可以使用下列方式計算出來：

$$
\rho_{Spearman} = 1 - \frac{6\sum_{i=1}^{n} d_i^2}{n(n^2-1)} \qquad \textbf{(12.7)}
$$

例6 （等級判別相關性）

假設有一組病人，兩位醫師根據他們的病情區分等級如下

表10

	病人1	病人2	病人3	病人4	病人5	病人6
醫生A	2	3	4	1	5	6
醫生B	2	4	5	3	1	6

```
> A=c(2,3,4,1,5,6)
> B=c(2,4,5,3,1,6)
> r=cor(A,B,method='spearman')
[1] 0.3714286
> d=A-B
> 1-6*sum(d^2)/(6*(6^2-1))
[1] 0.3714286
> cor(A,B)
[1] 0.3714286
```

我們如何執行顯著性檢定呢？對於這種情況我們可以使用t檢定如下：

一、假設H_0：$\rho = 0$ v.s. H_a：$\rho \neq 0$

二、檢定統計量$t = \hat{\rho}\sqrt{\dfrac{n-2}{1-\hat{\rho}^2}}$，其中$\hat{\rho}$爲$\rho$的估計量。$t$爲具有自由度$n-2$的t分布。

```
> n=6
> t=r*sqrt((n-2)/(1-r^2))
> t
[1] 0.8000947
> 1-pt(t,df=4)
[1] 0.2342391
```

此為單邊p值，雙邊p值如下所示：

```
> 2*(1-pt(t,df=4))
[1] 0.4684781
```

由此可知，兩者的相關性尚未到顯著的程度。然而我們要注意的是，樣本小的情況下，近似t分布可能會有問題。

12.5 Mann-Whitney-Wilcoxon檢定

假設有兩筆資料，我們想知道是否來自於同一個母體，除了上述的KW檢定，有沒有別的統計方法來檢驗呢？假設這兩筆資料來自同一母體，我們從這兩筆資料中各取一個數出來，就叫它們A和B，則A比B大的機率p = 0.5；同樣的，B比A大的機率也是0.5。所以，假設p為A > B的機率，比檢定這兩筆資料是否具有相同分布的較弱檢定為以下假設的檢定：

$$\mathrm{H}_0：p = 0.5 \quad 對 \quad H_a：p \neq 0.5$$

Mann-Whitney-Wilcoxon檢定分別由Wilcoxon（1945）、Mann及Whitney（1947）提出來，又稱為Wilcoxon等級和檢定（Wilcoxon rank sum test）或Mann-WhitneyU檢定。假如估計出來的p接近0或1的話，就較具有統計的顯著性。

假如你想知道某種教學方法，是否可以真正改善國小高年級學童的四則運算計算能力，標準的作法是針對兩組學童進行不同的教學方法，然後使用t檢定比較這兩組的平均成績。然而，t檢定的要求是資料本身必須來自常態母體，如果違反了這個前提，強行使用t檢定，則可能產生錯誤的結果。假設兩組學生的成績紀錄如下所示：

第一組（A）：23, 25, 30, 28, 50, 44

第二組（B）：18, 19, 15, 33, 29, 27, 22, 14

第一組有m = 6個人，第二組有n = 8個人。我們如何不假設常態分布母體，卻仍可以簡單檢定出兩組是否有差距呢？以下，我們將介紹**曼尼—惠尼—威爾卡森檢定**（簡稱MWW檢定）的使用步驟，我們以上述兩組資料為例，設第一組為A組，第二組為B組：

第一步、**貼上標籤並排序**。

將上面的資料貼標籤如下所示：

第一組：23(A), 25(A), 30(A), 28(A), 50(A), 44(A)

第二組：18(B), 19(B), 15(B), 33(B), 29(B), 27(B), 22(B), 14(B)

然後，根據大小混和資料排序如下所示：

14(B)，15(B)，18(B)，19(B)，22(B)，23(A)，25(A)，27(B)，28(A)，29(B)，30(A)，33(B)，44(A)，50(A)

第二步、**每組的分數以等級分數代替**。經由前一步的排序之後，每一組的資料全部由等級分代替：

第一組：6, 7, 11, 9, 14, 13

第二組：3, 4, 2, 12, 10, 8, 5, 1

因為第一組有m = 6個，第二組有8個，所以共有14個等級分。

第三步、**將第二組等級分數相加**。

設U = 3 + 4 + 2 + 12 + 10 + 8 + 5 + 1 = 45。

假設我們使用$R_1, R_2, \cdots\cdots, R_n$來代表第二組的等級，則$U = R_1 + \cdots\cdots + R_n$。當樣本不大，也沒有平秩（tied rank，也就是相同的等級重複出現）的時候，可被用來檢定「兩組分布相同」的假設。最早的時候，Wilcoxon提供了一個表來訂出在給定顯著水平之下，單邊或雙邊檢定的秩和（rank sum）臨界值，例如我們這個例子中B組的秩和為45，剛好與顯著水平為0.025之下單邊檢定的下臨界值（lower critical value）相等。如果B組的秩和小於45的話，則拒絕虛無假設的可能型一錯誤機率不會超過0.025。

```
> A=c(6, 7, 11, 9, 14, 13)
> B=c(3, 4, 2, 12, 10, 8, 5, 1)
> wilcox.test(B,A)
```

```
        Wilcoxon rank sum test

data:  B and A
W = 9, p-value = 0.05927
alternative hypothesis: true location shift is not equal to 0
```

在wilcox.test()的執行結果中，W = 9如何得來呢？它是將原來得到的U作以下的調整：

$$W = U - \frac{n(n+1)}{2} \tag{12.8}$$

例如：我們上面的MWW檢定Wilcox(B, A)是以B對A作檢定，U = 45、$n = 8$，所以W = 45 − 36 = 9。

這裡的p值還不夠顯著，表示A與B分布的差異還沒到可以拒絕H_0的程度。

我們也可以直接輸入原始分數，然後執行MWW檢定：

```
> x=c(23, 25, 30, 28, 50, 44)
> y=c(18, 19, 15, 33, 29, 27, 22, 14)
> wilcox.test(y,x)

        Wilcoxon rank sum test

data:  y and x
W = 9, p-value = 0.05927
alternative hypothesis: true location shift is not equal to 0
```

將x與y對調，

```
> wilcox.test(x,y)

        Wilcoxon rank sum test

data:  x and y
W = 39, p-value = 0.05927
```

```
alternative hypothesis: true location shift is not equal to 0
```

假設兩組的分布一樣的話，我們可以證明：

$$E(W) = \frac{mn}{2} \tag{12.9}$$

若無平秩資料，則變異數：

$$\sigma_W^2 = mn(n+m+1)/12 \text{，} \tag{12.10}$$

在虛無假設為眞且樣本不會太小的情況下，我們可使用以下的近似標準常態統計量：

$$z = \frac{W - \dfrac{mn}{2}}{\sigma_W} \tag{12.11}$$

若是使用雙邊檢定則當$z > z_{a/2}$時，我們拒絕H_0，其中標準常態分布超過$z_{a/2}$的機率為$\dfrac{a}{2}$。

例7　（化療後，使用解毒劑對於存活時間的影響）

化療（chemotherapy）是一種使用毒性化學物質來殺死癌細胞的治療方法，大多數化療藥物可分為烷化劑、抗代謝藥物、蒽環類、植物生物鹼、拓撲異構酶抑製劑，與其他抗癌藥物。這些藥物會影響細胞分裂，以及DNA的合成。我們想要了解：使用某種解毒劑後，老鼠的存活時間可否延長：這個實驗將實驗用的白老鼠分成兩組：A組及B組，其中B組使用解毒劑，每組各12隻老鼠，實驗時間為480小時。觀察老鼠存活時間記錄如下表所示，假設顯著水平α = 0.05，我們如何檢定A組與B組的老鼠存活時間是否相等呢？

```
> data=read.table('D:/chemo.txt')
> wilcox.test(data[,1],data[,2])

        Wilcoxon rank sum test with continuity correction

data:  data[, 1] and data[, 2]
```

```
W = 11.5, p-value = 0.0005231
alternative hypothesis: true location shift is not equal to 0
警告訊息：
In wilcox.test.default(data[, 1], data[, 2]) :
  cannot compute exact p-value with ties
```

如果存在平秩資料的話，就會產生以上的警告訊息，在R的官方網站上，有一個套件可以提供計算有平秩資料的MWW檢定。利用另存目標將exactRankTests.zip下載後，在library子目錄下解壓縮，然後在R中執行：

```
> library("exactRankTests")
Loading required package: survival
Loading required package: splines
 Package 'exactRankTests' is no longer under development.
 Please consider using package 'coin' instead.
警告訊息：
package 'exactRankTests' was built under R version 2.15.0
> wilcox.exact(data[,1],data[,2])

        Exact Wilcoxon rank sum test

data:  data[, 1] and data[, 2]
W = 11.5, p-value = 0.0001553
alternative hypothesis: true mu is not equal to 0
```

A只使用化療	B 化療加解毒劑
84	140
128	184
168	368
92	96
184	480

也可以使用wilcox. test (data[,1], data[,2], exact=T)：

A只使用化療	B 化療加解毒劑
92	188
76	480
104	244
72	440
180	380
144	480
120	196

第十三章 信度與效度的估計

13.1 信度的定義與基本性質

信度（reliability）在測驗理論（test theory）中，是經常被提及卻不容易去明確了解的概念，它的發展對於古典的眞實分數模型（classical true-score model）有很重要的影響。信度的重點在於我們是否可以從觀察的測驗分數的差異，來測量眞實分數的差異，也就是說，這個測驗有沒有眞正反映出眞實的能力。從古典模型中，每個成分間的相關性與自己的變異數，我們可以直接定義信度。假設測驗的眞實分數爲T，觀察分數爲O，古典模型假設：

$$O = T + E \qquad (13.1)$$

其中E代表測量誤差。

眞實分數代表這個測驗可以評量出來的個人的眞實能力，誤差項則代表一些樣本原來所具有的隨機性或擾動性。則T與O的共變異數爲：

$$\sigma_{OT} = Cov(O, T) = Cov(T + E, T) = \sigma_T^2 \qquad (13.2)$$

在此，我們假設T與E獨立。

由（13.2），T與O的相關係數爲：

$$\rho_{OT} = \frac{\sigma_{OT}}{\sigma_O \sigma_T} = \frac{\sigma_T^2}{\sigma_T \sigma_O} = \frac{\sigma_T}{\sigma_O}$$

一個測驗的信度就定義爲**眞實分數與觀察分數相關係數的平方**，也就是：

$$\rho_{OT}^2 = \sigma_T^2 / \sigma_O^2 = \frac{\sigma_T^2}{\sigma_T^2 + \sigma_E^2} \qquad (13.3)$$

要將信度應用在測驗理論中的一個要求是，信度必須可以眞正將受試者的實力分別出來。由信度的定義可知，信度的大小與母體有關，如果眞實分數的的差很小的話，信度相對也會變小。假設一個測驗無法眞正去評量T，則會造成T的變異數太小（相對於誤差項的變異數而言），由（13.3）知，信度也會很小。

假設我們已經知道信度，則測量的標準誤差可以由（13.3）得到：

$$\sigma_E = \sigma_O \sqrt{1 - \rho_{OT}^2} \qquad \textbf{(13.4)}$$

很明顯的，$0 \le \rho_{OT}^2 \le 1$。若 $\rho_{OT}^2 = 0$，表示觀察到的分數的變異數與誤差項的變異數相等；若 $\rho_{OT}^2 = 1$，則觀察到的分數幾乎等於眞實分數。觀察的分數與信度一樣都與母體或樣本有關，所以只報告信度是不夠的，至少也要提供測量誤差的變異數。然而，我們如何得知測量誤差的變異數呢？我們在以下的討論中，會討論估計測量誤差變異數的方法。

基本上決定信度的方法有下列4種典型：

1. **重測方法**（test-retest method）。使用相同測驗在不同時間點分別施測兩次。

2. **平行測驗方法**（parallel-tests method）。我們將在下面的討論中詳細說明。

3. **折半方法**（split-half method）。將原來的測驗分爲兩個部分，利用這兩個部份的相關係數來求出信度。

4. **內部一致性方法**（internal-consistency method）。這個方法使用在心理測驗中包含一系列二分法項目（dichotomous item）的情況，這個方法需要一些關於某些測驗項目統計量的知識。

13.2平行測驗（parallel tests）

平行測驗的意思就是等價的（equivalent）測驗，然而，我們如何去定義在統計意義之下的平行測驗呢？兩個平行測驗的分數X = T + E及X' = T'

+ E'必須滿足下列條件：

（PT1）EX = EX'，也就是說，它們的平均分數要相等；

（PT2）$\sigma_E^2 = \sigma_{E'}^2$，也就是說它們的誤差項的變異數要相等，

上述的T與T'分別代表X與X'的眞實分數，E與E'則分別代表兩個測驗的誤差項。

由（PT1）及（PT2），假設眞實分數與誤差項爲獨立的情況下，我們馬上知道下列的結果：

$$\sigma_T^2 = \sigma_{T'}^2 \tag{13.5}$$

$$\sigma_X^2 = \sigma_{X'}^2 \tag{13.6}$$

$$\text{及} \quad \rho_{XY} = \rho_{X'Y'}, \tag{13.7}$$

其中Y爲X與X'以外的其他測驗。（13.7）代表它們與任何其他一個測驗的相關係數都是相等的。我們現在來看兩個平行測驗的相關係數：

$$\rho_{XX'} = \frac{\operatorname{cov}(X, X')}{\sigma_X \sigma_{X'}} = \frac{\operatorname{cov}(T+E, T'+E')}{\sigma_X \sigma_{X'}}$$
$$= \frac{\operatorname{cov}(T, T')}{\sigma_X \sigma_{X'}} = \frac{\sigma_T^2}{\sigma_X^2} = \rho_{XT}^2$$

恰巧等於X測驗的信度，所以當然我們也可知道兩個平行測驗的相關係數，也等於X'測驗的信度。

所以，兩個平行測驗的相關係數就可被用來當作信度的指標，然而平行測驗並非唯一（Guttman, 1953）。一般而言，如果要得到比較好的估計，就需要較多的測驗，這是大數法則告訴我們的。所以，我們可以將幾個平行測驗組合成爲一個新的測驗，我們稱爲Spearman-Brown的加長測驗信度（Spearman-Brown formula for the reliability of a lengthened test）。

事實上，Spearman-Brown的加長測驗信度原來是用在折半信度的估計上，假設原來的測驗爲X，在折半後分爲兩個小測驗，則Spearman-Brown的加長測驗信度定義爲：

$$r_{XX}=\frac{2\rho_{HH'}}{1+\rho_{HH'}} \tag{13.8}$$

其中$\rho_{HH'}$爲H與H'兩個小測驗的相關係數。例如，當$\rho_{HH'}=0.7$，$r_{XX}=0.823$。

假設某兩個測驗$X(k)$及$X'(k)$，各由k個眞實成績皆爲T的平行測驗所組成，則他們的眞實成績爲kT。

$$X(k)=kT+E_1+\cdots+E_k \tag{13.9}$$

所以：

$$\begin{aligned}\sigma^2_{X(k)}&=\sigma^2_{kT}+\text{var}(E_1+\cdots+E_k)\\&=k^2\sigma^2_T+k\sigma^2_E\end{aligned} \tag{13.10}$$

因爲E_1, ……, E_k相獨立，所以它們的和的變異數就等於變異數的和。因此，由k個成分加長而成的新測驗的信度爲：

$$\begin{aligned}\rho_{X(k)X'k}&=\frac{k^2\sigma^2_T}{k^2\sigma^2_T+k\sigma^2_E}=\frac{k^2\sigma^2_T/\sigma^2_X}{k^2\sigma^2_T/\sigma^2_X+k\sigma^2_E/\sigma^2_X}\\&=\frac{k\rho_{XX'}}{k\rho_{XX'}+(\sigma^2_X-\sigma^2_T)/\sigma^2_X}=\frac{k\rho_{XX'}}{1+(k-1)\rho_{XX'}}\end{aligned} \tag{13.11}$$

假如誤差項爲近似常態分布的話，我們可以得到：

$$\frac{\overline{O}-\overline{T}}{\sqrt{\sigma^2_E}}\approx N(0,1) \tag{13.12}$$

其中N(0, 1)代表標準常態分布。所以眞實分數的95%信賴區間爲：

$$\overline{O}\pm 1.96\sigma_E \tag{13.13}$$

然而，這樣的信賴區間有誤導；首先，每個人測驗的誤差項變異數是否相等？這是很重要的問題。例如，根據天花板原理及地板原理，高分者與低分者因屬於分數範圍的邊界，他們的變異數相對的比較小。因此，測驗誤差項的變異數應視爲眞實分數的函數，我們也應該將它估計出來。

假設每個人的眞實分數都相等，那麼T的變異數就是0，也就是說信度爲0，觀察到的分數其變異數等於誤差項的變異數，在這個情況下，T的最佳估計量就是它的樣本平均數 $\overline{O}$，會近似於T的期望值。那麼，在一般情況下，假如眞實分數不相等，我們要如何估計T的期望值呢？

根據Kelly（1974）的修正迴歸公式（Kelly's regression calibration formula），我們使用眞實分數，對觀察分數作迴歸可得：

$$t=\frac{\sigma_T \rho_{XT}}{\sigma_X}(x-\mu_X)+\mu_T \quad (13.14)$$

其中t爲眞實分數，x爲觀察分數，μ_X爲觀察分數的期望值，μ_T爲眞實分數的期望值。我們將（13.14）改寫爲：

$$t=\rho_{XX'}x+(1-\rho_{XX'})\mu_X , \quad (13.15)$$

其中X與X'爲兩個平行測驗。

假如我們已有兩筆平行測驗的觀察分數X與X'，我們就可以用（13.15）去預測眞實分數t。這個估計的標準誤差爲：

$$\begin{aligned}\sigma_\varepsilon &= \sigma_T\sqrt{1-\rho_{XT}^2}=\sigma_X\sqrt{\rho_{XX'}(1-\rho_{XX'})}\\ &=\sqrt{\rho_{XX'}}\,\sigma_E\end{aligned} \quad (13.16)$$

Kelly的估計也並非完美，以下幾點我們需要注意：

1. （13.16）假設估計值的標準誤差具有恆常的誤差變異數。
2. 眞實分數與觀察分數的關係可能爲非線性。
3. 眞實分數的估計與母體有關。
4. 估計量有偏（biased）。
5. 小樣本時不準確。

在一些分布的假設下，可以用貝氏方法來處理Kelley公式。

13.3信度的估計

平行測驗的方式並非完全沒有問題（Guttman, 1953），我們這節主要在信度的估計方法之外，還要來談一種相當重要並普及的信度估計方法稱為**重測理論**（test-retest method）。如果重測的時間距離過近的話，因為受試者還記得答案，所以用來估計信度時會有一些不準的風險。所以，重測方法必須假定有一些相對穩定的特徵可以被測量出來，我們將使用重測方法估計出來的信度係數稱為穩定係數（stability coefficient）。

當一個測驗由許多部分所組成，我們可以將它分為兩個平行測驗，然後算出它們之間的相關係數。這個相關係數可以幫助我們算出另一個測驗的信度，原始測驗的信度則可以應用Spearman-Brown公式在加長的測驗上。那麼，我們是不是一定只限制在分成兩半？

事實上，我們也可以考慮將原來的測驗分成兩個以上的部分。假設測驗X可以分成$X_1, \cdots\cdots, X_k$，等k個部分。則觀察到的分數X可寫為：

$$X = X_1 + \cdots + X_k,$$

而眞實分數則可寫為：

$$T = T_1 + \cdots + T_k$$

這個測驗的信度為：

$$\rho_{XX'} = \frac{\sigma_T^2}{\sigma_X^2} = \frac{\sum_{i=1}^{k} \sigma_{T_i}^2 + 2\sum_{i=1}^{k}\sum_{j=1}^{i-1} \sigma_{T_iT_j}}{\sigma_X^2}$$

我們知道$\sigma_{T_iT_j} = \sigma_{X_iX_j}, i \neq j$，所以：

$$\sum_{i=1}^{k}\sum_{j=1}^{i} \sigma_{T_iT_j} = \sum_{i=1}^{k}\sum_{j=1}^{i} \sigma_{X_iX_j}$$

由算數平均大於幾何平均知，

$$\sigma_{T_i}^2 + \sigma_{T_j}^2 \geq 2\sigma_{T_i}\sigma_{T_j}$$

再由舒瓦茲不等式（Schwartz inequality）得知

$$\sigma_{T_i}\sigma_{T_j} \geq \sigma_{T_iT_j}$$

所以，$2\sum_{i=1}^{k}\sum_{j=1}^{i-1}\sigma_{T_iT_j} \leq \sum_{i=1}^{k}\sum_{j=1}^{i-1}(\sigma_{T_i}^2+\sigma_{T_j}^2)$ 由交換變數及*Fubini*定理

得知

$$\sum_{i=1}^{k}\sum_{j=1}^{i-1}(\sigma_{T_i}^2+\sigma_{T_j}^2)=(k-1)\sum_{i=1}^{k}(\sigma_{T_i}^2+\sigma_{T_j}^2)$$

所以我們可得到：

$$\rho_{XX'}=\frac{\sum_{i=1}^{k}\sigma_{T_i}^2+2\sum_{i=1}^{k}\sum_{j=1}^{i-1}\sigma_{T_iT_j}}{\sigma_X^2} \geq \frac{(\frac{k}{k-1})\sum_{i=1}^{k}\sum_{j=1}^{i-1}\sigma_{T_iT_j}}{\sigma_X^2}$$

$$=\frac{(\frac{k}{k-1})\sum_{i=1}^{k}\sum_{j=1}^{i-1}\sigma_{T_iT_j}}{\sigma_X^2}=\left(\frac{k}{k-1}\right)\frac{\sigma_X^2-\sum_{i=1}^{k}\sigma_{X_i}^2}{\sigma_X^2} \tag{13.17}$$

定義：

$$\alpha=\left(\frac{k}{k-1}\right)\frac{\sigma_X^2-\sum_{i=1}^{k}\sigma_{X_i}^2}{\sigma_X^2} \tag{13.18}$$

我們稱α為Cronbach內部一致性係數（Cronbach internal consistency），簡稱Cronbach α。我們在前面講過內部一致性方法，這個方法與測驗項目的相關統計量有關，特別是當這些項目為二項（也就是分為0或1）的時候。當我們將每一個項目當作一個小部分時，$k = n$，也就是題數。每個項目的變異數就是$\sigma_{X_i}^2=p_i(1-p_i)$，其中$p_i$為第i項答對的機率。這是博努力分布（Bernoulli distribution）的特性；於是（13.18）就變成：

$$r_{KR}=\left(\frac{n}{n-1}\right)\frac{\sigma_X^2-\sum_{i=1}^{k}p_i(1-p_i)}{\sigma_X^2} \tag{13.19}$$

r_{KR}稱爲Kruder-Richardson信度係數（Kruder-Richardson reliability coefficient, 1937）。（13.19）的估計式可寫爲：

$$\hat{r}_{KR}=\left(\frac{n}{n-1}\right)\left(1-\frac{\overline{X}(n-\overline{X})}{ns_X^2}\right) \quad (\mathbf{13.20})$$

其中 $\overline{X}$ 代表平均測驗分數，s_X^2代表測驗分數的樣本變異數。這個公式稱爲KR21公式。

13.4 利用迴歸方程及信度係數來估計眞實分數

從前面的介紹，我們可以知道，信度在於測量觀察分數的變異數和眞實分數的變異數有多接近。雖然我們無法知道眞實分數，卻可以利用迴歸方程來預測。以下是一個簡單的公式：

$$\overline{X}_{\infty}=r_1X_1+(1-r_1)M_1 \quad (\mathbf{13.21})$$

其中，$\overline{X}_{\infty}$ 代表針對這個測驗的眞實分數估計值，r_1代表這個測驗的信度，X_1代表這個測驗的觀察分數，M_1代表這個測驗的平均分數。這個估計量的標準誤差爲：

$$SE_{\infty}=\sigma\sqrt{r_1(1-r_1)} \quad (\mathbf{13.22})$$

σ代表這個測驗分數的標準差。

例1. 假設某次Stanford-Binet的智力測驗平均分數是95分，$\sigma = 17$。如果這個測驗的信度是0.92，蔡一鄰同學的分數爲110。則他的眞實分數預測值和標準誤差是多少？

利用（13.21），我們可以得到蔡一鄰的眞實分數預測值爲：

$$\begin{aligned}\overline{X}_{\infty} &= 0.92\times 110 + 0.08\times 95\\ &= 108.8\end{aligned}$$

根據13.22這個估計值的標準誤差為：

$$SE = 17 \times \sqrt{0.92(1-0.92)} = 4.61$$

所以，蔡一鄰真實分數的95%信賴區間為108.8±1.96×4.61，也就是說這個信賴區間的下界與上界分別為99.7644及117.8356。

13.5測量誤差對相關係數的影響

測量誤差會降低相關性，也就是說，真實分數的相關性會大於有測量誤差影響時的相關性。假設代表X與Y真實分數的相關係數，則：

$$\rho_{X_T Y_T} = \frac{\rho_{XY}}{\rho_{XX}\rho_{YY}} \quad (13.23)$$

其中ρ_{XX}及ρ_{YY}分別代表X測驗與Y測驗的信度，而ρ_{XY}則代表測驗X與測驗Y的相關係數。因為ρ_{XX}及ρ_{XY}的值都不大於1，所以。我們稱（13.23）為相關性衰減修正公式（formula for correction of attenuation）。

13.6影響信度的幾個因素

對於一個測驗而言，到底多大的信度才夠？我們需要從三方面來看這件事：一、測驗的本質，二、樣本大小及變異程度，三、測驗的目的。如果我們只是要將相對小範圍的兩個學校成績的平均值區分出來，我們所需要的信度就不需要超過0.5或0.6。然而，如果是要將兩個學生的程度區分出來，則要求的信度必須至少是0.9或更高。大部分的學習成就測驗或能力測驗都要求不同測驗形式之間的信度至少要0.9，同時也必須指出該測驗分數的標準差才行。同時，這些相關的報告也會要求提出估計信度所使用的方法、被測驗者的整體資訊及測驗的步驟。

一個測驗的自我相關係數（self-correlation）會受到每組受測個體差異

性（heterogeneity）影響，所以當受試者的程度越參差不齊，測驗的變異性就越大，而信度係數也就越大。我們知道相關係數的大小會隨著差異性而變，分數分布的範圍越小，得到的相關係數就越小。例如：國小三年級學童的數學成績與國語成績的相關係數，必然低於考慮三到六年級所有學童的數學成績與國語成績的相關係數。假如我們知道某個測驗在較大範圍內的信度係數，我們就可以據此而求得較小範圍之內的信度係數，公式如下所示：

$$\frac{\sigma_n}{\sigma_w}=\frac{\sqrt{1-r_w}}{\sqrt{1-r_n}} \qquad \textbf{(13.24)}$$

其中，σ_n及σ_w分別代表小範圍與大範圍的標準差，r_n及r_w則代表小範圍與大範圍的信度係數。例如：若小範圍的標準差爲5，大範圍的標準差爲12、信度係數爲0.85，則小範圍的信度係數爲：

$$r_n=1-\frac{\sigma_w^2(1-r_w)}{\sigma_n^2}=1-\frac{12^2(1-0.85)}{5^2}$$
$$=0.136$$

也就是說，小範圍的信度係數若爲0.136，就相當於大範圍的信度係數爲0.85，兩者表面上的數值差異可能很大。

在不同範圍內信度估計的標準誤差可能會不同，例如智商130以上的標準誤差爲5.24，90到109之間的標準誤差爲4.51，而智商70以下的標準差只有2.21。（見McNemar, Q. (1933) The expected average difference between individuals paired at random. J. Genetic Psychol., 43, 438-439.）

13.7效度（validity）的定義與基本性質

名錶之所以受人青睞，在於它的可靠性（reliability），無論在什麼時候測量，它的分針走一圈的時間就是「幾近於」一個小時。即使我們將它調快了半個小時，它的分針走一圈的時間還是一樣；然而，在調快半個小時後，你所看到的時間就不是標準時間了，它快了半個小時。我們用這個比喻來說明信度與效度的差別，在於前者考慮的是，重複使用該測驗的結果是否一致，後者強調的則是相對的觀念：相對於標準的情況，它的準確性有多少；也就是說對於某組觀察的測驗分數而言，它的結果是否夠標準。一般而言，我們無法得到一個絕對標準的測驗，所以我們很難得到一個精確的效度。因此，效度是一個相對的概念；一個測驗可能對某種特定目的而言是有效的，然而對於一般情況而言，卻不一定是有效的。例如：在第一次世界大戰後，許多公司想利用Alpha心理測驗來徵選員工，事實卻顯示出這樣選出來的員工並不適任，可見對許多工作而言，這個測驗並不是有效的。只要找出該測驗與某些獨立判別標準（independent criterion）的相關性，效度就可以「實驗性」被決定出來；這個標準可以是某個成果的客觀量測，或者某件完成工作的質性量測。智力測驗是第一個被用來針對學校成績以驗證其效性的測驗，一般的職能測驗（trade test）則須針對完成特定工作的時間、特定時間內能完成的工作量或完成工作的品質等，才能決定其效度。

Standard（APA, AERA, & NCME, 1999, p8）是心理計量領域中相當重要的一本參考原則，論及效度時言到：「Validity refers to the degree to which evidence and theory support the interpretation of test scores entailed by proposed used of tests」.

也呼應了我們之前對效度的解釋。效度的基礎建立在證據上，這些證據的來源包含了：

1. 測驗內涵（test content）

基於測驗內涵的證據可藉由分析測驗內容與所要測量的概念（或構思construct）而獲得。

2. 反應過程（response processes）

反應過程所獲得的證據，顧名思義當然是指由受試者的表現而得的證據。

3. 內部結構（internal structure）

內部結構的證據來自於測驗內部結構的分析，例如內部一致性信度分析；這個分析可以被推廣至較一般的架構之下，稱為廣義理論（generalizability theory又稱G理論）。

4. 與其他變數的關連性（relations to other variables）

這是最大一類的證據來源；這裡所指的證據是根據測驗分數與其他變項的關聯性而定，這些外部變項包含了：

(1) 收斂及區分證據（convergent and discriminant evidence）

(2) 測驗—判別標準證據（test-criterion relationship）

(3) 廣義效度（validity generalization）

5. 測驗結果的訊息（information on the consequences of testing）

這類的證據與社會政策有關。

到目前為止，講到效度的地方還是相當的抽象，到底有沒有一個具體的方式來描述一個測驗的效度？我們要回到1985年的*Standard*來陳述效度的三元論：

1. 內涵相關效度（content-related validity）

這個效度在於度量測驗的項目、任務或題目代表某個定義的範疇（defined universe）或內涵的程度。

2. 判別相關效度（criterion-related validity）

判別相關的證據會顯示這些測驗分數是否有系統地與某個或更多個結果的判別相關。這個判別的標準是我們主要感到有興趣的部分，它取決於學校系統、公司的管理或顧客等因素。如何決定判別標準的分數扮演了一個最核心的角色。

3. 建構相關效度（construct-related validity）

構思相關效度的證據的重點在於將測驗的分數當成某種我們有興趣的

心理特徵，例如推理能力、空間視覺能力或理解力等。這些特徵之所以稱爲構思，是因爲它們是關於人類行爲的理論建構。

13.8選擇效應對效度的影響

假如我們想要瞭解某個測驗X關於判別標準Y的效度，而我們只能知道某些範圍X的分數及它所對應的Y分數，我們有沒有辦法知道全部範圍的X分數與Y分數的相關性？例如：我們想要知道某個數學能力測驗與推理能力之間的關係，而我們所測驗的對象是某個明星高中的數理資優班，也就是說，他們大部分人的成績都高於某個標準。那麼，我們可以由這個資優班的數學能力測驗成績，來推得整體數學能力測驗成績與推理能力之間的關係嗎？Gulliksen（1950）提出一個假設：

假設不論在整體或在部分，Y與X有一個線性的迴歸關係，且估計誤差的變異數都相等。

則我們可以得到下列方程式：

$$\frac{S_Y}{S_X}R_{XY}=\frac{s_y}{s_x}r_{xy}$$

$$及\quad S_Y^2(1-R_{XY}^2)=s_y^2(1-r_{xy}^2)\quad 。$$

其中S_Y及S_X分別表示整體Y與X的標準差，s_x及s_y則分別代表部分X與Y的標準差；R_{XY}及r_{xy}則分別代表整體X與Y及部分X與Y的相關係數。我們得到一個公式

$$R_{XY}^2=\frac{r_{xy}^2}{r_{xy}^2+\frac{s_x^2}{S_X^2}(1-r_{xy}^2)}$$

可見選擇部分測驗成績會降低這個測驗整體關於該判別標準Y的效度。

13.9加長測驗對效度的影響

加長測驗不但可以增加測驗的信度，而且可以增加測驗的效度，以下是一個常用來探討信度、測驗長度（length of the test）、效度之間的關係的公式：

$$r_{c,nX}=\frac{r_{c,x}n}{\sqrt{n+n(n-1)r_X}} \qquad (\mathbf{13.25})$$

其中$r_{c,\ nX}$代表將測驗X的題數增加為n倍時，這個測驗與判別標準C的相關性；$r_{c,\ X}$代表原測驗X與判別標準C的相關性；r_X代表測驗X的信度。例如：若有一個測驗的信度為0.85，它與判別標準的相關性為0.65，則將測驗加長為原來的四倍之後，它與判別標準C的相關性（也就是效度）變為：

$$r_{c,4X}=\frac{4\times 0.65}{\sqrt{4+4\times 3\times 0.85}}\approx 0.69 \quad 。$$

我們可以根據（13.25）來決定如何加長測驗以達到要求的效度，解出（13.25）中的n為：

$$n=\frac{r_{c,nX}^2(1-r_X)}{r_{c,X}^2-r_{c,nX}^2\times r_X} \qquad (\mathbf{13.26})$$

假如有一個測驗其信度為0.4，它與判別標準的相關係數為0.4，則我們需要將題目加長為原來的幾倍，才能得到效度為0.5？我們將這些係數帶入（13.26）得到：

$$n=\frac{0.25\times(1-0.4)}{0.16-0.25\times 0.4}=\frac{0.15}{0.06}=2.5$$

所以測驗長度必須增為原來的2.5倍。

第十四章 一致性分析

14.0 前言

在研究與量化中醫資料時，由於中醫的診斷依賴中醫師的知識與經驗等主觀判斷，各醫師之間的判讀也可能有極大的差異，因此醫師判讀之間的一致性程度是很重要的課題。探討一致性程度，可以利用已知的一致性統計量來得到，在過去的研究中，大多使用Cohen’s kappa來計算一致性，但受限於方法的適用性，只能計算兩位判讀者之間的一致性。而Fleiss（1971）提出了Fleiss’ kappa可適用於多位判讀者共同判讀的情況，但無法用於包含程度輕重等有序資料。Krippendorff（1970）提出了一種信賴係數稱為Krippendorff’s alpha，這個一致性係數可用於多位判讀者，且讓不一致性的程度有分輕重的情況，並且能容許遺失值的產生，有效的解決兩種kappa分別遇到的困難。

在得到一致性統計量後，對於信賴區間的計算也很重要。Cohen與Fleiss都假設在大樣本的情況，統計量近似於常態分配來得到信賴區間，但若資料收集困難導致樣本數過小，可能無法收斂至常態分配；而Krippendorff使用拔靴法（bootstrapping）來得到Krippendorff’s alpha的信賴區間。本章我們將分別使用拔靴法及部分抽樣法（subsampling）來得到kappa的信賴區間，並比較拔靴法與部分抽樣法所得到信賴區間的差異。在兩個判讀者之下，可使用Cohen’s kappa，並使用常態法與拔靴法來得到信賴區間，Cohen’s kappa不適用部分抽樣法；在多位判讀者之下可使用Krippendorff’s alpha，而使用拔靴法或部分抽樣法都可以得到可接受的信賴區間，但部分抽樣法的計算量較小。

14.1 一致性在醫學研究上的意義

在醫學及社會人文科學的研究中，我們時常需要了解問卷的的信度與效度；而特別在醫學的研究中，有時候信度與效度的探討並不只侷限於問卷的設計，而更多是在於對某種特定疾病的判別。在臨床上，多位醫師對於同一位病患的觀察與診斷在意見上可能會出現極大的差異，尤其發生在重大疾病如癌症的診斷，往往因爲醫師們的見解不相同，而影響了病患對於該不該即時接受某一種治療的決定。

在傳統中醫的研究當中，不像西醫的治療採用了許多現代化的儀器，中醫無論在診斷或治療上都十分仰賴醫師的經驗，因此中醫師對於某種徵候的判斷之間的一致性就變得相當重要了。假如中醫師之間對於每個疾病的辨證呈現高度的一致性，那麼中醫的診斷就變得更可信了。傳統中醫有「望、聞、問、切」等四種觀察病人的方法，而目前爲止提供作爲中醫診斷的現代化儀器包括了：脈診儀、舌診儀……等；然而在機器測量之後的資料解讀，仍舊仰賴於中醫師的經驗。如何根據舌診儀所拍攝的照片資料，利用目前已知的量化方法，來探討中醫師間對於舌形的判讀的一致性，是決定傳統中醫能否現代化的重要課題。

關於一致性的意義，不同於相關係數的概念。在Krippendorff（2004）中舉了一個顯而易見的範例如圖1。在圖1可以發現雖然這些點可以被配適成一條完美的直線，相關性爲完美的負相關，但這並不是所謂的一致性。依照定義，完全一致需要所有點皆出現在圖中的直線上才稱爲一致，因此我們需要使用一致性的統計量，來測量一致程度的高低，而不能使用相似概念的統計量來取代。

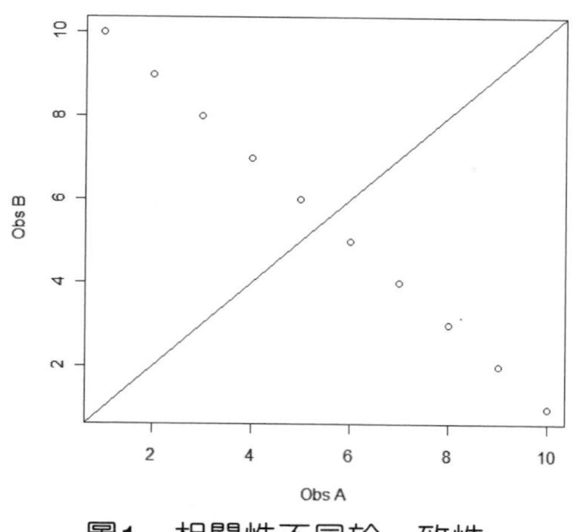

圖1　相關性不同於一致性。

14.2Cohen, Fleiss的一致性測度

在Minah等人（2008）的文章中，針對中醫在舌診資料的判讀上，進行一致性的研究，使用相似於Goodman和Kruskal（1954）所提出的一致性比例（proportion of agreement）來表達一致性的程度，但是此統計量只單純考量實際上觀察到的一致性程度，忽略了隨機產生的一致性，可能會加附在觀察值上，造成高估了眞實的一致性程度，而誤判了資料的結果。

例1.　子宮頸癌判別的一致性

（資料來源N.S.Holmquist, C.A.McMahon and O.D.Williams, Arch. Pathol.84：334-345(1967), A.Agresti.Categorical Data Analysis.Wiley-Interscience(2002)）

有A、B兩個病理學家針對118個病人判別子宮頸癌的癌症病情，共分四個等級：1陰性（negative）、2非典型鱗狀增殖（atypical squamous huperplasia）、3在原位有癌細胞（carcinoma in situ）、4增殖或侵入性癌細胞（squamous or invasive carcinoma）等四等級。

表1　一致性觀察表

病理學家B					
等級	1	2	3	4	總和
病理學家A 等級					
1	22	2	2	0	26
2	5	7	14	0	26
3	0	2	36	0	38
4	0	1	17	10	28
總和	27	12	69	10	118

表1是判別結果列聯表，以下我們將介紹如何根據例1中的列聯表，來估計兩位病理學家的一致性。

強的一致性需要強的關聯性，反之不必然，而有時候情況會正好相反。例如：兩個互有成見的裁判，他們的意見有很強的相關性，卻有很弱的一致性。所以檢定一致性的第一步，往往是檢定獨立性。

我們以下的定義將會把一致性看作「遠離獨立性」（departures from independence）的測度：

定義$i = 1, 2, \cdots\cdots, m; j = 1, 2, \cdots\cdots, m$。

π_{ij}：病理學家A判斷為第i類、病理學家B判斷為第j類的機率。

π_{ii}：兩個病理學家都判斷為第i類的機率。

$\pi_{i.}$：病理學家A判斷為第i類的機率。

$\pi_{.j}$：病理學家B判斷為第j類的機率。

我們可以很簡單的看出來：

$$\sum_j \sum_i \pi_{ij} = 1 \quad \textbf{(14.1)}$$

假如$\sum_i \pi_{ij} = 1$的話，我們稱這種情況為完全一致（perfect agreement）。

在列聯表中，配合前面的判別機率，我們可以定義列聯表中，每個細格欄位的發生次數

N_{ij}：病理學家A判斷爲第i類、病理學家B判斷爲第j類的次數。

$N_{i.}$：病理學家A判斷爲第i類的總次數。

$N_{.j}$：病理學家B判斷爲第j類的總次數。

N：總觀察次數。

例如，表1中

$N_{23} = 4, N_{3.} = 0 + 2 + 36 + 0 = 38$

$N_{.1} = 22 + 5 + 0 + 0 = 27$

$N = 22 + 2 + \cdots + 17 + 10 = 118$

對於大樣本而言，$\pi_{ij} \approx \frac{N_{ij}}{N}$，$\pi_{i.} \approx \frac{N_{i.}}{N}$，$\pi_{.j} \approx \frac{N_{.j}}{N}$，其中「≈」代表「大約」的意思。所以如果列變數X與行變數Y獨立的話，$\pi_{ij} = \pi_{i.}\pi_{.j}$，因此 $\frac{N_{ij}}{N} \approx \frac{N_{i.}}{N} \times \frac{N_{.j}}{N}$，而比較一致性就變成比較 $\frac{N_{ij}}{N}$ 與 $\frac{N_{i.}}{N} \times \frac{N_{.j}}{N}$。柯亨（Cohen, J.1960）提出了一個描述一致性的單一指標，稱爲kappa係數，定義爲

$$\kappa = \frac{\sum_{i=1}^{m} \pi_{ii} - \sum_{i=1}^{m} \pi_{i.}\pi_{.i}}{1 - \sum_{i=1}^{m} \pi_{i.}\pi_{i.}} \qquad (14.2)$$

$\kappa = 0$代表兩位判別者的一致性，恰與假設它們的意見相獨立之下的預期一致性相等，也就是說，兩爲判別者的判斷標準是完全獨立的。在醫學上的解釋就是，兩個醫師判斷同一個病人是否罹患一某一種疾病的標準，是「沒有標準」的，兩個判別者只受**隨機性影響**，與他們的專業訓練無關；若果眞如此，那病人就只能自求多福了。科學性的判別與藝術性的判別存在一個最大的歧異就是：前者需要一些客觀的事證與學理加以認定，後者則絕大部分根據判別者的主觀認定。

筆者與彰化基督教醫院中醫部的羅綸謙主任等人有一些研究上的合

作，在一些中醫的臨床判別中，不論是用「望、聞、問、切」哪一種診斷，醫師判別的一致性就顯得相當重要了。

除了$\kappa = 0$這種極端的情況外，另外一種極端是$\kappa = 1$。這樣的情況我們稱爲**完全一致**（perfect agreement），也就是$\sum_{i=1}^{m} \pi_{ii} = 1$的情況；在兩位判別者的意見完全一致的情況下，也就是A、B兩位判別者皆把被觀察者歸在同一類。

下表是彰化基督教醫院中醫部三位醫師針對舌診的三種徵狀的判別，結果表示了完全一致性：

表2　舌質黯的判別原始資料

	舌質黯									
	1	2	3	4	5	6	7	8	9	10
侯XX		1	1	1	1				1	
羅XX		1	1	1	1				1	
李XX		1	1	1	1				1	

一共有兩位醫師A、B，共同針對病人是否爲舌質黯作判別，所以我們可以將之分爲兩類：舌質黯、非舌質黯。舌質黯者記爲1，非舌質黯者空白，則我們可以將這個表標準化爲：

表3　舌質黯判別整理資料

	舌質黯	
	是	否
病人 1		3
病人 2	3	
病人 3	3	
病人 4	3	

	舌質黯	
	是	否
病人 5		3
病人 6		3
病人 7		3
病人 8		3
病人 9	3	
病人 10		3

則判別第一位病人爲舌質黯的有0個醫師，三位醫師皆判斷病人非舌質黯，第三節我們將討論如何分析這個表。

也有$\kappa < 0$的情況，然而發生的機率極小（只發生在判別者的一致性低於兩個判別者利用丢銅板來決定的一致性時）。一致性越強，κ就越大。

爲了方便說明，我們定義

$p_o = \sum_i \pi_{ii} =$ 觀察到兩位醫師看法一致的機率，

$p_e = \sum_i \pi_{i.}\pi_{.i} =$ 獨立性假設下兩位醫師看法一致的機率。

則 $\hat{p}_o \approx \frac{\sum_i N_{ii}}{N}$ 且 $\hat{p}_e \approx \frac{\sum_i N_{i.} N_{.1}}{N^2}$

根據κ的定義，其估計量應爲：

$$\hat{\kappa} = \frac{\hat{p}_o - \hat{p}_e}{1 - \hat{p}_e} \tag{14.3}$$

我們以例1來說明，

$\hat{p}_o = \frac{22+7+36+10}{118} = 0.6355932$ ，

$\hat{p}_e = \frac{27 \times 26 + 12 \times 26 + 69 \times 38 + 10 \times 28}{118^2} = 0.281241$

$\therefore \hat{\kappa} = 0.4930056$

我們可以用軟體R來計算

步驟一、先製作一個文字檔放在一個易於存取的目錄內，例如d:/carci.txt，其內容如下：

```
22   2    2    0
 5   7   14    0
 0   2   36    0
 0   1   17   10
```

然後利用read.table()將檔案讀進來，命名為carci。

```
> carci=read.table("d:/carci.txt")
> carci
  V1 V2 V3 V4
1 22  2  2  0
2  5  7 14  0
3  0  2 36  0
4  0  1 17 10
```

步驟二、將carci這個矩陣的每一項除以總和sum(carci)，就得到$\hat{\pi}_{ij}$的矩陣：

```
> carci=carci/sum(carci)
> carci
          V1          V2         V3         V4
1 0.18644068 0.016949153 0.01694915 0.00000000
2 0.04237288 0.059322034 0.11864407 0.00000000
3 0.00000000 0.016949153 0.30508475 0.00000000
4 0.00000000 0.008474576 0.14406780 0.08474576
```

步驟三、算出p_o：

```
> po=c(0,0,0,0)
> for (i in 1:4) {po[i]=carci[i,i]}
> pocohen=sum(po)
```

```
> pocohen
 [1] 0.6355932
```

步驟四、算出p_e：

```
> pr=c(0,0,0,0)
> for (i in 1:4) {pr[i]=sum(carci[i,])}
> pr
[1] 0.2203390 0.2203390 0.3220339 0.2372881
> pc=c(0,0,0,0)
> for (j in 1:4) {pc[j]=sum(carci[,j])}
> pc
[1] 0.22881356 0.10169492 0.58474576 0.08474576
> pecohen=sum(pr*pc)
> pecohen
[1] 0.281241
```

步驟五、算出 Cohen's kappa：

```
> cokappa=(pocohen-pecohen)/(1-pecohen)
> cokappa
[1] 0.4930056
```

這樣的$\hat{\kappa}$值到底是大還是小呢？以下有一個參考表：

< 0	幾乎無一致性
0.00～0.20	輕微一致性
0.21～0.40	普通一致性
0.41～0.60	中度一致性
0.61～0.80	強一致性
0.81～1.00	近乎完全一致性

簡單的說，這筆資料的一致性約爲中度。然而這並非一個強制標準，

而是一個參考標準。（Landis, J.R.and Koch, G.G.(1977) “The measurement of observer agreement for categorical data” in *Biometrics*.Vol.33, pp.159-174）

14.3加權一致性分析

Cohen的kappa係數只針對名義資料，當我們所分析的資料為有序資料時，意見不一致的程度就與判別的等級或大小有關。例如：若評分的標準定為「優、甲、乙、丙、丁」等五級，若一位判別者**判定為甲**，另一位判別者**判定為乙**，相差只有一個等級，其嚴重性自然比不上一位判別者**判定為甲**、另一位判別者**判定為丁**這樣的懸殊判定。Spitzer等人於1967年的一篇文章中建議使用加權來描述一致性有多接近，這個權重w_{ij}必須滿足：

$$0 \leq w_{ij} \leq 1,\ w_{ij} = 1 \text{且} w_{ij} = w_{ji}。$$

Spitzer等人建議如下的權重：

$$w_{ij} = 1 - \frac{|i-j|}{(k-1)} \quad (\mathbf{14.4})$$

其中 k 代表類別數。Fleiss及Cohen則建議：

$$w_{ij} = 1 - \frac{(i-j)^2}{(k-1)^2} \quad (\mathbf{14.5})$$

加權之後的kappa係數定義為：

$$\kappa_w = \frac{\sum_j \sum_i w_{ij}\pi_{ij} - \sum_j \sum_i w_{ij} w_{i.} w_{.j}}{1 - \sum_j \sum_i w_{ij} \pi_{i.} \pi_{.j}} \quad (\mathbf{14.6})$$

例2.　子宮頸癌判別的加權一致性

我們以例1的資料來作說明，若以Cohen及Fleiss所建議的二次權重，則

$w_{13} = 1 - \frac{(1-3)^2}{(4-1)^2} = 1 - 4/9 = 5/9$，$w_{14} = 1 - \frac{(4-1)^2}{(4-1)^2} = 1 - 1 = 0$，$w_{ii} = 1 - \frac{(i-i)^2}{(4-1)^2} = 1$，

$i = 1, 2, \cdots\cdots, k$。我們將用R來執行計算：

步驟一、先製作一個文字檔放在一個易於存取的目錄內，例如d：/carci.txt，其內容如下所示：

22	2	2	0
5	7	14	0
0	2	36	0
0	1	17	10

然後利用 read.table() 將檔案讀進來，命名爲carci

```
> carci=read.table("d:/carci.txt")
> carci
  V1 V2 V3 V4
1 22  2  2  0
2  5  7 14  0
3  0  2 36  0
4  0  1 17 10
```

步驟二、將carci這個矩陣的每一項除以總和sum(carci)，就得到$\hat{\pi}_{ij}$的矩陣：

```
> carci = carci/sum(carci)
> carci
          V1          V2         V3         V4
1 0.18644068 0.016949153 0.01694915 0.00000000
2 0.04237288 0.059322034 0.11864407 0.00000000
3 0.00000000 0.016949153 0.30508475 0.00000000
4 0.00000000 0.008474576 0.14406780 0.08474576
```

步驟三、製作加權矩陣w_{ij}：

```
> w=matrix(0,4,4) # 製作一個每項皆為0的矩陣
> for (i in 1:4){for (j in 1:4){w[i,j]=1-(i-j)^2/(4-1)^2}}
> w
```

```
          [,1]      [,2]      [,3]      [,4]
[1,] 1.0000000 0.8888889 0.5555556 0.0000000
[2,] 0.8888889 1.0000000 0.8888889 0.5555556
[3,] 0.5555556 0.8888889 1.0000000 0.8888889
[4,] 0.0000000 0.5555556 0.8888889 1.0000000
```

步驟四、求出加權的p_o：

```
> po=sum(w*carci)
> po
[1] 0.9510358
```

步驟五、求出加權的p_e：

```
> pr=c(0,0,0,0)
> for (i in 1:4) {pr[i]=sum(carci[i,])} #求 π̂i.
> pr
[1] 0.2203390 0.2203390 0.3220339 0.2372881
> pc=c(0,0,0,0)
> for (j in 1:4) {pc[j]=sum(carci[,j])} # 求 π̂.j
> pc
[1] 0.22881356 0.10169492 0.58474576 0.08474576
> pe=matrix(0,4,4)
```

求出$\sum_j \sum_i w_{ij}\pi_{i.}\pi_{.j}$ ：

```
> for (i in 1:4) {for (j in 1:4){pe[i,j]=w[i,j]*pr[i]*pc[j]}}
> pe
           [,1]       [,2]       [,3]       [,4]
[1,] 0.05041655 0.01991765 0.07157905 0.00000000
[2,] 0.04481471 0.02240735 0.11452648 0.01037378
[3,] 0.04093651 0.02911041 0.18830796 0.02425867
[4,] 0.00000000 0.01340611 0.12333621 0.02010916
```

```
> spe=sum(pe)
```

步驟六、求出加權kappa

```
> wtkappa=(po-spe)/(1-spe)
> wtkappa
[1] 0.7838219
```

加權一致性變成0.7838219，算是很強的一致性。

當然，爲了方便，我們可以將kappa或加權kappa寫成R函數型式。

習題　請將kappa及加權kappa寫成R函數型式。

R這個軟體提供了一些計算一致性與信度（reliability）的函數，讀者可於R的官方網站上的Package目錄下，找到名爲irr的套件。然而，我們在使用時需要注意其輸入的格式；資料的輸入格式決定我們可以使用的函數。irr所使用的格式比較像是針對原始的輸入資料，它記錄的是每一個判別者對於每一位被觀察者的歸類結果，而非每個被觀察者被歸在每一類的次數（就如我們這裡所使用的格式）。

14.4 多位判別者的一致性分析

前面提到的方法，無論是Cohen kappa或者加權kappa，都是針對兩位判別者的一致性分析。本節的目的在於介紹一種著名的多位判別者的一致性分析，稱爲Fleiss kappa指標。這個推廣是Fleiss在1971年的一個重要貢獻，刊登在心理學的一個頂尖雜誌Psychological Bulletin上。假設有N個被觀察者，n個判別者，k爲每個觀察者可能被歸類的種類數，N_{ij}爲將第i位被觀察者歸爲第j類的總判別者數。Fleiss kappa也是定義爲：

$$\widehat{\kappa}_{Fleiss}=\frac{\widehat{p}_o-\widehat{p}_e}{1-\widehat{p}_e} \qquad \textbf{(14.7)}$$

其中的$\widehat{p}_o$, $\widehat{p}_e$的定義與（14.3）有些不同，因爲判別者有兩個以上；儘管如此，其基本精神是類似的，都利用了一些獨立性的特質，$\widehat{p}_o$代表的是任兩個判別者判斷一致的機率，$\widehat{p}_e$代表的則是他們「碰巧」一致的機率。我們需要定義以下的細項，才能繼續定義$\widehat{p}_o$, $\widehat{p}_e$。首先，假設

$$\begin{aligned} p_{oi} &= \frac{1}{n(n-1)}\sum_{j=1}^{k} N_{ij}\,(N_{ij}-1) \\ &= \frac{1}{n(n-1)}\left[\sum_{j=1}^{k} N_{ij}^2 - n\right] \end{aligned} \qquad (\mathbf{14.8})$$

也就是第i位被觀察者被任兩位判別者同時判斷在同一類的機率。

接著，定義

$$p_{ej} = \frac{1}{Nn}\sum_{i=1}^{k} N_{ij} \qquad (\mathbf{14.9})$$

為了判別者將被觀察者歸為第j類的比例。

最後，我們定義

$$\widehat{p}_o = \frac{1}{N}\sum_{i=1}^{N} p_{oi} \quad 及 \quad \widehat{p}_e = \sum_{j=1}^{k} p_{ej}^2 \qquad (\mathbf{14.10})$$

由（14.7），可得出Fleiss kappa係數$\widehat{\kappa}_{Fleiss}$。

例3. 由彰化基督教醫院中醫部10位中醫師，針對15位病患的舌診資料做出診斷，此次判別的是舌形胖瘦，統計資料如表4。我們可知道N = 15，n = 10，k = 3，例如由表4：

$$\begin{aligned} p_{o3} &= \frac{1}{10(10-1)}\left[\sum_{j=1}^{k} N_{3j}^2 - 10\right] = \frac{1}{10(10-1)}(9^2+1^2+0-10) \\ &= 72/90 = 0.8 \end{aligned}$$

現在，我們來說明一下如何利用R來執行表4的Fleiss kappa檢定：

步驟一、先製作一個表包含表4的計次內容（紅色數字）的.txt檔（不要格線），並存於d目錄或比較容易辨識的目錄中。我們利用read.table()讀

入這個表：

```
> tonfl=read.table("d:/tongue.txt")
```

步驟二、求$\widehat{p}_e$：

```
> tongsq=tonfl^2  #將每一個欄位的數字平方
```

求p_{oi}

```
> poi=matrix(0,1,15)
> for (i in 1:15){poi[i]=(sum(tongsq[i,])-10)/(10*(10-1))}
> po=mean(poi)  #求p̂o
> po
[1] 0.7022222
```

步驟三、求$\widehat{p}_e$：

```
> pej=matrix(0,1,3)
> for (j in 1:3) {pej[j]=mean(tonfl[,j])/10} #求求pej
> pej
        [,1]      [,2]    [,3]
[1,] 0.1933333 0.4266667   0.38
> pe=sum(pej^2) #求p̂e
> pe
[1] 0.3638222
```

步驟四、求Fleiss kappa：

```
> kappafl=(po-pe)/(1-pe)
> kappafl
[1] 0.5319268
```

當樣本很大，也就是有很多被觀察者的時候，我們可以算出Fleiss kappa的變異數。

$$\sigma_\kappa^2 \approx \frac{2}{Nn(n-1)} \sim \frac{[\widehat{p}_e] - (2n-3)\widehat{p}_e^2 + 2(n-2)\sum_{j=1}^{k} p_{ej}^2}{[1-\widehat{p}_e]^2}$$

表4 舌形判別資料

15位病患，10位醫師判讀			
舌診照片／舌形	瘦	中等	胖大
1	0	10	0
2	0	0	10
3	9	1	0
4	1	8	1
5	0	0	10
6	0	0	10
7	7	3	0
8	4	6	0
9	3	5	2
10	0	9	1
11	0	2	8
12	5	5	0
13	0	6	4
14	0	8	2
15	0	1	9

R程式如下所示：

```
>varkappa=(2/(15*10*9))*(pe-(2*10-3)*pe^2+2*(10-2)*sum(pej^3))/(1-pe)^2
> varkappa
[1] 0.001280881
```

將 Fleiss kappa係數除以σ_κ，就可以利用z-分數來檢定虛無假設（$\kappa_{Fleiss} = 0$）：

```
> kappafl/sqrt(varkappa)
[1] 14.86269
```

我們得到的z-分數為14.86269，數值相當大，也就是說這幾位評審的一致性不為0，是很明顯的。

習題　請寫出一個可以分析多位判別者一致性的Fleiss kappa係數的R函數。

14.5 多等級多判別者的一致性分析

Krippendorff（1970）提出不同於Cohen及Fleiss的另一種計算一致性的統計量，稱為Krippendorff's alpha。它可以用於各種類型的資料，包含兩個判讀者或多個判讀者的情況，且能對各式的資料使用相對應的權重，並且能允許有遺失資料的情況發生，相對於Cohen及Fleiss需要完整資料才能計算來說，更為實用。

在得到一致性的統計量後，我們也關心其變異的程度。由於kappa統計量的範圍介於-1與1之間，因此kappa統計量不是常態分配，但Cohen及Fleiss都將一致性統計量依中央極限定理來近似於常態分配。由於計算容易，多數的kappa使用者還是會用近似常態分配的方法來計算信賴區間。然而，常態近似的過程中需要大樣本，對於判讀一致性這樣的醫學研究而言，不容易取到大樣本。基於此，在Krippendorff考慮他的alpha係數時，使用了拔靴法（bootstrap）來估計統計量的信賴區間。在後面的章節中，我們嘗試使用部分抽樣（subsampling）來估計統計量的信賴區間，並與拔靴法所得到的信賴區間進行比較。對於Cohen及Fleiss的kappa，我們同樣也使用拔靴法與部分抽樣法來估計信賴區間，並且與近似常態分配的信賴區間進行比較。

最後，在實際的應用上，我們引用由彰化基督教醫院中醫部所收集到的中醫舌診資料，由10位醫師共同判讀15位民眾舌頭照片的舌形，依程度分為瘦、中等、肥大三種有等級上差異的類別，比較各統計量與信賴區間之間的差異。

表5 Krippendorff's alpha的資料型態

Subject	1	2	.	.	u	.	.	.	N
rater1	c_{11}	c_{12}	.	.	c_{1u}	.	.	.	c_{1r}
.	.	.	.	.	.	.	.	.	.
.	.	.	.	.	.	.	.	.	.
.	.	.	.	.	.	.	.	.	.
rater r	c_{r1}	c_{r1}	.	.	c_{ru}	.	.	.	c_{rN}
# of u	m_1	m_2	.	.	m_u	.	.	.	m_N

Krippendorff's alpha的資料型態如表5，其中c_{iu}表示第i個rater判讀第u個個體的結果，且容許遺失值（missing data），因此每個單位被判讀的次數不相同，也就是m_u不一定相同。而Krippendorff's alpha在計算一致性統計量之前，必須先得到一致矩陣（coincidence matrix），而之後的計算都建立在此矩陣上，得到一致矩陣（如表6）之後，原始資料就不會用到了。表6中的o_{ij}定義爲：

$$o_{ij} = \sum_u m_u \frac{P_2^{m_i}}{P_2^{m_u}},\ i = j$$

$$o_{ij} = \sum_u m_u \frac{P_1^{m_i} P_1^{m_j}}{P_2^{m_u}},\ i \neq j$$

其中m_c爲某u裡c類別的個數，另外$n_i = \sum_j o_{ij}$，而$n = \sum_i \sum_j o_{ij}$，表示邊際的總和。

在得到如表6的一致矩陣之後，由o_{ij}的公式可以知道o_{ij}表示有幾個$i - j$的兩兩配對，而n_1代表有幾個單位被判讀爲第一個類別（此處的單位爲一個判讀者判讀一個個體算一個單位），而n爲扣除遺失值之後的單位總數。因此，透過計算一致矩陣，可以得到觀察的不一致D_o。

表6　一致矩陣

	1	.	.	j	.
1	o_{11}	.	.	o_{1j}	s_1
.	.	.	.	.	.
.	.	.	.	.	.
i	o_{i1}	.	.	o_{ij}	s_i
.	s_1	.	.	s_j	s

對於期望的不一致需要透過期望的一致矩陣來得到。由於在一致矩陣中我們已知各「單位」的個數，所以我們可以假想爲是袋中抽球的問題。若袋子裡裝了s個球，s_1個1號球以此類推到s_j個j號球，而期望的一致性矩陣的值e_{ij}爲抽中一個i號球及一個j號球的期望個數，定義爲：

$$e_{ij}=s\frac{P_2^{s_i}}{P_2^{s}}，i=j$$

$$e_{ij}=s\frac{P_1^{s_i}P_1^{s_j}}{P_2^{s}}，i\neq j，$$

由此公式便可以得到期望的一致矩陣，進而計算期望的不一致D_e。

舉例來說，以Krippendorff（2004）書裡的例子來計算alpha：

Subject u	1	2	3	4	5	6	7	8	9	10	11	12	
rater A	1	2	3	3	2	1	4	1	2				
rater B	1	2	3	3	2	2	4	1	2	5			
rater C		3	3	3	2	3	4	2	2	5	1	3	
rater D	1	2	3	3	2	4	4	1	2	5	1		
# of u	3	4	4	4	4	4	4	4	4	3	2	1	41

由於第12個觀察對象只有一個判讀值，無法計算一致性，因此不列入計算。以第一位觀察對象來說只有1-1的組合，也就是$i = j$的情況，因此第一位的一致矩陣爲：

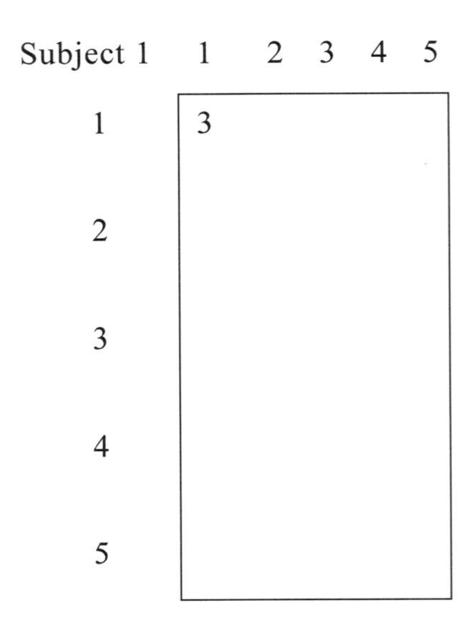

其中 $o_{11}=3\,\dfrac{P_2^3}{P_2^3}=3\times\dfrac{3}{3}=3$ 。而第六位觀察對象的觀察值都不相同，因此有 $\begin{pmatrix}4\\2\end{pmatrix}$ 種的組合方式，需要分別計算：

Subject 6	1	2	3	4	5
1		0.33	0.33	0.33	
2	0.33		0.33	0.33	
3	0.33	0.33		0.33	
4	0.33	0.33	0.33		
5					

其中 $o_{23}=4\times\dfrac{P_1^1P_1^1}{P_2^4}=\dfrac{1}{3}$ ，其餘算法都相同。因此，將所有觀察對象的一致矩陣相加之後，可以得到總體的一致矩陣：

	1	2	3	4	5	
1	7	1.33	0.33	0.33		9
2	1.33	10	1.33	0.33		13
3	0.33	1.33	8	0.33		10
4	0.33	0.33	0.33	4.00		5
5					3	3
	9	13	10	5	3	40

關於計算期望的一致矩陣，$S_1 = 9$、$S_2 = 13$、$S_3 = 10$、$S_4 = 5$、$S_5 = 3$、$S = 40$，代入公式即可。

前面有提到Krippendorff's alpha是可以取權重的，符號爲δ_{ij}^2，可對每一個o_{ij}與e_{ij}取權重，krippendorff（2004）中定義了四種資料型態的權重，當然我們可以依資料型態自行改寫。這四種權重分別爲：

(1) Nominal metric
（名目距離）

$${}_{\text{nominal}}\delta_{ij}^2 = I_{\{i \neq j\}}$$

(2) Ordinal metric
（順序距離）

$${}_{\text{ordinal}}\delta_{ij}^2 = \left(\frac{n_i}{2} + \sum_{g>i}^{g<j} n_g + \frac{n_j}{2}\right)^2, i<j$$

(3) Interval metric
（區間距離）

$${}_{\text{interval}}\delta_{ij}^2 = (i-j)^2$$

(4) Ratio metric
（比值距離）

$${}_{\text{ratio}}\delta_{ij}^2 = \left(\frac{i-j}{i+j}\right)^2$$

透過一致矩陣與權重的設定，Krippendorff's alpha定義爲：

$$\alpha = 1 - \frac{D_o}{D_e} = 1 - \frac{\sum_i \sum_j o_{ij}\delta_{ij}^2}{\sum_i \sum_j e_{ij}\delta_{ij}^2}$$

14.6估計一致性統計量信賴區間的方法

關於一致性統計量的信賴區間，在Cohen及Fleiss發想kappa的年代，電腦及相關的演算法還不夠成熟，因此對於信賴區間使用的是近似常態的方法來估計，由於小樣本時無法收斂至常態分配，因此這種方法可能不合理，但由於計算方便簡單，還是有很多人使用。隨著後來相關的方法被提出之後，Krippendorff（2004）中便改用拔靴法來得到信賴區間，而我們也嘗試使用拔靴法來處理kappa的信賴區間，比較兩種方法是否有差異，並嘗試部分抽樣法來得到信賴區間。以下分別介紹三種方法：

14.6.1 近似常態法

在第一節中已經介紹了Cohen's kappa統計量：

$$\kappa = \frac{P_o - P_e}{1 - P_e}$$

若我們想使用中央極限定理（central limit theorem）來使kappa近似到常態分配的話，期望值與變異數必須有限與存在，因此必須先得到變異數：

$$\begin{aligned} Var(\kappa) &= \text{var}\,(\frac{P_o - P_e}{1 - P_e}) = \frac{1}{(1-P_e)^2} Var(P_o) \\ &= \frac{1}{(1-P_e)^2} Var(\frac{f_o}{N}) = \frac{1}{(1-P_e)^2} \frac{1}{N^2} N P_o (1 - P_o) \\ &= \frac{P_o(1-P_o)}{(1-P_c)^2 N} \end{aligned}$$

其中假設P_e爲常數，$f_o = NP_o$爲觀察一致的個數，$f_o \sim Binomial(N, P_o)$，透過期望值與變異數，便可使用中央極限定理，使kappa近似常態分配而得到信賴區間的估計。

14.6.2 拔靴法

當統計量實際上並不能近似常態分配時，使用常態近似來計算信賴區間就不合理；針對此問題，Efron（1979）提出了拔靴法用來計算未知分配的變異數及信賴區間。

拔靴法是一種使用已知樣本與假設分布來模擬生成樣本的方法，所以必須要有假設的分布，而對於未知分布的樣本來說，必須先設定我們認爲的分布。在沒有任何資訊可以參考的情況下，通常我們的假設分布爲均勻分布（Uniform distribution），也就是每一個樣本的機率都相等。首先假設我們得到一組獨立且同分布的觀察樣本$x = (x_1, x_2, \cdots\cdots, x_t)$，母體參數爲$\theta$，而$\theta$的參數估計爲 $\hat{\theta} = \hat{\theta}(x_1, x_2, \cdots\cdots, x_t)$ ，而我們透過假設分布抽出一組樣本$(x_1^*, x_2^*, \cdots\cdots, x_1^*)$，且計算此樣本的參數估計 $\hat{\theta}_1^*$ ，以此類推得到T個樣本參數估計 $(\hat{\theta}_1^*, \cdots\cdots, \hat{\theta}_T^*)$ ，而信賴區間便定義爲這T個估計量中的第2.5百分位及第97.5百分位的$\{\hat{\theta}_i^*\}$。

在Krippendorff（2004）中，關於信賴區間的估計作者使用拔靴法來進行，由於拔靴法需要有假設的分布，因此作者使用一致矩陣的比例來當作母體分布，延續這樣的想法，Cohen's kappa若使用拔靴法來估計時，便以列聯表的比例來當作母體分布進行抽樣，而Fleiss' kappa並沒有一致矩陣或列聯表的形式可以當作母體比例，因此在拔靴法上使用未知分配時，所用的均勻分布來當作假設分配。

表7　使用一致矩陣當作假設分配進行拔靴法

	1	.	j	.	.
1	p_{11}	.	p_{1j}	.	
.	.	.	.	.	.
.	.	.	.	.	.
i	p_{i1}.	.	p_{ij}	.	.
.	.	.	.	.	.
					1

在前面計算一致性統計量Krippendorff's alpha時，我們已經得到一致矩陣、觀察的不一致統計量D_o、期望的不一致統計量D_e、一致性統計量α與資料型態權重${}_{metric}\delta^2_{ck}$ ，這些統計量幫助我們了解整筆資料的一切特性，在Krippendorff（2004）中，他便使用這些特徵來進行拔靴法的過程。首先，我們有一致矩陣，可以知道各種判讀在這筆資料中的比例，定義$p_{ij} = o_{ij}/n$如表7。因此，若使用均勻分布中抽出任意一個數p，再比對一致矩陣中的比例，若$p_{i-1,j} < p \leq p_{ij}$時，判定此次模擬的結果爲ij，以此類推，我們可以模擬出近似於此一致矩陣的新樣本，並依照此結果當作拔靴法所需要的假設分配進行模擬。詳細過程請見附錄所示。

在同一次拔靴法下需要抽取出多少次的觀察樣本呢？Krippendorff給了一個常數：

$$M = \min\left[\frac{1}{2}\sum_u m_u(m_u - 1)\right]$$

共要抽取M個觀察樣本，但在後續的實例分析裡我們發現，在小樣本時，M略大於總樣本數s，但差異不大；但在大樣本時，M會遠大於s，此時模擬出來的觀察的不一致，甚至可能大於樣本數，造成十分極端的結果，在後續的實例分析中可以看到。抽取M個觀察樣本後，可得到M個ij值，再分別乘上權重 ${}_{metric}\delta_{ij}^2$ 後，即可得到觀察的不一致，配合原始樣本的期望不一致，得到一個新的一致性統計量，完成了一次的拔靴法，而執行多次之後，便可計算信賴區間。

前面有提到原作者的M會放大觀察的不一致，我們提出的解決方法為：得到M個觀察的不一致後，透過 $\frac{D_o}{M}\cdot s$ 的比例，還原成一個s樣本中可能出現觀察不一致的個數，這樣我們可以使用任意的M來作拔靴法，在下一節也會比較不同的M有什麼不同的結果。

對比於Krippendorff's alpha使用一致矩陣當作拔靴法的假設分布，我們嘗試使用列聯表當作計算Cohen's kappa拔靴法的假設分布，模擬出新的列聯表之後，再透過新的列聯表計算Cohen's kappa，在做了多次的拔靴法後，取[2.5%,97.5%]的百分位數作為信賴區間。

由於Fleiss' kappa並不是列聯表的形式，所以我們只能透過均勻分布對觀察樣本抽樣，抽取出新樣本，再計算kappa。

14.6.3 部分抽樣法

由於拔靴法需要假設樣本分布，對於未知的分布也需要給定一個假設的分布。若分布不正確時，誤差可能就會非常的大，而部分抽樣法只需要觀察樣本即可，不需要分布假設，對於未知分布的樣本可估計得更精準。首先，假設我們得到一組獨立且同分布的觀察樣本$x = (x_1, x_2, \cdots, x_t)$，母體參數為$\theta$，而$\theta$的參數估計為 $\hat{\theta}=\hat{\theta}(x_1, x_2, \cdots, x_t)$ ，從觀察樣本中抽出b個值組成一組新樣本y_i，因此我們有$(y_1, y_2, \cdots, y_{T_t})$等新樣本，其中$T_t=\binom{t}{b}$，由這$T_t$組的樣本可以分別得到 $(\hat{\theta}_1^*, \cdots, \hat{\theta}_T^*)$ ，而信賴區間便定義為[2.5%,97.5%]的$\{\hat{\theta}_i^*\}$。

在Krippendorff（2004）書中，使用了拔靴法來估計信賴區間，由於分布未知，所以使用樣本觀察的比例來進行抽樣，但我們不能知道分布正不正確，因此我們嘗試使用部分抽樣法對於Cohen’s kappa、Fleiss’ kappa及Krippendorff’s alpha進行區間估計，並比較拔靴法與部分抽樣法之間的差異。我們想看除去了分布假設之後，會不會對估計有所影響。

使用Krippendorff’s alpha的資料形態時，可清楚的知道每一個被觀察者被每一個判讀者判讀的結果，結合前述關於部分抽樣法的說明，令被觀察者爲N，而我們可抽取其中b個被觀察者組成新的樣本，而這大小爲b的新樣本包含了所有判讀者對這b個被觀察者的判讀，即可透過這組新樣本得到這組樣本的一致性統計量，以此類推得到$N_b = \binom{N}{b}$組新樣本及一致性統計量，進而計算信賴區間。同樣在Fleiss’ kappa的資料形態下，也同樣以被觀察者爲對象進行抽樣，而得到信賴區間，但Cohen’s kappa只記錄被觀察者的個數，因此我們必須依照此個數，自行製造符合此個數的判讀情形，例如$p_{11} = 0.1$，我們便假設100個樣本中生成10個判讀爲1,1的觀察值，以此類推生成所有判讀結果，再以生成出來的觀察值當樣本，來進行部分抽樣法，便可得到信賴區間。

14.6.3.1 拔靴法中M的取值

第二節有提到，M的值影響了拔靴法對於觀察一致性的模擬，而我們認爲Krippendorff對於M的公式並不完善，首先我們先來看Krippendorff（2004）中的例子如表7：

表7：Krippendorff使用之範例

表7　Krippendorff（2004）使用的判別資料

Subject u	1	2	3	4	5	6	7	8	9	10	11	12	
rater A	1	2	3	3	2	1	4	1	2				
rater B	1	2	3	3	2	2	4	1	2	5			
rater C		3	3	3	2	3	4	2	2	5	1	3	
rater D	1	2	3	3	2	4	4	1	2	5	1		
# of u	3	4	4	4	4	4	4	4	4	3	2	1	41

在這筆資料裡，subject 12只有單一判讀，無法比較一致性，所以實際上有40個觀察值，而由原作者的公式算出來的M為55，使用拔靴法來模擬兩萬次alpha後信賴區間結果如圖1。資料的alpha在使用nominal的權重之下為0.7434，但模擬出來的中位數同樣使用nominal的權重之下為0.6472，有不小的偏差，但信賴區間還在合理的範圍中。若我們調整了觀察的不一致的計算方式後，結果如圖2，而中位數為0.7434接近alpha值，我們認為這樣的結果比較符合資料的表現，而在樣本不大的情況下，有沒有經過調整的差異並不大，以下我們使用大樣本來比較時，就會出現巨大的差異。

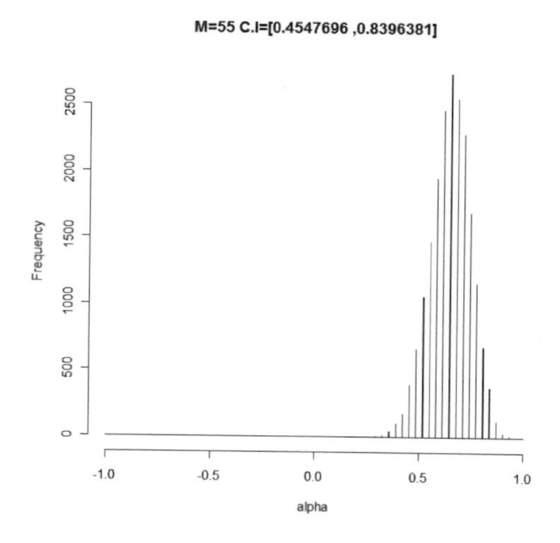

圖1　當M = 55時，表7資料經拔靴法抽樣後的分布情況。

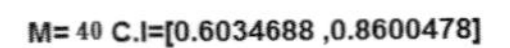

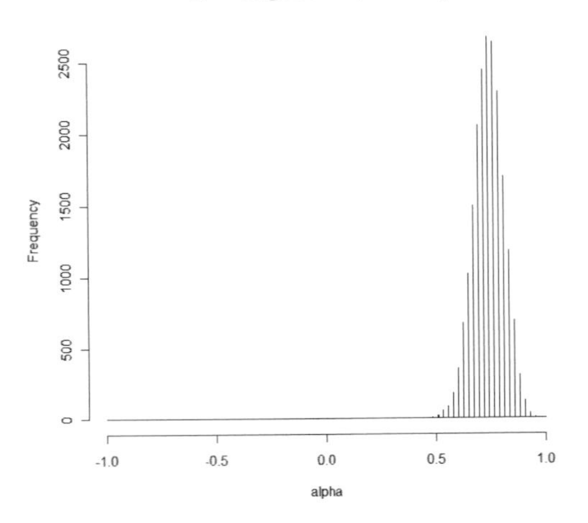

圖2　當M = 40時，表7資料經拔靴法抽樣後的分布情況。

彰化基督教醫院中醫部所提供的一組判定舌頭厚度的資料，資料如表8所示，我們可以轉換成Krippendorff's alpha使用的資料型態，此筆資料原始的M爲675，與s = 150差距非常大，很有可能在M中得到的不一致，就會超過150，造成不一致個數超過總數的奇異現象，進行模擬時同樣使用兩萬次的拔靴法進行模擬，此資料的alpha在使用interval的權重之下爲0.6966，但模擬出來的中位數爲-0.3651，alpha與中位數的差異非常大而且信賴區間並沒有包含住alpha值，完全是錯誤的結果，可由圖3中觀察到；

表8　彰基舌診資料

obs	A	B	C
1	0	10	0
2	0	0	10
3	9	1	0
4	1	8	1
5	0	0	10

obs	A	B	C
6	0	0	10
7	7	3	0
8	4	6	0
9	3	5	2
10	0	9	1
11	0	2	8
12	5	5	0
13	0	6	4
14	0	8	2
15	0	1	9

而我們嘗試調整成我們的方法後，中位數為0.6967接近alpha值，信賴區間也有包含alpha，為合理的結果，可見於圖4。由於計算量龐大，調整後的拔靴法只有作10000次，但已經可以看出結果比原作者的方法好。

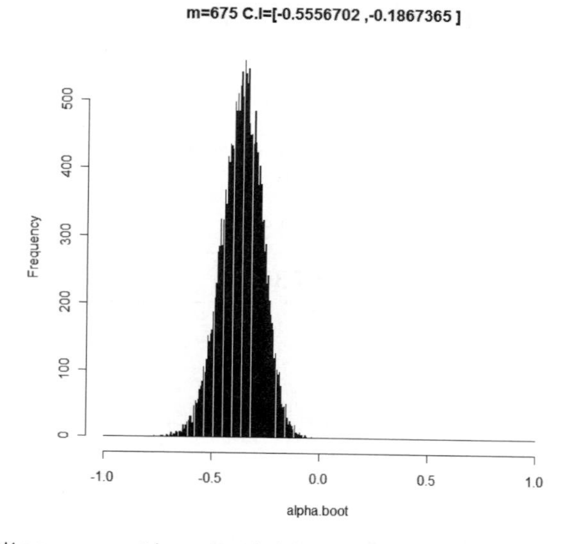

圖3 當M = 675時，表8資料經拔靴法抽樣後的分布情況。

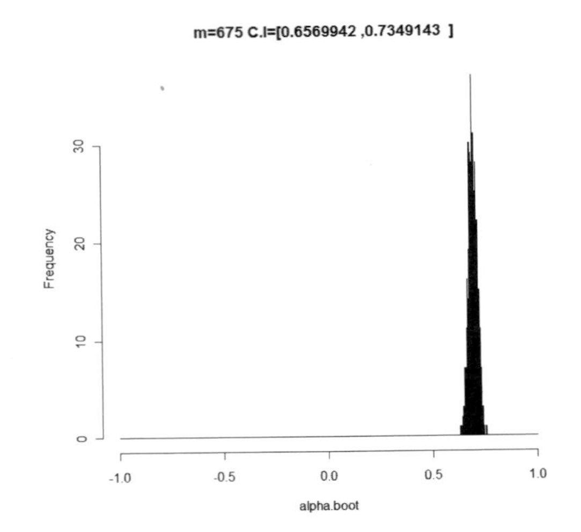

圖4　當M = 150時，表8資料經拔靴法抽樣後的分布情況。

使用以上方法，我們可以決定任意的M值來進行拔靴法，以下試比較M值在500、750、1000、2000時表現的情況。結果可發現雖然加大M值，但信賴區間寬度的改變並不大，因此以原公式的M值調整回樣本數即可。

表9　使用表8資料進行拔靴法，在不同M值下的信賴區間（C.I.）

M	low of C.I（下界）	high of C.I（上界）
500	0.6476	0.7417
750	0.6556	0.7343
1000	0.6615	0.7288
2000	0.6730	0.7191

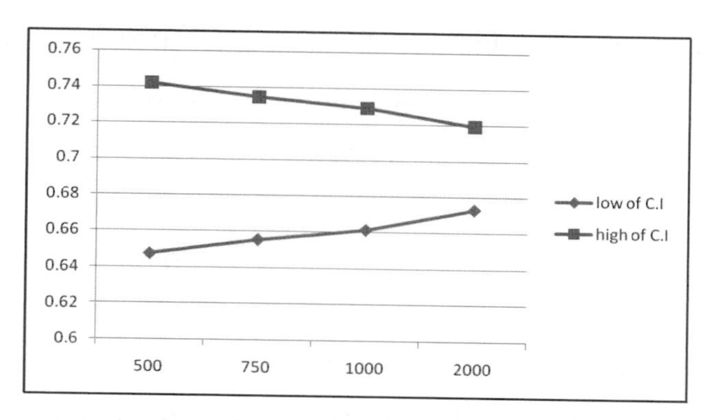

圖5　使用表8資料進行拔靴法，在不同M值下的信賴區間比較。

14.6.3.2 部分抽樣法中b的取值

在部分抽樣法中，b值決定了樣本大小，但我們是否需要取 $b=\frac{N}{2}$ ，也就是樣本極大化的情況，這樣做的效果是否比較好，同樣使用舌形的資料，共有15個病人，N = 15，b值可以取8到14之間，由於不希望單一樣本裡面的資料過少，因此不使用b取1到7之間的值。以下我們分別對各種b值進行模擬，比較它們之間的差異。

由表10中可以發現當b = 8時樣本數最大，但信賴區間的寬度也是最大的，相對於b = 14時，樣本數最小但信賴區間也最窄，因此我們必須在樣本數與區間寬度之間做取捨。相對於b = 8時每一筆樣本只有8個觀察值，無法表現出全部15個觀察值的特徵，b = 14時，一個樣本只少了一個觀察值，因此能表現出原始資料的特徵，因此信賴區間非常窄。所以，在取b值時應盡量取較大的b值能更接近原始樣本的表現。由圖表中可以發現在b = 12之後信賴區間縮小的情況已經比較不明顯了，而且b = 13時有105個樣本，而b = 12時有455個樣本，相對於b = 14時只有15個樣本來說，是我們可以接受的合理樣本數，因此我們認爲在此筆資料在部分抽樣時，b取12或13爲較好的取法。

表10 使用表8資料進行部分抽樣法，在不同b值下的信賴區間

b	low of C.I	median	high of C.I	number
8	0.4739	0.6843	0.8248	6435
9	0.5111	0.6861	0.8120	5005
10	0.5453	0.6885	0.8004	3003
11	0.5728	0.6913	0.7892	1365
12	0.5935	0.6932	0.7771	455
13	0.6174	0.6917	0.7620	105
14	0.6564	0.6976	0.7364	15

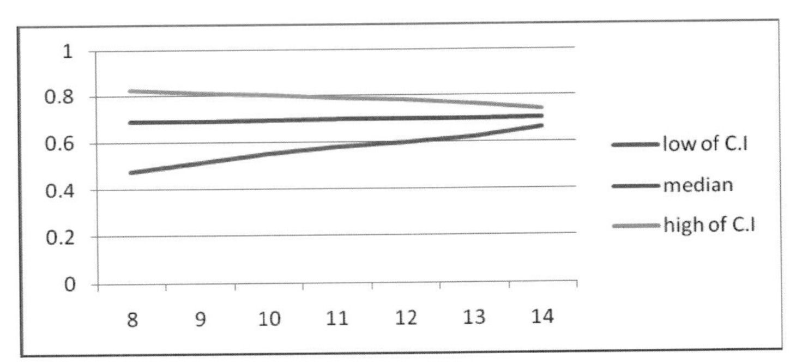

圖6 使用表8資料進行部分抽樣法，在不同b值下的信賴區間比較。

14.6.4 實例分析——彰基舌診資料

Fleiss’ kappa由於只能使用名義尺度的資料，因此Krippendorff’s alpha也同樣使用名義尺度的權重來進行比較，以下我們將會比較兩者計算得一致性程度是否接近或相同，以及kappa在近似常態法、拔靴法、部分抽樣法三種方法之下所得到的信賴區間與alpha在拔靴法、部分抽樣法之下的信賴區間作比較。

首先同樣來自彰化基督教醫院中醫部的舌診資料，我們轉換回適合

Fleiss' kappa的資料如表8，以及適合Krippendorff's alpha的資料如表11，分別計算兩者的一致性統計量。

表11　彰基舌診資料

unit	1	2	3	4	5	6	7	8	9	10	11	12	13	14	15
rater1	2	3	1	1	3	3	1	1	1	2	3	1	2	2	3
rater2	2	3	1	2	3	3	1	1	1	2	3	1	2	2	3
rater3	2	3	1	2	3	3	1	1	1	2	3	1	2	2	3
rater4	2	3	1	2	3	3	1	1	2	2	3	1	2	2	3
rater5	2	3	1	2	3	3	1	2	2	2	3	1	2	2	3
rater6	2	3	1	2	3	3	1	2	2	2	3	2	2	2	3
rater7	2	3	1	2	3	3	1	2	2	2	3	2	3	2	3
rater8	2	3	1	2	3	3	2	2	2	2	3	2	3	2	3
rater9	2	3	1	2	3	3	2	2	3	2	2	2	3	3	3
rater10	2	3	2	3	3	3	2	2	3	3	2	2	3	3	2

Fleiss' kappa的一致性統計量爲0.5319，而Krippendorff's alpha的一致性統計量爲0.5350，非常近似，接著比較信賴區間，近似常態法需要得到變異數：

$$\text{Var}(\kappa)=\frac{2}{Nn(n-1)}\times\frac{\sum_j p_j^2-(2n-3)(\sum_j p_j^2)^2+2(n-2)\sum_j p_j^3}{(1-\sum_j p_j^2)^2}$$

因此信賴區間爲：

$$[\kappa-Z_\alpha\sqrt{\text{var}(\kappa)},\ \kappa+Z_\alpha\sqrt{\text{var}(\kappa)}]$$

帶入Fleiss' kappa：[0.4617 ,0.6020]

在使用拔靴法計算Fleiss' kappa的信賴區間時，因無特殊的比例可供當作假設的分布，因此應該使用均勻分布，等機率的抽取被觀察者，來計算Fleiss' kappa，過程中分別抽取15、30、100、500個觀察值當成新樣本，並進行10000次的拔靴法，觀察單一樣本的抽取數目是否影響結果。結果如表12與圖7：

表12　彰基舌診資料對Fleiss' kappa使用拔靴法抽取次數

抽取個數	low of C.I	Median	up of C.I
15	0.320134	0.5151	0.684299
30	0.39128	0.5245	0.643878
100	0.461543	0.5294	0.594498
500	0.50119	0.5315	0.561024

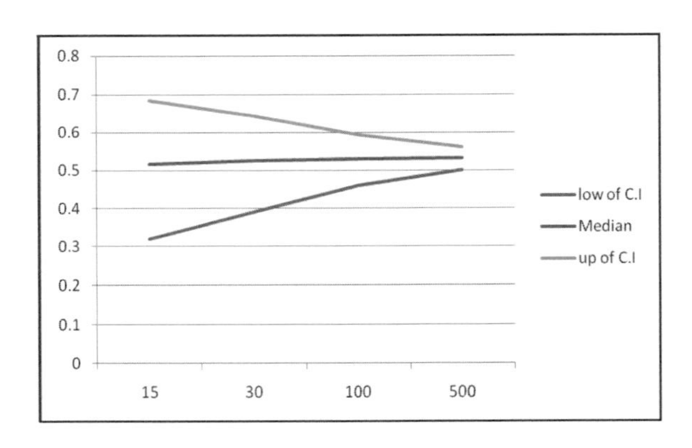

圖7　彰基舌診資料對Fleiss' kappa使用拔靴法抽取次數之比較。

由結果可見單一樣本下抽取的數量對於kappa的信賴區間的寬度有明顯的影響，而alpha的抽取數量由Krippendorff的公式決定，結果中位數爲0.5350，而信賴區間爲[0.4818, 0.5882]，與近似常態法的區間寬度近似而略窄一點，且在當kappa的抽取值不大時會較窄一點，其中近似常態法的計算最省時，而alpha本身計算就比較複雜，加上拔靴法的大量抽取造成需要較長的時間，但結果卻沒有超越其他兩種方法。

接著對kappa進行部分抽樣法的計算，此樣本共有15個被觀察者，部分抽樣的b值我們分別抽取14、13、12、11進行比較，而部分抽樣的樣本數分別為15、105、455、1365，而部分抽樣法下，當抽取個數越多與原始樣本的結構越接近，因此信賴區間也越窄，與拔靴法樣本數越多信賴區間越窄不同。

表13　彰基舌診資料對Fleiss' kappa進行部分抽樣法

抽取個數	low of C.I	Median	up of C.I
14	0.497886	0.5389	0.570029
13	0.458338	0.5286	0.594475
12	0.429971	0.5285	0.62898
11	0.409054	0.5252	0.635857

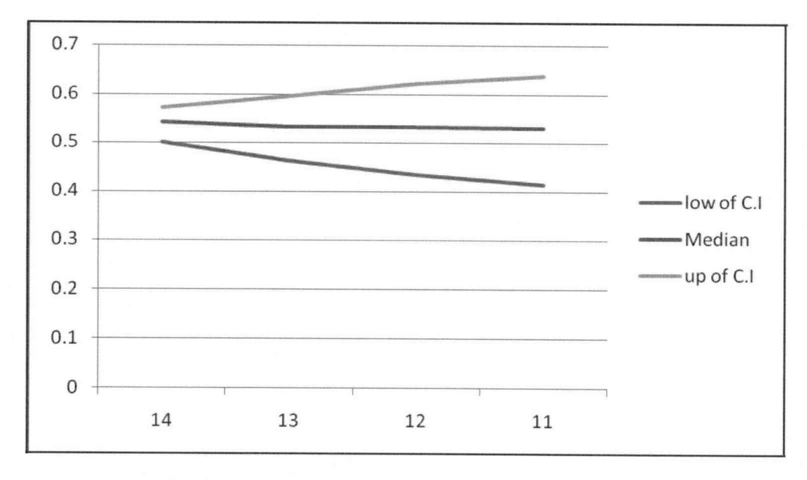

圖8　彰基舌診資料對Fleiss' kappa進行部分抽樣法之比較。

對kappa作部分抽樣法的結果如表13與圖8，而對alpha作部分抽樣法的結果如表14與圖9，結果是非常接近的。

以這筆資料所計算的信賴區間如表15，而由表中可以看出alpha在拔靴法中的信賴區間並不是非常好，我們可用其他更快速且效果更好的方法來計算信賴區間，也能達到期待的效果。

由表15可知，kappa與alpha在部分抽樣法之下的信賴區間都相似，由於皆為對部份樣本計算統計量，因此結果近似。而kappa與alpha在拔靴法之下的信賴區間雖然與部分抽樣法的差距不大，但都需要增加大量的計算時間，因此在較為複雜的樣本時，時間上的差距可能更為強烈。

表14　彰基舌診資料對Krippendorff's alpha進行部分抽樣法

抽取個數	low of C.I	Median	up of C.I
14	0.501472	0.5422	0.5731
13	0.462505	0.5322	0.597595
12	0.434721	0.5324	0.622155
11	0.414427	0.5295	0.639168

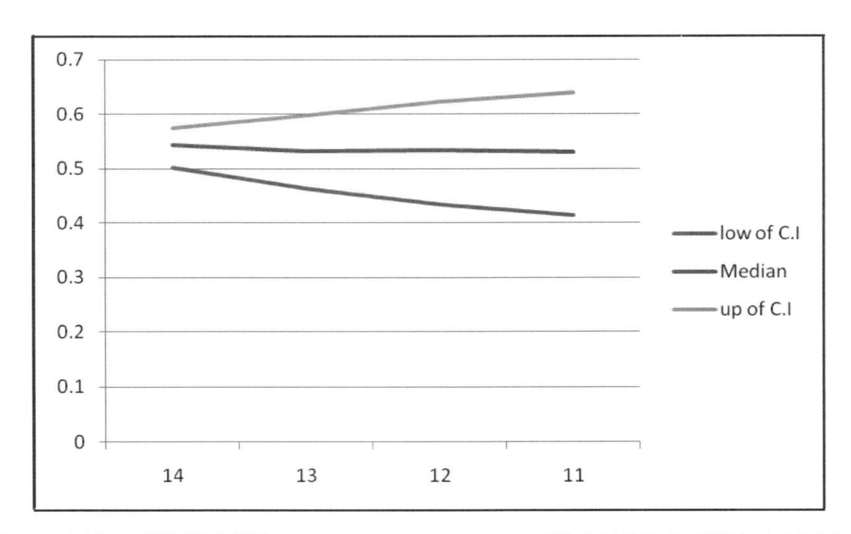

圖9　彰基舌診資料對Krippendorff's alpha進行部分抽樣法之比較。

表15　各種方法所得之信賴區間

	low of C.I	up of C.I
kappa近似常態法	0.46177	0.60207
kappa拔靴法 取樣100	0.46154	0.59449
alpha拔靴法	0.48184	0.58825
kappa部分抽樣法 取樣13	0.45833	0.59447
alpha部分抽樣法 取樣13	0.462505	0.597595

由於沒有適合的資料，因此使用Cohen（1968）文章當中的範例資料來進行Krippendorff's alpha與Cohen's kappa的比較，資料如表16：

表16　Cohen（1968）文章中的範例

		raterA 1	raterA 2	raterA 3
raterB	1	0.44	0.07	0.09
	2	0.05	0.2	0.05
	3	0.01	0.03	0.06

遷就於alpha的取權重的方式，kappa的權重也使用interval的權重，而非原文當中自由格式的權重，在這筆資料之下權重爲interval時，kappa值爲0.4545而alpha值爲0.4，有些許的差異，而kappa在近似常態法下的信賴區間爲[0.2407, 0.6683]，而拔靴法的信賴區間爲[0.2642, 0.6332]，非常接近近似常態法的結果。

而在alpha使用拔靴法的情況下的信賴區間爲[0.225, 0.560]，近似於kappa使用拔靴法的情形。在部分抽樣法中，由於假設樣本數爲100，因此部份樣本抽取99與98個觀察值，其中抽取99個觀察值時的信賴區間爲[0.3732, 0.4261]，抽取98個觀察值的信賴區間爲[0.3694, 0.4334]，信賴區間明顯窄了許多。

14.7結論

本章探討一致性統計量，面對各種資料型態，可以使用不同的方法來估計一致性的程度。當有兩個判讀者時，可使用Cohen’s kappa，資料使用列聯表簡單易懂的呈現且計算kappa時有容易與快速等優點。當有多位判讀者且資料為名義尺度時，可以使用Fleiss’ kappa，而在多個判讀者且有不同權重需要考慮時，就可以使用Krippendorff’s alpha，而Krippendorff’s alpha可以解決Cohen’s kappa與Fleiss’ kappa的缺點，包含適用的資料型態不夠廣泛及不能有遺失資料等問題，當然缺點就是計算略為複雜，但依靠統計軟體的幫助，計算量可交給電腦便解決了這個問題，但如果資料型態適合用kappa來計算的話，還是建議使用kappa來估計一致性統計量，會比較適當。

在我們得到一致性統計量的估計值時，也對一致性統計量的區間估計，也就是信賴區間有興趣，透過區間估計，可以得知一致性統計量的一致性程度是否有顯著的意義，而kappa的原始作者使用中央極限值定理，使一致性統計量近似於常態分配，而由常態分配來計算信賴區間，雖然在本文中可以看到這種方法的結果並不差且簡單判別，與其他方法計算的範圍也接近，但常態近似的過程中需要大樣本，對於判讀一致性這樣的醫學研究而言，不容易取到大樣本，此信賴區間的正確性便有很大的疑慮。因此，alpha考慮使用拔靴法來估計信賴區間，而我們考慮使用部分抽樣法來獲取信賴區間與近似常態法進行比較，由於部分抽樣法是使用原始樣本的部分樣本來抽樣，因此抽取出來的新樣本與原始樣本的結構非常類似，因此新樣本的數量不需要太多情況下的信賴區間就可以很窄，而拔靴法使用樣本的分布比例來抽樣，因此在抽取數量不多時，容易抽到極端樣本造成信賴區間的擴大，因此需要大量的抽取樣本，才可以提高拔靴法的效率。

現行醫學與社會科學對於一致性的研究通常使用kappa來計算一致性的

程度，但礙於kappa對於資料形態的限制，因此可能對於研究有所阻礙。而中醫的診斷依賴醫師本身的專業判斷，因此無法取得大量的資料，因此建議在kappa遇到無法適用的資料時，可以嘗試使用alpha來解決問題，用來研究更多種類的領域與問題，探討原本kappa無法探討的資料。

第十五章 廣義線性模型（Generalized Linear Model）

15.0前言

在中醫的研究中，我們會遇到許多的類別變數；例如，舌形可以分成胖、中、瘦，脈位可分爲浮、沉，八綱可分陰、陽、寒、熱、表、裡、虛、實等。如何明白這些類別變數之間的關係，以及有沒有辦法透過其中幾個類別的變化來預測疾病的有無，都是很重要的問題。類別變數關聯性的分析，在無母數分析的那一章，我們介紹過一些常用的方法；然而，如何利用這些類別變數的變化來預測疾病的有無，卻仍需仰賴類似於「迴歸」的方法。本章的目的即是在提供一些常用的，關於類別變數的迴歸方法，由於類別變數不像數值變數一般，可以先畫出散布圖，然後再猜出變數之間的關係；它也無法直接使用線性迴歸的最小平方法等常用的估計方法，它可能必須透過一些可行的模型，然後用最大概似法來求出迴歸模型中的參數。

假設我們丟一個銅板或一個骰子很多次，我們記錄並分析丟擲後的結果。就說丟銅板吧，假如我們丟了一百次，出現了35次正面，我們一般人會猜測：每丟一次銅板，出現正面的機率「約」爲0.35。這裡使用「約」，是因爲如果你再丟一百次的話，不一定會再出現35次正面。請注意，爲什麼我們剛剛丟銅板的事件中，我們會得到出現正面的機率是0.35呢？因爲我們使用了下面這個比例式：

$$出現正面的機率 \approx \frac{出現正面的次數}{丟擲銅板的總次數}$$

然而，爲什麼這樣計算是合理的呢？你會回答說：「根據大數法則啊！」這樣回答好像沒錯，但是如果我們沒有「大數」呢？丟銅板很簡單，但是如果我們考慮的是的到罕見癌症的比例呢？（例如神經母細胞瘤）。病例很少的情況下，是不是丟銅板或投票表決之類的方法還合理呢？假設我只丟銅板10次，只出現4次正面，那我得到的出現正面的機率爲0.4是否還有意義呢？

15.1最大概似法（maximum likelihood estimation）

假設彰化基督教醫院中醫部每日的看診人數約爲900人，以下是某位護理師在18天的看診紀錄中，觀察看診的病患中接受針灸治療的人數：

52 49 38 50 60 52 54 32 44 46 48 49 45 50 59 62 66 67

根據這筆資料，我們很輕易可以用R算出平均接受針灸的人數約爲 51.3人／日，變異數爲83.3。

```
> x=scan('G:/patients.txt')
Read 18 items
> mean(x)
[1] 51.27778
> var(x)
[1] 83.27124
```

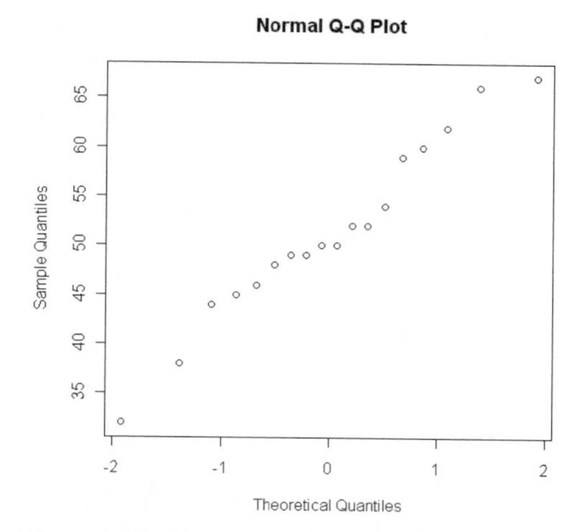

圖1　每日針灸人次與常態分布的qq圖。

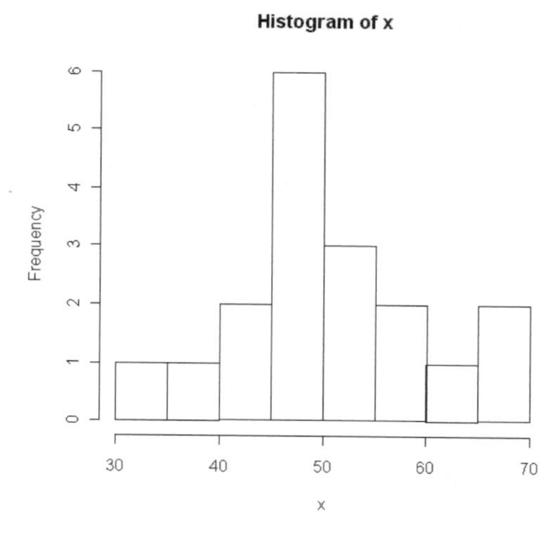

圖2　每日針灸人次直方圖。

假設每日針灸人次爲常態分布，這裡只有18個觀察值，我們直接算出平均數51.3是否具有代表性呢？

首先，這18個觀察值只是資料的一小部分，然而，對於常態分布的母體而言，它們所代表的是18個獨立常態分布的觀察值，請注意，當我們寫下這18個隨機變數的聯合機率密度函數時，它的樣貌如下所示：

$$f(x_1, x_2, \cdots, x_8 \mid \mu, \sigma^2) = \prod_{i=1}^{18} \frac{1}{\sqrt{2\pi\sigma^2}} e^{-\frac{(x_i-\mu)^3}{2\sigma^2}} \quad , x_i \in \mathbb{R} \text{（實數集）} \qquad \textbf{(15.1)}$$

（15.1）式有兩種看法：首先，它可視爲$(x_1, \cdots\cdots, x_{18})$的函數；其次，它也可以視爲參數$\mu, \sigma^2$的函數。前者稱爲聯合機率密度函數（joint probability density function），後者則稱爲概似函數（likelihood function）。如果考慮後者的話，我們可以問一個問題，對於眞實的μ, σ^2而言，甚麼樣的（$x_1, \cdots\cdots, x_{18}$）會使概似函數有最大值？也就是說，合理的來說，你所看到的觀察值是在假設參數μ, σ^2是眞的情況下最可能出現的值，它的密度應該最高。如果我們想要直接求（15.1）式的最大值，幾乎是不可能的事，除非我們將它做一個單調（monotone）的轉換。這個單調的轉換一方面必須保持產生最大值的位置，另一方面則需考慮計算的便利性，所以，取自然對數函數$ln(x)$（natural logarithm）是一個理想的方式。請注意x的值越大，$ln(x)$的值也越大；反之亦然。

我們可以將（15.1）式寫成概似函數的形態：

$$L(\mu, \sigma^2 | x_1, x_2, \cdots, x_{18}) = \prod_{i=1}^{18} \frac{1}{\sqrt{2\pi\sigma^2}} e^{-\frac{(x_i-\mu)^3}{2\sigma^2}} \quad , x_i \in \mathbb{R} \text{（實數集）} \qquad \textbf{(15.2)}$$

經過$ln(x)$轉換後的概似函數則爲：

$$l(\mu, \sigma^2 | x_1, x_2, \cdots, x_{18}) = n \log \left(\frac{1}{\sqrt{2\pi\sigma^2}}\right) - \sum_{i=1}^{18} \frac{(x_i-\mu)^2}{2\sigma^2} \quad , x_i \in \mathbb{R} \text{（實數集）}$$

$$\textbf{(15.3)}$$

要找出（15.3）的最大值，只要對μ微分然後令導數爲0即可。

亦即令$\frac{\partial l(\mu, \sigma^2 \mid x_1, x_2, \cdots\cdots, x_{18})}{\partial \mu} = \sum_{i=1}^{18} \frac{2(x_i-\mu)}{2\sigma^2} = 0$，得$l(\mu, \sigma^2 | x_1, x_2, \cdots\cdots, x_{18})$

在$\hat{\mu} = \frac{1}{18} \sum_{i=1}^{18} x_i = \bar{x}$處會有最大值。

因此，使用是μ的一個合理猜測。這個方法最初由R.A.Fisher（1922）所提出（參考Aldrich, John(1997). "R.A.Fisher and the making of maximum likelihood 1912-1922". *Statistical Science* 12 (3): 162-176.doi: 10.1214/ss/1030037906），它所得到的估計量在一般情況下擁有最小的標準誤差。事實上，直到1922年爲止，Fisher尚未完成全部的工作，而隨著Cramer與Wald的方法以及無數個應用方式，這個方法廣受重視。我們稱這個方法爲最大概似估計法（maximum likelihood estimation），簡稱爲MLE。這個方法是否只能用在連續的數值資料上？答案是：只要我們可以將概似函數寫下來，就可以使用MLE。我們回到丟銅板的例子，之後也將討論Poisson分布的資料。

例1　（二項分布資料）假設$x_1, x_2, \cdots, x_{100}$爲丟擲銅板100次後出現的結果：正面和反面。我們令1代表正面，0代表反面，p代表每次出現正面的機率。則$x_1, x_2, \cdots, x_{100}$的概似函數爲

$$L(p|x_1, \cdots, x_{100}) = \prod_{i=1}^{100} p^{x_i}(1-p)^{1-x_i}, x_i \in \{0, 1\}\ .$$

取對數之後的概似函數爲：

$$\begin{aligned} l(p|x_1, \cdots, x_{100}) &= \prod_{i=1}^{100} \ln\left(p^{x_i}(1-p)^{1-x_i}\right) \\ &= \sum_{i=1}^{100} x_i \ln(p) + \sum_{i=1}^{100}(1-x_i)\ln(1-p) \end{aligned}$$

對p微分後令導數爲0，得：

$\dfrac{1}{p}\sum_{i=1}^{100}\ln x_i = \dfrac{1}{(1-p)}(100 - \sum_{i=1}^{100}\ln x_i)$，設$k = \sum_{i=1}^{100} x_i$，$n = 100$，則$l$在$\hat{p} = \dfrac{k}{n}$時有最大值。

k代表出現正面的次數。

因此，無論樣本大小，就MLE的角度來看，取$\hat{p} = \dfrac{k}{n} = \dfrac{1}{n}\sum_{i=1}^{n} x_i$都是有意義的，因此也是合理的。

例2 Poisson模型

假設我們想要知道凌晨3點到5點之間平均有多少個急診病患，我們可以假設觀察的n天之中，每天在這個時間掛急診的病患爲$X_1, X_2, \cdots\cdots, X_n$，而且它們的分布爲Poisson($\lambda$)。所以，我們可以寫出概似函數爲：

$L(\lambda|x_1,\cdots,x_n)=\prod_{i=1}^{n}\lambda^{x_i}e^{-\lambda}/x_i!$ ，取對數之後爲：

$$l(\lambda|x_1,\cdots,x_n)=-n\lambda+\sum_{i=1}^{n}x_i\ln(\lambda)-\sum_{i=1}^{n}\ln(x_i!) \ .$$

當我們對λ微分，令其導數爲0，則我們可以得到：

$\frac{\partial l}{\partial\lambda}=-n+\frac{1}{\lambda}\sum_{i=1}^{n}x_i=0$ ，因此λ的MLE估計爲：

$\hat{\lambda}=\frac{1}{n}\sum_{i=1}^{n}x_i$ ，此與$E(X_1)=\lambda$的事實吻合。

15.2邏輯迴歸（logistic regression）

15.2.1 二元常態概率模型（probit model）

前兩章討論了簡單迴歸與多元迴歸的基本概念與實際作法，無論是反應變數或解釋變數，我們都假設爲數值資料。有沒有可能解釋變數是連續型的數值資料，反應變數卻是類別資料呢？反過來，有沒有可能反應變數是連續型的數值資料，解釋變數卻是類別資料呢？我們在本章的討論中，將首先解決第一個問題，而最簡單的模型之一就是預期反應變數爲常態機率的**二元常態概率模型**（probit model）。這個模型考慮0-1的二元反應變數Y以及連續型的反應變數X：在已知X的情況下，$Y=1$或0的機率可表示爲：

$$\mathbf{P(Y=1|X)=\Phi(X\beta)}, \qquad (15.4)$$

其中，$\Phi(x)=\int_{-\infty}^{x}\frac{1}{\sqrt{2\pi}}e^{-\frac{t^2}{2}}dt$ 代表標準常態分布的機率分布函數，β爲未知參數。

假設我們觀察到反應變數$Y_1, \cdots\cdots, Y_n$以及解釋變數$X_{i,1}, X_{i,2}, \cdots\cdots, X_{i,n}$, $i = 1, 2, \cdots\cdots, k$，且這些資料滿足方程式（15.4）。這表示我們可以將概似函數寫成

$$\prod_{i=1}^{n} P(Y_i = 1|\beta_1 X_{1,i} + \cdots\cdots + \beta_k X_{k,i})^{Y_i}[1 - P(Y_i = 1|\beta_1 X_{1,i} + \cdots\cdots + \beta_k X_{k,i})]^{1-Y_i}$$

取對數後，得到其對數概似函數爲：

$$\begin{aligned}&\sum_{i=1}^{n} Y_i \log P(Y_i = 1|\beta_1 X_{1,i} + \cdots + \beta_k X_{k,i}) + \\&(1 - Y_i)\log[1 - P(Y_i = 1|\beta_1 X_{1,i} + \cdots + \beta_k X_{k,i})]\\&= \sum_{i=1}^{n} Y_i \log[\Phi(\beta_1 X_{1,i} + \cdots + \beta_k X_{k,i})] + \\&(1 - Y_i)\log[1 - \Phi(\beta_1 X_{1,i} + \cdots + \beta_k X_{k,i})]\end{aligned} \tag{15.5}$$

我們可以仿照前一節的做法，將（15.5）分別對$\beta_1, \cdots\cdots, \beta_k$取偏導數，我們可得到k個方程式，然後求出$\beta_1, \cdots, \beta_k$。

求出$\beta_1, \cdots\cdots, \beta_k$之後我們可以做什麼事呢？我們可以仿照下一小節的作法。

15.2.2 邏輯迴歸

一般而言，大部分的研究都會使用限制比較少的邏輯迴歸，來取代二元常態概率模型。假如X代表舌診判讀資料，G代表乳癌發生的部位（「1」＝右邊、「0」＝左邊），我們想要了解舌診資料能否預測乳癌發生的部位是在左側或在右側。如果我們直接將乳癌發生於右側（$G = 1$），看成舌診判讀資料X的函數的話，可能會造成一些困難。首先，因爲我們想要作預測，而迴歸模型是做預測常用的統計方法，然而G的值只有$\{0, 1\}$兩種可能，屬於離散型資料，而X可能爲連續型資料（例如舌苔面積的百分比），所以我們就需要一些比較廣義的迴歸模型；其次，既然是做統計上

的預測，就表示不會百分百正確。我們前面講到簡單的線性模型，例如：

$$Y = \alpha + \beta_1 X_1 + \cdots\cdots + \beta_k X_k + \varepsilon,$$

從預測的觀點來看，使用$X = (X_1, \cdots, X_k)$來預測Y的結果，可用下列條件期望值來表示：

$$E(Y|X) = \alpha + \beta_1 X_1 + \cdots + \beta_k X_k, \qquad (15.6)$$

所以一般而言，我們可以將E(Y|X)視爲X的函數，寫爲：

$$\mathbf{E(Y|X) = H(X),}$$

所以，假如我們考慮$Y = G$，則我們等於是在預測：

$$E(G|X) = P(G = 1|X) \qquad (15.7)$$

我們討論過使用線性迴歸的好處，但也談論過它的限制。當我們想要使用線性迴歸的方式來考慮（15.7），受限於$0 \le P(G = 1|X) \le 1$，我們考慮以下的邏輯迴歸模型（logistic regression model）。

$$P\,(G=1|X=x) = \frac{\exp(\beta_0 + \beta^T x)}{1 + \exp(\beta_0 + \beta^T x)} \qquad (15.8)$$

則此時，

$$P\,(G=0|X=x) = \frac{1}{1 + \exp(\beta_0 + \beta^T x)} \qquad (15.9)$$

考慮以下的邏輯變換（logit transformation）：

$$\text{logit}\,(p) = \log\,[\frac{p}{(1-p)}] \qquad (15.10)$$

如果我們將（15.10）中的p換成P(G = 1|X = x)，則：

$$\log\frac{P(G=1\,|\,X=x)}{P(G=0\,|\,X=x)} = \beta_0 + \beta^T x \qquad (15.11)$$

它其實就是：

$$\text{logit}(p) = \beta_0 + \beta^T \text{x}。 \tag{15.12}$$

我們如何詮釋β呢？首先，它的值爲正或爲負決定了p的值是遞增還是遞減；如果β是正的話，則條件機率p爲遞增，反之則爲遞減。當$\beta \to 0$，則p的曲線漸趨水平；當$\beta = 0$，則G表示與X獨立，因爲此時的logit(p)爲常數，所以p爲常數，所以我們無法由X來預測$G = 1$的機率，當然也就無法由X得知G的勝值（odds）。

我們如何根據資料來建立並配適邏輯迴歸模型呢？基本上，我們無法使用最小平方法，因爲反應變數是取值爲$\{0,1\}$的二元變數，而解釋變數X不論是連續型或離散型，都無法像我們在線性迴歸模型中使用最小平方法；基本上，我們無法寫出那些誤差平方和（sum of square errors）。假設模型中的參數爲θ，解釋變數爲X，反應變數爲G，則概似函數爲：

$$L(\theta; x_1, \cdots, x_n) = \prod_{i=1}^{n} p_{G1}^{G_i} p_{G0}^{1-G_i} \tag{15.13}$$

其中$p_{Gk} = P(G = k | X = (x_1, \cdots, x_n)), k = 0, 1.$

最大概似法就是找出使（15.13）有最大值的θ。但是我們常常無法直接對（15.13）式微分，此時可以寫出它的對數概似函數（log-likelihood），也就是將概似函數取對數（logarithm）。由於對數變換保持了原函數遞增的性質，原來比較大的值，取了對數後也變得比較大，所以原函數取對數之後找出的最大值與原函數的最大值發生在同一個地方。另外，對數將原來連續相乘的結果變成了連續相加（也就是$\log a_1, a_2 \cdots a_n = \sum_{i=1}^{n} \log(a_i)$），所以，我們可以將（15.13）式取對數後，得到

$$\begin{aligned} \ell(\theta) &= \log(L(\theta; x_1, \cdots, x_n)) \\ &= \sum_{j=1}^{n} [G_j \log(p_{G_1}) + (1 - G_j)\log(p_{G_0})] \end{aligned} \tag{15.14}$$

因此，由模型（15.12），考慮單變數x，我們可將（15.14）寫爲：

$$\ell(\beta_0,\beta)=\sum_{i=1}^{n}\{G_i\log p\,(x_i;\beta_0,\beta)+(1-G_i)\log(1-p\,(x_i;\beta_0,\beta))\}$$
$$=\sum_{i=1}^{n}\{G_i\,(\beta_0+\beta x_i)-\log(1+e^{\beta_0+\beta x_i})\}$$

我們先將$\ell(\beta)$對β微分，然後令它為0，得到：

$$\frac{\partial\ell(\beta)}{\partial\beta}=\sum_{i=1}^{n}x_i\,(G_i-p\,(x_i;\beta_0,\beta))=0 \qquad (\textbf{15.15})$$

再對β_0微分，得到：

$$\sum_{i=1}^{n}x_i\,(G_i-p\,(x_i;\beta_0,\beta))=0 \qquad (\textbf{15.16})$$

然而，（15.15）及（15.16）無法使我們直接求出β, β_0的估計量，所以需要藉助牛頓法（Newton-Raphson algorithm）：

1. 首先求出二次導數，並令它為0。

$$\frac{\partial^2\ell(\beta)}{\partial\beta^2}=\sum_{i=1}^{n}x_i^2\,p\,(x_i;\beta_0,\beta)(1-p\,(x_i;\beta_0,\beta))=0 \qquad (\textbf{15.17})$$

2. 以猜測的β^{old}帶入下式，得出一個新的估計量β^{new}。

$$\beta^{new}=\beta^{old}-\left(\frac{\partial^2\ell(\beta)}{\partial\beta^2}\right)^{-1}\frac{\partial\ell(\beta)}{\partial\beta}\bigg|_{\beta=\beta^{old}} \qquad (\textbf{15.18})$$

3. 令步驟2中的$\beta^{old}=\beta^{new}$，一直疊代下去，直到β收斂為止，則收斂值即為v的估計值。

15.2.3 交叉設計（crossover design）

在臨床試驗中，我們最熟悉的方法之一就是交叉設計，特別是兩階段的交叉設計（two-period crossover design）。這種設計的主要目的是要消除病人的個人因素帶來的效應。例如，我們有A、B兩種治療方法，我們將病人隨機分成兩組：(AB)組及(BA)組、(AB)組有n_1個病人、(BA)組有n_2

個病人，總病人數爲$N = n_1 + n_2$。(AB)組的病人先使用A治療法，在**沖洗期**（washout period，代表消除前一次記憶）後，再使用B治療法；(BA)組的病人則恰好相反，先使用B治療，於沖洗期後再使用A治療。假設我們以反應變數$Y = 1, 0$（$Y' = 1, 0$）分別代表AB組（BA組）「正面」與「負面」的反應，Gart（1969）提出以下稱爲邏輯反應機率的方法：

1. 對於(AB)組

(1)治療A：

$$P(Y=1)=\frac{\exp(\beta_i+\lambda+\tau)}{1+\exp(\beta_i+\lambda+\tau)},\ i=1, 2, \cdots\cdots, n_1 \qquad (\mathbf{15.19})$$

(2)治療B：

$$P(Y=1)=\frac{\exp(\beta_i-\lambda-\tau)}{1+\exp(\beta_i-\lambda-\tau)},\ i=1, 2, \cdots\cdots, n_1 \qquad (\mathbf{15.20})$$

2. 對於(BA)組

(i)治療A：

$$P(Y'=1)=\frac{\exp(\beta_i-\lambda+\tau)}{1+\exp(\beta_i-\lambda+\tau)},\ i=1, 2, \cdots\cdots, n_2 \qquad (\mathbf{15.21})$$

(ii)治療B：

$$P(Y'=1)=\frac{\exp(\beta_i+\lambda-\tau)}{1+\exp(\beta_i+\lambda-\tau)},\ i=1, 2, \cdots\cdots, n_2 \qquad (\mathbf{15.22})$$

在表示式中的β_i代表病人個別效應，λ, τ爲順序與治療效應。

Gart證明了順序與治療效應的最佳推論產生在相連兩階段的治療效果不一樣的情況下。在這些連續兩階段的治療效果有差異的病人中，我們假設：

對於(AB)組

y_A = 反應爲(1, 0)的病人數

y_B = 反應爲(0, 1)的病人數

$n = y_A + y_B$.

對於(BA)組

$\tilde{y}_A$ = 反應爲(0, 1)的病人數

$\tilde{y}_B$ = 反應爲(1, 0)的病人數

$\tilde{n} = \tilde{y}_A + \tilde{y}_B$.

我們可以證明，假如固定n與$\tilde{n}$的話，y_A與$\tilde{y}_A$的分布分別爲$Bin(n, \pi)$及Bin$(\tilde{n}, \tilde{\pi})$。這裡的π與$\tilde{\pi}$分別爲

$$\pi = \frac{1}{1+\exp(-2(\lambda+\tau))}, \quad \tilde{\pi} = \frac{1}{1+\exp(2(\lambda-\tau))} \tag{15.23}$$

我們可以來檢定治療效果及治療順序效果的差異：

1. 檢定治療效果的虛無假設

H_0：$\tau = 0$

其列聯表如下所示：

表1　治療效果有無之檢定列聯表

正面反應來自於	治療順序		總數
	(AB)	(BA)	
第一階段	y_A	$\tilde{y}_B$	$y_A + \tilde{y}_B$
第二階段	y_B	$\tilde{y}_A$	$y_B + \tilde{y}_A$
總數	$n = y_A + y_B$	$\tilde{n} = \tilde{y}_B + \tilde{y}_A$	$n + \tilde{n}$

在H_0的假設下，y_A爲超幾何分布$H(y_A, y_A + \tilde{y}_B, n, \tilde{n})$。我們可以在每個細格的預期個數大於5的時候，使用卡方檢定，或者在小樣本的時候，使用Fisher精確檢定。

2. 檢定順序效果的虛無假設

H_0：$\lambda = 0$

其列聯表如下所示：

表2　順序效果檢定之列聯表

正面反應來自於	治療順序		總數
	(AB)	(BA)	
第一階段	y_A	$\tilde{y}_A$	$y_A + \tilde{y}_A$
第二階段	y_B	$\tilde{y}_B$	$y_B + \tilde{y}_B$
總數	$n = y_A + y_B$	$\tilde{n} = \tilde{y}_A + \tilde{y}_B$	$n + \tilde{n}$

在H_0的假設下，y_A爲超幾何分布$H(y_A, y_A + \tilde{y}_A, n, \tilde{n})$ 。我們可以在每個細格的預期個數大於5的時候，使用卡方檢定，或者在小樣本的時候，使用Fisher精確檢定。

15.2.4 邏輯迴歸在舌診資料上的應用

在第五章，我們介紹過舌診的現代化儀器——舌診儀。新一代的舌診儀在蔣依吾教授研究團隊的發展下，拓展了許多影像處理功能，它可以偵測到舌面上包括五個臟腑（腎區、胃區、肝膽左區、肝膽右區、心肺區）的「舌苔面積比例」、「舌苔厚薄」、「朱點數量」、「裂紋數量」，……等，一些重要的舌診相關指標。這些指標所得到的資訊遠比傳統考慮「舌形」、「舌色」、「瘀點」……等，具有更多待開發的中醫診斷訊息。

例2　我們嘗試根據舌診儀所偵測出來的這些指標，來判斷一個人得到某一種疾病的機率。這個過程中，我們需要適當的將z-檢定、邏輯迴歸、變異數分析等統計分析方法應用在這些舌診資料上。事實上，針對手邊的一些彰化基督教醫院中醫部乳癌患者的舌診資料，我們已經找出了幾個重要的指標，並且利用邏輯迴歸得到了一些相當令人振奮的結果。實驗組（乳癌病患）以及對照組（正常人）的樣本大小分別爲60與70，雖然這樣的樣本大小可以讓我們使用近似常態的t-檢定，然而，我們先對舌診儀所判讀出來的所有舌診變量使用Mann-Whitney檢定，然後篩選出七個有顯著差異（$\alpha = 0.05$）的變項：舌苔整體（X1）、舌苔脾胃區（X2）、舌苔最大面積（X3）、舌苔厚薄之薄苔（X4）、朱點個數（X5）、朱點脾胃區（X6）、朱點心肺區（X7）。

事實上，原來顯著的變項共有10個，當我們初次執行邏輯迴歸的時候，我們將這10個變項全部考慮進來；執行迴歸的初步結果發現，其中有3個變項是不顯著的。我們留下55個實驗組的資料及60個對照組的資料當作配適模型的訓練資料（training data），並利用配適模型來預測原來保留的15個病人資料，假如我們將預測機率大於0.5的病人假設爲罹癌病人，而預測機率小於0.5的病人假設爲健康病人，則當中約有12/15 = 80%是預測正確的。

事實上，我們使用10個變項稍嫌過多；我們就採取以下策略來刪減變項。對原來的模型使用倒退選取（backward selection）：

步驟1.先移走朱點肝膽左區。發現朱點脾胃變顯著了。

步驟2.再移走朱點肝膽右區，除了齒痕數量外，其他都顯著了。

步驟3.齒痕數量也移走，其他都變顯著了（包含常數項）。

正確率仍舊是原來的12/15 = 0.8。然而，當我們再移走舌苔厚薄之薄苔這個變項之後，模型的常數項變成不顯著，預測的正確率也降爲10/15 = 67%。因此，我們保留了舌苔厚薄之薄苔這個變項。以下是我們執行邏輯迴歸的結果：

```
> setwd("F:/")
> brcancer=read.table('brcancer.txt',head=T)
> brcancer
```

```
   index X1 X2  X3   X4 X5  X6 X7
1      1 59 64 30.79 148 78  69 52
2      1 55 67 30.05 105  0 100 35
3      1 39 41  5.18  89  0  22 24
4      1 72 83 33.69   3  0   3 35
5      1 40 42 27.70  66 20  46 12
6      1 53 58 18.20  47  0  11 88
7      1 29 30  4.44 201 71  45 19
...
>cancer=glm(index~X1+X2+X3+X4+X5+X6+X7,data=brcancer,family=binomial('logit'))
警告訊息：
glm.fit: fitted probabilities numerically 0 or 1 occurred
> cancer

Call:  glm(formula=index ~ X1+X2+X3+X4+X5+X6+X7, family=binomial("logit"),
   data=brcancer)

Coefficients:
(Intercept)         X1          X2          X3          X4
   5.92145     0.40486    -0.47020     0.29514     0.08255
        X5          X6          X7
  -0.19592    -0.09414    -0.08049

Degrees of Freedom: 114 Total (i.e. Null);  107 Residual
Null Deviance:      159.2
Residual Deviance: 33.5       AIC: 49.5
> summary(cancer)
```

```
Call:
glm(formula=index ~ X1+X2+X3+X4+X5+X6+X7, family=binomial("logit"),
   data=brcancer)

Deviance Residuals:
      Min         1Q    Median        3Q       Max
-1.76598  -0.02254   0.00000   0.10743   3.14636

Coefficients:
            Estimate   Std. Error  z value  Pr(>|z|)
(Intercept)  5.92145   3.02698   1.956    0.05044 .

X1           0.40486   0.15992   2.532    0.01136 *
X2          -0.47020   0.16957  -2.773    0.00556 **
X3           0.29514   0.09826   3.004    0.00267 **
X4           0.08255   0.03457   2.388    0.01695 *
X5          -0.19592   0.06242  -3.139    0.00170 **
X6          -0.09414   0.03919  -2.402    0.01630 *
X7          -0.08049   0.03438  -2.341    0.01921 *
---
Signif. codes:  0 '***' 0.001 '**' 0.01 '*' 0.05 '.' 0.1 ' ' 1

(Dispersion parameter for binomial family taken to be 1)

   Null deviance: 159.206  on 114  degrees of freedom
Residual deviance:  33.503  on 107  degrees of freedom
AIC: 49.503

Number of Fisher Scoring iterations: 9
```

由我們配適的結果，可以得到此邏輯迴歸模型，如下所示：

$$logit(Y_1 = 1|X) = \alpha + X\beta,$$

其中$Y_1 = 1$代表罹癌，$\widehat{\alpha} = 5.921$, $X = (X_1, \cdots, X_7)$，$\widehat{\beta} = (0.4049, -0.4702, 0.2951, 0.0805, 0.0826, -0.1959, -0.0941)'$。

假設$x = (55, 60, 25.36, 57, 86, 0, 16)$則$x\widehat{\beta} = 8.46838$，所以$\widehat{P}(Y_1 = 1|X=x) = \frac{e^{x\widehat{\beta}}}{1+e^{x\widehat{\beta}}} = 0.9979$。而實際上，這是測試組中乳癌病人的資料，預測的機率與事實吻合。

15.3對數線性模式（Loglinear Model）

15.3.1 Mantel-Haenszel法

例3　Blot等人（1978）使用對照研究法（case-control study）來找出喬治亞海灣男性居民肺癌高罹患率的原因。病例組（case）的來源如下(i)1970年在Brunswick的一個大醫院診斷病例(ii)在1975到1976年在Savannah的三個主要醫院的診斷病例(iii)1970-1974在這些區域肺癌的死亡確例。控制組（control）選擇曾在這4個醫院中看診，或者非由肺癌、膀胱癌或慢性肺癌死亡的病例。這些病人人數記錄於下表

表3　肺癌資料列聯表

抽菸	造船	病例組	控制組
否	是	11	35
	否	50	203
中度	是	70	42
	否	217	220
嚴重	是	84	45
	否	313	270

在這裡，他們研究了混同因子（confounder）「抽菸」與肺癌及造船工之間的關係。抽菸之所以為混同因子，是因為它是造成肺癌的主要成因之一，而造船工人抽菸的比例也相當高。所以，若要了解肺癌與那個區域的關係，就要考慮吸菸者的情況及非吸菸者的情況。這裡考慮的問題與條件獨立性有關係；當我們控制了「抽菸」這個因素之後，肺癌與那個區域是否仍有關聯性呢？這似乎是我們應該問的問題。假設抽菸這個混同因子並不會影響肺癌與居住區域的關聯性，我們可以根據「抽菸」與「不抽菸」這兩個等級分別來看肺癌與居住區域的關聯性，而要達成這個目標的常用方法之一，就是Mantel-Haenszel法：

1. 對於混同因子的各個不同等級建立一個2×2的列聯表（表4）。

表4　針對混同因子的列聯表

疾病分類				
Exposure（曝露）	陽性	陰性	總數	
	有	a	b	r_1
	沒有	c	d	r_2
	總數	c_1	c_2	n

2. 在需無假設之下，找出檢定統計量。

虛無假設為：

H_0：「疾病有無」與「曝露於某個可能的危險因子」無關。

這種檢定屬於獨立性檢定。如果我們將邊際次數（r_i, c_i, $i = 1, 2$）固定，則a的平均數與變異數分別為：

$$E_0(a) = \frac{r_1 c_1}{n},\ \mathrm{var}_0(a) = \frac{r_1 r_2 c_1 c_2}{n^2(n-1)}$$

假設混同因子一共有k個等級，我們就有k個列聯表，所以z-統計量為

$$z=\frac{\sum_{j=1}^{k}a_j-\sum_{j=1}^{k}\frac{r_{1,j}c_{1,j}}{n}}{\sqrt{\sum_{j=1}^{k}\frac{r_{i,j}r_{2,j}c_{1,j}c_{2,j}}{n^2(n-1)}}} \quad (15.24)$$

我們曾假設混同因子不會影響疾病與曝露危險因子之間的關係，所以我們可以比較他們之間的勝率，我們定義Mantel-Haenszel綜合勝率爲：

$$OR_{MH}=\frac{\sum\frac{ad}{n}}{\sum\frac{bc}{n}} \quad (15.25)$$

我們以表5的實例來說明：

1. 非吸菸者2×2列聯表

表5　非吸菸者疾病與危險因子列聯表

造船	病例組	控制組	總數
是	11	35	46
否	50	203	253
總數	61	238	299

$a=11$,

$\frac{r_1c_1}{n}=\frac{46\times 61}{299}=9.38$,

$\frac{r_1r_2c_1c_2}{n^2(n-1)}=\frac{46\times 253\times 61\times 238}{299^2\times 298}=6.34$,

$\frac{ad}{n}=\frac{11\times 203}{299}=7.47$,

$\frac{bc}{n}=\frac{35\times 50}{299}=5.85$.

2. 中度抽菸者（moderate smokers）

表6　中度抽菸者列聯表

造船	病例組	控制組	總數
是	70	42	112
否	217	220	437
總數	287	262	549

$a = 70,$

$\frac{r_1c_1}{n} = \frac{112 \times 287}{549} = 58.55$ ，

$\frac{r_1r_2c_1c_2}{n^2(n-1)} = \frac{112 \times 437 \times 287 \times 262}{549^2 \times 548} = 22.28$ ，

$\frac{ad}{n} = \frac{70 \times 220}{549} = 28.05$ ，

$\frac{bc}{n} = \frac{42 \times 217}{549} = 16.6$.

3. 重度抽菸者（heavy smoker）

表6　重度抽菸者列聯表

造船	病例組	控制組	總數
是	14	3	17
否	96	50	146
總數	110	53	163

$a = 14,$

$\frac{r_1c_1}{n} = \frac{17 \times 110}{163} = 14.47$ ，

$\frac{r_1r_2c_1c_2}{n^2(n-1)} = \frac{17 \times 146 \times 110 \times 53}{163^2 \times 162} = 3.36$ ，

$\frac{ad}{n}=\frac{14\times 50}{163}=4.29$,

$\frac{bc}{n}=\frac{3\times 96}{163}=1.77$.

檢定統計量：

$$z=\frac{(11-9.38)+(70-58.55)+(14-11.47)}{\sqrt{6.43+22.28+3.36}}$$
$$=2.76$$

當z-統計量爲2.76時，p値爲0.0029，甚至比顯著水平$\alpha = 0.01$低。如果我們觀察Mantel-Haenszel勝率：

$$OR_{MH}=\frac{7.47+28.05+4.28}{5.85+16.60+1.77}=1.64$$

表示造船工業增加64%罹患肺癌的風險。

R程式執行如下所示：

1. 首先我們先開一個新的命令檔，然後輸入：

```
lungcancer <-
array(c(11,50,35,203,
      70,217,42,220,
      14,96,3,50)
    dim = c(2, 2, 3),
    dimnames = list(
       Delay = c("shipbuild yes", "shipbuild no"),
       Response = c("Case", "Control"),
       smoke.Level = c("no smoking", "moderate smoking", "heavy smoking")))
lungcancer
mantelhaen.test(lungcancer)
install.packages('lawstat')
library(lawstat);
cmh.test(lungcancer)
```

2. 按右鍵「全選」，再按右鍵「執行程式」，執行結果如下所示：

```
> lungcancer <-
+ array(c(11,50,35,203,
+        70,217,42,220,
+        14,96,3,50),
+     dim = c(2, 2, 3),
+     dimnames = list(
+        Delay = c("shipbuild yes", "shipbuild no"),
+        Response = c("Case", "Control"),
+        smoke.Level = c("no smoking", "moderate smoking", "heavy smoking")))
> lungcancer
, , smoke.Level = no smoking

                Response
Delay           Case Control
  shipbuild yes  11      35
  shipbuild no   50     203

, , smoke.Level = moderate smoking

             Response
Delay        Case Control
  shipbuild yes   70     42
  shipbuild no   217    220

, , smoke.Level = heavy smoking

          Response
```

```
Delay          Case Control
  shipbuild yes   14     3
  shipbuild no    96     50

> mantelhaen.test(lungcancer)

        Mantel-Haenszel chi-squared test with continuity correction

data:  lungcancer
Mantel-Haenszel X-squared = 7.1217, df = 1, p-value = 0.007616
alternative hypothesis：true common odds ratio is not equal to 1
95 percent confidence interval:
 1.155796 2.337798
sample estimates：
common odds ratio
        1.643781

> install.packages('lawstat')
> library(lawstat);
> cmh.test(lungcancer)

        Cochran-Mantel-Haenszel Chi-square Test

data:  lungcancer
CMH statistic = 7.601, df = 1.000, p-value = 0.006, MH Estimate =
1.644, Pooled Odd Ratio = 1.547, Odd Ratio of level 1 = 1.276, Odd
Ratio of level 2 = 1.690, Odd Ratio of level 3 = 2.431
```

在程式中的mantelhaen.test（lungcancer）爲Cochrane-Mantel-Haenszel

卡方檢定，而最後面的cmh.test（lungcancer）需要用install.packages（'lawstat'）先將程式庫「lawstat」下載下來，然後用library（lawstat）將它讀進來，最後執行cmh.test（lungcancer）就可以執行雙邊的z檢定。我們可以發現*p*-值爲原來單邊檢定的兩倍。

15.3.2 對數線性模型

前面談到的Mantel-Haenszel法，允許我們使用一個混同因子來分析兩個變數之間是否有關聯性；然而，除了混同因子可以有比較多的等級外，其他兩個變數都只有「是」與「否」兩個等級。除此之外，這個方法也假設對所有混同因子得等級而言，這兩個主要變數的勝率都是固定的，也就是說它假設混同因子不會影響解釋變數對反應變數的關係，這樣的假設當然無法被驗證。大部分的研究都想知道許多個類別變數間的關係，特別是當某幾類變數可以分成至少多於兩個等級時，我們就可以使用對數線性模型。

對數線性模型可以用來描述類別變數間的關係，它不需要特別限定哪一個是反應變數，哪一個是解釋變數，你可以隨時改變它們的角色，而你得到的分析結果就等同於邏輯迴歸模型的分析結果。

首先，我們考慮一個機率$I \times J$的列聯表，如下所示：

	變數B			
	等級1	等級2	…	等級J
變數A				
等級1	π_{11}	π_{12}	…	π_{1J}
等級2	π_{21}	π_{22}	…	π_{2J}
⋮	⋮	⋮	⋮	⋮
等級I	π_{I1}	π_{J2}	…	π_{IJ}

這裡每一個細格的π_{ij}代表第一個變數(A)落在第i類，第二個變數(B)落在第j類的機率。我們可以想像是這兩個變數的聯合分布，我們用多項分布來描述。定義：

$$l_{ij} = \ln \pi_{ij} \qquad (15.26)$$

我們可以將這個模型寫成：

$$l_{ij} = \lambda + \lambda_{1(i)} + \lambda_{2(j)} + \lambda_{12(ij)} \qquad (15.27)$$

有一點類似我們之前提過的ANOVA模型。以下是幾個條件：

(1)（15.27）式的第一項λ就是：

$$\lambda = \frac{\sum_{j=1}^{J}\sum_{i=1}^{I} l_{ij}}{IJ} \qquad (15.28)$$

(2) $\lambda + \lambda_{1(i)}$為變數A第i個等級機率的對數，也就是說：

$$\lambda + \lambda_{1(i)} = \frac{\sum_{j=1}^{j} l_{ij}}{J}\text{，所以}\lambda_{1(i)} = \frac{\sum_{j=1}^{j} l_{ij}}{J} - \frac{\sum_{j=1}^{J}\sum_{i=1}^{I} l_{ij}}{IJ} \qquad (15.29)$$

因此，這I項的和為0：

$$\sum_{i}\lambda_{1(i)} = 0 \qquad (15.30)$$

所以，這I項僅僅受到變數A的邊際分布的影響，而它們當中存在I-1項表達的乃是變數A的主效果（main effect）。同樣的，另外J項的$\lambda_{2(j)}$，也存在J-I項代表變數B的主效果，當然這J項的總合也是0。

(3) 另外那一項$\lambda_{12(ij)}$可當作距離這兩個因子（A與B）的獨立性有多遠的量。

$$\sum_{j}\sum_{i}\lambda_{12(ij)} = 0 \qquad (15.31)$$

它代表這兩個因子的交互作用（interaction），例如假設I ＝ J ＝ 2，我們可以證明：

$$\lambda_{12(11)} = \ln \pi_{11} + \lambda - \lambda_{1(i)} - \lambda_{2(j)}$$
$$= \ln \pi_{11} + \frac{1}{4}(\ln \pi_{11} + \ln \pi_{12} + \ln \pi_{21} + \ln \pi_{22})$$
$$- \frac{1}{2}(\ln \pi_{11} + \ln \pi_{12}) - \frac{1}{2}(\ln \pi_{21} + \ln \pi_{22}),$$
$$= \ln \pi_{11} - \frac{1}{4}(\ln \pi_{11} + \ln \pi_{12} + \ln \pi_{21} + \ln \pi_{22})$$

所以，

$$\sum_{j}\sum_{i}\lambda_{12(ij)} = 0$$

所以，必然有$(I - 1)(J - 1)$個$\lambda_{12(ij)}$爲交互項，而$(I - 1)(J - 1)$稱爲自由度。

以上是關於雙因子的情況，三因子的情況也可以用類似模型，只不過會比較複雜一些，一共有$2^3 = 8$項。

$$l_{ijk} = \lambda + \lambda_{1(i)} + \lambda_{2(j)} + \lambda_{3(k)} + \lambda_{12(ij)} + \lambda_{13(ik)} + \lambda_{23(jk)} + \lambda_{123(ijk)}. \quad (15.32)$$

如果我們將獨立性考慮進來的話，（15.32）可以有以下幾種變化：

1. 彼此獨立（mutually independent）

$$(X_1, X_2, X_3) \quad l_{ijk} = \lambda + \lambda_{1(i)} + \lambda_{2(j)} + \lambda_{3(k)} \quad (15.33)$$

2. 雙因子聯合獨立（jointly independence of two factors）

$$\begin{aligned} (X_1, X_2X_3) &\Leftrightarrow l_{ijk} = \lambda + \lambda_{1(i)} + \lambda_{2(j)} + \lambda_{3(k)} + \lambda_{23(jk)} \\ (X_2, X_1X_3) &\Leftrightarrow l_{ijk} = \lambda + \lambda_{1(i)} + \lambda_{2(j)} + \lambda_{3(k)} + \lambda_{13(ik)} \\ (X_3, X_1X_2) &\Leftrightarrow l_{ijk} = \lambda + \lambda_{1(i)} + \lambda_{2(j)} + \lambda_{3(k)} + \lambda_{12(ij)} \end{aligned} \quad (15.34)$$

3. 條件獨立（conditional independence）

$$\begin{aligned} (X_1X_3, X_2X_3) &\Leftrightarrow l_{ijk} = \lambda + \lambda_{1(i)} + \lambda_{2(j)} + \lambda_{3(k)} + \lambda_{13(ik)} + \lambda_{23(jk)} \\ (X_1X_2, X_1X_3) &\Leftrightarrow l_{ijk} = \lambda + \lambda_{1(i)} + \lambda_{2(j)} + \lambda_{3(k)} + \lambda_{12(ik)} + \lambda_{13(jk)} \\ (X_2X_3, X_1X_2) &\Leftrightarrow l_{ijk} = \lambda + \lambda_{1(i)} + \lambda_{2(j)} + \lambda_{3(k)} + \lambda_{12(ik)} + \lambda_{23(jk)} \end{aligned} \quad (15.35)$$

4. 無三因子交互項（no three-factor interaction）

$$(X_1X_2, X_1X_3, X_2X_3) \Leftrightarrow l_{ijk} = \lambda + \lambda_{1(i)} + \lambda_{2(j)} + \lambda_{3(k)} + \lambda_{12(ij)} + \lambda_{13(ik)} + \lambda_{23(jk)} \quad (15.36)$$

例如我們前面講到肺癌的例子，我們假設在給定抽菸（S）的程度下，肺癌（L）與造船（B）是獨立的，則虛無假設的模型為：

$$H_0 : l_{ijk} = \lambda + \lambda_{L(i)} + \lambda_{B(j)} + \lambda_{S(k)} + \lambda_{LS(ik)} + \lambda_{BS(jk)}.$$

假如A與B為兩個集合，且$A \subset B$，我們稱「λ_A相對於λ_B較低階」。例如，λ_1相對於λ_{13}較低階。反過來，我們也可稱「λ_B相對於λ_A較高階」。我們現在介紹一種**階級對數線性模型**（loglinear hierarchical model），它滿足下列兩個條件：

(1)若某一個λ為0，則比它高階的項皆為0；

(2)若某一個λ不為0，則比它低階的項皆不為0。

15.3.2 如何檢定特定模型

一般來講，有兩種型態的統計推論需要考慮：

(1)假設給定某個因子的等級，其他的因子是否為條件獨立？

(2)如何找出一個可以解釋是目前觀察資料的最佳模型？

對於第一種推論問題，我們要檢定的模型為(X_1X_3, X_2X_3)

$$\begin{aligned} &P(X_1 = i, X_2 = j | X_3 = k) \\ &= P(X_1 = i | X_3 = k)P(X_2 = j | X_3 = k). \end{aligned}$$

令x_{ijk}為第(i, j, k)位置細格紀錄的次數，且

$$e_{ijk} = \frac{x_{i.k}\, x_{.jk}}{x_{..k}} \quad (15.37)$$

式子中黑點「.」代表那個座標所代表的因子所有等級的x值總和，例如$x_{i.k} = \sum_j x_{ijk}$。

這時候，檢定統計量爲：

$$X^2 = \sum_{i,j,k} \frac{(x_{ijk} - e_{ijk})^2}{e_{ijk}} \quad (15.38)$$

X^2爲Pearson卡方統計量；事實上，我們也可以使用對於高維度列聯表比較好用的概似比卡方統計量（likelihood ratio chi-squared statistic）。

$$G^2 = 2\sum_{i,j,k} x_{ijk} \ln \frac{x_{ijk}}{e_{ijk}} \quad (15.39)$$

對於(X_1X_3, X_2X_3)模型，我們將λ_{12}及λ_{123}視爲0，所以卡方分布的自由度爲

$$df = (I-1)(J-1) + (I-1)(J-1)(K-1). \quad (15.40)$$

我們可以執行下列R程式：

```
> loglinfit=loglin(lungcancer,list(c(1,2),c(1,3)))
2 iterations: deviation 5.684342e-14
> loglinfit
$lrt
[1] 126.1223
$pearson
[1] 119.7379
$df
[1] 4
$margin
$margin[[1]]
[1] "Delay"    "Response"

$margin[[2]]
[1] "Delay"          "smoke.Level"
> 1-pchisq(loglinfit$lrt,loglinfit$df)
[1] 0
```

P值很小，所以我們必須拒絕肺癌與造船工人條件獨立的假設。

第十六章 多組樣本比較

16.0前言

假如我們想比較三種教學法的優劣，在實施這三種教學法一段時間後，我們如何得知哪一種教學法的成果最好？假設對於大腸癌有三種典型的治療的方法，我們如何檢驗這三種治療方法是否有差別？如何判斷那一種治療法明顯優於另外兩種教學法？像這樣的問題我們如何使用適當的統計方法來得到結論呢？

比較天真的做法就是使用兩兩比較的方法，也就是**多重t檢定**（multiple t-test）。假設μ_1, μ_2, μ_3分別代表我們要比較的三組個別的平均成績，則**多重t檢定**則是要檢定下列三個無異假設

$$H_{01}：\mu_1 = \mu_2;$$
$$H_{02}：\mu_2 = \mu_3;$$
$$H_{03}：\mu_1 = \mu_3.$$

假設你每一次都使用$\alpha = 0.05$，則表示每次的檢定你都會有0.05的機率在虛無假設正確的情況下你卻拒絕了它。而這三個檢定至少有一個會犯第一型錯誤的機率可能會超過0.05，特別當你要比較的組數比較多的時候，這樣的情況會更嚴重。（見Bernhardson, 1975及Saville, 1990）我們定義兩兩比較時至少有一個檢定會犯第一型錯誤的機率爲**逐一試驗的型一錯誤機率**。當我們使用兩兩比較的方法時，比較的組別越多，越容易產生逐一試驗的第一型錯誤，所以如何控制整體的型一錯誤機率，是一個很重要的課題，也是本章的主要目的之一。

16.1變異數分析（Analysis of Variance, ANOVA）

16.1.1 常態母體假設下的ANOVA

我們在第九章介紹過信賴區間與檢定，我們考慮的是兩組的比較。假如有三組以上的資料，我們想要了解他們之間是否有顯著的差異性，我們可以使用甚麼統計方法呢？這節我們要介紹的ANOVA可能有很多人都聽過，也可能用過；然而，爲什麼可以用？在甚麼場合用？它的基本觀念是甚麼？大部分的書都沒有很仔細的介紹。我在就讀研究所之前根本沒聽過ANOVA，第一次比較詳細了解ANOVA是在五南出版社讓我翻譯Agresti的社會統計學的時候。後來，我到了彰化師大之後，在準備「應用統計」這門課的時候，因爲要寫講義，就將ANOVA很仔細研究了一下。ANOVA是R.A.Fisher的獨創發明，剛開始是用在實驗設計上的檢定。如果你單從字面去翻譯的話，ANOVA叫做變異數分析，好像是在比較變異數。但是，你仔細地看清楚之後，會發現它主要在比較多組的平均數，而不是變異數，那爲什麼我們要稱它爲「變異數分析」呢？

ANOVA是t-檢定的一個推廣，它的目的在比較多組獨立樣本的平均數。假設我們有k組樣本，而這些樣本都來自於常態分布，第i組的資料記爲$x_{i1}, x_{i2}, \cdots\cdots, x_{in_i}$，$i = 1, 2, \cdots\cdots, k$，而$n_i$的代表第$i$組的樣本大小。我們假設這些資料滿足一個變異數均等（homogeneous）模型：

$$X_{ij} = \mu_i + \varepsilon_{ij} \qquad \textbf{(16.1)}$$

ε_{ij}假設爲獨立等分布（i.i.d.）的$N(0, \sigma^2)$隨機變量，它代表的是模型的誤差項。我們想要檢定

$$H_0：\mu_1 = \mu_2 = \cdots\cdots = \mu_k \text{ v.s. } H_1：\mu_i \neq \mu_j，\text{對某兩個} i, j。$$

我們想要比較每組自身的變異量（稱爲「組內變異」）與組間的變異

量（稱爲「組間變異」）的差異性。

$$\text{假設}\ \bar{x}=\frac{1}{n}\sum_{i=1}^{k}\sum_{j=1}^{n_i}x_{ij}\ ,\ \bar{x}_i=\frac{1}{n_i}\sum_{j=1}^{n_i}x_{ij}\ ,\ n=n_1+n_2+\cdots+n_k.$$

$\bar{x}$爲這k組資料的總平均，$\bar{x}_i$爲第i組資料的平均，我們定義一個量「總平方和」（total sum of squares, SST），如下所示：

$$SST=\sum_i\sum_j(x_{ij}-\bar{x})^2 \tag{16.2}$$

這個量顯示每個資料到中心點距離平方的總和。

我們可以將總平方和拆解，如下所示：

$$\begin{aligned}\sum_i\sum_j(x_{ij}-\bar{x})^2&=\sum_i\sum_j(x_{ij}-\bar{x})^2+\sum_i n_i(x_{ij}-\bar{x})^2\\&=SSE+SSTr\end{aligned} \tag{16.3}$$

SSE稱爲**組內平方和**（sum of squares within groups, SSWG）或**誤差平方和**（sum of square errors），SSTr稱爲**組間平方和**（Sum of Squares Between Groups, SSBG）或**處置平方和**（Treatment sum of squares）。

SSE描述的是組內的變異，而SSTr描述的則是組間的變異，如果組內的變異與組間的變異差不多的話，就表示**這幾組大概來自於相同平均數的母體**。我們在前面的章節講過，F-檢定用來比較兩組變異數的差異，所以在這裡如果我們要比較組間變異與組內變異的差異的話，我們可以使用F-檢定。假設這幾組的變異數相等，如果我們得到一個很大的F統計量的話，我們就應該拒絕它們平均數相等的假設。所以，雖然是比較平均數，卻是使用變異數的檢定，因此這個方法就稱爲變異數分析。

想像下面兩種情況，圖1及圖2代表兩個二維的樣本，由肉眼我們可以很清楚分辨它們的不同，圖1比較像來自同一個母體的資料，而圖2像是來自於至少兩個不同的母體，因此會有超過兩個以上的中心點。

只來自於一個母體的，因爲只有一個中心點，所以組間的變異與組內的變異應該差不多；反觀來自於多個母體的資料，每一組的中心位置都不同，所以組間的變異當然會比組內的變異大很多。F-統計量如下所示：

$$F = \frac{SSTr/(k-1)}{SSE/(n-k)} \tag{16.4}$$

第（16.4）式的分子$SSTr/(k-1)$稱爲組間均方（Mean Square Between Groups, MSBG），分母$SSE/(n-k)$則稱爲組內均方（Mean Squares Within Groups, MSWG）。因爲平方和平均相當於估計變異數，SSTr的自由度爲$k-1$，SSE的自由度爲$n-k$，所以這裡的F統計量就是由第（16.4）式所表示的。

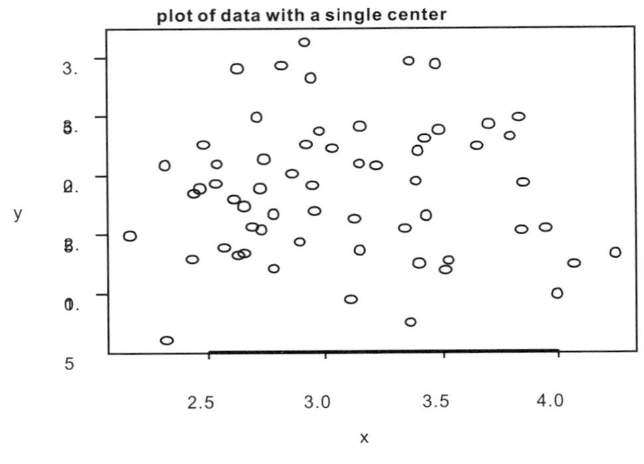

圖1　來自單一母體資料。

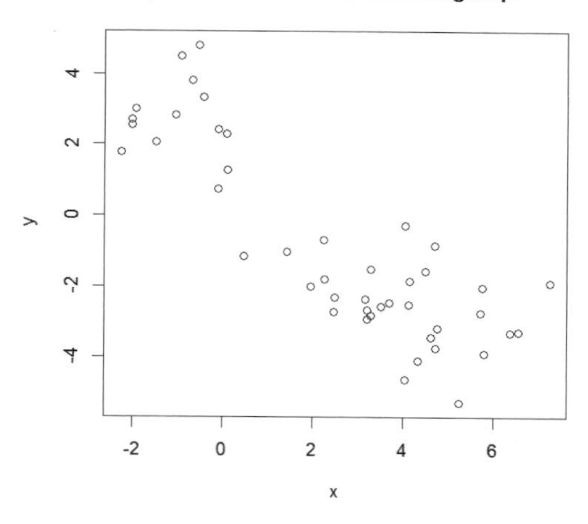

圖2　來自多個母體資料。

例1　我們使用A、B、C三種減重的方法，並且分析它們的差異性。

減少的重量													
減重法													
A	0.5	1.3	0.88	-0.3	1.5	1.4	1.1	1.1	1.2	1	2.0	3.4	2.0
B	0.1	0.62	0.2	0.4	0.35	1.1	0.9	0.2	0.3	2.0	−0.5	−0.3	1.1
C	0.2	0.52	0.3	0.22	0.96	2.1	0.22	−1.1	0.55	0.63	0.35	0.33	0.7

我們可以用下列的方法做檢定。

方法一：

首先輸入每種方法的減重資料

```
> a=c( 0.5, 1.3, 0.88, -0.3, 1.5, 1.4,  1.1, 1.1, 1.2, 1, 2.0, 3.4, 2.0 )
> b=c(0.1, 0.62, 0.2,  0.4, 0.35, 1.1, 0.9, 0.2, 0.3, 2.0, -0.5, -0.3, 1.1)
> c=c( 0.2, 0.52, 0.3, 0.22, 0.96, 2.1, 0.22, -1.1, 0.55, 0.63, 0.35, 0.33, 0.7)
```

這三組的總平均可計算如下所示：

```
> xbar=mean(c(a,b,c))
```

計算SSTr及SSE

```
>SSTr=13*((mean(a)-xbar)^2+(mean(b)-xbar)^2+(mean(c)-xbar)^2)
> SSE=(13-1)*var(a)+(13-1)*var(b)+(13-1)*var(c)
```

計算F統計量及p值：

```
> f.stat=(SSTr/(3-1))/(SSE/(39-3))
> pf(f.stat,3-1,39-3,lower.tail=FALSE)
[1] 0.00840007
```

我們可以發現p值相當小，表示我們應該拒絕這三組平均數相等的假設。

方法二：利用oneway.test()。

首先，將這三行資料合併成一行，並且用另外一行來標示它原來的變數。例如，這裡的A = a表示我們使用A來標示原來的資料a。

```
> d=stack(list(A=a,B=b,C=c))
> names(d)  #顯示新的合併資料d的變數名稱
```

[1] "values" "ind" # values 代表值， ind代表這些值原來所屬的組的標示

使用oneway.test ()，這個函數主要在使用單因子檢定

```
>oneway.test(values~ind,data=d,var.equal=TRUE)
One-way analysis of means
data:  values and ind
F = 5.4742, num df = 2, denom df = 36, p-value = 0.0084
```

這裡的F表示F統計量，num df代表分子的自由度，denom df代表分母的自由度。這裡的p值與前面直接計算的結果一樣。

方法三：使用aov()。

```
> summary(aov(values~ind, data=d))
            Df  Sum Sq  Mean Sq  F value  Pr(>F)
ind          2  6.0519   3.0259   5.4742  0.0084 **
```

```
Residuals   36  19.8995  0.5528
---
Signif. codes:  0 '***' 0.001 '**' 0.01 '*' 0.05 '.' 0.1 ' ' 1
```

使用aov()，有一點像在執行迴歸分析，使用我們之前在stack之後的資料中，「values」那一行對「ind」那一行作迴歸。

執行結果幾乎綜合了我們使用方法一時所算出來的一些統計量，例如Sum Sq那一行，ind那一列爲6.0519其實就是SSTr，Residuals那一列爲19.8995就是SSE。Df那一行爲自由度，因爲$k = 3$，所以這裡的自由度爲$k - 1 = 2$，而$n - k = 39 - 3 = 36$。

我們使用boxplot()來畫出這三筆資料的摘要統計量。

```
> plot(values~ind,data=d,xlab="treatment",ylab="loosen weight")
```

由圖3來看，B組資料與C組資料差異似乎不大，A組資料與其他兩組資料的差異則是很明顯。

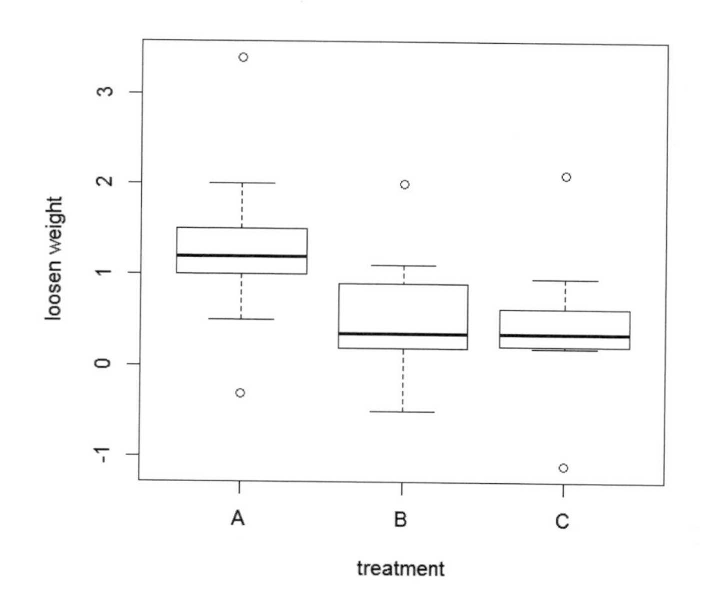

圖3　減重資料盒狀圖。

16.1.2 Kruskal-Wallis檢定

如果我們想用ANOVA去比較多組的平均數，需要假設這些資料都來自常態分布母體。但是，一般情況之下我們無法保證這些資料是否來自常態母體，這時候我們可以考慮另外一種無母數方法——「Kruskal-Wallis」檢定（Kruskall and Wallis, 1952）。這個檢定實際上是要推廣Mann-Whitney-Wilcoxon檢定，用來比較超過兩組以上的獨立樣本平均數。

假設這k組的分布函數分別爲$F_1(x), \cdots, F_k(x)$，則虛無假設爲：

$$H_0：F_1(x) = F_2(x) = \cdots = F_k(x)。$$

第i組的資料記爲$x_{i1}, x_{i2}, \cdots\cdots, x_{ini}$，$i = 1, 2, \cdots\cdots, k$，而$n_i$的代表第$i$組的樣本大小。

假如我們將這些資料通通仿照Mann-Whitney-Wilcoxon的作法將他們由小到大排序，並且$R_{ij} = R(x_{ij})$令代表觀察值x_{ij}的序（rank）。例如有三組資料的話，

Group 1: 3, 5.5, 3, 2, 4, 6

Group 2: 6, 7, 4.5, 8, 7, 4.5

Group 3: 2, 3.5, 2.5, 2, 1, 2.5, 4

首先，我們將它們由小排到大

```
> x=c(3, 5.5, 3, 2, 4, 6, 6, 7, 4.5, 8, 7, 4.5,2, 3.5, 2.5, 2, 1, 2.5, 4)
> y=sort(x);
> print(y)
 [1] 1.0 2.0 2.0 2.0 2.5 2.5 3.0 3.0 3.5 4.0 4.0 4.5 4.5 5.5 6.0 6.0 7.0 7.0
[19] 8.0
```

我們將相同的值畫線，在下面先寫上暫時的序號

```
1  2.0 2.0 2.0  2.5  2.5  3.0  3.0  3.5  4.0  4.0  4.5  4.5  5.5  6.0  6.0  7.0  7.0  8.0
1  2   3   4    5    6    7    8    9    10   11   12   13   14   15   16   17   18   19
1  3   3   3    5.5  5.5  7.5  7.5  9    10.5 10.5 12.5 12.5 14   15.5 15.5 17.5 17.5 19
```

例如，R(3.5) = 9，R(6) = 15.5。

我們令 $R_i = \sum_{j=1}^{n_i} R_{ij}$ ，

$$S^2 = \frac{1}{n-1}\left(\sum_{i=1}^{k}\sum^{n_i j=1} R_{ij}^2 - \frac{n(n+1)^2}{4}\right)$$

$$\text{且 } T = \frac{1}{S^2}\left(-\frac{n(n+1)^2}{4} + \sum_i \frac{R_i^2}{n_i}\right) \quad 。 \qquad (\mathbf{16.5})$$

如果沒有相同值的情況，T就變成：

$$T = -3\,(n+1) + \frac{12}{n(n+1)}\sum_i \frac{R_i^2}{n_i} \quad ;$$

這裡的T就是我們的檢定統計量。當樣本很小的時候，Iman, Quade and Alexander（1975）提供了一個精確的臨界值，來判定差異是否顯著；當樣本很大的時候，T為卡方分布且自由度為$k-1$。假設我們給定顯著水平為$\alpha = 0.05$，則臨界值則為qchisq(0.95,df = k − 1)。例如，當$k = 3$時，臨界值為

```
> k=3
> qchisq(0.95,df=k-1)
[1] 5.991465
```

例2　我們用三組虛擬的資料來說明這個方法。假設治療背痛我們使用三種方法：針灸、按摩、吃止痛藥，我們根據療效及副作用加以評比，假設以1～10分為評分標準之下，三組病人（每組10人）的評分如下所示：

表1　治療背痛三種方法評分表

針灸組	按摩組	止痛藥組
6	3	4
7	2	4

針灸組	按摩組	止痛藥組
5	3	3
8	1	2
9	3	1
7	2	4
6	4	1
7	2	2
8	4	3
9	2	3

我們先將表1存成文字檔，如下所示：

```
Method1    Method2    Method3
  6          3          4
  7          2          4
  5          3          3
  8          1          2
  9          3          1
  7          2          4
  6          4          1
  7          2          2
  8          4          3
  9          2          3
```

利用read.table()將資料讀進來：

```
> kw=read.table('D:/kwtest.txt',header=T)
> kw
```

```
   Method1 Method2 Method3
1      6       3       4
2      7       2       4
3      5       3       3
4      8       1       2
5      9       3       1
6      7       2       4
7      6       4       1
8      7       2       2
9      8       4       3
10     9       2       3
> kw$Method1       #方法一的資料
 [1] 6 7 5 8 9 7 6 7 8 9
```

將三種方法的資料分別放在x、y、z：

```
> x=kw$Method1
> y=kw$Method2
> z=kw$Method3
```

執行 Kruskal-Wallis 檢定：

```
> kruskal.test(list(x,y,z))

        Kruskal-Wallis rank sum test

data:  list(x, y, z)
Kruskal-Wallis chi-squared = 19.8321, df = 2, p-value = 4.938e-05
```

可知$T = 19.8321$，超過臨界值5.991465，它的p值也很小，所以應該拒絕H_0，表示這三組中必存在至少兩組有顯著差異。

16.1.3 ANOVA的檢定力與所需樣本大小

如果假設每一組的變異數都相等，在指定的檢定力之下，你可以決定每一組的樣本大小；即使變異數不相等，假如資料取得不困難的話，我們也可以評估使用的樣本大小是否合理，然後適度增加樣本觀察值以達到原先要求的檢定力。例如我們在例子2中，我們想要知道：檢定這三組的平均數是否相等，在給定檢定力之下，我們蒐集的樣本大小是否足夠？如果樣本太小的話，還需要多少觀察值才夠？

第一步，我們想要知道，量測這三組差異的檢定力需要多大。令

$$\delta = \sum (\mu_j - \overline{\mu})^2$$

則δ爲一個檢定力的測量；要界定一個δ值並不容易，但是如果你只有考慮單單一組與其他組不同的情況，可能比較容易一些。例如，假如第二組與第三組的平均數相同的話，檢定他們的差異性就不是很重要；因此，就只剩下檢定第一組與第二或三組的差異了。

這時候，假如有k組要比較，只有第k組與其他組的平均數不同，假設差異爲$a = |\mu_k - \mu_j|, j = 1, 2, \cdots\cdots, k-1$，則

$$\begin{aligned}\delta &= \sum (\mu_j - \overline{\mu})^2 = \sum\left(\mu_j - \frac{\mu_1+\mu_2+\cdots+\mu_{k-1}+\mu_k}{k}\right)^2 \\ &= \underbrace{\sum_{j=1}^{k-1}\left(\frac{k\mu_j-(k-1)\mu_j-\mu_k}{k}\right)^2}_{\text{前面 } k-1 \text{ 組與總平均的變異}} + \underbrace{\left(\frac{k\mu_k-(\mu_1+\mu_2+\cdots+\mu_{k-1})-u_k}{k}\right)^2}_{\text{第 } k \text{ 組與總平均的變異}} \\ &= (k-1)a^2/k^2 + \left(\frac{(k-1)a}{k}\right)^2 = \frac{a^2(k-1)}{k}\end{aligned}$$

假設第一組與第二、三組的差異爲$a = 2$，則：

$$\delta = \frac{a^2(3-1)}{3} = \frac{8}{3}$$

我們如何由δ來求出每一組所需的樣本大小呢？我們分爲三個步驟：

步驟一、先算出臨界值c：

對於第j組，我們先算出$v_j = n_j - 1$。然後算出：

$$v = \frac{k}{\Sigma \frac{1}{v_j - 2}} + 2$$

c的值由下列一堆數所決定：

$$A = \frac{(k-1)v}{v-2},\ B = \frac{v^2(k-1)}{k(v-2)},$$
$$C = \frac{3(k-1)}{v-4},\ D = \frac{k^2 - 2k + 3}{v-2},$$
$$E = B\,(C + D),\ M = \frac{4E - 2A^2}{E - A^2 - 2A},$$
$$L = \frac{A(M-2)}{M}$$

則臨界值$c = Lf$，其中f爲$F(L, M)$分布的$1 - \alpha$百分位數。

步驟二、計算d：

令z_α代表標準常態分布的$1 - \alpha$百分位數，我們假設一個比較單純的情況，令每一組的樣本大小皆爲n，也就是說$n_1 = n_2 = \cdots\cdots = n_k = n$，此時$v_1 = v_2 = \cdots\cdots = v_k = v = n - 1$。我們要求的檢定力爲$1 - \beta$算出

$$b = \frac{(n-3)c}{n-1},$$
$$\tilde{A} = \frac{1}{2}\{\sqrt{2}z_\beta + \sqrt{2z_\beta^2 + 4(2b - k + 2)}\}.$$
$$\tilde{B} = \tilde{A}^2 - b,$$
$$d = \frac{n-3}{n-1} \times \frac{\delta}{B}$$

步驟三、每一組所需樣本至少爲：

$$N_j = \max\left\{n + 1,\ \left[\frac{s_j^2}{d}\right] + 1\right\},\ j = 1, 2, \cdots, k.$$

我們以例2來說明，假設我們要求的檢定力爲0.95：

步驟一、算出c：

```
> g1=kw$Method1
> g2=kw$Method2
> g3=kw$Method3
> n1=length(g1)
> n2=length(g2)
> n3=length(g3)
> print(c(n1,n2,n3))
[1] 10 10 10
> nu=n1-1
> A=(3-1)*nu/(nu-2)
> B=(nu^2*(3-1))/(3*(nu-2))
> C=3*(3-1)/(nu-4)
> D=(3^2-2*3+3)/(nu-2)
> E=B*(C+D)
> M=(4*E-2*A^2)/(E-A^2-2*A)
> L=A*(M-2)/M
> c=L*qf(0.95,L,M)
> c
[1] 8.150294
```

步驟二、計算d：

先算出δ

```
> delta=2^2*(3-1)/3  # 設a=2
> delta
[1] 2.666667
```

再算出d：

```
> b=(n1-3)*c/(n-1)
> At=(sqrt(2)*qnorm(0.95)+sqrt(2*qnorm(0.95)^2+4*(2*b-k+2)))
```

```
> Bt=At^2-b
> d=(n1-3)*delta/((n1-1)*Bt)
> d
[1] 0.06508069
```

步驟三、每一組所需樣本至少爲：

```
> N1=max((n1+1),round(var(g1)/d)+1)
> N1
[1] 28
> N2=max((n2+1),round(var(g2)/d)+1)
> N2
[1] 15
> N3=max((n3+1),round(var(g3)/d)+1)
> N3
[1] 22
```

表示第一組還須加入28 − 10 = 18個觀察值，第二組還須加入15 − 10 = 5個觀察值，第三組須加入22 − 10 = 12個觀察值。

16.2相同變異數假設之下的成對比較

16.2.1 Fisher's LSD

當我們要比較多組方法是否有差異時，我們也想知道哪種方法最好。假設我們要比較的總共有L組，最常用的方法之一就是Fisher**最小顯著差距法**（Fisher's least significant difference，簡稱LSD法），其步驟簡述如下所示：

1. 首先，我們假設每一組的變異數相同，然後利用ANOVA F檢定來檢驗

$$H_0：\mu_1 = \mu_2 = \cdots = \mu_L$$

2. 如果F檢定不顯著，我們就無法拒絕虛無假設，也就是說沒有足夠的證據來說明這幾組中有哪一組有顯著差距，那麼這個檢定就在此停止；反之，則使用與前F檢定相同的顯著水平α針對每兩組作t檢定，在檢定中我們使用組內均方（mean square within group, MSWG）來當作他們共同的變異數。例如，當比較第j組與第k組時，t統計量為

$$T_{jk} = \frac{|\overline{X}_j - \overline{X}_k|}{\sqrt{MSWG(\frac{1}{n_j} + \frac{1}{n_k})}}$$ ，**其中(6)**

$\overline{X}_j$與$\overline{X}_k$分別代表第j組與第k組的樣本平均，n_j與n_k則代表第j組與第k組的樣本數。（16.6）

這個t分數的自由度為$n_j + n_k - 2$。

我們使用例1來說明，首先這三組的平均分別為$\bar{x}_1 = 1.313846$，$\bar{x}_2 = 0.4976923$，$\bar{x}_3 = 0.46$。

所以，$T_{12} = \frac{|1.314 - 0.498|}{\sqrt{\frac{SSE}{(n-k)}(\frac{1}{13} + \frac{1}{13})}} = 2.798714$， .

$$T_{13} = \frac{|1.314 - 0.46|}{\sqrt{\frac{SSE}{(n-k)}(\frac{1}{13} + \frac{1}{13})}} = 2.927966，$$

$$T_{23} = \frac{|0.498 - 0.46|}{\sqrt{\frac{SSE}{(n-k)}(\frac{1}{13} + \frac{1}{13})}} = 0.1292526$$

```
> mean(a)
[1] 1.313846
> mean(b)
[1] 0.4976923
> mean(c)
[1] 0.46
```

```
> t12=abs(mean(a)-mean(b))/(sqrt(SSE*(1/13+1/13)/36))
> t12
[1] 2.798714
> t13=abs(mean(a)-mean(c))/(sqrt(SSE*(1/13+1/13)/36))
> t13
[1] 2.927966
> t23=abs(mean(b)-mean(c))/(sqrt(SSE*(1/13+1/13)/36))
> t23
[1] 0.1292526
```

這裡T_{ij}的都是t分布的絕對值，自由度$v = n - k = 36$。假如顯著水平$\alpha = 0.05$，則臨界值為：

```
> qt(0.975,36)
[1] 2.028094
```

我們可以發現T_{12}及T_{13}都超過這個臨界值，所以A組和B、C兩組的差異較顯著；而T_{23}沒有超過這個臨界值，所以B、C兩組的差異則不顯著。而使用Fisher's LSD也需要注意下列幾件事：

1. 假設每組的變異數不相等，則使用t-檢定的型一錯誤並不理想，甚至在多於兩組的F檢定時，情況會更糟糕。雖然在平均數相等的情況下，假設變異數不相等可能不是很合理；然而，若變異數眞的不相等，也是會有F檢定的檢定力不足的情況。

2. Fisher's LSD無法算出$\mu_i - \mu_j,\ i \neq j$的信賴區間；即使我們有方法可以算出來，但Fisher's LSD並沒有包含這些方法。

3. 即使假設變異數相等是正確的，Fisher's LSD並不能控制型一錯誤的機率。例如，當$\mu_1 = \mu_2 = \mu_3 = \mu_4 = 10$，而$\mu_5 = 50$，因爲$\mu_5$遠高於其他四個平均數，執行F檢定時的檢定力十分接近1，但兩兩比較的時候，型一錯誤的機率可能有0.2那麼大。因此，即使我們調整了不相等的變異數，這個問題仍舊存在。

4. 在某些情況下，Fisher's LSD相較於其他方法，可能會有較低的檢定力。假如我們比較五個平均數，前面四個數在兩兩間的差異可能很顯著，以至於它們的檢定力會比較大。但是當第五個樣本有較厚尾的分布時，因爲它較易產生離群值，利用F檢定，可能會產生較低的檢定力。

16.2.2 Tukey及Tukey-Kramer法

在假設常態分布母體、相等變異數，以及相等樣本大小之下，我們要介紹的Tukey法（Tukey' s honestly significant difference procedure）可以精確的控制實驗設計中型一錯誤的機率。我們比較μ_i與μ_j時，Tukey法可以得到$\mu_i - \mu_j$的信賴區間，如下所示：

$$(\tilde{x}_i - \tilde{x}_j \pm q\sqrt{\frac{MSWG}{\tilde{n}}}) \qquad \textbf{(16.7)}$$

其中 $\tilde{n} = n_1 = \cdots\cdots = n_k$ 爲每組樣本大小。

（16.7）式中的q值是一個與自由度 $v = k(\tilde{n} - 1)$ 及顯著水平α有關的常數值。在過去，q值可藉由查表，現在則可利用R程式直接求出，例如若α = 0.05，$k = 3$，$\tilde{n}$ = 8，則 $v = k(\tilde{n} - 1) = 21$，所以我們應當輸入qtukey($1 - \alpha, k, v$)

```
> qtukey(0.95,3,21)
[1] 3.564625
```

所以這裡的q值就是3.564625。

以前面16.1的例子來說，$k = 3$，$\tilde{n}$ = 13，所以$v = 3(13 - 1) = 36$，此時的q值爲：

```
> qtukey(0.95,3,36)
[1] 3.456758
```

因此，$\mu_1 \sim \mu_2$的95%信賴區間爲：

$$(1.314 - 0.498) \pm 3.46\sqrt{\frac{0.553}{13}} = [0.1033541, 1.5289536]$$

$\mu_1 - \mu_2$的信賴區間並不包含0，所以表示第一組與第二組的平均有顯著差異。

```
>ci12=c(mean(a)-mean(b)-qtukey(0.95,3,36)*sqrt(SSE/(13*36)),
mean(a)-mean(b)+qtukey(0.95,3,36)*sqrt(SSE/(13*36)))
> ci12
[1] 0.1033541 1.5289536
```

$\mu_1 - \mu_3$的95%信賴區間爲[0.1410464, 1.5666459]，也沒有包含0，所以表示第一組與第三組之間有顯著差異。

```
> ci13=c(mean(a)-mean(c)-qtukey(0.95,3,36)*sqrt(SSE/(13*36)),
mean(a)-mean(c)+qtukey(0.95,3,36)*sqrt(SSE/(13*36)))
> ci13
[1] 0.1410464 1.5666459
```

$\mu_2 - \mu_3$的95%信賴區間爲[−0.6751075, 0.7504921]這個區間包含0，所以表示第二組與第三組的平均數沒有顯著差異。

```
> ci23=c(mean(b)-mean(c)-qtukey(0.95,3,36)*sqrt(SSE/(13*36)),
mean(b)-mean(c)+qtukey(0.95,3,36)*sqrt(SSE/(13*36)))
> ci23
[1] -0.6751075  0.7504921
```

在所有條件都滿足之下，用Tukey法可以得到一個涵蓋機率正好爲95%的信賴區間。

因爲Tukey法假設每組有相同的樣本大小，如果各組的樣本大小不同的話，該如何處理呢？Kramer（1956）推廣Tukey法到樣本大小的情況，而這樣的推廣稱爲Tukey-Kramer法。這個方法只是將信賴區間標準誤差（standard error）根號裡面的$\frac{MSWG}{\tilde{n}}$改爲$\frac{MSWG}{2}\{\frac{1}{n_i}+\frac{1}{n_j}\}$，自由度還是$v=\sum_{i=1}^{k} n_i - k$。

16.3不同變異數樣本之下的比較

16.3.1 不同變異數樣本之下的逐對比較

當變異數相等的假設正確的時候，Tukey-Kramer法提供了一個最準確的信賴區間；然而，如果我們的樣本違反了變異數相等的假設的話，Tukey法或許就無法提供一個滿意的信賴區間了。即使是樣本都來自常態分布母體，如果變異數相等的假設不對的話，不論是涵蓋機率或檢定力都無法令人滿意。處理變異數不相等最好的方法之一是Dunnett所提出的T3。在介紹T3之前，我們有必要介紹一個重要的檢定：Welch法。

Welch法主要解決的問題是：如果兩組資料的變異數不相等的話，如何檢定兩組資料的平均數相等？假如兩組資料的變異數相差很多，Welch的方法可以得到比較小的信賴區間以及比較大的檢定力。檢定統計量爲

$$W=\frac{\bar{x}_1-\bar{x}_2}{\sqrt{\frac{s_1^2}{n_1}+\frac{s_2^2}{n_2}}} \qquad (16.8)$$

Welch（1983）使用t分布得到一個W的近似分布，以及一個調整的自由度（adjusted degree of freedom）。這時候，自由度就不是n_1+n_2-2了，而是：

$$\hat{v}=\frac{(q_1+q_2)^2}{\frac{q_1^2}{n_1-1}+\frac{q_2^2}{n_2-1}}, \text{其中 } q_1=s_1^2/n_1,\ q_2=s_2^2/n_2 \qquad (16.9)$$

假設我們使用例子1中的資料，我們可以算出$\hat{v}$約爲22.397。

```
> q1=var(a)/13
> q2=var(b)/13
> v=(q1+q2)^2/(q1^2/(13-1)+q2^2/(13-1))
> v
[1] 22.3965
```

例如，我們生成兩筆變異數不相等的資料，然後執行t檢定。如果我們沒有在t.test()設定var.equal = T的話，就會產生一個Welch的自由度：

```
> t.test(a,b)

        Welch Two Sample t-test

data:  a and b
t = 2.706, df = 22.397, p-value = 0.01278
alternative hypothesis: true difference in means is not equal to 0
95 percent confidence interval:
 0.1913024 1.4410053
sample estimates:
mean of x mean of y
1.3138462 0.4976923
```

這裡的df = 22.397就是用Welch自由度算出來的。而t統計量則是根據Welch的W統計量得到的。

使用Welch法算出來的$\mu_1 - \mu_2$ 95%信賴區間爲：

$$(\bar{x}_1 - \bar{x}_2) \pm t_{\alpha/2}(\hat{v})\sqrt{\frac{s_1^2}{n_1} + \frac{s_2^2}{n_2}} \quad (16.10)$$

$t_{\alpha/2}(\hat{v})$代表自由度爲$\hat{v}$的t分布的$1 - \alpha/2$百分位，在這個例子中爲[0.1913024, 1.4410053]。

現在我們正式回到T3法；我們前面講的例子2中，治療背痛我們常使用三種方法：針灸、按摩、吃止痛藥。由於對這三種方法的接受度不同，每個病人的疼痛程度也不同，所以我們很難利用隨機取樣，將三組病人治療前後疼痛指數變化的變異數一致化，有時候也很難將每組的人數均分。假設在兩週後，這三種方法分別改善病人的疼痛指數如下所示：

針灸（A）：−3, −4, −1, 0, 1, −5, −2, 1

按摩（B）：−2, −1, −1, −2, 0, 1, 2, 3, 1, 0, −2

止痛藥（C）：−4, −5, −6, −2, 0, −3

如果我們要比較第i組與第j組，則檢定統計量爲：

$$W=\frac{(\overline{x}_i-\overline{x}_j)}{\sqrt{q_i+q_j}} \qquad (16.11)$$

這個分布稱爲Student化最大模數分布（Studentized maximum modulus distribution）。若$\alpha = 0.05$，兩兩比較的選擇數$C_2^3 = 3$，所以我們利用查表得到臨界值爲$c = 2.75$。

如果$|W|>2.75$，則我們可以拒絕H_0：$\mu_i = \mu_j$的假設。而其95%信賴區間爲：

$$(\overline{x}_i-\overline{x}_j)\pm c\sqrt{q_j+q_i}\ .$$

一般我們需要查表（見附錄或p419, R.R.Wilcox, 1996）才能得到c值。目前爲止，R程式並未提供相關的函數。

```
> A=c(-3, -4, -1, 0, 1,-5,-2,1)
> B=c(-2, -1, -1,-2,0, 1,2,3,1,0,-2)
> C=c(-4, -5,-6, -2, 0,-3)
> n1=length(A)
> n2=length(B)
> n3=length(C)
> q1=var(A)/n1
> q2=var(B)/n2
> q3=var(C)/n3
> v=(q1+q2)^2/(q1^2/(n1-1)+q2^2/(n2-1))
> v
[1] 12.45423
```

```
> v12=(q1+q2)^2/(q1^2/(n1-1)+q2^2/(n2-1))
> v13=(q1+q3)^2/(q1^2/(n1-1)+q3^2/(n3-1))
> v23=(q2+q3)^2/(q2^2/(n2-1)+q3^2/(n3-1))
> mean(A)
[1] -1.625
> mean(B)
[1] -0.09090909
> mean(C)
[1] -3.333333
> W13=(mean(A)-mean(C))/sqrt(q1+q3)
> W12=(mean(A)-mean(B))/sqrt(q1+q2)
> W23=(mean(B)-mean(C))/sqrt(q2+q3)
> W12
[1] -1.613997
> W13
[1] 1.434408
> W23
[1] 3.178561
```

這裡只有第二組與第三組比較的統計量超過c，所以只有B與C有顯著差異。

16.3.2 不同變異數樣本之下的多組比較

這裡使用的方法與統計量都比較複雜，我們列舉一些重要方法的步驟摘要。

1. James法

(1)先計算 $w_j=n_j/s_j^2$, $W=\sum_{j=1}^{k} w_j$ ，以及 $\bar{x}=\sum_{j=1}^{k}\frac{w_j\bar{x}_j}{W}$.

(2) 檢定統計量爲 $H = \sum_{j=1}^{k} w_j (\bar{x}_j - \bar{x})^2$. （**16.12**）

(3) 計算臨界值C，如果$H > C$則拒絕H_0。

C的求法相當複雜，有興趣的人可以參考Wilcox（1996, p183）。

2. Welch法

(1) 先計算 $w_j = n_j/s_j^2,\ W = \sum_{j=1}^{k} w_j$ ，以及 $\bar{x} = \sum_{j=1}^{k} \frac{w_j \bar{x}_j}{W}$ 。

(2) 算出 $A = \frac{1}{k-1} \sum_{j=1}^{k} w_j (\bar{x}_j - \bar{x})^2,\ B = \frac{2(k-1)}{k^2-1} \sum_j \frac{\left(1 - \frac{w_j}{W}\right)^2}{n_j - 1}$ 。

(3) 算出檢定統計量 $F_w = \frac{A}{1+B}$ 。F_w爲近似F分布，分子與分母的自由度分別爲$v_1 = k - 1$，

$$v_2 = \left[\frac{3}{k^2-1} \sum \frac{\left(1 - \frac{w_j}{W}\right)^2}{n_j - 1}\right]^{-1} = \frac{2(k-1)}{3B} 。$$

(4)如果F_w超過$F(v_1, v_2)$的95%百分位的話，就拒絕H_0。

3. Alexander-Govern法

(1) 算出 $w_j = n_j/s_j^2,\ W = \sum_{j=1}^{k} w_j$ ，以及 $\bar{x} = \sum_{j=1}^{k} \frac{w_j \bar{x}_j}{W}$ 。

(2) 計算

$$T_j = \frac{\sqrt{n_j}(\bar{x}_j - \bar{x})}{s_j},\ A_j = n_j - 1.5,\ B_j = 48A_j^2$$

$$C_j = \sqrt{A_j \ln\left(1 + \frac{T^2}{n_j - 1}\right)},\ D_i = 4C_j^7 + 33C_j^5 + 240C_j^3 + 855C_j$$

$$E_j = 10B_j^2 + 8B_jC_j^4 + 100B_j,$$

$$Y_j = C_j + \frac{C_j^3 + 3C_j}{B_j} - \frac{D_j}{E_j}$$

(3) 檢定統計量

$$G = \Sigma Y_j^2$$

它是自由度為$k-1$的卡方分布。

(4) 找出$\chi(k-1)$的$1-\alpha$百分位數。

4. 逐步減少法（step-down procedure）

假設我們想要比較四個減重方法的效果，而這四個減重方法平均減重$\mu_1 = \mu_2 = \mu_3 = 2$，而$\mu_4 = 10$。所有逐對比較的檢定力（all-pairs power, APP）主要參考拒絕$H_0：\mu_1 = \mu_4, H_0：\mu_2 = \mu_4, H_0：\mu_2 = \mu_4$的機率。假設你的主要目的是要求出每一對差異的信賴區間的話，其實是沒有理由去檢定$H_0：\mu_1 = \mu_2 = \mu_3 = \mu_4$；因為Dunnett T3法在常態分布的假設下可以提供精確的信賴區間，並且可以控制每次試驗的型一錯誤機率而不需要檢定及拒絕$H_0：\mu_1 = \mu_2 = \mu_3 = \mu_4$。事實上，有了成對比較的結果，你就不會再去看是否要拒絕$H_0：\mu_1 = \mu_2 = \mu_3 = \mu_4$。但是，假如你寧願付上無法計算信賴區間的代價，只為了增加APP，則檢定$H_0：\mu_1 = \mu_2 = \mu_3 = \mu_4$的方法就扮演了很重要的角色（Ramsey, 1978）。有些情況下，我們可以藉由**逐步減少法**（step-down procedure）來增加檢定力，以下我們先將逐步減少法的步驟寫下來：

我們的目的是執行k組獨立資料平均數逐對比較，我們想要將型一錯誤機率控制在α以下。

步驟一、利用James法或Alexander-Govern法在顯著水平α之下

檢定$H_0：\mu_1 = \mu_2 = \cdots = \mu_k$。假如結果是不拒絕$H_0$的話，就停止，否則繼續下一個步驟。

步驟二、在$\alpha_{k-1} = \alpha$顯著水平下，檢定所有比較$k-1$組的檢定，例如：$H_0：\mu_1 = \mu_2 = \cdots = \mu_{k-1}$，$H_0：\mu_1 = \mu_2 = \cdots = \mu_k$，等。假如沒有一個是顯著的話，就停住，否則進行下一個步驟。

步驟三、在$\alpha_{k-2} = 1-(1-\alpha)^{k-2/k}$顯著水平下，檢定所有比較$k-2$組的檢定。假如沒有一個是顯著的話，就停住，否則進行下一個步驟。

步驟四、逐漸減少p，在$\alpha_p = 1-(1-\alpha)^{p/k}$顯著水平下，檢定所有比較$2 \le p < k-2$組的檢定，直到$p = 2$為止。

附　錄　Student 化最大模數分布表

A.單邊檢定表

ν	α	k								
		2	3	4	5	6	7	8	9	10
	.01	3.997	4.387	4.671	4.896	5.081	5.239	5.376	5.497	5.606
5	.05	2.532	2.840	3.062	3.234	2.376	3.495	3.599	3.690	3.772
	.10	1.969	2.256	2.459	2.616	2.744	2.851	2.944	3.026	3.098
	.01	3.161	3.394	3.560	3.690	3.796	3.886	3.963	4.032	4.094
10	.05	2.211	2.439	2.598	2.720	2.820	2.903	2.976	3.039	3.096
	.10	1.787	2.018	2.178	2.300	2.398	2.481	2.552	2.614	2.670
	.01	2.942	3.138	3.276	3.382	3.469	3.542	3.606	3.662	3.712
15	.05	2.120	2.326	2.467	2.576	2.663	2.737	2.800	2.856	2.905
	.10	1.732	1.947	2.095	2.207	2.297	2.372	2.436	2.492	2.542
	.01	2.842	3.021	3.147	3.243	3.322	3.388	3.444	3.494	3.539
20	.05	2.076	2.271	2.405	2.507	2.590	2.659	2.718	2.770	2.816
	.10	1.706	1.914	2.055	2.162	2.248	2.320	2.381	2.434	2.481
	.01	2.785	2.955	3.073	3.164	3.238	3.299	3.353	3.400	3.441
25	.05	2.051	2.239	2.369	2.468	2.547	2.613	2.670	2.720	2.764
	.10	1.691	1.894	2.032	2.136	2.220	2.289	2.348	2.400	2.446
	.01	2.748	2.912	3.026	3.113	3.184	3.243	3.294	3.338	3.378
30	.05	2.034	2.219	2.346	2.442	2.519	2.584	2.639	2.687	2.730
	.10	1.681	1.881	2.017	2.119	2.201	2.269	2.327	2.378	2.422
	.01	2.722	2.881	2.992	3.077	3.146	3.203	3.253	3.296	3.334
35	.05	2.022	2.204	2.329	2.424	2.499	2.563	2.617	2.664	2.706
	.10	1.674	1.872	2.006	2.107	2.188	2.255	2.312	2.362	2.406
	.01	2.703	2.859	2.968	3.051	3.118	3.174	3.222	3.264	3.302
40	.05	2.014	2.194	2.317	2.410	2.485	2.547	2.600	2.647	2.688
	.10	1.668	1.865	1.998	2.098	2.178	2.244	2.301	2.350	2.393
	.01	2.676	2.829	2.934	3.015	3.080	3.134	3.180	3.221	3.258
50	.05	2.001	2.179	2.300	2.391	2.465	2.526	2.578	2.623	2.663
	.10	1.661	1.855	1.987	2.085	2.164	2.229	2.285	2.333	2.376
	.01	2.625	2.769	2.869	2.944	3.005	3.056	3.100	3.138	3.171
100	.05	1.978	2.150	2.267	2.355	2.425	2.483	2.533	2.577	2.615
	.10	1.647	1.837	1.965	2.061	2.137	2.200	2.254	2.301	2.342
	.01	2.600	2.740	2.837	2.910	2.969	3.018	3.060	3.097	3.130
200	.05	1.966	2.135	2.250	2.337	2.405	2.463	2.511	2.554	2.591
	.10	1.639	1.827	1.954	2.049	2.124	2.186	2.239	2.285	2.325
	.01	2.575	2.712	2.806	2.877	2.934	2.981	3.022	3.057	3.089
∞	.05	1.955	2.121	2.234	2.319	2.386	2.442	2.490	2.531	2.568
	.10	1.632	1.818	1.943	2.036	2.111	2.172	2.224	2.269	2.309

Source: Excerpted from R. E. Bechhofer and C. W. Dunnett (1988), "Tables of percentage points of multivariate student *t* distributions." *Setected Tables in Mathematics*, 11, 1-371.

B.雙邊檢定表

ν	α	k								
		2	3	4	5	6	7	8	9	10
5	.01	4.700	5.106	5.397	5.625	5.812	5.969	6.106	6.226	6.334
	.05	3.091	3.399	3.619	3.789	3.928	4.044	4.145	4.233	4.312
	.10	2.491	2.769	2.965	3.116	3.239	3.341	3.430	3.507	3.576
10	.01	3.567	3.801	3.968	4.098	4.205	4.295	4.373	4.441	4.503
	.05	2.609	2.829	2.983	3.103	3.199	3.281	3.351	3.412	3.467
	.10	2.193	2.410	2.562	2.678	2.771	2.850	2.918	2.977	3.029
15	.01	3.279	3.472	3.608	3.714	3.800	3.872	3.935	3.990	4.040
	.05	2.474	2.669	2.805	2.909	2.994	3.065	3.126	3.180	3.227
	.10	2.107	2.305	2.443	2.548	2.633	2.704	2.765	2.818	2.865
20	.01	3.149	3.323	3.446	3.540	3.617	3.682	3.738	3.787	3.831
	.05	2.411	2.594	2.721	2.819	2.897	2.963	3.020	3.070	3.114
	.10	2.065	2.255	2.386	2.486	2.567	2.634	2.691	2.742	2.786
25	.01	3.075	3.239	3.354	3.442	3.514	3.574	3.626	3.672	3.713
	.05	2.374	2.551	2.673	2.766	2.841	2.904	2.959	3.006	3.048
	.10	2.041	2.226	2.353	2.450	2.528	2.592	2.648	2.697	2.740
30	.01	3.027	3.185	3.295	3.379	3.447	3.505	3.554	3.598	3.637
	.05	2.350	2.522	2.641	2.732	2.805	2.866	2.918	2.964	3.005
	.10	2.025	2.207	2.331	2.426	2.502	2.565	2.620	2.667	2.709
35	.01	2.994	3.147	3.253	3.335	3.401	3.457	3.504	3.546	3.584
	.05	2.333	2.502	2.619	2.708	2.779	2.839	2.890	2.935	2.975
	.10	2.014	2.193	2.316	2.409	2.484	2.546	2.599	2.646	2.687
40	.01	2.969	3.119	3.223	3.303	3.367	3.421	3.468	3.508	3.545
	.05	2.321	2.488	2.602	2.690	2.760	2.819	2.869	2.913	2.952
	.10	2.006	2.183	2.305	2.397	2.470	2.532	2.584	2.630	2.761
50	.01	2.935	3.080	3.181	3.258	3.320	3.372	3.417	3.56	3.491
	.05	2.304	2.467	2.580	2.665	2.734	2.791	2.840	2.883	2.921
	.10	1.994	2.169	2.289	2.379	2.452	2.512	2.564	2.609	2.648
100	.01	2.869	3.006	3.100	3.172	3.229	3.278	3.319	3.356	3.388
	.05	2.270	2.427	2.535	2.616	2.682	2.736	2.783	2.823	2.859
	.10	1.971	2.141	2.257	2.345	2.414	2.473	2.522	2.565	2.604
200	.01	2.838	2.970	3.061	3.130	3.186	3.232	3.272	3.307	3.338
	.05	2.253	2.407	2.513	2.592	2.656	2.709	2.755	2.794	2.829
	.10	1.960	2.128	2.242	2.328	2.396	2.453	2.502	2.544	2.582
∞	.01	2.806	2.934	3.022	3.089	3.143	3.188	3.226	3.260	3.289
	.05	2.236	2.388	2.491	2.569	2.631	2.683	2.727	2.766	2.800
	.10	1.949	2.114	2.226	2.311	2.378	2.434	2.481	2.523	2.560

Source: Excerpted from R. E. Bechhofer and C. W. Dunnett (1988), "Tables of percentage points of multivariate student *t* distributions." *Setected Tables in Mathematics*, 11, 1-371.

參考書目

Agresti, A. (1990). *Categorical data analysis.* Hoboken, NJ:Wiley.

Agresti,A and Finlay,B. (2009) Statistical Methods for the Social Sciences, 4/E. *Pearson.*
（中譯本爲「社會統計學」，鄭宗琳與吳宇眞合譯，五南出版社）

Cohen, J (1960). A coefficient of agreement for nominal scale. *Educational and Psychological Measurements* 20: 37-46.

Cohen, J (1968) Weighted kappa: nominal scale agreement with provision for scaled disagreement or partial credit. Psychol Bull 70:213–220.

Conger, AJ (1980) Integration and generalization of kappas for multiple raters.Psychol Bull 88:322–328.

Fleiss, J.L. (1971). Measuring nominal scale agreement among many raters. Psychological Bulletin, 76, 378–382

Fleiss JL, Cohen J (1973) The equivalence of weighted kappa and the intraclass correlation coefficient as measures of reliability. EducPsycholMeas 33:613–619.

Fleiss, J.L. (1981). Statistical methods for rates and proportions. New York: Wiley.

Artstein, R., &Poesio, M. (2005). NLE technical note: Vol. 05-1. (or beta). Colchester: University of Essex.

Freedman, D.A. (2005) *Statistical models – theory and practice.* Cambridge Press.

Gart, JJ (1969). An exact test for comparing matched proportions in crossover designs. *Biometrika* 56:75-80.

Krippendorff, K. (2012) *Content Analysis, An Introduction to Its Methodology 3rd Edition*; 441 pages. Thousand Oaks, CA: Sage Publications.

Landis, J.R. and Koch, G. G. (1977) "The measurement of observer agreement for categorical data" in Biometrics. Vol. 33, pp. 159-174

Le, C. T. (2010). *Applied categorical data analysis and translational research.* 2nd Ed.

John Wiley & Sons, Inc.

Lo, L.C., Cheng, T.L., Chiang, J.Y., Damdinsuren, N. (2013) Breast Cancer Index: A Perspective on Tongue Diagnosis in Traditional Chinese Medicine. *Journal of Traditional and Complementary Medicine*, V3,I3,P194-203.

Lo, L.C., Cheng, T.L., Chen, Y.L., Huang, Y.C. and Wang, J.T. (2012) Analysis of Agreement on Traditional Chinese Medical Diagnostics for Many Practitioners. *Evidence-Based Complementary and Alternative Medicine*, Volume 2012, Article ID 178081, 5 pages. (SCI).

Lo, L.C., Chiang, J.Y, Cheng, T.L. and Shieh, P.S. (2012). Visual Agreement Analyses of Traditional Chinese Medicine -A Multiple Dimensional Scaling Approach. *Evidence-Based Complementary and Alternative Medicine*.

Minah Kim, Deirdre Cobbin, Christopher Zaslawski (2008). Traditional Chinese Medicine Tongue Inspection: An Examination of the Inter- and Intrapractitioner Reliability for Specific Tongue Characteristics. *Complementary Medicine*,14(5), 527-536.

Sawitzki, G. (2009). *Computational statistics – an introduction to R.* Chapman & Hall/CRC.

Tanner, M.A. (1996). *Tools for statistical inference.* (3rd Ed.) Springer-Verlag.

Venables, W.N. and Ripley, B.D. (1999) *Modern applied statistics with S-Plus.* (3rd Ed.) Springer-Verlag.

Bickel, PJ. and Doksum KA. (2001) *Mathematical statistics – basic ideas and selected topics*. Vol.1, Prentice-Hall.

Walters S.J. (2009). *Quality of life outcomes in clinical trials and health-care evaluation.* John Wiley & Sons, Inc.

索引

第四章　彩圖

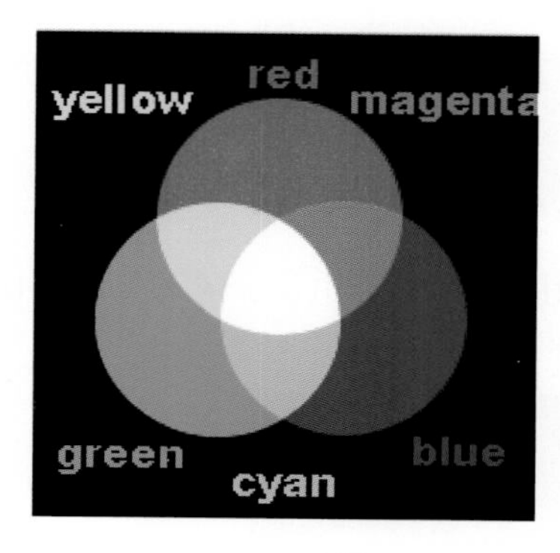

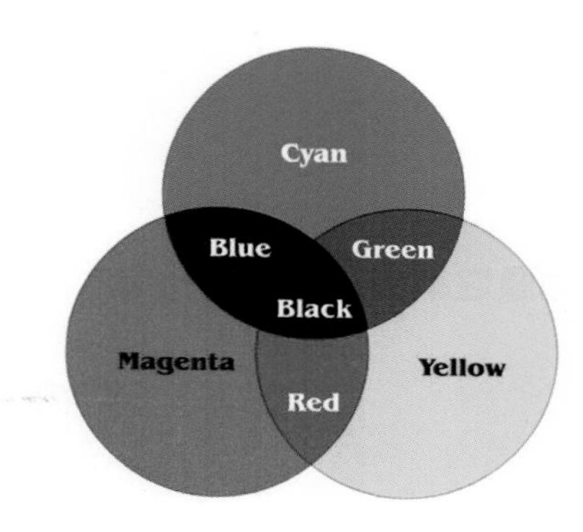

圖1　RGB及CMYK色彩空間。

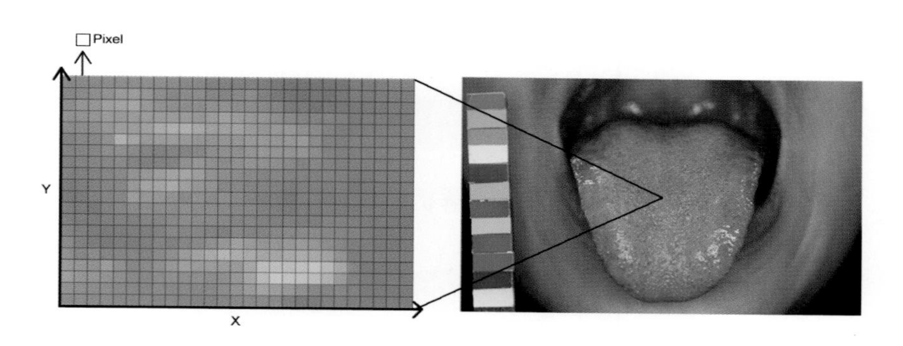

圖2　像素。

圖3　像素紅色色度值與紅色顯示間之關係。

0

255

圖4　像素亮度值與顯示亮度間之關係。

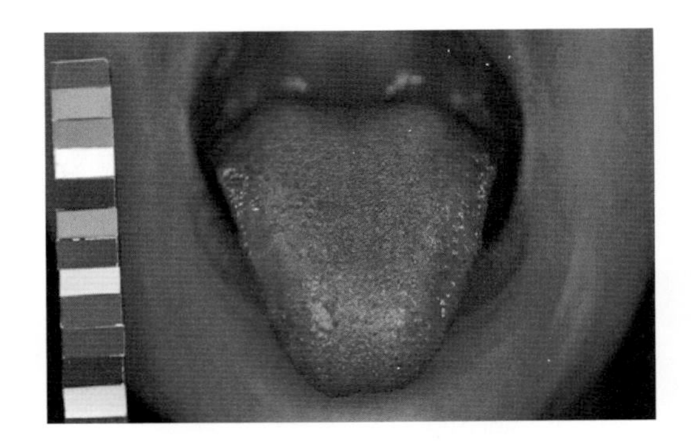

圖5 影像之顏色深度與解析度，顏色深度為8、解析度為427284 pixel。

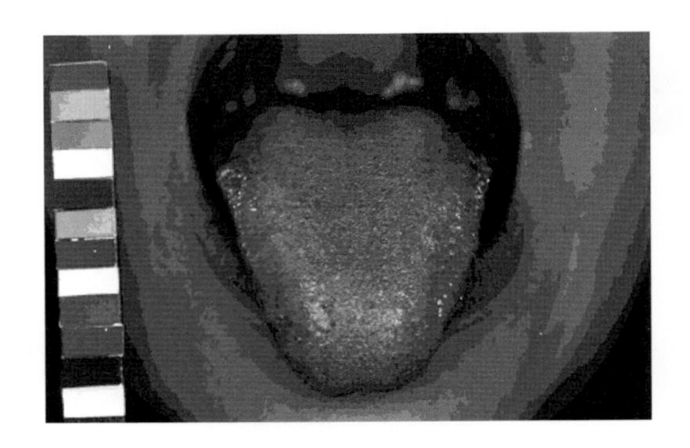

圖6 顏色深度為4、解析度為427284 pixel。

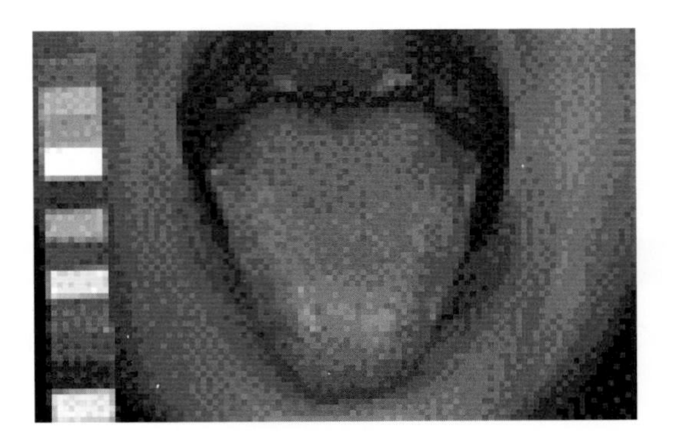

圖7 顏色深度為8、解析度為10671 pixel。

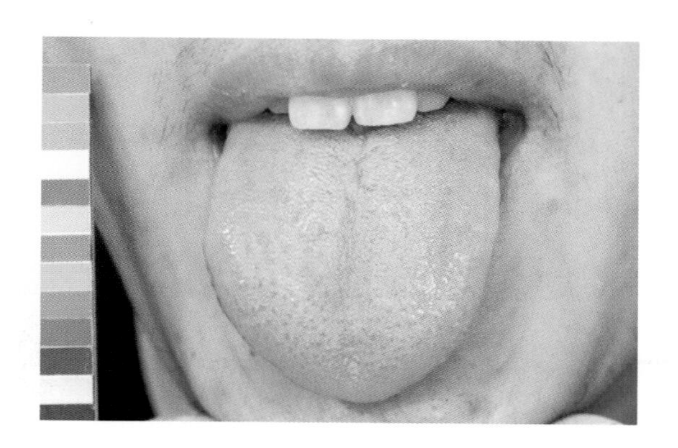

圖8 未經白平衡處理之舌部原始影像。

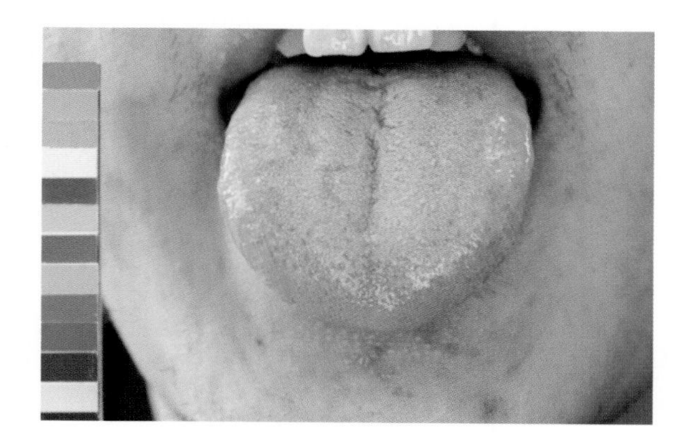

圖9 經自動白平衡校正後之舌部影像。

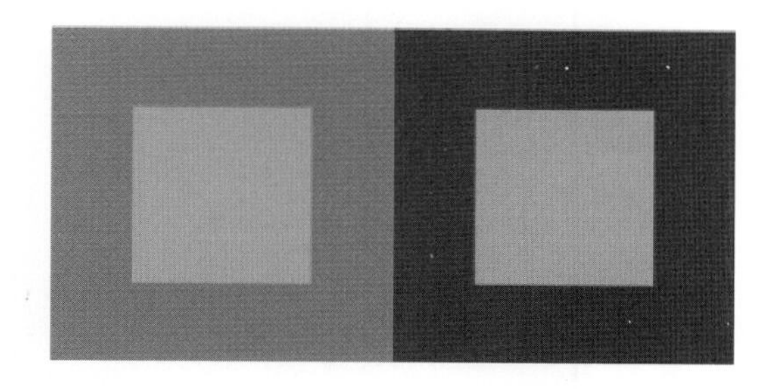

圖10 左側中間方塊之亮度感覺較右側為暗。

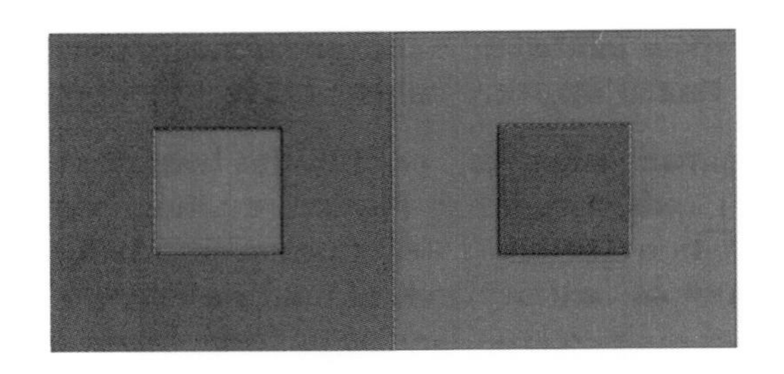

圖11　左側中間紅色方塊會看起來感覺較右側紅色背景為亮，其實兩者顏色成分完全相同。

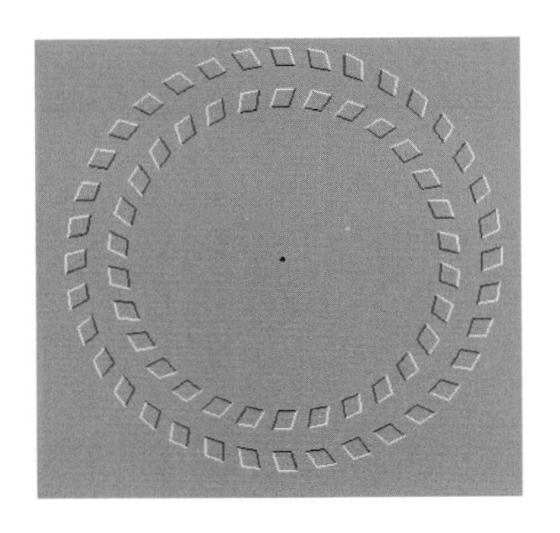

圖13　注視圖中心的黑點，然後向前向後移動觀察，會發現內圈及外圈以不同方向旋轉。

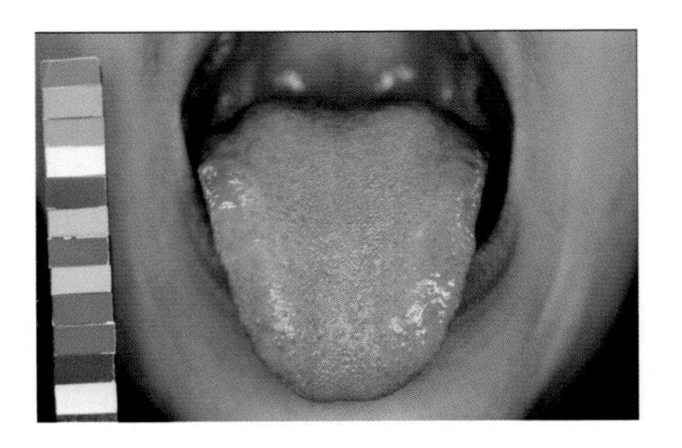

圖18　擷取之舌部影像。

圖19　具有18%灰階之標準灰卡。

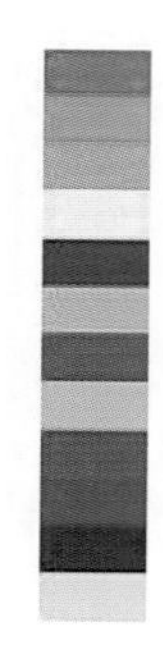

圖20　色卡。

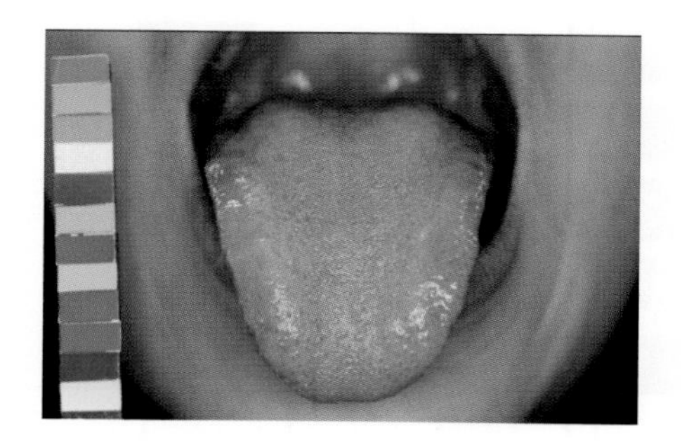

圖21　經相機擷取之原始舌診影像。

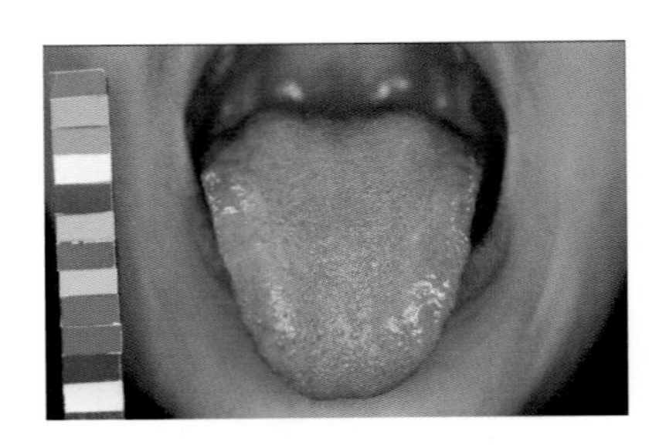

圖22　亮度校正處理後之舌診影像。

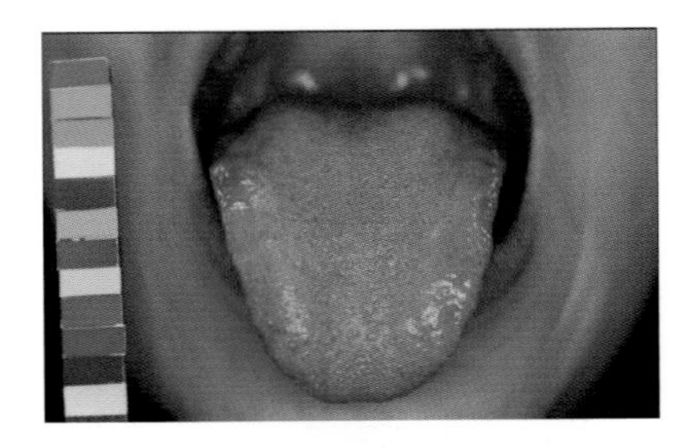

圖23　將圖22影像進行色彩校正後所獲得結果。

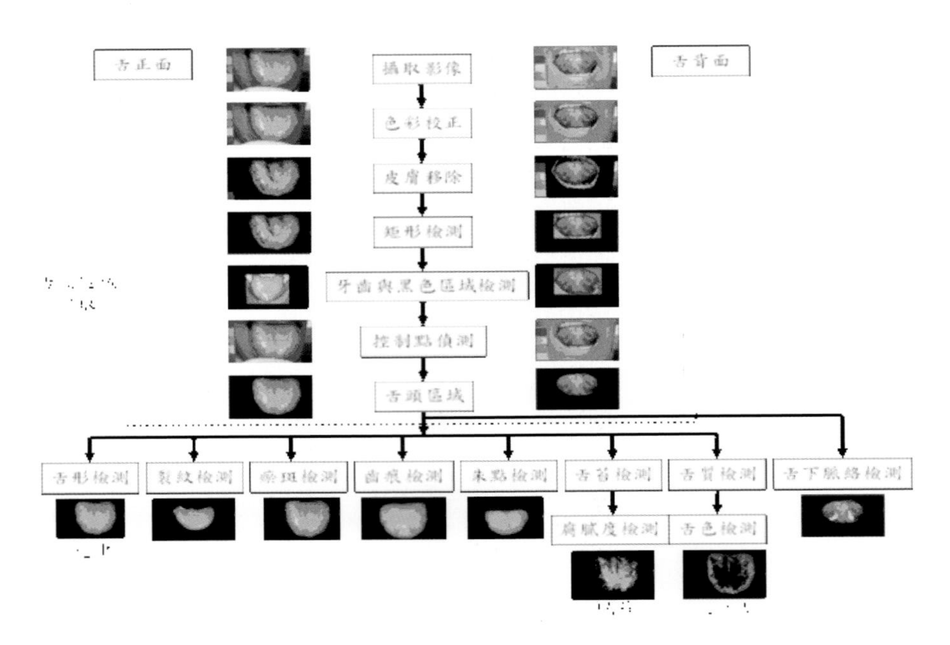

圖25　舌部影像自動分析共包括舌頭區域擷取及舌頭特徵辨識兩大部分。

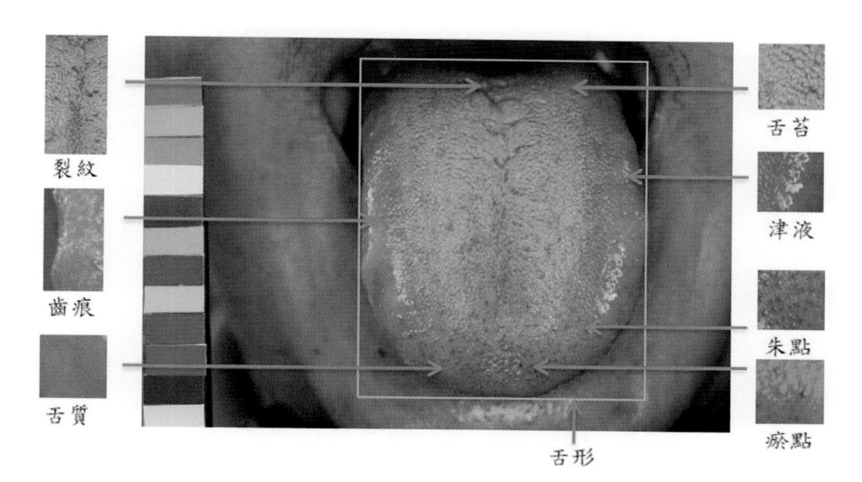

圖26　舌診觀察之重要特徵。

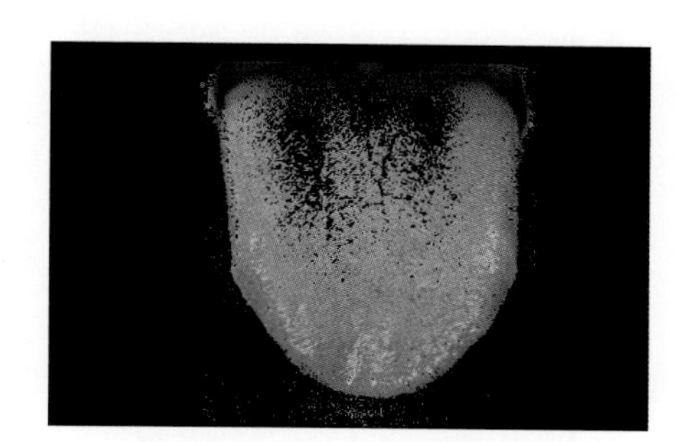

圖27　矩形區域影像。

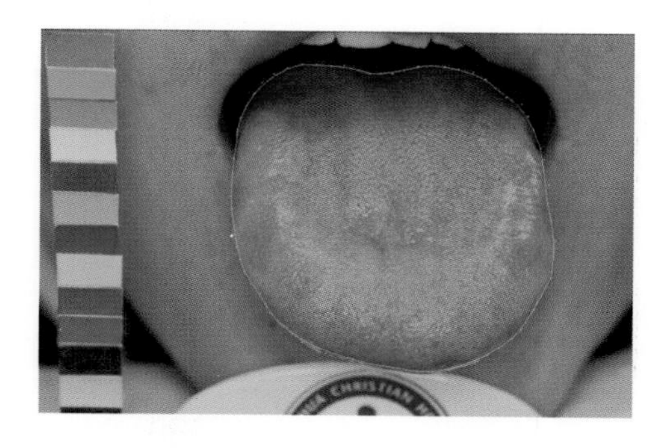

圖28　舌頭曲線影像。

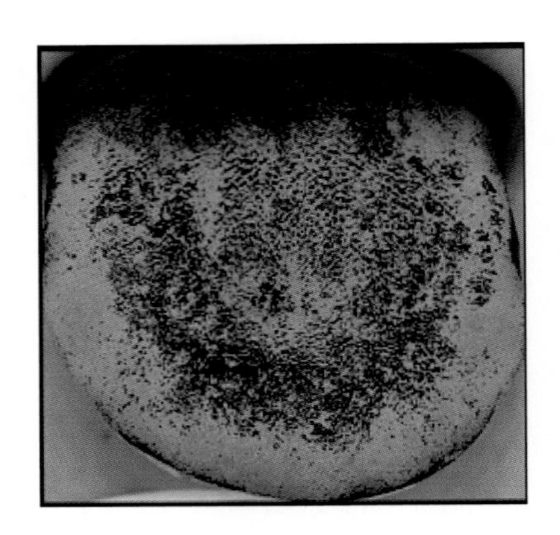

圖29　由舌頭影像分離後之舌質部分。

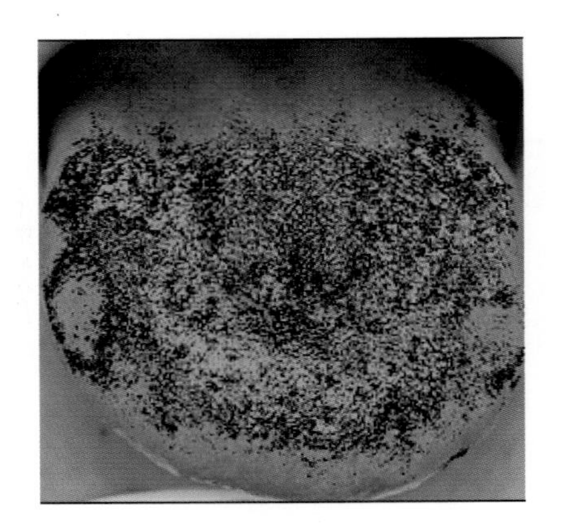

圖30　由舌頭影像分離後之舌苔影像。

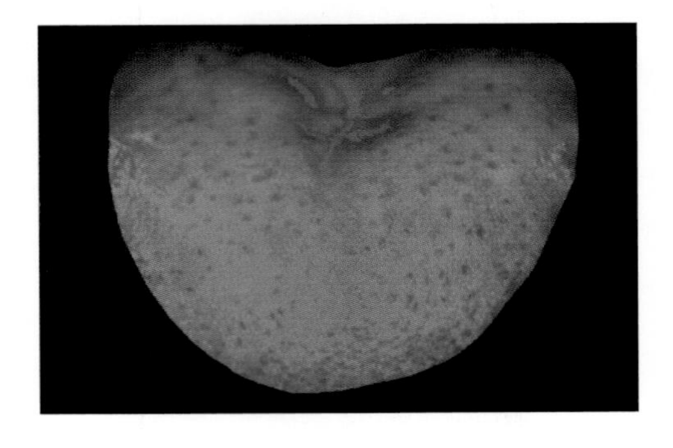

圖31　影像經檢測後所標示之裂紋部分。

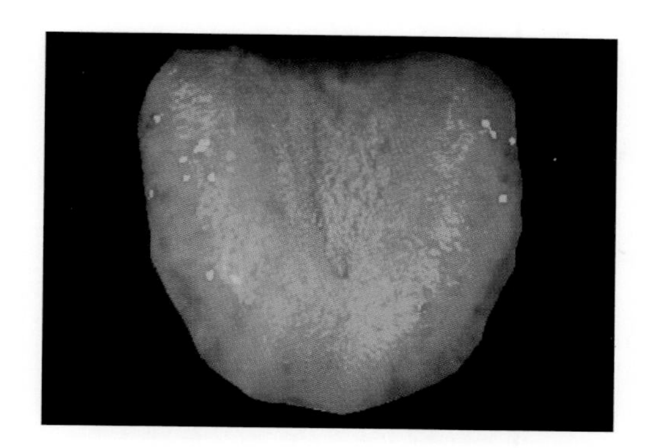

圖32　影像經檢測後所標示之瘀斑部分。

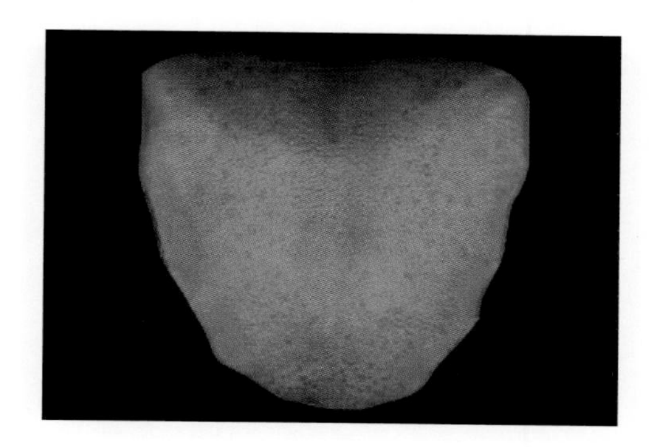

圖33　影像經檢測後所標示之齒痕部分。

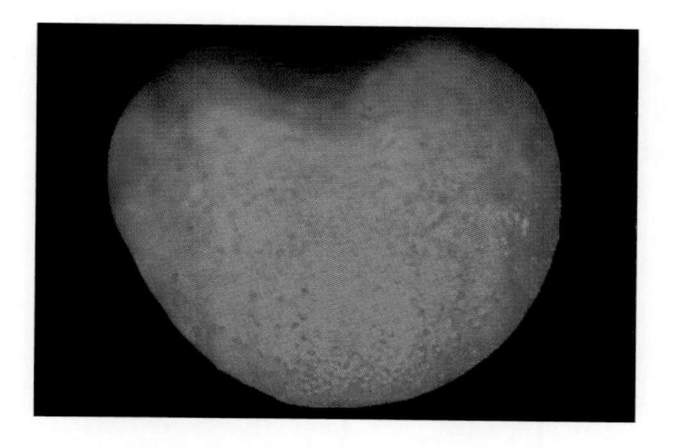

圖34　影像經檢測後所標示之朱點部分。

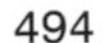

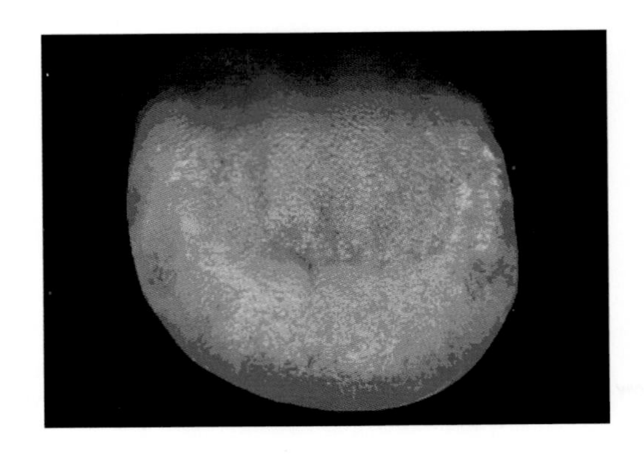

圖35　影像經檢測後所標示之津液部分。

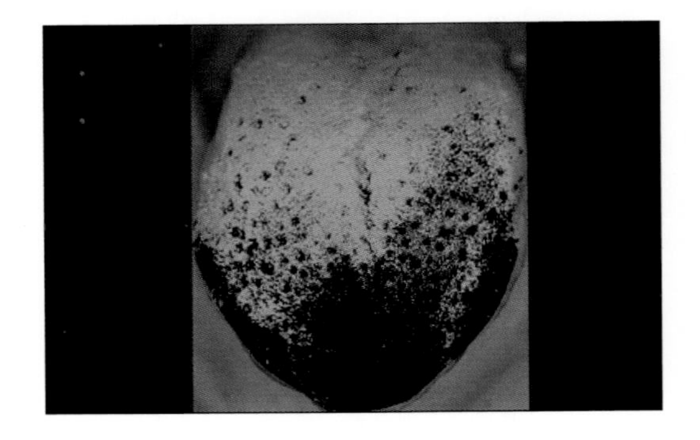

圖36　膩苔。

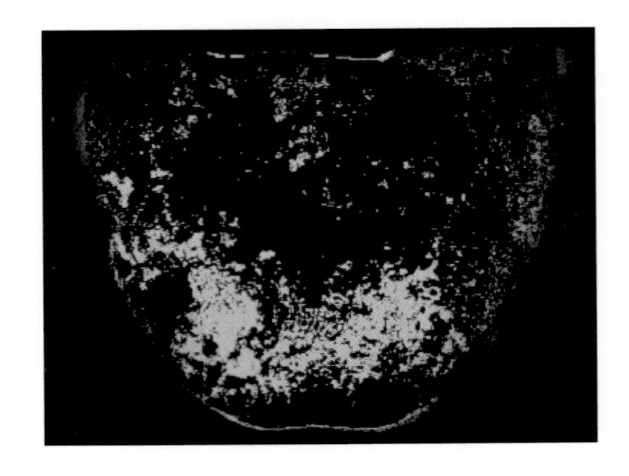

圖37　腐苔。

彰化基督教醫院中醫部

舌診報告

病歷號碼： ☐男 ☐女

姓名：

床號： 年齡：

檢查報告： 2012年8月26日 下午 11:08:02

今日刮過舌苔： ☐有 ☐無

飲食內容：

☐無 ☐有 種類：＿＿＿＿ 顏色：＿＿＿＿

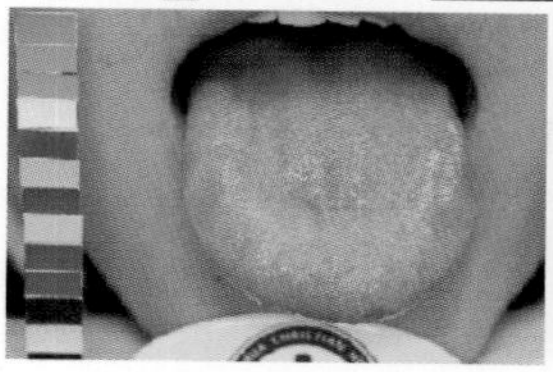

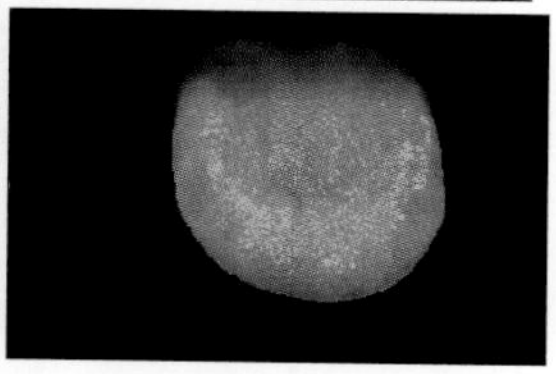

1. 舌型：

☐中 ☑胖 ☐瘦 ☐歪斜

2. 舌質：

☐淡白 ☐淡紅 ☐偏淡 ☐偏紅

☐紅 ☑絳 ☐黯

☐裂紋 ☐瘀點 ☐齒痕 ☐朱點

3. 舌苔：

☐白 ☑黃 ☐黑 ☐膩

☑厚 ☐薄 ☐剝 ☐無

4. 津液：

☑少 ☐平 ☐多

5. 舌下脈絡：

怒張： ☐是 ☐否

曲張： ☐是 ☐否

集結成珠： ☐是 ☐否

6. 舌象：

7. 備註：

8. 診斷：

診斷請與臨床配合症狀

技術員： *** 醫師：

2012年8月26日 下午 11:08:02

圖38 舌診報告表。

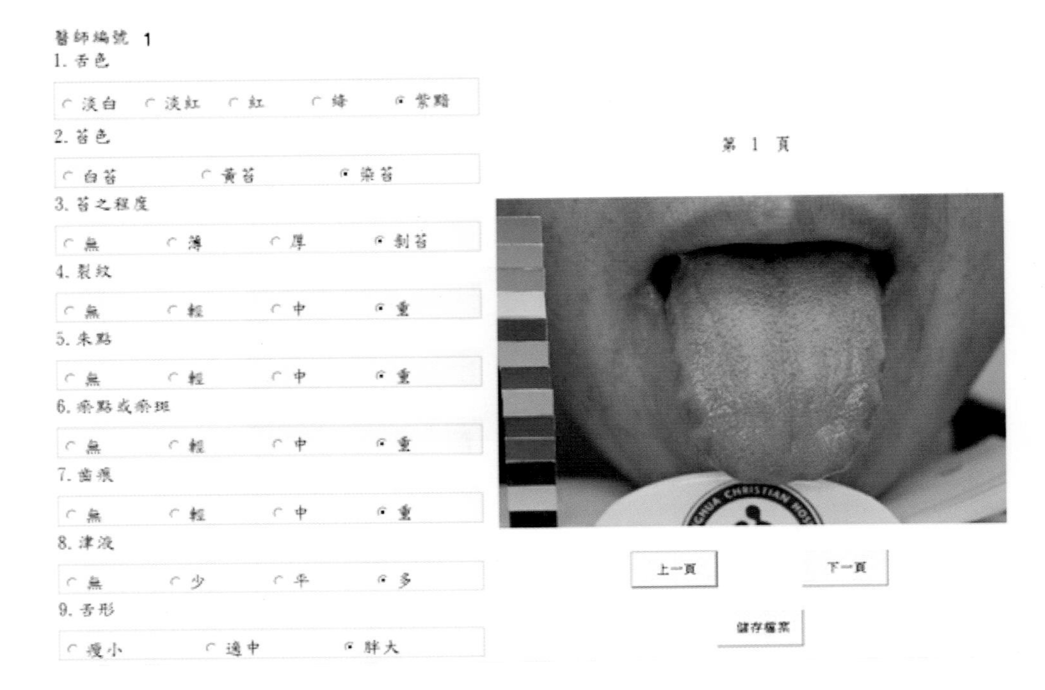
醫師編號 1
1. 舌色
淡白 淡紅 紅 絳 紫黯
2. 苔色
白苔 黃苔 染苔
3. 苔之程度
無 薄 厚 剝苔
4. 裂紋
無 輕 中 重
5. 朱點
無 輕 中 重
6. 瘀點或瘀斑
無 輕 中 重
7. 齒痕
無 輕 中 重
8. 津液
無 少 平 多
9. 舌形
瘦小 適中 胖大
第 1 頁
上一頁
下一頁
儲存檔案

圖 39　電腦舌診問卷

國家圖書館出版品預行編目資料

醫學統計方法及技術應用／鄭宗琳，羅綸謙，蔣依吾著. ——初版. ——臺北市：五南，2014.03
面；公分
ISBN 978-957-11-7535-5（平裝）
1.中國醫學 2.統計方法
413.028 103002708

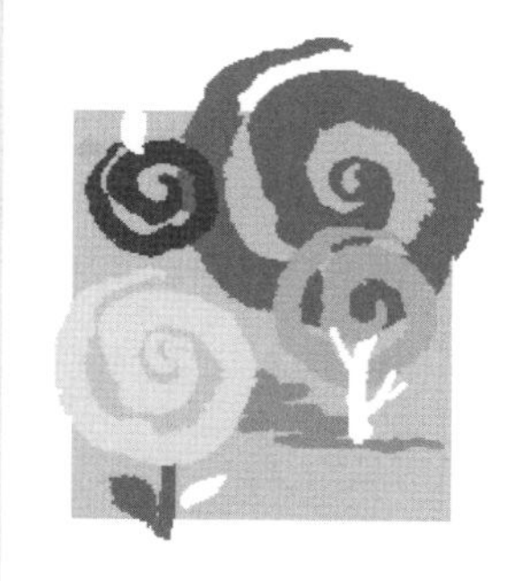

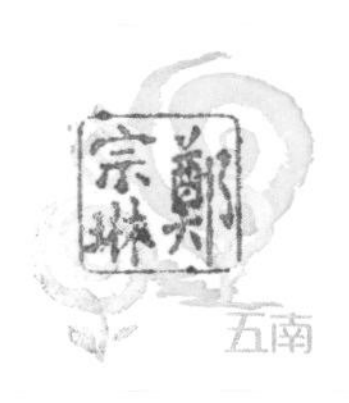

5J53

醫學統計方法及技術應用

作 者— 鄭宗琳(382.6)、羅綸謙、蔣依吾
發 行 人— 楊榮川
總 編 輯— 王翠華
主 編— 王俐文
責任編輯— 金明芬
封面設計— 曾黑爾
出 版 者— 五南圖書出版股份有限公司
地 址：106臺北市大安區和平東路二段339號4樓
電 話：(02)2705-5066 傳 真：(02)2706-6100
網 址：http://www.wunan.com.tw
電子郵件：wunan@wunan.com.tw
劃撥帳號：01068953
戶 名：五南圖書出版股份有限公司

臺中市駐區辦公室/臺中市中區中山路6號
電 話：(04)2223-0891 傳 真：(04)2223-3549
高雄市駐區辦公室/高雄市新興區中山一路290號
電 話：(07)2358-702 傳 真：(07)2350-236

法律顧問：林勝安律師事務所 林勝安律師

出版日期：2014年3月初版一刷
定 價：新臺幣680元

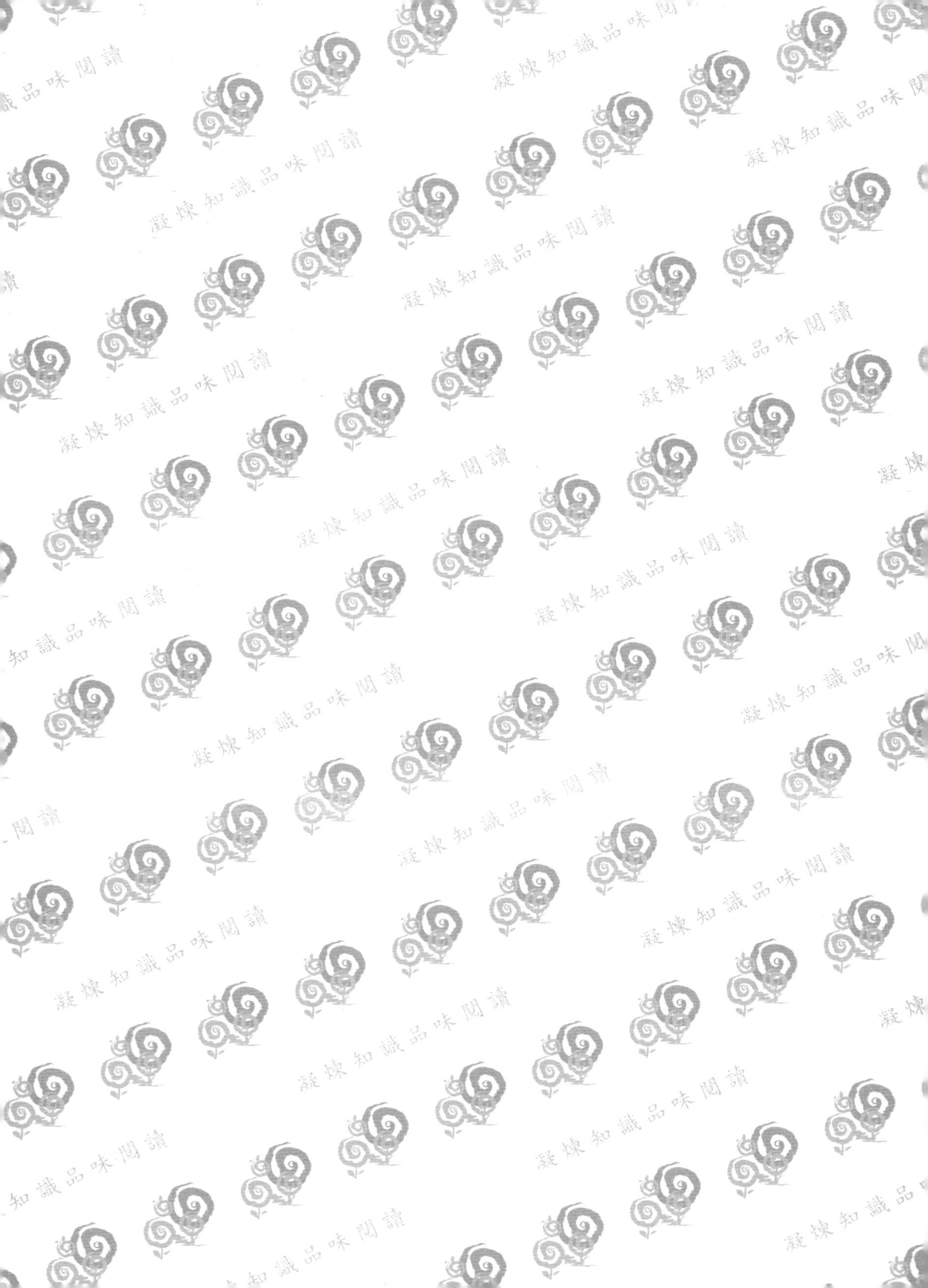
凝煉知識品味閱讀

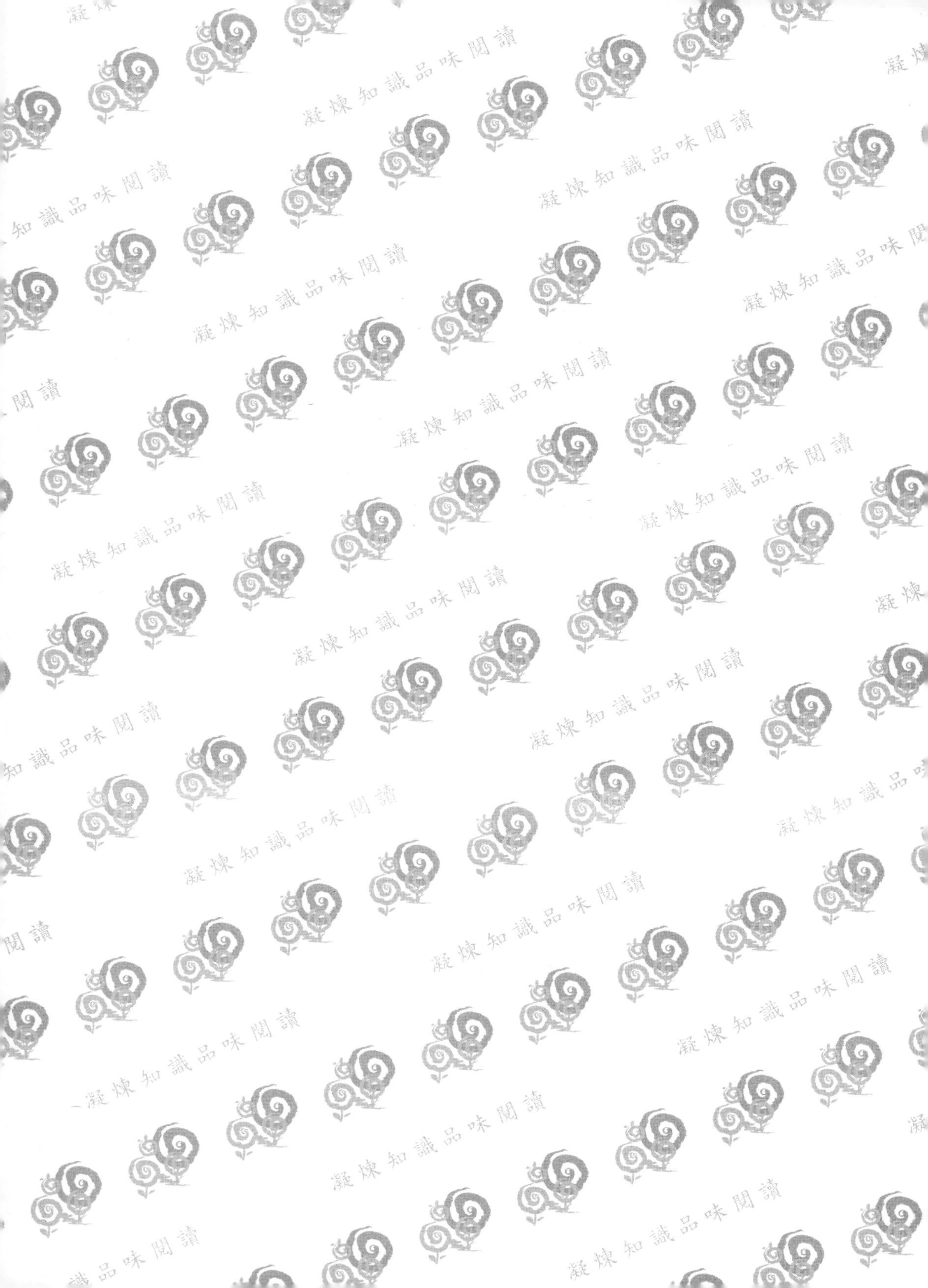
凝煉知識品味閱讀